DR. RAÚL GÁNDARA GARCÍA

HOMEOPATÍA: FUNDAMENTOS TEÓRICOS, CIENTÍFICOS Y CLÍNICOS

Vol. 1

BARKER & JULES

BARKER & JULES®

HOMEOPATÍA: FUNDAMENTOS TEÓRICOS,
CIENTÍFICOS Y CLÍNICOS

Edición: Barker and Jules™
Diseño de Portada: Barker & Jules Books™
Diseño de Interiores: Juan José Hernández Lázaro | Barker & Jules Books™

Primera edición - 2020

I.S.B.N. | 978-1-64789-691-1
I.S.B.N. eBook | 978-1-64789-690-4

BARKER & JULES, LLC
2248 Meridian Blvd. Ste. H, Minden, NV 89423
barkerandjules.com

DEDICATORIA

Al Dr. Samuel Hahnemann por el inmenso legado que nos dejó.

A mi compañera de Vida, Ana luz, por su apoyo incondicional, por estar siempre a mi lado y ser mi razón de ser.

A mis Maestros:

Dr. Proceso Sánchez Ortega.

Dr. David Flores Toledo.

Dr. Francisco Criollo Herrada.

Dr. Jorge Oseguera Anguiano.

Dra. María Eugenia Pulido Álvarez.

Dr. Vicente Rosas Landa Lechuga.

Dr. Ramón Efrén Rodriguez Martínez.

Dr. Fernando Ochoa Bernal.

Dr. Fernando Domínguez Vello.

Infinitas gracias a todos ellos por compartirme sus conocimientos, sin los cuales este libro no hubiera sido posible.

PREFACIO

Se han escrito una buena cantidad de libros sobre Homeopatía y este no pretende ser ni el último ni el mejor. Mi principal interés es exponer con claridad y sencillez sus conceptos doctrinarios, científicos y clínicos, fundamentales para contribuir a mejorar la preparación de los futuros médicos homeópatas y de aquellos que no son egresados de escuelas oficiales de Homeopatía y que se inician en su aprendizaje.

En muchas ocasiones, el joven estudiante que tiene su primer contacto con la Homeopatía se enfrenta a la primera de las muchas dificultades que habrá de sortear en su largo camino hacia su formación como médico, y esta es la escasez de bibliografía básica en idioma español sobre el tema, ya que la gran mayoría de las obras son traducciones del inglés o de algunas obras escritas originalmente en francés.

El problema no es la traducción de las obras clásicas a nuestro idioma; por el contrario, constituyen los cimientos sobre los cuales se erigió la monumental obra de Hahnemann y sus seguidores, sino que dado lo extenso del tema hay pocos libros que describen en forma clara y sencilla los conceptos filosóficos, científicos y clínicos introductorios.

Para los médicos que no estamos a la altura de Hahnemann o de los grandes maestros de la Homeopatía, es necesario que tengamos un texto básico del cual podamos asimilar sus fundamentos en forma ordenada y sencilla. Lo de menos es leer todas las veces que podamos *El Organon del arte de curar, La materia médica pura* o el *Tratado de las enfermedades crónicas*, sin olvidar las *Lecciones de filosofía de Kent* o los *Apuntes sobre los miasmas* del maestro Proceso Sánchez Ortega, creo que dicho esfuerzo resulta en extremo árido y agotador, sobre todo cuando lo hacemos sin la guía de algún maestro experimentado, y más aún cuando el médico joven se inicia en el estudio de la Homeopatía.

Más bien, la estrategia debería ser la contraria: después de asimilar sus principios doctrinarios y clínicos, es indispensable que tengamos como libros de consulta las obras antes mencionadas para que nos guíen en nuestro diario quehacer médico, en donde a cada momento se nos presentan dificultades en algunos casos clínicos complicados o las dudas que nos surgen en el seguimiento de los pacientes con enfermedades crónicas, todo lo cual no podríamos resolver si no contamos con la experiencia y sabiduría de las obras de Hahnemann y los grandes maestros de la Homeopatía.

Es por esta razón que me he dado a la tarea de escribir un libro cuyo principal objetivo es introducir al estudiante de medicina o al médico que desee aprender Homeopatía en sus principios doctrinarios, científicos y clínicos.

DR. RAÚL GÁNDARA GARCÍA

ÍNDICE

INTRODUCCIÓN

Iniciaremos la obra con la definición de Homeopatía, ya que desde un principio debemos dejar muy claro cuál es la esencia y objetivo que persigue como sistema médico y terapéutico, así como sus alcances y limitaciones. Daremos un panorama de todas las partes que la componen al hablar de sus generalidades para pasar a la heurística de sus bases filosóficas —que es la investigación documental que hizo Hahnemann de los médicos antiguos y contemporáneos para fundamentar los principios de la Homeopatía—.

Es importante ubicar a la Homeopatía dentro de la medicina en general, pues con esto evitaremos que se le adjudiquen objetivos terapéuticos que no le corresponden. Siempre han existido mitos que son producto de envidias o ideas populares no fundamentadas y es preciso aclarar los conceptos falsos que se tienen acerca de la Homeopatía para que no confundan al estudiante, e insistir en los que son verdaderos y están respaldados por la experiencia que da la correcta aplicación de sus principios desde hace muchos años.

Conoceremos la vida y obra de su fundador, el Dr. Samuel Hahnemann, a través de una sinopsis biográfica y el modo en que se introdujo la Homeopatía en México. Muchos detractores de la Homeopatía alegan que no está fundamentada y que sus conocimientos no son válidos ni están respaldados. La epistemología es la rama de la Filosofía que estudia la naturaleza y validez del conocimiento, y el conocimiento es un hecho fundamental en el desarrollo del hombre. Su principal objetivo es dar razón de las cosas o fenómenos que suceden dentro y fuera del ser humano. Por tal motivo, considero necesario ubicar a la Homeopatía dentro de un marco epistemológico.

El fin primordial del médico es restablecer la salud del individuo enfermo, conservar e incrementar la salud del hombre, y los que queremos seguir los pasos de su fundador no podríamos hacerlo si ignoramos el concepto homeopático de hombre, médico y enfermo, que a su vez sirve de fundamento para el concepto dinámico de la enfermedad y su curación.

Existen diferencias muy claras entre la Homeopatía y la alopatía que debemos conocer perfectamente para no tratar de ejercer la primera con el marco teórico de la segunda, ya que podemos confundirnos y cometer iatrogenias con nuestros pacientes. Al revisar el tema de los alcances y limitaciones de la Homeopatía, dejaremos en claro que dentro de la medicina tiene un campo de acción en donde la aplicación correcta de sus principios nos da resultados óptimos, y otras áreas en donde no es tan efectiva y uno se tiene que auxiliar de otras ramas de la medicina, como la cirugía o la rehabilitación.

La ciencia moderna y la medicina ortodoxa han insistido desde un principio en que la Homeopatía no es un sistema médico y terapéutico científico; por lo tanto, es indispensable hablar de lo que se ha hecho desde su nacimiento; de sus mecanismos de acción, el probable estado físico del remedio, las dosis infinitesimales y las principales líneas de investigación que se han seguido; no es suficiente con comprobar su éxito por medio de resultados clínicos.

La parte doctrinaria de la Homeopatía descansa sólidamente en los siguientes principios: *Naturae morborum medicatrix* y *Vis medicatrix naturae*, la Ley de los Semejantes, la experimentación pura, la individualidad morbosa, la individualidad medicamentosa, la Dosis mínima adecuada, el principio vital y la Teoría de las enfermedades crónicas, los cuales conforman el marco teórico desde el cual ubicamos al hombre en estado de salud y, posteriormente, en el proceso de su enfermedad y curación.

La parte práctica y terapéutica está constituida sobre las bases de la clínica, es decir, el método de análisis del cuadro mórbido del hombre enfermo y su tratamiento está integrada por los siguientes puntos: la toma del caso, la primera prescripción y selección de la potencia, la segunda prescripción y evolución del caso, la agravación homeopática, *Las doce observaciones de Kent*, la clasificación de las enfermedades, *La ley de Hering*, el tratamiento del enfermo agudo y crónico, etc.

Un punto crucial dentro del abordaje del enfermo es el concepto de la totalidad de los síntomas como imagen externa del desequilibrio interno del principio vital y la única guía para la elección del remedio más semejante a la enfermedad, por tal motivo insistiremos en hacer un análisis profundo sobre los signos y síntomas, su valor y significado, los síntomas característicos, la nitidez y jerarquización de estos, etc.

La formación del médico homeópata quedaría incompleta si solamente aprendemos la parte doctrinaria y clínica sin asumir frente al paciente una actitud humanista; para lograrlo, estudiaremos las bases de la psicología humanista y sus principales representantes, la personalidad saludable y la empatía.

La Homeopatía es la medicina de la persona y no solamente de sus síntomas, no podemos aspirar a curar a nadie si desconocemos lo que es la constitución, el carácter, temperamento y personalidad así como el proceso psicosomático, que es la respuesta holística del organismo ante el desequilibrio provocado por el factor desencadenante. En el terreno de la terapéutica, cuando nos encontramos con una reacción inesperada del enfermo hacia el remedio, a menudo nos desconcertamos y podemos equivocarnos, por lo tanto, tenemos que conocer lo que es la idiosincrasia y la susceptibilidad.

Los instrumentos de los que dispone la Homeopatía para tratar al enfermo y sus padecimientos son los remedios, y es nuestra obligación aprender, sobre todo, las cualidades individuales que los distinguen de los demás, es decir, los síntomas característicos. El estudio de la materia médica siempre ha constituido uno de los principales obstáculos en el dominio de la Homeopatía, y por lo extenso de algunas de sus patogénesis y la semejanza entre unos y otros, vamos a sintetizar su estudio destacando, principalmente, la imagen característica de los remedios policrestos, semipolicrestos y nosodes.

En los casos muy difíciles contamos con otro importante instrumento que nos auxilia y nos permite tener un mayor grado de precisión en el diagnóstico del remedio, y este es el repertorio. Estudiaremos las ventajas de su uso, los tipos de repertorio, la filosofía de la repertorización, así como sus limitaciones.

En la época de Hahnemann y sus primeros discípulos no había farmacias en las que se pudieran adquirir los medicamentos, por lo que ellos mismos tenían que conocer las bases de la farmacopea y prepararlos.

En la actualidad podemos adquirir los remedios ya preparados y esto no implica que debamos ignorar los fundamentos de la farmacopea, que es otra parte importante dentro del conocimiento de la Homeopatía. Su estudio nos permite conocer la nomenclatura, el origen de los remedios, las categorías de los medicamentos, las formas de presentación y las vías de administración, las reglas de preparación y, finalmente, las escalas de dinamización.

La obra más importante dentro de la Homeopatía y en la que se fundamentan todos sus principios doctrinarios y clínicos es el *Organon del arte de curar.* Jamás podremos jactarnos de ser médicos homeópatas si no conocemos la profundidad y sabiduría de sus parágrafos. Iniciaremos su estudio con una introducción general de la obra para después describir su plan general y el análisis de sus principales párrafos.

En términos generales, son dos los principales obstáculos que todo homeópata debe resolver si quiere tener éxito en su práctica clínica; el primero es llegar al diagnóstico del remedio más semejante a la enfermedad, y ello depende en gran medida de la claridad con la que lleguemos a percibir los síntomas, para no buscar en la materia médica o en el repertorio el remedio equivocado. El segundo es detectar la dirección que toman en el curso general del padecimiento, lo cual nos orienta sobre el modo de ser y padecer predeterminado genéticamente, ya que podemos predecir adónde se dirige el enfermo, qué grado de incurabilidad tiene y hasta dónde es posible atenuar o evitar el daño. Nos referimos a la nitidez del síntoma y a su tendencia mórbida.

Ejercer la Homeopatía desde el punto de vista de la clínica integral y no conformarnos con dar el remedio más semejante a la enfermedad significa un mayor dominio de sus principios y debe constituir nuestro siguiente objetivo una vez que asimilamos sus fundamentos. Incluye los siguientes puntos: la empatía, el trabajar exclusivamente con síntomas característicos, hacer la nitidez de los síntomas y su seriación miasmática, prescribir sobre el miasma predominante, jerarquizar los síntomas en orden de importancia, trabajar con un síndrome mínimo de valor máximo y repertorizarlos para llegar a un diagnóstico medicamentoso, miasmático e integral.

Ya que los remedios constitucionales son los que modifican la predisposición morbosa heredada y disminuyen la susceptibilidad a las enfermedades, considero importante estudiarlos a profundidad desde el punto de vista de su personalidad homeopática.

Aunque la Homeopatía no debe aprenderse en función de padecimientos ni dividirse en especialidades médicas, sí nos es de utilidad repasar las principales características clínicas de algunas enfermedades importantes con el objeto de ejercitarnos en la repertorización de los síntomas relacionados con ellas, además de practicar la materia médica comparada de los diversos remedios que podrían ser útiles en su tratamiento.

La mayoría de los médicos se preguntarán: ¿Existen otras escuelas de homeopatía? ¿Cuál es la mejor? ¿La que utiliza uno o varios remedios, alternados o juntos en el mismo frasco? En este punto no vamos a entrar en polémica sobre la que es mejor o peor, sino simplemente informaremos sobre la existencia de la corriente unicista, pluralista, complejista o eclecticista. El maestro enseña lo que aprende, y lo que debemos evitar en la difusión de la Homeopatía es que no desvirtúe sus principios originales y confunda a sus alumnos; hay que procurar que al menos aprenda bien sus fundamentos. Finalmente, no hay que olvidar que todo conocimiento tiene que actualizarse, comprobarse y, desde luego, que la Homeopatía no escapa a la necesidad de la investigación científica para explicar sus principios doctrinarios y clínicos, así como ejercerla de acuerdo a la medicina de nuestra época.

PRIMERA PARTE

Introducción a la Homeopatía

Capítulo I

DEFINICIÓN DE HOMEOPATÍA

Definir con exactitud la Homeopatía podría parecer a la opinión de muchos un recurso innecesario. Quizá la mayoría de los estudiantes de medicina se conformen con saber que es la terapéutica por lo semejante al sufrimiento y lo que más les importe es aprender doctrina, materia médica, farmacopea y repertorio para dedicarse a tener muchos pacientes y ganar dinero en abundancia. Luego, entonces, ¿por qué es importante definir la Homeopatía? Por la sencilla razón de que si desde un principio tenemos un concepto equivocado de su significado real, nos alejamos de la verdad y podemos desvirtuar su esencia, objetivo, alcances y limitaciones.

La Homeopatía es en esencia un sistema médico y terapéutico que tiene un concepto vitalista y dinámico del hombre en estado de salud y enfermedad. El ser humano nace con una predisposición miasmática heredada que lo hace susceptible a la influencia de algunos factores desencadenantes y por lo cual desarrolla diversas enfermedades.

Su principal objetivo no es únicamente suprimir los síntomas, sino curar las enfermedades agudas del hombre con remedios semejantes a los síntomas morbosos y tratar a la persona con remedios constitucionales que modifiquen su predisposición miasmática heredada y que, por consiguiente, disminuyan la susceptibilidad a enfermarse.

Como todo en la medicina, tiene sus alcances y limitaciones. Cuando los estudiantes o los pacientes nos preguntan acerca de sus virtudes, la respuesta más sencilla podría ser que la Homeopatía cura lo que es curable y esto está en relación con la potencia del principio vital de la persona, la integridad anatómica y fisiológica de los tejidos, órganos, aparatos y sistemas, además de que no exista un daño orgánico irreversible. Si existen estas condiciones, entonces el organismo en su conjunto puede responder al estímulo del remedio dinamizado y estimular sus mecanismos biorreguladores. Si, por el contrario, existe una lesión irreversible en algún órgano importante, la respuesta del principio vital será insuficiente para iniciar una reacción curativa y estaríamos ante un caso de incurabilidad en el que tendremos que auxiliarnos de otras ramas de la medicina, como la rehabilitación, la nutrición parenteral o la psicoterapia. En realidad, lo único que podríamos ofrecerle al paciente sería una acción paliativa, no ya curativa, dadas sus condiciones reales.

También se nos pueden presentar casos cuyos factores desencadenantes sea un traumatismo que haya producido fracturas, heridas de bala o por arma punzo-cortante en las que la conducta terapéutica inmediata, debido a su urgencia, sea el quirúrgico. Nunca debemos perder nuestro criterio médico, y ofrecer siempre a nuestros pacientes todo lo que esté a nuestro alcance sin perjudicarlos.

Si olvidamos la esencia, objetivo, alcances y limitaciones de la Homeopatía podemos equivocarnos y cometer los siguientes errores: dedicarnos a suprimir síntomas con remedios dinamizados semejantes a la enfermedad sin tratar a la persona y a su predisposición miasmática heredada, o bien olvidar nuestro criterio médico y darle a la Homeopatía un carácter de omnipotencia pretendiendo que cure todo tipo de enfermedades, aun las incurables.

En varios textos aparecen diversas definiciones de homeopatía, analicemos algunas para después proponer la nuestra. *Homeopatía:* la palabra proviene de las raíces grecolatinas *homoios* y *pathos;* la traducción literal sería la terapéutica por lo semejante al sufrimiento. La definición es incompleta ya que solamente solo se refiere a la parte terapéutica, y la Homeopatía es mucho más que una técnica de curación de las enfermedades por lo semejante a lo que las produce.

La Homeopatía no es un sistema completo de medicina, sino un sistema terapéutico, es decir, un sistema de administración de medicamentos, y su principio fundamental es que el remedio puede curar los signos y síntomas que provoca.

Definición tendenciosa, además de incompleta. La Homeopatía es un sistema médico ya que está respaldada por un cuerpo doctrinario que incluye una filosofía de la medicina, un concepto vitalista del hombre, un concepto dinámico de la enfermedad y su curación; es científica ya que la experimentación pura de los remedios dinamizados en el hombre relativamente sano sigue los lineamientos del método científico y los mecanismos de acción del remedio, así como su probable estado físico, nunca han dejado de investigarse. Posee una farmacopea propia con reglas de preparación de los remedios, además de que cualquiera puede comprobar clínicamente su eficacia terapéutica en la curación de las enfermedades.

Es un método terapéutico que consiste en emplear medicamentos que son capaces de ocasionar la enfermedad que se quiere curar.

Esta definición genera confusión en el médico joven o en el paciente ya que ambos pueden imaginar que los remedios son capaces de producir enfermedades, y en realidad, debido a que están dinamizados y experimentados previamente en el hombre relativamente sano, solamente producen síntomas semejantes a los de la enfermedad que se quiere curar. En todo caso se comportan como enfermedades artificiales controladas por el médico y que desaparecen en cuanto se espacia o se suspende la administración del remedio, o se desarrollan ligeras agravaciones medicamentosas pasajeras.

Es un sistema curativo que aplica a las enfermedades en dosis mínimas las mismas sustancias que, en mayores cantidades, producirían al hombre sano síntomas iguales o parecidos a los que se trata de combatir.

Definición errónea ya que puede confundirse con la terapia en base a la microdosis. Las propiedades fisicoquímicas de una droga jamás serán iguales en su estado molecular primario que después de haber sido sometidas al proceso de dinamización. La sal de mesa que es usada como condimento en la cocina, aun después de haber sido diluida en agua y sucusionada un determinado número de veces, nunca podrá tener la potencia medicamentosa que se despierta al mezclarse con lactosa y someterse al proceso de trituración, raspado, dilución y sucusión; lo que antes era la simple sal de cocina, ahora se ha convertido en el remedio *natrum muriaticum.*

La Homeopatía es la terapéutica de los remedios semejantes a la enfermedad empleados en dosis infinitesimales.

Es otra definición que ha sido blanco importante de la crítica de los científicos y de los médicos no homeópatas, ya que el principio de que la potencia aumenta con la dilución de la sustancia original suena bastante atrevido y quizás hasta ilógico. Si bien se emplean remedios en dosis infinitesimales, esto no es la parte más importante de la doctrina homeopática, ya que el médico deberá emplear la dosis mínima capaz de producir la respuesta deseada, y esto puede ser logrado desde el uso de la tintura madre, la tercera decimal, las potencias de la escala centesimal o cincuentamilesimal, sin olvidar que los criterios de dinamización dependen, entre otros parámetros, del plano de sufrimiento, la cronicidad del padecimiento, el predominio de los síntomas mentales —generales o particulares—, la reactividad individual del enfermo, el grado de semejanza entre los síntomas y el remedio, etc.

Después de analizar las definiciones anteriores propongo la siguiente: La Homeopatía es un sistema médico y terapéutico cuyo marco teórico es vitalista, su finalidad no es solamente suprimir los síntomas con una actitud intervencionista, sino respetar los mecanismos de respuesta natural estimulando sus propias capacidades; emplea remedios dinamizados y experimentados previamente en el hombre relativamente sano en base a la ley de los semejantes, y tiene como principal objetivo modificar y disminuir la susceptibilidad a las enfermedades, tratando en forma individual la predisposición morbosa constitucional de la persona.

GENERALIDADES SOBRE HOMEOPATÍA

La Homeopatía fue descubierta en 1796 por el médico alemán el Dr. Samuel Cristiano Federico Hahnemann (1755-1843). Dotado de un agudo sentido de la observación y espíritu investigador, decide renunciar a su actividad profesional debido a la inconformidad con los métodos terapéuticos agresivos e ineficaces de la medicina de su época para buscar un nuevo camino. En aquel entonces se tenía un concepto materialista del hombre enfermo, de sus padecimientos y de su curación. La materia morbosa debía ser expulsada del cuerpo mediante el uso de sangrías, sustancias purgantes, eméticas o estimulantes de la salivación o la sudoración, lo cual, lejos de aliviar los sufrimientos de los enfermos, estos se complicaron hasta llevarlos en ocasiones a un desenlace fatal.

Vivió en carne propia la inutilidad de la medicina al no poder curar a dos de sus hijas y a innumerables pacientes, lo cual le produjo una gran frustración humana y profesional. Decide abandonar el ejercicio de la profesión, y con la cierta prosperidad económica que alcanzó se dedicó en cuerpo y alma a buscar un nuevo sistema médico y terapéutico que curara sin dañar, basado en un concepto dinámico del hombre enfermo, de sus enfermedades y su curación. En 1790, cierra su consultorio y se dedica a la traducción de textos médicos para sostener a su familia y, al mismo tiempo, a estudiar otras posibilidades curativas.

Haciendo la traducción del inglés al alemán de *La materia médica* del doctor William Cullen, captó la relación de similitud entre los síntomas producidos por la intoxicación de la quina y las curaciones obtenidas por esa misma sustancia. Guiado por una genial intuición, decide tomar 2.5 dracmas dos veces al día de la corteza del árbol de la cinchona. Con gran sorpresa se percata de que se reproducen en su organismo los síntomas de la fiebre malaria y que, al dejar de tomar la sustancia, las molestias desaparecen.

De este modo, al realizar en sí mismo la primera experimentación patogenésica, establece las bases de la experimentación pura al llegar a la conclusión de que existen en la naturaleza sustancias que pueden reproducir enfermedades artificiales muy semejantes a las naturales. La ley de los semejantes enunciada por Hipócrates es retomada por Hahnemann, y junto con la experimentación pura comienza a erigir los cimientos de la homeopatía.

Dados los efectos potencialmente tóxicos de las drogas experimentadas por él y sus discípulos decide atenuar el efecto primario fisiológico y preservar el efecto secundario dinámico diluyéndolas con alcohol 87° y agitándolas, con lo cual descubre el método de dinamización. Se da a la importante tarea de experimentar con todas las drogas útiles de su época para aumentar el número de remedios curativos y continúa estudiando e investigando incansablemente para perfeccionar su nuevo sistema médico y terapéutico.

Debido a la rigidez y escepticismo del pensamiento médico de su época, era indispensable fundamentar cuidadosamente sus investigaciones para darles validez a sus descubrimientos. El resultado de ello lo plasma en las tres obras maestras que conforman los cimientos de la homeopatía: *El Organon del arte de curar*, *Materia médica pura*, y la *Teoría de las enfermedades crónicas*, además de los numerosos trabajos que conforman sus escritos menores.

ELEMENTOS QUE CONFORMAN LA HOMEOPATÍA

La Homeopatía está conformada por los siguientes elementos:

1.- La Doctrina homeopática.
2.- La Materia médica.
3.- El Repertorio.
4.- La Clínica homeopática.
5.- La Farmacopea homeopática.

EL ESTUDIO DE LA DOCTRINA HOMEOPÁTICA

La doctrina es el conjunto de opiniones adoptadas por una escuela y comprende una reunión de conocimientos y de observaciones recogidos, coordinados y expuestos por un maestro. Debe tener un principio rector del cual emanen los demás; y en el caso de la Homeopatía es la concepción vitalista y dinámica del hombre, su enfermedad y curación. Es preciso que todas las partes de la doctrina se encadenen, se sostengan entre sí y formen una unidad. Comprende los siguientes principios: *Naturae morborum medicatrix* y *Vis medicatrix naturae*, la Ley de los Semejantes, la experimentación pura, la individualidad morbosa, la individualidad medicamentosa, Dosis mínima adecuada, el principio vital y la Teoría de las enfermedades crónicas.

Naturae morborum medicatrix. Se refiere al poder curativo de la naturaleza y fue observado primeramente por el médico griego Hipócrates de Cos (siglo V a. C.), quien atribuía la curación de las afecciones morbosas a los propios poderes reactivos del cuerpo. La naturaleza sobre todas las cosas es suficiente por sí misma para los animales; ella sabe sus necesidades sin que nadie le enseñe. La naturaleza es el primer médico de las enfermedades, y es solamente favoreciendo sus esfuerzos como podemos obtener éxitos terapéuticos.

Vis medicatrix naturae. Se refiere a todo el esfuerzo que hace el organismo para curarse a través de sus mecanismos de biorregulación y fue enunciado por el médico inglés Tomás Sydenham (1624-1689). *Vis* quiere decir fuerza o vector, y todo vector tiene una dirección y una longitud. Se considera también al esfuerzo intencionado o dirigido que el organismo hace para mantener su estado de equilibrio después de haberlo recuperado. Por ejemplo, la mejoría que se prolonga durante un determinado tiempo después de que administramos el remedio más semejante a la enfermedad, o la capacidad que tiene el cuerpo para reparar sus lesiones o heridas siempre y cuando no haya un daño orgánico irreversible.

Ley de Semejantes. Es la ley de curación universal según la cual una afección dinámica más débil es destruida permanentemente en un organismo vivo por otra más fuerte, si esta última, aunque diferente en especie es muy semejante a la primera en sus manifestaciones. Hipócrates enunció el principio de similitud y de los contrarios en sus aforismos: "**Úsense los semejantes para las enfermedades de causa desconocida y los contrarios para los de causa conocida**".

Una influencia dinámica es todo tipo de energía que influye en la materia sin formar parte de ella, por ejemplo, la influencia dinámica que tienen sobre el hombre los climas o las emociones. En el enunciado, la afección dinámica más débil se refiere a la enfermedad natural que padecemos debido a la predisposición morbosa heredada que nos confiere una susceptibilidad a la influencia del factor desencadenante; y la afección dinámica más fuerte hace alusión al remedio homeopático que se comporta como una enfermedad artificial semejante en sus manifestaciones (signos y síntomas) a la natural, por lo cual la enfermedad más débil queda desplazada y el organismo curado.

Experimentación pura. Es el método experimental que nos permite conocer la capacidad que una sustancia tiene para alterar la salud o enfermar en forma artificial a un sujeto relativamente sano y, por lo tanto, desarrollar esas mismas cualidades curativas en un sujeto enfermo usando la ley de semejantes.

El método más exacto para conocer las propiedades terapéuticas de cualquier sustancia es resultado de su dinamización y de su experimentación en el hombre relativamente sano para conocer cuáles son los signos y síntomas que producen y, por lo tanto, son capaces de curar. Ninguna sustancia potencialmente curativa puede ser usada terapéuticamente si no la sometemos antes a una experimentación pura, como lo hizo Hahnemann con la corteza de la quina.

Individualidad morbosa. Es la manera peculiar e individual que tiene un sujeto para expresar sus padecimientos mediante signos y síntomas. Si consideramos que lo único que produce las enfermedades es la reacción secundaria del principio vital afectado por algún agente hostil, los fenómenos morbosos accesibles a nuestros sentidos (signos y síntomas) revelan la alteración dinámica interna y su expresión clínica al exterior.

El modo de padecer una enfermedad, es decir, de expresar el desequilibrio dinámico al exterior para que puedan ser captados a los sentidos del clínico, es de una manera individual. Cada enfermo es diferente a los demás, no hay dos enfermos iguales aun con el mismo cortejo sintomático. Es un modo de ser y padecer que obedece a la predisposición morbosa heredada, la cual nos confiere una determinada susceptibilidad a la influencia de los factores desencadenantes.

Individualidad medicamentosa. Es el remedio único capaz de curar en el hombre enfermo los síntomas característicos (predominantes o notables, extraordinarios, singulares y peculiares) de su enfermedad. Los síntomas y sus modalidades son la guía más confiable en cada caso individual de enfermedad para elegir el remedio curativo más semejante. Así mismo, los remedios homeopáticos tienen cualidades características que los individualizan y los distinguen de otros semejantes y estas son las que más debemos aprender.

Toda sustancia que ha sido dinamizada y experimentada previamente ejerce sus efectos terapéuticos debido a sus propiedades fisicoquímicas únicas que no pueden ser sustituidas por otras. Debido a esta ley física, el remedio sulphur producirá síntomas únicamente de sulphur, jamás de pulsatilla. El concepto anterior es suficiente para comprender que *en la Homeopatía no hay sustitutos para un remedio.*

Dosis mínima adecuada. Es el estímulo energético mínimo necesario para iniciar o continuar un proceso curativo. Para poder prescribir un remedio homeopático considerado como un estímulo energético, es necesario evaluar la reacción del principio vital del enfermo, y esto solamente se logra mediante una historia clínica. El organismo necesita únicamente el estímulo energético mínimo necesario para iniciar un proceso de biorregulación de sus mecanismos fisiológicos, ya que cuenta con la participación del *Naturae morborum medicatrix* y el *Vis medicatrix naturae* para completar su acción equilibradora.

La dosis mínima adecuada también está en íntima relación con las escalas de dinamización (centesimal hahnemmaniana, decimal o cincuentamilesimal) que vamos a usar para el tratamiento de las enfermedades. Después de haber realizado una buena historia clínica estamos en posibilidad de valorar la reactividad del principio vital del enfermo y prescribir el remedio a una potencia que sea la necesaria para iniciar o continuar un proceso curativo que no sea insuficiente y no logre ninguna reacción, pero que tampoco sea un estímulo excesivo, que rebase las posibilidades del principio vital y que produzca una agravación medicamentosa innecesaria.

Principio vital. Es el principio de vida que anima y dirige al organismo. Es la causa que produce todos los fenómenos de la vida en el cuerpo, se expresa en todas sus partes y forma junto con este una sustancia indisoluble.

La característica básica del hombre es que es un ser dotado de vida. Su conformación material, su funcionamiento y la expresión de su mente dependen de esta necesaria propiedad del ser viviente. Todo él es y existe mientras esté dotado de vida. Esta cualidad dinámica que le confiere todos los atributos de la vida a un ser humano es conocida como principio vital.

El cuerpo material sin el principio vital pierde su capacidad rectora, cesa la armonía entre su estructura y función y la vida cesa, ya que este lo dota de la capacidad de sentir, obrar y conservarse a sí mismo. A diferencia del materialismo que postula que la vida es el efecto de la organización de la materia que le confiere el DNA a la célula, para el vitalismo el principio vital es la causa de la organización de la materia a través de la acción del DNA sobre la célula.

Teoría de las enfermedades crónicas. Es la teoría según la cual los seres humanos nacemos con un estado morboso constitucional heredado y heredable, producto de la supresión arbitraria y antinatural de las enfermedades agudas. Dicho estado mórbido nos confiere una predisposición y una susceptibilidad para enfermarnos cuando nos exponemos a diversos factores desencadenantes.

En épocas remotas cuando la vida del hombre era más sencilla y requería de procedimientos terapéuticos menos complicados para la curación de las enfermedades agudas, el principio vital se bastaba a sí mismo para solucionar padecimientos superficiales. A medida que los tratamientos se fueron haciendo más complicados con el uso de remedios contrarios a los síntomas primarios de la enfermedad, el principio vital fue tomando una dirección equivocada en la resolución de la enfermedad aguda, y en vez de presentar una crisis curativa en la que predominaban afecciones exonerativas por piel y mucosas, el proceso morboso se interiorizó y comenzó a dañar órganos vitales.

Existen tres estados morbosos constitucionales o miasmas que son modos individuales de ser y padecer en tres direcciones: la Psora en el defecto, la carencia o la inhibición; la Sycosis en el exceso, la exuberancia o la ostentación, y la Syphilis en el sentido de la perversión de las funciones, la destrucción y la agresividad.

La trascendencia de la teoría de las enfermedades crónicas radica en que el tratamiento con Homeopatía debe ir dirigido a modificar y disminuir la predisposición y susceptibilidad a las enfermedades, es decir, *tratar a la persona* y no solamente sus padecimientos. El conocimiento y reconocimiento de lo miasmático nos es útil, pues es más sencillo clasificar la tendencia a las enfermedades en tres direcciones en lugar de aprender cada una de las enfermedades por sí misma, además, podemos pronosticar la probable evolución del paciente y, en la medida de nuestras posibilidades, atenuar la carga hereditaria o evitar un daño irreversible.

EL ESTUDIO DEL ORGANON DEL ARTE DE CURAR

La doctrina homeopática también incluye el estudio del *Organon del Arte de Curar* que es la obra de la cual emanan todos los principios homeopáticos. Es el fruto de muchos años de observación, experimentación y práctica clínica de Hahnemann. Consta de dos partes; la primera es una introducción en la que hace una crítica severa a los métodos terapéuticos de su época y al concepto material de la causa de la enfermedad, y la segunda es la exposición de los 291 parágrafos que conforman la obra.

En la introducción de la obra manifiesta su desacuerdo con el concepto materialista del modelo salud-enfermedad, ya que hizo que los médicos contemporáneos cometieran un gran número de iatrogenias a los enfermos, pues se utilizaron métodos muy cruentos para expulsar la materia morbífica causante de la enfermedad, como las sangrías, los eméticos, los laxantes, sudoríficos, sustancias que excitaban la salivación, la cauterización de las úlceras así como el uso de mezclas de sustancias medicinales en dosis potencialmente tóxicas y cuya acción terapéutica en relación con los síntomas de la enfermedad eran desconocidas.

Señala que las consecuencias de tales tratamientos serán complicaciones en los pacientes y nuevas enfermedades (iatrogénicas) a corto o largo plazo, y que siempre serán más graves que la enfermedad primaria, además de hacerse incurables. Hace un llamado de atención a los médicos señalando que la causa de las enfermedades es de origen inmaterial, que su origen es dinámico y que solamente puede destruirse por un agente dinámico. A excepción de las enfermedades producidas por la introducción de sustancias tóxicas al aparato digestivo o la penetración de cuerpos extraños a través de la piel o fracturas, no existe ninguna que reconozca por causa un principio material.

Insiste en la capacidad terapéutica de la Homeopatía al afirmar que la fuerza vital que ha sido desequilibrada por el factor desencadenante recupera el equilibrio con el empleo de remedios perfectamente conocidos, dinamizados y conforme a la única ley terapéutica de la naturaleza, *Similia similibus curentur.*

En cuanto al contenido, el Organon está escrito en el estilo que se usaba en la segunda mitad del siglo XVIII, es decir, en parágrafos que son enunciados filosóficos escritos de tal manera que del primero al último existe una perfecta coherencia. En sus 291 parágrafos están contenidos los siguientes aspectos:

- Crítica médica.
- **Ética médica.**
- Filosofía de la medicina.
- Antropología médica.
- Higiene.
- Patología.
- Clínica.
- Terapéutica.
- Método científico.

Toda la obra contiene conceptos valiosos, sin embargo, es conveniente destacar algunos parágrafos en donde se describen las bases de la Homeopatía:

- Parágrafos del n.º 1 al 3: La misión del médico, el modo como debe curar y los requisitos necesarios para ser considerado un verdadero médico homeópata.
- Parágrafos del n.º 9 al 11: Concepto dinámico del hombre, de su enfermedad y curación.
- Parágrafos del n.º 26 al 32: Ley de semejantes, susceptibilidad, individualidad morbosa e individualidad medicamentosa.
- Parágrafos del n.º 26 al 50: Enfermedades desemejantes y semejantes.
- Parágrafos del n.º 63 al 65: experimentación pura, curación dinámica, acción primaria y secundaria de los remedios.
- Parágrafos del n.º 83 al 105: Las bases de la clínica homeopática.
- Parágrafos del n.º 105 al 145: experimentación pura.
- Parágrafos del n.º 146 al 209: Técnicas de prescripción para el tratamiento de las enfermedades.
- Parágrafos del n.º 210 al 230: Descripción y técnica de tratamiento de las enfermedades mentales.
- Parágrafos del n.º 231 al 244: Descripción y tratamiento de las enfermedades alternantes intermitentes y alternantes.
- Parágrafos del n.º 245 al 247: modo de empleo de los remedios.

- Parágrafo n.º 248: Agravación homeopática.
- Parágrafos del n.º 267 al 272: Reglas de preparación, potencia, dinamización, método plus.
- Parágrafos del n.º 273 al 281: Evolución del caso después de la primera prescripción.
- Parágrafos n.º 284 y 285: Modos de administración de los remedios.
- Parágrafos del n.º 286 al 291: Descripción de algunos otros métodos distintos a la homeopatía.

En síntesis, el *Organon del arte de curar* abarca los aspectos profundos de la doctrina homeopática y, por lo tanto, no podemos dejar de leer esta obra maravillosa, ya que con su atento y exhaustivo estudio podemos solucionar las dudas que nos surjan en nuestro diario quehacer médico acerca de los fundamentos doctrinarios clínicos y terapéuticos de la homeopatía.

EL ESTUDIO DE LA MATERIA MÉDICA HOMEOPÁTICA

La materia médica homeopática es la obra en la que se registran en forma ordenada las patogenesias de los remedios experimentados de forma previa en el hombre relativamente sano y los síntomas que se observaron en la toxicología. El estudio de los remedios consta de los siguientes elementos: nombre del remedio, reino del cual procede (vegetal, animal, mineral o humano), sinónimos, acción general del medicamento (tejidos, órganos, aparatos y sistemas donde produce signos y síntomas en el hombre sano a nivel experimental y cura esos mismos en el enfermo), síntomas característicos mentales, generales y particulares, así como sus principales usos en la clínica.

El estudio de la materia médica nos proporciona el conocimiento exacto de los elementos terapéuticos con los que disponemos para la curación del enfermo y sus padecimientos, y se basa en los resultados de la experimentación pura de las sustancias. El principal problema cuando nos iniciamos en el estudio de la materia médica es su extensión, por lo que es conveniente adoptar un sistema de estudio basado en los síntomas característicos que son los que nos permiten distinguir las cualidades más importantes de la sustancia a experimentar (individualidad medicamentosa) y los de la persona enferma (individualidad morbosa). Estos son los síntomas que más nos debemos aprender; los demás son secundarios y de menor importancia.

Los síntomas característicos son los siguientes:

Predominantes o notables:

Son los síntomas más relevantes o sobresalientes de la enfermedad. Son los que complican o comprometen la vida del paciente, se perciben con mucha claridad, corresponden a lo que más impresiona al enfermo y constituyen el motivo de la consulta. Ejemplo: intensa ansiedad por el futuro, miedo a morir, cefalea punzante agravada antes de la menstruación, hemorragia uterina abundante.

Extraordinarios:

Son los síntomas que el enfermo no tiene habitualmente pero que en la actualidad cursa, o ya los tenía y últimamente incrementaron con notoriedad. En términos generales corresponden a los trastornos por la exposición a determinados factores desencadenantes. Ejemplo: tos y escurrimiento nasal por haberse expuesto al frío o a la humedad, miedo intenso después de un asalto, reumatismo crónico que se ha agudizado en la época del invierno.

Singulares:

Son síntomas raros o extraños que se asocian a la individualidad medicamentosa. Son ilógicos y no tienen una explicación fisiopatológica conocida, lo que lo caracteriza es su incongruencia, ya que son contradictorios o inesperados. Ejemplo: el paciente dice que se siente muy bien cuando en realidad está muy enfermo, crisis de disnea que se alivia estando arrodillado en posición mahometana, intenso cólico abdominal que mejora en posición de hiperflexión.

Peculiares:

Son síntomas que están asociados a la individualidad morbosa y son los que más nos permiten conocer la naturaleza mórbida del enfermo. La totalidad de sus agravaciones y mejorías expresan los rasgos peculiares que imprime en ellos el principio vital desequilibrado. Ejemplo: intenso dolor ardoroso agravado en la noche, (de 1 a 3 a. m.) con hormigueo y sensación dolorosa al tacto, que mejora con las bebidas calientes y está acompañado por intensa inquietud psicomotriz y miedo a morir.

Algunas definiciones previas al estudio de los remedios homeopáticos que nos pueden ayudar a entender mejor el estudio de la materia médica son las siguientes:

Experimentación pura: es el método experimental que nos permite registrar en el hombre relativamente sano los diversos signos y síntomas que las distintas sustancias de los reinos vegetal, animal, mineral, humano y artificial (fármacos alopáticos dinamizados) producen en el organismo del experimentador debido a sus propiedades fisicoquímicas dinamizadas, con el objeto de curar esos mismos signos y síntomas en el hombre enfermo.

Patogenesia: es el conjunto de signos y síntomas que se obtienen como resultado de la experimentación pura de una sustancia en el hombre relativamente sano. Este registro se realiza en forma desordenada, tal como lo refiere el experimentador en su propio lenguaje y en el orden cronológico como lo sintió; no se emplea un lenguaje técnico-científico médico.

Materia médica: es el registro ordenado y completo de las patogenesias en un lenguaje técnico-científico médico y abarca los siguientes puntos: nombre del medicamento, sinónimos, reino del cual procede, acción general del medicamento, síntomas característicos mentales, generales y particulares, principales usos clínicos.

Medicamento: es toda sustancia obtenida de los reinos vegetal, animal, mineral, humano o artificial capaz de alterar la salud, produciendo ciertos signos y síntomas en el hombre relativamente sano y curando signos y síntomas semejantes en el hombre enfermo.

Remedio: es toda aquella sustancia experimentada previamente, conocida con exactitud y precisión y ya aplicada al enfermo, la cual ha comprobado clínicamente su curación.

Potencia: es el grado de energía que alcanza una sustancia por medio de la dinamización.

Dilución: es el acto de dividir una cantidad X de medicamento en una proporción determinada de agua o alcohol.

Dinamización: es la técnica usada para liberar la energía de las sustancias mediante la trituración y raspado, la separación, dilución y sucusión.

Síntomas mentales: son los que conforman la estructura psíquica del individuo, corresponden a los síntomas de la persona y se ubican dentro de tres áreas fundamentales: la voluntad, el afecto y el intelecto. Voluntad: la esfera volitiva está relacionada con el hacer, con las decisiones conscientes, con el actuar o emprender, realizar, llevar a cabo un plan de acción. Afecto: la esfera afectiva está relacionada con las emociones, los estados de ánimo y los sentimientos. Es el sentir en todas sus expresiones y se suscita por situaciones sociales percibidas como una reacción global del organismo con un componente visceral. Intelecto: la esfera intelectiva está relacionada con todos los procesos cognoscitivos, la concentración, la memoria, el lenguaje, la atención, la percepción, el razonamiento, la abstracción, la creación, el cálculo, etc.

Síntomas generales: son percibidos en forma general sin ubicación específica, se repiten en más de dos regiones o funciones, comprometen a todo el individuo y representan el modo personal de reaccionar que tiene el hombre ante los estímulos del medio ambiente. La forma como respondemos a los climas, a las estaciones del año, al ejercicio, al reposo, a la hora del día, a ciertas condiciones fisiológicas como la comida, la bebida, el orinar o defecar, la menstruación o la actividad sexual. También se refieren a la manera como influyen dichas condiciones en nuestros síntomas. Por ejemplo: la agravación o mejoría del dolor o el estado de ánimo a determinada hora del día, con el calor o el frío, con el movimiento o el reposo, con la comida o bebida, con el sueño, etc. Los síntomas generales son los siguientes: modalidades de agravación y mejoría, lateralidad, deseos y aversiones alimenticias, sed, apetito, sueño, sudor y fiebre, menstruaciones y sexualidad.

Síntomas particulares: son los relacionados a un órgano o a una función; son los que afectan una región determinada en el organismo del enfermo. Por ejemplo: cefalea pulsátil localizada en región parietal, dolor transfictivo en la garganta, dolor cólico en epigastrio, etc.

Diferentes tipos de materias médicas

Materia médica pura

Es la que consigna los signos y síntomas de los experimentadores con sus propias palabras, no se empleó el lenguaje técnico-científico médico ni se siguió un orden o clasificación específica. Fueron las primeras que se escribieron y recogen el más puro lenguaje de la individualidad medicamentosa en los organismos de los experimentadores relativamente sanos. Ejemplo: *La materia médica pura de Hahnemann, Hering y Allen.*

Materia médica clínica

Es la que consigna los signos y síntomas producidos por las sustancias en los experimentadores relativamente sanos en función de las diferentes enfermedades que, por experiencias previas, han sido curadas.

Ejemplo: *Las materias médicas de Jahr, Vannier, Chiron, Charrete, Kent, Lathoud.*

Materia médica comparada

Es la que consigna los signos y síntomas producidos por las sustancias en los experimentadores relativamente sanos en función de la confrontación de un síntoma o un conjunto de síntomas parecidos entre dos o más remedios, señalando las diferencias y semejanzas con el objeto de facilitar su aprendizaje e indicaciones terapéuticas precisas.

Ejemplo: *Las materias médicas de Farrington, Nash, Kent, Vannier, Boericke.*

Materia médica jerarquizada

Es la que consigna los signos y síntomas producidos por las sustancias en los experimentadores relativamente sanos en función del valor que tienen en el repertorio de Kent. Como sabemos, el valor es de (3) cuando la mayoría de los experimentadores los reprodujeron de la forma más nítida y con todas sus modalidades, los remedios están escritos con mayúscula; con valor de (2) cuando los reprodujeron un menor número de experimentadores y se comprobaron en la clínica, están escritos con letra cursiva; y con valor de (1) cuando los reprodujeron un número mínimo de experimentadores, están escritos con letra itálica.

Ejemplo: *La materia médica de Vijnovsky.*

EL ESTUDIO DEL REPERTORIO

El repertorio es otra herramienta auxiliar en nuestro trabajo, sobre todo cuando tenemos un caso muy difícil, confuso o simplemente para tener un mayor grado de certeza en el momento de prescribir el remedio más semejante a la enfermedad. *Es un diccionario de síntomas ordenado por secciones y alfabéticamente en el cual se encuentran los remedios que los producen en la experimentación pura calificados por grados (con valor de 1, 2 o 3) según el número de experimentadores que los presentaron.*

El primer repertorio lo escribió Hahnemann en 1805 y el segundo lo escribió su discípulo Ruckhert bajo su supervisión. Ambos nunca fueron publicados, pero sirvieron como un antecedente importante por ser los primeros que se elaboraron. Otros repertorios importantes fueron los de Boenninghausen, Mure, Lippe, Hering, Knerr, y el que quizá es el más famoso de todos, el del Dr. James Tyler Kent. Dentro de los repertorios más modernos y bien escritos están los de los médicos alemanes Barthel-Klunker y Kunzli.

El Dr. Eizayaga, médico homeópata argentino, tradujo del inglés al español el repertorio de Kent y lo tituló *El moderno repertorio de Kent.* Existen actualmente bastantes repertorios de diversos autores y con características y métodos diferentes. Todos ellos fueron elaborados con la intención de solucionar la necesidad de encontrar el remedio más semejante a la enfermedad de manera más fácil y accesible dado el gran número de los síntomas registrados en la materia médica.

Existen diferentes tipos de repertorios, algunos se basan en la división anatómica del cuerpo, como el del Dr. Kent, Boenninghausen, Von lippe, Barthel o Kunzli. Otros se fundamentan en las experiencias clínicas de sus autores, como el de Clarke o el de Boericke. También se han escrito repertorios de concordancia de la materia médica, como el de Knerr o el de Gentry. Otro que utiliza la tecnología computarizada más moderna es el repertorio *Red radar*, que viene contenido en un *software* muy útil, sobre todo porque podemos calificar los síntomas elegidos en grados de intensidad y, cuando repertorizamos el grado de certeza para elegir el remedio, este es muy alto.

El manejo del repertorio nos da grandes ventajas que debemos aprovechar. En casos difíciles o confusos, es la guía más confiable para la selección correcta del remedio, ya que en muchas ocasiones el paciente no es capaz de contactar y expresar bien sus síntomas. Dentro de las ventajas que nos aporta el uso correcto del repertorio señalamos las siguientes: nos ayuda a ser más cuidadosos en la selección del remedio, nos enseña más de la materia médica, simplifica la selección del remedio para nuestro caso siempre y cuando trabajemos con síntomas característicos, promueve el descubrimiento y estudio de remedios en los que no habíamos pensado, ayuda en la selección de remedios auxiliares y nos ayuda a elaborar preguntas más inteligentes.

El repertorio de Kent está dividido en 37 secciones que abarcan desde el psiquismo hasta la piel y las generalidades, es decir, abarca signos y síntomas de todo el organismo, siendo las más importantes las de los síntomas mentales y los generales. El repertorio se nutre de las siguientes fuentes: síntomas patogenéticos, que son los recopilados de las patogenesias de las materias médicas puras; **síntomas caracterológicos**, que son los que tiene el experimentador relativamente sano en su carácter; síntomas toxicológicos, que son los obtenidos por intoxicaciones accidentales resultado de los efectos fisicoquímicos de las drogas experimentadas en su estado primario; **síntomas clínicos**, que fueron obtenidos por padecimientos curados con los remedios y, finalmente, síntomas agregados al repertorio por la experiencia de otros médicos.

En la terminología del repertorio, el Dr. Kent empleó palabras obtenidas de la materia médica y de las patogenesias expresadas en el lenguaje común de los experimentadores y no en el lenguaje técnico-médico, por lo cual podrían sonar anticuadas; por ejemplo, si buscamos el rubro hipertrofia, lo encontramos como agrandamiento de la glándula, por lo cual estamos obligados a tomar los síntomas como los dice el paciente y después buscar su equivalente en los distintos rubros del repertorio.

Kent establece tres grados de valor numérico en los medicamentos experimentados: los medicamentos de valor 1 son registrados en letra minúscula y con letra itálica; son de escaso valor. Los medicamentos con valor 2 son registrados en minúscula y letra cursiva; son remedios experimentados y reexperimentados. Los medicamentos con valor 3 son registrados con mayúscula, son medicamentos experimentados, reexperimentados y comprobados por su eficacia clínica. El valor numérico depende también del número de pacientes que tuvieron los síntomas; por ejemplo, los de valor 1 lo tuvieron muy pocos experimentadores, los de valor 2 lo tuvieron una mayor cantidad de experimentadores, y los de valor 3 lo tuvieron casi todos los experimentadores.

El plan del repertorio incluye los siguientes puntos: la sección (partes del organismo donde se experimentaron los síntomas), los síntomas principales o rúbricas (están escritos en orden alfabético para facilitar su búsqueda), la localización (región del organismo donde se localiza el síntoma), la lateralidad (el lado del cuerpo más afectado), el horario (es el tiempo de aparición y periodicidad de los síntomas), las modalidades (todos los fenómenos que agraven o mejoren un síntoma), las causas desencadenantes (factores causales de la enfermedad), la extensión (la irradiación de un determinado síntoma a otra área del cuerpo), las sensaciones (característica propioceptiva del síntoma, el cómo lo siente) y las referencias cruzadas (cuando el rubro que buscamos nos manda a consultar otro de significado semejante).

La repertorización es el empleo práctico del repertorio, es decir, la búsqueda de los síntomas característicos y los remedios que los cubren, lo cual conduce a la prescripción basada en la nitidez, totalidad característica, jerarquización y seriación del miasma predominante.

Ejemplo de repertorización: dentro del cuadro de la totalidad característica se colocan los síntomas en orden de prioridad, del primero al último, eligiendo para el primer lugar el síntoma más notable y peculiar, el que no puede ser olvidado ni en la patogenesia del remedio ni en el cuadro de la enfermedad.

Procurar que el síntoma guía tenga pocos remedios de tal manera que dentro de ellos se encuentre el más semejante al caso. Si en el primer síntoma analizado se encuentra un gran número del remedio, se puede seleccionar el segundo síntoma característico en orden de jerarquía.

El siguiente paso es colocar en la parte superior y en forma horizontal los números que representan a los síntomas. Colocar en la línea vertical los remedios que corresponden al primer síntoma o bien a los que se repiten en los dos primeros síntomas, anotando en las columnas 1 y 2 el valor numérico de cada medicamento. Con los demás síntomas se anotan solamente los valores de los remedios que se repitieron para los dos primeros síntomas.

En el extremo derecho de cada remedio se suma la puntuación, la cual tendrá dos cifras; el numerador será el total de puntos alcanzados, y el denominador será el número de síntomas cubiertos. El remedio simillimum será aquel que tenga mayor puntaje y que cubra más síntomas. Si hay dos medicamentos que tienen el mismo puntaje, se dará el que cubra mayor número de síntomas. El repertorio es un buen auxiliar a la hora de elegir el remedio más semejante al caso, de ninguna manera sustituye a la materia médica ya que ambos se complementan.

EL ESTUDIO DE LA CLÍNICA HOMEOPÁTICA

La parte práctica y terapéutica de la Homeopatía está constituida por las bases de la clínica. Incluye los siguientes puntos: el análisis del hombre enfermo y de su enfermedad (toma del caso). La selección del remedio más semejante a los signos y síntomas característicos de la enfermedad, así como la escala, potencia, modo de administración y frecuencia de repetición (primera prescripción y selección de la potencia). El análisis exhaustivo de la evolución clínica de los signos y síntomas del padecimiento después de la primera prescripción (segunda prescripción y evolución del caso). El posible empeoramiento de los signos y síntomas característicos de la enfermedad después de la administración del remedio (agravación homeopática). Las diversas reacciones del principio vital ante la administración del remedio que nos orientan al pronóstico de la enfermedad (*Las doce observaciones de Kent*). Los diversos tipos de enfermedades a las que nos podemos enfrentar y la conducta terapéutica que debemos seguir (clasificación de las enfermedades). La evolución general de la enfermedad crónica y su pronóstico hacia la curabilidad o hacia la incurabilidad (*La ley de Hering*). El análisis y la conducta terapéutica ante las enfermedades agudas (tratamiento del enfermo agudo). El análisis y la conducta terapéutica ante las enfermedades crónicas (tratamiento del enfermo crónico).

LA TOMA DEL CASO

Es el método de entrevista y exploración clínica que nos permite percibir al hombre enfermo y a su enfermedad con el fin de encontrar el remedio curativo más semejante a su padecimiento. Para obtener resultados óptimos debemos contar con algunos elementos indispensables como disposición y vocación médica, conocimientos adecuados para la entrevista: ficha de identificación, el motivo de la consulta, antecedentes personales patológicos, antecedentes heredo-familiares, antecedentes gineco-obstétricos y, en caso de que el paciente sea niño, no debemos olvidar los antecedentes neonatales. Es indispensable hacer una exploración física exhaustiva así como un diagnóstico nosológico, medicamentoso, miasmático e integral indicando el remedio seleccionado, la escala elegida, la potencia y frecuencia de repetición e indicarle las medidas higiénico-dietéticas elementales para poder modificar el estilo de vida del enfermo, lo cual es un factor que puede contribuir a mejorar su salud.

Debemos contar con un local adecuado para la entrevista. Tener conciencia de quién tenemos delante para adecuarnos a su lenguaje y cultura. Es importante iniciar la entrevista con la pregunta que lo haga ubicarse en el presente y percibir la congruencia de lo verbal con lo no verbal, con el objeto de percibir a los enfermos hipocondríacos, histéricos, mitómanos, simuladores o personas que nos quieren ocultar información importante. Otras sugerencias que nos hacen los maestros de la Homeopatía son no interrumpir el relato del enfermo excepto cuando haya agotado el tema y hacer preguntas sobre lo anotado haciendo que el enfermo tome conciencia del síntoma. Una vez que se haya tomado el hoy existencial, completar la historia clínica con los síntomas mentales y generales del hoy crónico. Un último punto sumamente importante que Hahnemann recomienda en los parágrafos del n.º 83 al 105 (Bases de la clínica homeopática) consiste en demostrar ausencia de prejuicios, sentidos perfectos, atención al observar y fidelidad al trazar el cuadro de la enfermedad.

PRIMERA PRESCRIPCIÓN Y SELECCIÓN DE LA POTENCIA

Después de haber hecho la toma del caso tenemos que seleccionar el remedio y prescribir la potencia adecuada para lograr la mejor reacción curativa. La primera prescripción y selección de la potencia se basa en tomar solamente síntomas característicos, y reconocer por medio de la seriación miasmática de estos cuál es el miasma en actividad y cómo deben jerarquizarse para poder repertorizarlos. Una vez que analizamos el caso tenemos una idea de lo que vamos a mover en el paciente sin que lo agravemos innecesariamente, ya que percibimos las posibilidades reactivas de la fuerza vital y no intentamos medidas heroicas o desesperadas en casos incurables.

Algunas normas básicas para la prescripción y selección de la potencia son las siguientes: *determinar* el plano de sufrimiento del enfermo, conocer la cronicidad de los síntomas, conocer el origen del remedio (reino vegetal, animal, mineral, humano), saber qué tipo de enfermedad tiene. Entre algunos de los factores que pueden influir en la respuesta terapéutica al estímulo del remedio podemos mencionar: la edad del paciente, la cronicidad del padecimiento, los tratamientos previos (farmacológicos o quirúrgicos), los malos hábitos higiénico-dietéticos del enfermo, los factores ambientales adversos, las relaciones interpersonales y de familia, la exposición del remedio a sustancias antidotizadoras, etc.

En cuanto a la selección de la potencia, existen tres escalas de dinamización: la escala decimal, la escala centesimal hahnemanniana y la escala cincuentamilesimal o LM. En términos generales, una escala resulta de la relación entre la proporción de sustancia original y el medio en el que se diluye o separa (agua o lactosa). En la escala decimal existe una relación de 1/9, en la escala centesimal hahnemanniana existe una relación de 1/99 y en la escala cincuentamilesimal existe una relación de 1/49,999.

La escala decimal está indicada en padecimientos cuyo plano de sufrimiento es predominantemente orgánico o lesional. La escala centesimal hahnemanniana tiene más gama de acción ya que las potencias bajas se usan en problemas orgánicos, las medias en padecimientos funcionales y las altas en padecimientos donde predomina un plano de sufrimiento mental. Las muy altas se usan en padecimientos constitucionales y muy crónicos (se caracterizan por tener una acción terapéutica más prolongada). La escala cincuentamilesimal representa la madurez investigadora del maestro Hahnemann, tiene una amplia gama de acción; en general, su duración terapéutica es menor y su profundidad es mucho mayor. Se usan en los casos crónicos en los que se requiere una repetición y queremos evitar una agravación más prolongada.

LA SEGUNDA PRESCRIPCIÓN Y EVOLUCIÓN DEL CASO

Es la segunda toma del remedio homeopático que se hace después de analizar el cambio que ha provocado en los síntomas característicos del paciente la primera prescripción, además de la evolución general que ha tomado el caso. La segunda prescripción se realiza en forma ideal cuando hay un cambio en los síntomas característicos del enfermo los cuales se modifican hacia un sentido curativo. Si la primera prescripción fue acertada, debemos esperar resultados positivos para realizar un análisis profundo del caso y ver cuál es el siguiente paso; si nos hemos equivocado, es necesario retomar el caso y volver a prescribir.

Cuando la primera prescripción ha tenido una reacción benéfica, se debe dejar que el remedio complete su acción totalmente y no interrumpirla con otro remedio u otra dosis hasta que la primera no haya agotado toda su potencia. Para que el caso sea manejado en forma favorable, se debe seguir la evolución de los síntomas característicos únicamente, ya que lo que se espera es que estos reaparezcan más atenuados o que mejoren casi hasta desaparecer si nuestra primera prescripción fue atinada.

Una de las normas más elementales de la segunda prescripción es saber esperar y valorar de acuerdo a la evolución de los síntomas los siguientes puntos: no dar medicamento y solamente administrar un placebo, aumentar la potencia del remedio, cambiar el remedio, antidotizar el remedio, dar al remedio complementario, dar el remedio intercurrente, etc.

Tomando en cuenta el método terapéutico de prescribir sobre el miasma predominante, si se ha dado un remedio para una psora predominante y el enfermo mejora, se presentó una rotación miasmática y entonces habrá que esperar a que se exprese después la siguiente capa de síntomas que quizá tenga otra expresión del miasma y seguir la misma técnica. Finalmente, para la segunda prescripción se toman los síntomas que aún no están completamente curados, se añaden los nuevos (si es que los hay) del hoy existencial y se prescribe el mismo remedio a la misma potencia o más alta, que cubra el cuadro actual, o se cambia el medicamento según lo requiera el caso.

LA AGRAVACIÓN HOMEOPÁTICA

Cuando prescribimos un remedio lo más semejante al caso, en ocasiones el paciente se agrava y esto lo desconcierta, tanto a él como a nosotros, nos dejamos llevar por la ansiedad y no sabemos qué hacer. Por tal motivo, es importante saber que puede ocurrir una agravación homeopática y cómo resolver el problema.

Se denomina agravación homeopática a la intensificación pasajera de los síntomas que siguen a la administración del remedio más semejante al caso en particular. Existen bastantes referencias bibliográficas que aclaran su significado. Hahnemann lo menciona en su parágrafo n.º 156 del *Organon del arte de curar*: Casi no existe medicamento homeopático por bien elegido que haya sido, sobre todo si es administrado en una dosis insuficientemente pequeña que no produzca en pacientes muy irritables y sensibles al menos alguna molestia trivial y extraordinaria, algún pequeño síntoma nuevo mientras dura su acción, porque es casi imposible que el medicamento y la enfermedad puedan cubrirse el uno a la otra sintomáticamente y con exactitud como dos triángulos de lados iguales. Pero estas diferencias insignificantes fácilmente son extinguidas por la energía del organismo viviente y no son percibidas por los pacientes que no sean excesivamente sensibles. La reparación progresa hasta el restablecimiento si no es impedido por la acción de sustancias medicinales heterogéneas, por errores en los hábitos higiénico-dietéticos o por problemas emocionales. En sus enfermedades crónicas describe que una agravación homeopática moderada es una señal de curación que uno puede esperar con bastante certeza.

En sus últimos años y debido a las agravaciones medicamentosas aún con la potencia 30 ac, Hahnemann se propuso investigar un nuevo método en que la agravación fuera mínima. Después de muchos años de trabajo descubrió la escala cincuentamilesimal. Kent la define como un aumento transitorio de los síntomas del enfermo después de una prescripción verdaderamente homeopática. No habla de la enfermedad, sino de los síntomas exclusivamente característicos del padecimiento.

En términos generales se consideran tres clases de agravación homeopática. *La agravación fenoménica* se observa en el transcurso de las experimentaciones en el hombre sano, bajo la influencia de las dinamizaciones homeopáticas, con el fin de probar sus efectos. Se trata de agravaciones en sujetos sensibles a la sustancia ingerida. *La agravación sintomática* es la agravación debida al medicamento administrado a enfermos y no a personas sanas. Cuanto más estrictamente es elegido el remedio, tanto mejor se observa esta reacción (este es el tipo de agravación que más frecuentemente estudiamos en la clínica diaria). *Agravación posológica* es la agravación producida por una potencia que exige una reacción terapéutica demasiado enérgica para el organismo.

LAS DOCE OBSERVACIONES DE KENT

Son las distintas respuestas que el principio vital tiene ante el estímulo del medicamento como resultado de la evolución clínica de la enfermedad aguda o el posible grado de lesión y respuesta tórpida que una enfermedad crónica puede dejar en el organismo. En términos generales, nos sirven de valor pronóstico, pues miden la capacidad reactiva del enfermo. Dichas observaciones están más relacionadas con la respuesta del principio vital ante el estímulo del remedio que con la intención terapéutica del médico, aunque algunas de ellas también valoran su impericia ya que su actuación profesional puede ser iatrogénica, sobre todo cuando no elige bien el remedio más semejante y lo prescribe a una potencia más alta de la requerida.

Las observaciones de Kent tendrán valor cuando se ha administrado un remedio que tenga relación y semejanza con el caso, y si ha habido un cambio en los síntomas, es que ha actuado. Después de haber prescrito un remedio, por el comportamiento clínico de los síntomas y la reacción general del principio vital, conoceremos si los cambios que ocurren son o no de suficiente superficialidad o profundidad para que el enfermo pueda curarse o, por el contrario, si indican cierto grado de incurabilidad; en pocas palabras, nos permiten pronosticar su futuro.

Las doce observaciones de Kent son las siguientes:

Primera observación: prolongada agravación y aniquilamiento final del enfermo. *Segunda observación:* después de persistente agravación, lenta mejoría. *Tercera observación:* agravación rápida, corta y fuerte seguida de rápida mejoría del enfermo. *Cuarta observación:* no se presenta agravación de ninguna clase. *Quinta observación:* la mejoría viene primero y la agravación después. *Sexta observación:* alivio demasiado corto de los síntomas. *Séptima observación:* total mejoría de los síntomas, pero sin particular alivio del enfermo. *Octava observación:* algunos enfermos comprueban o reexperimentan los remedios que se les prescriben. *Novena observación:* la acción de las medicinas sobre los experimentadores. *Décima observación:* aparecen nuevos síntomas después de tomar el remedio. *Undécima observación:* reaparición de viejos síntomas. *Duodécima observación:* los síntomas toman una dirección equivocada.

LA CLASIFICACIÓN DE LAS ENFERMEDADES

El conocimiento de la clasificación de las enfermedades nos auxilia a precisar la escala, la potencia, la frecuencia de repetición y el modo de administración del remedio homeopático. También nos es de utilidad para saber si debemos prescribir un remedio activo o solamente un placebo, ya que no en todos los casos es necesario prescribir un medicamento, en ocasiones basta con modificar los hábitos higiénico-dietéticos para tener un buen resultado clínico.

En términos generales *se acepta que la evolución de un padecimiento se puede alterar cuando se prescribe un remedio que no es necesario, o cuando el caso lo requiere y, el médico, ignorando la clasificación de las enfermedades, no lo prescribe.* Por consiguiente, si no conocemos la clasificación de las enfermedades y damos remedios cuando no son necesarios —sobre todo constitucionales y a altas potencias—, corremos el riesgo de influir dinámicamente sobre la evolución de una enfermedad y provocar una agravación o un viraje miasmático brusco. Asimismo, si no damos un remedio cuando es necesario y nos conformamos con pensar que es un padecimiento que puede autolimitarse en unos días y este se agrava, igualmente estamos haciendo una iatrogenia.

Podemos concluir que el medicamento homeopático debe prescribirse siempre que sea necesario, para lo cual deberán tomarse en cuenta los siguientes factores:

1.- El tipo de enfermedad de que se trate.
2.- El grado de semejanza entre la enfermedad y el remedio.

3.- El plano de sufrimiento en que se encuentra el enfermo.
4.- La capacidad reactiva del principio vital del paciente.
5.- La predominancia miasmática de los síntomas.

La clasificación de las enfermedades que todos debemos conocer es la siguiente:

Indisposición

Son una serie de síntomas que se presentan poco tiempo después de cambios muy bruscos en el sistema de vida habitual (como el cambio de hábitos higiénico-dietéticos), de modo que el organismo no tiene tiempo de adaptarse y se indispone.

Ejemplo: paciente que abusa del consumo de condimentos, grasas, picantes o alcohol y presenta un cuadro agudo con náuseas, vómito, distensión abdominal, cólicos y diarrea.

Falsa enfermedad

Son los diversos padecimientos crónicos producidos y sostenidos por un régimen de vida inadecuado o por tratamientos farmacológicos causantes de iatrogenia. Los signos y síntomas desaparecen gradualmente al identificar la causa, evitarla y mejorar el género de vida.

Ejemplo: dolores reumáticos que se desarrollan a partir de un cambio de residencia de un lugar templado a otro húmedo. Ardor en epigastrio, náuseas, distensión abdominal, sequedad de boca, constipación intestinal o vértigo a consecuencia de algún tratamiento farmacológico prolongado.

Enfermedad aguda

Es un proceso morboso rápido cuya influencia sobre el principio vital produce síntomas superficiales y de corta duración que se autolimitan en pocos días. Son frecuentemente contagiosos y pueden presentarse cíclicamente en forma de epidemias.

Ejemplo: resfriado común, sarampión, exantema súbito, varicela rubeola, parotiditis.

Enfermedad crónica

Es la que se origina de un miasma crónico, la cual, si se deja a su evolución natural sin tratamiento homeopático, tiende a persistir, agravarse y terminar con la vida del paciente. El paciente se queja de que ha tenido la enfermedad desde siempre, al grado de haberse acostumbrado a ella. Empezó siendo una enfermedad aguda que no fue curada por completo, o bien fue suprimida por medios distintos a la Ley de Semejantes y se fue complicando en forma paulatina.

Ejemplo: paciente que se queja de sufrir hipertensión arterial crónica, la cual a pesar de ser controlada con medicamentos alopáticos, evoluciona en forma tórpida y lo lleva a presentar deterioro progresivo y muerte por infarto agudo del miocardio.

Agudización miasmática

Es la exacerbación del miasma latente. El estado morboso constitucional nos confiere una predisposición a enfermarnos. Bajo la influencia del factor desencadenante, el miasma en estado de latencia se agudiza y produce un cuadro agudo que generalmente es conocido por el paciente: casi siempre se desarrolla bajo las mismas condiciones.

Ejemplo: faringoamigdalitis aguda cada vez que se expone al frío o a la humedad y habitualmente con síntomas que se repiten: fiebre alta, dolor pungitivo o ardoroso, adenomegalia retroauriocular, amígdalas crípticas, etc.

Enfermedad mental

Es una alteración de la salud en la que predominan los síntomas mentales sobre los de origen orgánico y en los que el enfermo ha perdido la conciencia de sí mismo y la orientación temporo-espacial. Es necesario señalar que no constituyen una entidad separada ya que el individuo se enferma en su totalidad, y en este caso los síntomas orgánicos son opacados por la intensidad e importancia de los síntomas mentales.

Ejemplo: paciente que posterior a una decepción amorosa, a un fracaso en los negocios o a una infidelidad del cónyuge presenta en forma súbita temor a salir de su casa, angustia, ideas de daño y referencia, alucinaciones auditivas y visuales.

Enfermedad mecánica

Es aquella en la que su causa es accidental y externa al organismo; no es de origen dinámico. Generalmente hay un daño inmediato en el plano físico.

Ejemplo: paciente que presenta fractura de tibia y peroné además de contusiones en otras áreas del cuerpo posterior a un accidente automovilístico.

Esta clasificación de las enfermedades descrita por el maestro Hahnemann fue útil en su momento, sin embargo, en la actualidad podemos adoptar la siguiente sin desvirtuar la anterior.

Miasma en estado de latencia: estado morboso constitucional con sus manifestaciones primarias activas. En el caso de la *Psora,* los problemas dermatológicos crónicos. En el caso de la *Sycosis,* los flujos o las excrecencias mucosas; y la *Syphilis,* con las úlceras crónicas. Mientras no se supriman dichas manifestaciones primarias con métodos ajenos al principio de semejanza, el miasma se podrá mantener en estado de latencia y no en estado de actividad.

Miasma en estado de actividad: estado morboso grave, de evolución tórpida y muy agresivo; la mayoría de las veces llega a acabar con la vida del paciente. Son todas las enfermedades heredo-degenerativas en actividad, las cuales no responden a los tratamientos habituales.

Agudización miasmática: es la exacerbación aguda y pasajera del miasma en estado de latencia. Afortunadamente, el dinamismo vital puede resolverla con la ayuda del remedio homeopático.

LA LEY DE HERING

Es la ley universal de curación de las enfermedades según la cual la mejoría debe proceder del centro a la periferia, de la mente hacia el cuerpo, de arriba hacia abajo y de los órganos más importantes a los menos importantes.

El Dr. Constantino Hering, gracias a su extraordinaria capacidad de observación dedujo cuáles son los mecanismos a los que recurre la naturaleza en el enfermo cuando desarrolla su enfermedad, y si existe una tendencia hacia la curación o hacia la incurabilidad. Básicamente, la Ley de Hering nos ayuda a interpretar la dirección que toman los síntomas para que no cometamos errores terapéuticos y para deducir si estamos suprimiendo o curando.

La curación es la desaparición de los síntomas de la enfermedad y la mejoría general del enfermo en forma permanente cuando se usa el estímulo dinámico del remedio mediante la Ley de los Semejantes con la consiguiente rectificación del desequilibrio del principio vital. Lo que produce la enfermedad es el individuo enfermo; si el hombre puede ser corregido, la enfermedad desaparece. Si solamente se corrige la manifestación local, no existe una curación permanente. Si nada más se cura la fiebre, se cura una condición general y no al hombre en su totalidad.

La supresión es la desaparición en forma pasajera de los síntomas de la enfermedad sin la mejoría general del enfermo, la cual reaparece una vez que se termina el efecto del medicamento, sobre todo cuando se usaron procedimientos terapéuticos distintos a la Ley de los Semejantes.

Las supresiones de la Ley de curación en su actividad exonerativa detienen y estancan el esfuerzo del dinamismo vital para evitar la progresión de la enfermedad de la periferia hacia el centro del organismo; cuando se suprimen las manifestaciones externas como la fiebre, las erupciones cutáneas, la tos o las secreciones de las mucosas, la enfermedad se profundiza hacia los órganos vitales.

Algunos de los parámetros para saber si estamos suprimiendo o curando son los siguientes: el comienzo de la mejoría es de la mente y estado general, manifestándose gradualmente en el cuerpo. La mejoría mental será prioritaria sobre los síntomas corporales. El gradual alivio de los síntomas físicos. La mejoría es en general del centro a la periferia, de lo interno a lo externo, de los **órganos más importantes a las mucosas y a la piel.**

TRATAMIENTO DEL ENFERMO AGUDO

Debe entenderse por enfermedad aguda aquella serie de síntomas que se presentan poco tiempo después del ataque de un agente hostil a la vida y que representa la reacción secundaria curativa de la fuerza vital. La duración de su evolución es variable, casi siempre es pasajera y se autolimita aproximadamente entre 5 y 7 días. En este caso, el dinamismo vital es más fuerte que el agente hostil y siempre estará indicada la administración del remedio más semejante al caso, en potencias bajas, medias o altas, de acuerdo con el plano de sufrimiento. En este grupo se incluyen, además de las enfermedades agudas, las agudizaciones miasmáticas y las enfermedades mentales recientes.

En estos padecimientos la obtención de los síntomas característicos es más clara que en las enfermedades crónicas, en las cuales están enmascarados por tratamientos supresores y por las complicaciones inherentes a toda enfermedad prolongada. En la enfermedad aguda la fuerza vital reacciona en forma súbita y violenta produciendo signos y síntomas alarmantes mediante los cuales están más claras las señales clínicas que nos conducen a la elección del remedio más semejante.

Debido a la naturaleza de las enfermedades agudas, se requiere un remedio que cubra los síntomas más característicos del hoy existencial del paciente. El medicamento del estado agudo solamente aliviará el estado circunstancial del sujeto cubriendo la susceptibilidad mórbida al agente hostil, sin curar la predisposición miasmática crónica que hay que tratar en un segundo tiempo una vez que desaparecieron los síntomas agudos.

TRATAMIENTO DEL ENFERMO CRÓNICO

Debe entenderse por enfermedad crónica o miasma al estado morboso heredado y heredable producto de la supresión arbitraria y antinatural de las enfermedades agudas. La duración de su evolución es de muchos años; prácticamente desde que nacemos heredamos una predisposición o tendencia a enfermarnos en cierta dirección, ya sea hacia la carencia, el exceso o la perversión, en el modo de ser, sentir y obrar.

El miasma puede pasar por tres estadios: el de latencia o adormecimiento, el de agudización y el de actividad. Nuestra existencia oscila constantemente entre estos tres estadios. Para que el miasma despierte del estado de latencia, se requiere de un estímulo desencadenante que puede ser de diversa índole: psíquico, físico, químico, intervenciones quirúrgicas innecesarias y tratamiento supresivo de las enfermedades de la piel. El dinamismo vital, en este caso, es más débil que el estado morboso constitucional y por sí mismo no puede corregir la desviación de la salud, por lo que será siempre necesario la intervención del médico al preescribir el remedio más semejante al caso en potencias altas y espaciadas.

Mientras que una enfermedad aguda tiende a autolimitarse en pocos días, aun sin la ayuda de un remedio, la enfermedad crónica no tiene tendencia a finalizar sino a agravarse progresivamente hasta terminar con la vida del individuo.

Debido a la naturaleza de la enfermedad crónica, se requiere de un remedio constitucional —cuando el caso lo requiera— a una potencia alta y que sea tan profundo que pueda modificar y atenuar la susceptibilidad mórbida y la tendencia heredada a enfermarse la cual, sin ayuda, acaba lenta y progresivamente con la vida del paciente.

El medicamento del estado crónico aliviará solamente el miasma predominante y no las capas más profundas y antiguas, por lo que es necesario dar el remedio homeomiasmático correspondiente a cada capa según sea necesario.

EL ESTUDIO DE LA FARMACOPEA HOMEOPÁTICA

Hahnemann puso en marcha procedimientos especiales para la preparación de los medicamentos homeopáticos al crear una farmacia propia y especial. La Homeopatía obtiene sus sustancias medicamentosas tanto del reino vegetal, animal, mineral como humano. A diferencia de la farmacología clásica, primero se preparan las tinturas, soluciones y trituraciones de las sustancias medicamentosas, para diluirlas después según las reglas fundamentales establecidas.

Las definiciones de algunos términos frecuentemente usados en la farmacia homeopática son los siguientes:

Farmacopraxia: rama de la medicina homeopática que se encarga de preparar dinámicamente los medicamentos homeopáticos.

Farmacodinamia: es la rama de la medicina homeopática que se encarga de conocer dinámicamente la acción de los medicamentos homeopáticos a través de las patogenesias.

Droga: es toda sustancia que no es alimento y que es capaz de alterar la salud del hombre.

Medicamento homeopático: es toda sustancia de origen vegetal, animal, mineral o humano que ha sido convenientemente experimentada y de la que se conocen las alteraciones patológicas que ha producido en el hombre relativamente sano, y que es capaz de hacer desaparecer estas en el hombre enfermo.

Potencia: es el grado de energización que alcanza una sustancia por medio de la dinamización.

Dinamización: es el desarrollo de la fuerza medicamentosa o energética de una sustancia por medio de la trituración, el raspado, la dilución y la sucusión; procedimientos que implican la división molecular.

Dilución: es el acto de dividir una cantidad determinada de medicamento en una proporción determinada de agua o alcohol.

Sucusión: es el procedimiento mediante el cual se agita la mezcla de 99 gotas de alcohol y una gota de tintura madre, sacudiéndola con energía un mínimo de 100 veces. Se coloca el frasco en la mano y se golpea contra un cuerpo firme (por ejemplo, un libro).

Trituración: es la reducción de una droga a polvo en un mortero por aplastamiento continuo y circular con el pistilo, para después reunir la sustancia hacia el centro mediante una espátula.

Tintura madre: es aquella sustancia que se obtiene en forma líquida después de cortar y machacar una planta, pesar su equivalente en mililitros de alcohol, mezclarlo y dejarlo macerar 15 días en frasco ámbar, sucusionarlo 100 veces, filtrarlo y etiquetarlo.

En general, existen 10 reglas de preparación de los medicamentos homeopáticos:

Regla 1:

Tinturas obtenidas de las plantas verdes, cuyo jugo se mezcla con partes iguales de alcohol del 96.

Regla 2:

Tinturas obtenidas con 3 veces su peso en alcohol del 96.

Regla 3:
Tinturas obtenidas con 2 partes de peso en alcohol del 96.
Regla 4:
Tinturas obtenidas con 5 partes de peso en alcohol del 96.
Regla 5a:
Tinturas obtenidas con soluciones acuosas y sustancias minerales preparadas con agua.
Regla 5b:
Tinturas obtenidas con soluciones acuosas y sustancias minerales preparadas con agua. La diferencia con la regla anterior, es que en esta se utiliza mayor cantidad de agua.
Regla 6a:
Tinturas obtenidas con soluciones alcohólicas de sustancias metálicas en estado líquido.
Regla 6b:
Tinturas obtenidas con soluciones alcohólicas de mezclas de sustancias metálicas en estado líquido.
Regla 7:
Trituración de sustancias secas.
Regla 8:
Trituración de sustancias líquidas.
Regla 9:
Trituración de sustancias animales y vegetales verdes.
Regla 10:
Preparación de medicamentos con la escala cincuenta milesimal.

HEURÍSTICA DE LAS BASES FILOSÓFICAS DE LA HOMEOPATÍA

La idea central en la que se basa la Homeopatía postulada por Hahnemann, es que el desequilibrio de la fuerza vital manifestada como una enfermedad será corregida por la acción dinámica del remedio y respaldada por dos principios doctrinarios surgidos de la Filosofía Homeopática: la elección del remedio más similar a los síntomas de la enfermedad por medio de la Ley de los Semejantes y la reacción secundaria curativa del organismo a través del Dinamismo Vital.

Este concepto dinámico de la enfermedad y su curación debe ser entendido perfectamente por el médico, ya que es la piedra angular de la Homeopatía. Hahnemann llegó a entender esta idea solamente después de haber hecho una exhaustiva revisión del pensamiento de los grandes médicos de la antigüedad, como Hipócrates y Galeno, y de otros que vivieron en los siglos XVI y XVII, como Paracelso, Van Helmont y Stahl.

En la segunda mitad del Siglo XVIII, en pleno auge del vitalismo, estudió a los representantes de la Escuela Francesa de Montpellier, principalmente a Barthez. Estos médicos sin duda influyeron y sirvieron de estímulo para que Hahnemann construyera los cimientos filosóficos que dieron origen al descubrimiento de la Homeopatía.

Por tal motivo, es indispensable hacer una revisión de la heurística (conocimiento a través de la experiencia) de los médicos precursores a Hahnemann, para dejar bien claro que la Homeopatía descansa en bases sólidas producto de la experiencia de los médicos antiguos y de las geniales aportaciones de su autor.

Además de hacer una revisión histórica del pensamiento médico, haremos énfasis en algunos conceptos importantes que nos van a ubicar para entender el inicio, el desarrollo y la situación actual de la Homeopatía con respecto a la medicina alopática: La visión mecanicista del Universo como marco teórico precursor de la alopatía, la visión panvitalista del Universo como antecedente inmediato del vitalismo y marco teórico de la Homeopatía, y el pensamiento médico en la época de Hahnemann.

La heurística de las bases filosóficas de la Homeopatía podría prestarse a malos entendidos: parecería que Hahnemann se apropió descaradamente de las ideas de los médicos antiguos y contemporáneos. Nada puede ser más falso. En realidad, todos sabemos que nadie es absolutamente original, todos los autores de una idea siempre consultaron fuentes bibliográficas de otros que tuvieron ideas o proyectos semejantes.

Lejos de criticar a Hahnemann como un plagiario, lo que pretendemos demostrar en este capítulo es la formidable capacidad de investigación que tuvo que tener al estudiar las obras de los autores antiguos y contemporáneos para darle bases sólidas a la Homeopatía en el sentido doctrinario, clínico y científico.

LA VISIÓN MECANICISTA DEL UNIVERSO

La concepción del Universo cuyo fundamento es el mecanicismo se puede describir distinguiendo sus rasgos esenciales:

Para el pensador mecanicista, el Universo se halla constituido por cuerpos materiales de forma y volumen variables, y para entender de manera científica su apariencia y movimiento es preciso concebirlas reduciéndolas a una combinación de figuras geométricas y cifras, pues de este modo puede entenderlas la razón humana. De tal manera que, para conocer el cosmos, es preciso medirlo y matematizarlo.

Frente a la naturaleza del Universo, la técnica consistirá en conocer las leyes físicas y matemáticas que lo gobiernan y utilizar ese conocimiento para modificar el mundo. El hombre de ciencia aspira a un conocimiento del cosmos en el que todas sus cualidades (color, peso, dimensiones y propiedades diversas) sean entendidas de un modo cuantitativo, estructural y matemático. Para los médicos orientados en la mentalidad mecanicista, tal conocimiento es el fundamento de su ciencia.

Ejemplos:

- La astronomía como el conocimiento de la mecánica celeste: los descubrimientos astronómicos de Galileo y la Ley de la Gravitación Universal de Newton son ejemplos que explican los movimientos del cosmos, así como la Geometría Analítica creada por Descartes, el Cálculo infinitesimal y su aplicación en la mecánica (Leibniz y Newton) y el ordenamiento del saber biológico y botánico con su clasificación en clases, órdenes, géneros y especies, de Lineo.
- La técnica se desarrolla a partir de conocimientos mecánicos: los telares, relojes mecánicos, se inventan aparatos para medir con precisión el peso y la temperatura, Se aplican las propiedades de los lentes para lograr una visión microscópica y macroscópica y se inicia la conversión de energía térmica en mecánica (maquinas de vapor).
- El conocimiento del cuerpo humano se desarrolla a partir de una visión mecánico-estructural con la obra de Andreas Vesalio, *De humani corporis Fabrica*, en la que el hombre es concebido como una edificación arquitectónica. El movimiento de cada parte del organismo es entendido

como desplazamiento local de su sistema móvil, considerándolo como un modelo mecánico de formas geométricas y palancas regido por leyes matemáticas y físicas.

- La digestión fue mecánicamente interpretada como una finísima trituración del alimento. La función respiratoria fue comparada con los movimientos de un fuelle; el ojo como una cámara oscura y la función de la membrana timpánica como un tambor. El pensamiento de Galileo y el mecanicismo cartesiano influyeron en la medicina y contribuyeron al desarrollo del sistema llamado iatromecánica (concepción mecánico-matemática del movimiento vital mediante fibras, palancas y tensiones).
- Los iatromecánicos establecieron ciertas indicaciones terapéuticas: medicación relajadora (sangrías, vesicación, sudación, purgantes) en las enfermedades causadas por la tensión. Medicación tónica (uso de quina, elíxires y tónicos diversos) en las enfermedades causadas por relajación.

La farmacodinamia desarrollada por los iatromecánicos de acuerdo a su concepción del hombre y de la enfermedad desde el punto de vista mecánico tuvo su proceso evolutivo hasta la actual farmacología, en la cual se tiene el concepto del microorganismo como agente productor de enfermedad que necesita un fármaco medido y cuantificado, así como el concepto de receptor de membrana que requiere una determinada cantidad de fármaco para poder modificar las funciones celulares y producir su efecto terapéutico.

LA VISIÓN PANVITALISTA DEL UNIVERSO

La concepción del Universo cuyo fundamento es el panvitalismo tiene los siguientes rasgos esenciales:

Dios ha querido que el mundo creado fuese un organismo viviente para que el hombre, al convivir con todo lo existente, pudiera comprenderlo y gobernarlo. La existencia visible y las cualidades de cada una de las cosas son la manifestación de fuerzas específicas que las hacen ser como son. La realidad material, incluso lo que llamamos inanimado, es por sí misma activa y, por consiguiente, vive. Todo lo que nos rodea son cosas vivientes.

El conocimiento científico del cosmos consiste en saber las modificaciones cualitativas de las cosas y utilizar ese conocimiento para gobernarlas. El hombre de ciencia aspira encontrar la relación entre el objeto estudiado y la finalidad del mismo (para lo que sirve) mediante la Alquimia.

Son dos los médicos que más representan esta visión del mundo: Paracelso (1493-1541) y Van Helmont (1578-1644). Para ambos, conocer la realidad no es verla, sino sentir y percibir las fuerzas que la hacen ser como es y el sentido con que dichas fuerzas actúan. Estudiar la índole de una cosa no consiste en reducirla a sus medidas sino en descubrir el secreto de sus cualidades.

El pensamiento de Paracelso y Van Helmont es cristiano y ambos ven al hombre como un ser creado por Dios a su imagen y semejanza a partir de una masa que contenía en germen todos los principios vivientes de la realidad creada. El hombre es, pues, un microcosmos semejante a una copia abreviada del Universo o macrocosmos. Con Parecelso y Van Helmont se inicia una nueva etapa en la historia del pensamiento terapéutico. Para ellos, todo lo creado puede ser un fármaco si el médico mediante la observación y la alquimia sabe descubrir los diversos modos de acción sobre el cuerpo humano. El médico es, entonces, un colaborador de la naturaleza, ya que descubre y utiliza las inagotables posibilidades sanadoras del mundo creado.

El concepto de enfermedad de los médicos panvitalistas es *dinámico*, ya que la consideran como el resultado de la influencia de un factor patógeno que altera el equilibrio de las fuerzas productoras de la vida en el organismo en su interacción con el cosmos. *El pensamiento terapéutico panvitalista tuvo su consecuencia inmediata primeramente en el vitalismo y posteriormente en la Homeopatía, al afirmar que todo lo creado puede ser fármaco si se saben descubrir los diversos modos de acción sobre el cuerpo humano, lo cual es el fundamento de la experimentación pura, uno de los pilares de la homeopatía.*

EL VITALISMO

Es la doctrina que explica los fenómenos en el organismo como resultado de la acción de la fuerza Vital, propia de los seres vivos y no exclusivamente por las fuerzas generadoras de la materia. Para el vitalismo cada ser vivo se halla integrado por la conjunción de 2 entidades: la materia organizada y un principio vital, origen del movimiento, sensibilidad y de la capacidad de nutrirse, crecer y reproducirse, que son los atributos fundamentales de la vida.

Luego entonces, el vitalismo cree en la existencia de un principio vital independiente de la materia y causa de su organización. La vida es considerada como una causa y no como un efecto. Los vitalistas sostienen que la vida es la causa de la organización de la materia viviente, en contraposición a los mecanicistas, quienes afirman que la vida es un efecto de la organización de la materia.

El vitalismo es la doctrina en la que se fundamenta la Homeopatía, y no solamente considera al cuerpo animado dinámicamente por un principio vital, sino además los factores patógenos que lo desequilibran son concebidos también como de naturaleza inmaterial (como las emociones, los climas extremosos, los malos hábitos higiénico-dietéticos, etc.), descontando las causas de origen mecánico como los accidentes o intoxicaciones y, por supuesto, las enfermedades infecciosas que son tratadas por otras disciplinas médicas.

EL PENSAMIENTO MÉDICO EN LA ÉPOCA DE HAHNEMANN (1755- 1843)

Para comprender mejor las razones por las que Hahnemann postuló el concepto dinámico de la enfermedad y su curación en oposición a la medicina de su época, es necesario entender cuáles fueron las corrientes de pensamiento médico que dominaron Europa entre la segunda mitad del siglo XVIII y la primera del siglo XIX. La primera de ellas fue el concepto ontológico de enfermedad.

El concepto ontológico (ontia: cosa, entidad) postuló la existencia de entidades patológicas bien definidas, reconocibles por la existencia de signos y síntomas característicos que obedecen a una etiología específica de origen material. La enfermedad era entendida como si tuviera una existencia distinta a la del cuerpo; se consideró como un parásito que penetraba al organismo y lo enfermaba. En esos tiempos (mediados del siglo XVIII), lo específico de las manifestaciones patológicas se trataba con una terapéutica también específica, consistente en expulsar la materia morbosa del cuerpo mediante sangrías y otros procedimientos muy agresivos.

En la segunda mitad del siglo XVIII, el tratamiento médico en general consistía en medicación relajadora para las enfermedades causadas por tensión de las fibras (sangrías, vesicación, sudación, purgantes y eméticos). La medicación tónica se usó en las enfermedades causadas por relajación de las fibras (el uso de quina, elíxires y diversos tónicos).

No es difícil percibir que el antecedente de la teoría microbiana o de las enfermedades infecciosas que se desarrolló plenamente en la segunda mitad del siglo XIX y principios del XX tuvo su antecedente inmediato en la teoría ontológica de la enfermedad.

La segunda corriente de pensamiento médico fue la del concepto fisiológico de la enfermedad, la cual postuló que la enfermedad es solamente la manifestación de procesos funcionales alterados y no posee existencia independiente del organismo como si fuera un parásito. El autor de la teoría fisiológica de la enfermedad fue François Broussais (1772-1838). De acuerdo con él, el proceso fundamental es una fiebre, y la gastroenteritis es la base de toda su patología.

Cuando el organismo se enferma es porque algún órgano está hiperestimulado, la irritación es siempre un fenómeno local que se transforma en inflamación. En su terapéutica postulaba que debido a que la enfermedad resultaba de una inflamación del estómago e intestinos, debía combatirse por medios antiflogísticos (aplicación de sanguijuelas) y una dieta estricta constituida principalmente por líquidos.

Enfermedades como la fiebre tifoidea, la sífilis y tuberculosis se trataron con abundantes sanguijuelas aplicadas al abdomen y sorbos de agua tibia azucarada con gotas de limón. Las dos corrientes de pensamiento médico estaban vigentes cuando Hahnemann estudió medicina; no estuvo de acuerdo con ninguna de las dos ya que iban en contra de los ideales filosóficos y terapéuticos que estaba buscando. Los razonamientos anteriores fueron un fuerte estímulo que lo impulsaron a buscar un nuevo camino y otra posibilidad curativa.

En 1790, Hahnemann captó la relación de similitud entre los síntomas producidos por la intoxicación de la quina y las curaciones obtenidas por esta misma sustancia, efectuó en sí mismo la primera experimentación patogenésica lo cual marcó el nacimiento de la Homeopatía. De este modo se conjuntaron los factores necesarios para que iniciara la tarea de buscar un nuevo método terapéutico. Lo primero que hizo fue investigar y fundamentar a través de una revisión histórica las bases filosóficas y médicas que dieran solidez a los ocho principios de la homeopatía, y eso fue lo que hizo al estudiar a los médicos antiguos y algunos de los contemporáneos.

LA INFLUENCIA DE LOS MÉDICOS ANTIGUOS Y CONTEMPORÁNEOS EN HAHNEMANN

La medicina hipocrática

Para el médico hipocrático, el principio universal de donde nace todo cuanto hay es la naturaleza, la *physis* como fuerza ordenadora y generadora de vida. Hay una physis en el hombre en el sentido individual y otra en el sentido universal, de donde proviene todo lo que existe. Cada uno de los modos de enfermar posee una physis propia, debido a que cada cosa en el Universo tiene una physis que le confiere su aspecto propio además de tener sus cualidades (dynamis), de la misma manera sucede con el hombre y su enfermedad.

Su concepto de salud requería de una buena mezcla de los humores, lo cual resulta de una cocción adecuada de los alimentos en el tubo digestivo. Cuando por alguna causa el humor no se cocía adecuadamente, se producía la enfermedad. La terapéutica estaba orientada a promover la cocción y evacuación del humor crudo por el organismo en forma de orina, heces, sudor y esputo. El médico hipocrático se constituyó en un servidor de la naturaleza al observar que todos los enfermos poseían una capacidad natural para reaccionar ante un estímulo nocivo en forma de una enfermedad.

Influencia de la medicina hipocrática en Hahnemann

Las principales reglas que derivaron de los principios anteriores y que Hahnemann posteriormente adoptó fueron: *El Naturae morborum medicatrix, el Similia Similibus Curentur y la individualidad morbosa.*

El *Naturae morborum medicatrix* proviene de la observación de los médicos hipocráticos en relación a la physis como capacidad reactiva primaria que se expresa en forma de una enfermedad: La physis siempre hace lo que debe hacer. El *Similia Similibus Curentur* se deriva de las observaciones de los aforismos del *Corpus Hipocraticum* en los cuales se afirma que deberán usarse los semejantes para las enfermedades de causa desconocida y los contrarios para las de causa desconocida: la enfermedad se produce por los Semejantes, y mediante los semejantes el paciente vuelve de la enfermedad a la salud. La individualidad morbosa proviene de la observación de que el enfermo tiene un modo individual de padecer relacionado con su modo individual de cocer los humores, su constitución, sexo, edad y medio ambiente.

Galeno

Galeno (131-200 d. C.) es considerado uno de los más grandes exponentes de la medicina antigua por la originalidad e importancia de sus obras. Tuvo una concepción dinámica del Hombre al citar en sus obras la interacción entre la forma y la función, considerando a ambas como manifestaciones de la physis individual. Para él, los órganos del cuerpo son los instrumentos donde actúan y se realizan las tres *dynamis* o potencias que producen la vida: la potencia Vegetativa, la vital y la Psíquica.

La actividad vital del hombre estuvo representada, entre otros ejemplos, por el proceso de cocción del alimento en el tubo digestivo, mediante el cual se obtiene la capacidad necesaria para su funcionamiento produciendo las sensaciones y los movimientos. El movimiento propio de cada órgano (su kínesis) es solo el efecto de una causa propiciada por el *spiritus* o principio de vida quien pone en acción a la *dynamis* o potencia de cada parte del cuerpo. Los conceptos fundamentales de su fisiología se pueden sintetizar en el *spiritu* (pneuma), el alma *(psyké)* y la potencia o facultad *(dynamis)* como componentes básicos del ser humano.

En lo que respecta al concepto de enfermedad (*nosos*), Galeno la considera una predisposición individual y hereditaria que hace padecer al hombre y altera sus funciones vitales. Los desórdenes fugaces del organismo *(pathos)* son considerados como una afección más que como una verdadera enfermedad.

La normalidad y la salud resultan de la proporción justa de los cuatro humores, y el predominio de alguno de ellos es causante de la enfermedad. De acuerdo con su teoría, el temperamento corresponde a características morfológicas, fisiológicas y psicológicas del individuo, e implican la predisposición a las enfermedades. Con su doctrina de los temperamentos, Galeno aborda estos como una infraestructura de la personalidad relacionada a aspectos biológicos. Su experiencia en la medicina le permitió observar que los fármacos actúan por la propia dynamis de su naturaleza específica y lo hacen estimulando una reacción curativa de la physis del enfermo.

Influencia de Galeno en Hahnemann

Según Galeno, la causa externa (desórdenes alimentarios, emociones, climas extremos, trabajo excesivo) solamente produce enfermedad sobre un individuo que por su constitución es morbosamente sensible a ella. La constitución especial del paciente es la causa interna o predisposición, la cual, combinada con la causa externa, da lugar a la enfermedad. Con Galeno empieza a vislumbrarse el concepto de estado morboso constitucional con el cual Hahnemann más tarde edificaría su doctrina de las Enfermedades Crónicas o Miasmas.

Otro concepto que influyó en Hahnemann fue el *spiritus* o principio de vida como el impulso para que la *dynamis* o potencia de los órganos actúe y produzca las funciones vitales del hombre, idea que posteriormente derivó en el dinamismo vital.

El concepto de que los fármacos actúan por la propia *dynamis* de su naturaleza específica y lo hacen estimulando una reacción curativa de la *physis* del enfermo, Hahnemann lo adoptó para constituir después el principio de la individualidad medicamentosa.

Paracelso

Paracelso (1493-1541) es el iniciador del panvitalismo del siglo XVI, en el cual se concebía al mundo como un organismo viviente creado por Dios, y no tan solo como una serie de objetos inanimados. Para este médico, conocer la realidad no solamente consiste en verla y describirla, sino en percibir las energías que la hacen ser como es y descubrir el secreto de sus cualidades mediante la alquimia.

Según Paracelso, Dios creó al hombre de una mezcla que contenía en germen todos los principios operativos de la realidad creada, lo cual conformó un microcosmos y se estableció una íntima relación entre Dios y el hombre. La actividad del Universo se manifiesta, por ejemplo, en el movimiento de los astros y la formación subterránea de los metales. A esta fuerza constitutiva y ordenadora, Paracelso la llamó *archeus.*

Incluyó la alquimia como un conocimiento médico necesario, pues la consideró una fisiología energético-química que nos permite explicar las alteraciones morbosas del cuerpo. Su concepto de la enfermedad es dinámico, ya que considera el desorden de los tejidos como resultado de la acción de semillas morbosas sembradas en el organismo derivadas de la constitución individual del enfermo.

En lo referente a la terapéutica, Paracelso consideró al Universo como una inmensa farmacia y a Dios como el supremo boticario. Toda sustancia puede ser fármaco si el médico mediante la observación y la alquimia sabe descubrir los diversos modos de su acción terapéutica sobre el organismo.

De acuerdo con su Teoría de las Signaturas, toda enfermedad apetece el remedio que ha de curarla y, en consecuencia, el médico deberá encontrar en la naturaleza el remedio específico para la enfermedad específica. Usaba la planta ciclamen en las enfermedades del oído por su semejanza con la oreja humana, o empleaba un remedio de hojas amarillas para tratar la ictericia.

Influencia de Paracelso en Hahnemann

El concepto de que el universo es una inmensa farmacia y que toda sustancia puede ser fármaco si el médico mediante la observación y la alquimia descubre sus modos de acción terapéutica sobre el organismo, influyó en Hahnemann para el descubrimiento de la experimentación Pura.

La idea de que toda enfermedad apetece el remedio que ha de curarla y que el médico deberá encontrar en la Naturaleza el remedio específico para la enfermedad específica, influyó en Hahnemann en dos principios homeopáticos: la individualidad morbosa y la individualidad medicamentosa. Con la doctrina de las signaturas, Paracelso influye en Hahnemann en el principio de la Semejanza.

Van Helmont

Van Helmont (1578-1644) postuló en sus obras la existencia de un *archeus* o energía rectora, la cual organizaba todos los procesos corporales. Por medio de ella se producía la fiebre, el resfriado y el malestar general en un esfuerzo por eliminar los productos dañinos. Al igual que Paracelso, tuvo una visión panvitalista del Universo. Dentro de las fuerzas configuradoras destacó el *archeus* como una energía de creación en lo general y también en el hombre en lo particular. En su fisiología acepta el *archeus influus* como el arqueo rector y unificante de todo el organismo, y al *archeus insiti* como todos los arqueos subordinados a él y que le dan actividad propia a cada uno de los órganos.

La enfermedad para Van Helmont es dinámica y procede de una semilla, la cual crece y se desarrolla en un organismo predispuesto. La predisposición es la verdadera causa, y la reacción ante el estímulo desencadenante determina la aparición de la enfermedad. Por ejemplo, en una litiasis urinaria, la enfermedad no es la piedra, sino la expresión de la perturbación del arqueo del riñón.

Su terapéutica se basa en la modificación que provoca el remedio específico en el sentido de la curación del desorden del arqueo afectado; por consiguiente, la curación es consecuencia de la reacción suscitada por la acción del medicamento.

Influencia de van Helmont en Hahnemann

En van Helmont encontramos algunos conceptos que influyeron en Hahnemann:

- *El archeus influus* como principio rector y unificante del organismo, como punto de partida para elaborar el principio del dinamismo vital.
- La modificación de la enfermedad por el remedio específico como una idea precursora de la individualidad medicamentosa.

La acción de la semilla como predisposición a la enfermedad y como su verdadera causa, sin duda influyó en el concepto primario del estado morboso constitucional (miasma). Van Helmont además tuvo un concepto dinámico de la enfermedad, ya que consideró a la litiasis urinaria como el resultado de la perturbación del arqueo del riñón y no como la verdadera causa que está en la predisposición o semilla.

Stahl

Stahl (1659-1734) y sus escritos médicos constituyen un importante antecedente del concepto de enfermedad y su curación en el plano dinámico, además de ser el iniciador del animismo y precursor inmediato, desde el punto de vista evolutivo, del vitalismo homeopático.

Postuló la existencia de un alma inmortal en estrecha relación con el cuerpo y fuente de toda actividad vital. La idea básica de su sistema es la concepción de la actividad orgánica como consecuencia de la vida que otorga el alma. El organismo se mueve dentro de sí mismo, y para que todos los procesos mecánicos y químicos del cuerpo produzcan actividad vital, es preciso que los ordene y unifique un principio supramecánico y supraquímico al cual llama "***ánima***".

Según este autor, sin la acción del ánima los principios químicos y físicos del organismo actúan por sí mismos sin dirección ni propósito, y el resultado de esta des-animación es la muerte biológica, y químicamente, la putrefacción del sistema material del cuerpo.

Stahl, además de médico, fue pastor religioso, e inevitablemente mezcló sus conceptos con los religiosos. Su idea de enfermedad es como resultado de un error del ánima en su comportamiento moral, como un pecado que afecta las funciones psíquicas o de alguna función particular del organismo. El ánima, cuando el individuo tiene un comportamiento moral adecuado, contribuye a la tendencia natural del organismo en su reacción ante un estímulo nocivo y lo conduce a la curación y a la salvación.

Influencia de Stahl en Hahnemann

Con su concepto del ánima como fuente de todo movimiento vital y causa de la vida en el organismo, encontramos en Stahl un importante antecedente del vitalismo como concepto médico y antropológico, además de ser la idea primordial del dinamismo vital hahnemanniano como principio de vida que anima y dirige al organismo, y sin el cual se produce un desorden y la muerte del individuo.

Con su idea de que el ánima contribuye a la tendencia natural del organismo en su reacción ante un factor patógeno desencadenante, Stahl reafirma el principio del *Naturae morborum medicatrix*.

Barthez

El vitalismo de la escuela francesa de Montpellier culminó con la obra de Barthez (1734-1806). El eje de su teoría es un principio que hace que el cuerpo material viva, y es llamado principio vital, ya que es la causa que produce todos los fenómenos de la vida en el cuerpo humano.

Este principio vital es la fuente de las propiedades biológicas de todas las partes del organismo (contractilidad, sensibilidad, movimiento, etc.). Su diversidad determina la existencia de cada individuo y su desequilibrio constituye el origen de todas las enfermedades.

Se encuentra distribuido en todas las partes del organismo y no puede funcionar de manera aislada en ninguna de ellas, ya que integra y organiza a todo el individuo. Según Barthez, la enfermedad resulta de alguna alteración de este principio vital. Pone el ejemplo de los padecimientos nerviosos como un debilitamiento del poder del principio vital, y a las enfermedades malignas como la extrema carencia de energía curativa. Su terapéutica se basó en observar el comportamiento de la enfermedad: los síntomas deben ser tratados de forma inmediata ya que son el reflejo de la perturbación del principio vital.

Influencia de Barthez en Hahnemann

En Barthez encontramos la culminación del vitalismo como doctrina filosófica y el antecedente inmediato y más importante que influenció a Hahnemann en el concepto de principio vital, quien adoptó el término dinamismo para calificar la energía inmaterial que mantiene a todas las partes del organismo viviente en todas sus actividades de modo armónico.

Conclusiones

Una vez que Hahnemann estudió profundamente la obra de los médicos antiguos y contemporáneos, constituyó paulatinamente todas las bases doctrinarias de la Homeopatía y, de esta manera, se separó del materialismo fisiológico y también del animismo de Stahl, quien hacía derivar todos los fenómenos del organismo en un solo principio: *el ánima*, tendencia que en cierta medida menospreciaba al cuerpo material y separaba el concepto holístico del hombre como un todo.

El principio vital para Hahnemann no fue algo opuesto a las fuerzas físico-químicas, sino que toma en cuenta la unidad del cuerpo viviente y mantiene su estructura específica a pesar de los cambios continuos en las células, de tal manera que forma con la materia de todo el cuerpo una sustancia viviente específica e indisoluble.

El concepto de dinamismo vital alcanzó su madurez con la obra de Hahnemann, la cual fue producto de muchos años de trabajo, investigación y síntesis del pensamiento más selecto de los médicos de la antigüedad y contemporáneos a él además de sus geniales aportaciones, todo lo cual sirvió para construir los cimientos de la monumental obra médica, ética y filosófica que es la Terapéutica Homeopática.

ANÁLISIS DE LOS PRINCIPALES SISTEMAS MÉDICOS Y UBICACIÓN DE LA HOMEOPATÍA

La Medicina es el arte y la ciencia de restablecer la salud del individuo enfermo. A pesar de lo que muchos médicos piensen, no deberían existir varias medicinas ni medicina de primera o segunda categoría ni, por supuesto, una medicina oficial y las restantes complementarias o alternativas. Lo que puede confundirse con una variedad de medicinas son, en realidad, distintos sistemas médicos, cada uno de ellos con un marco teórico particular.

Cada sistema médico tiene un concepto propio del hombre en su estado de salud-enfermedad (marco teórico), y de los mecanismos productores de enfermedad; todos comparten los mismos objetivos terapéuticos que son los siguientes: la curación, prevención, sustitución, compensación, supresión, regulación y paliación. El éxito o fracaso terapéutico dependerá obviamente del nivel del padecimiento en el momento de ser tratado: inicial, autolimitado y superficial; intermedio, crónico y degenerativo, e incurable.

Dentro los sistemas médicos más desarrollados y utilizados se encuentran la Alopatía, la Homeopatía, la Medicina tradicional china y el Naturismo. El punto medular de este capítulo consiste en describir y estudiar el marco teórico y los mecanismos productores de enfermedad en cada uno de ellos, con el propósito de ubicar la Homeopatía dentro de la realidad objetiva de los principales sistemas terapéuticos.

Marco teórico

Es el concepto del hombre y su proceso de salud-enfermedad que tienen los sistemas médicos. El mecanicismo, el vitalismo y el naturalismo son los tres sistemas principales, que son el origen de la Alopatía, la Homeopatía, el Naturismo y la Medicina tradicional china.

Mecanicismo (Alopatía)

Conocimiento del cosmos en el que todas sus cualidades (color, peso, dimensiones y propiedades diversas) son entendidas de un modo cuantitativo, estructural y matemático, y en el que todo fenómeno tiene una causa-efecto. La medicina alopática tiene como marco teórico al mecanicismo, y para este la vida es efecto de la activación del genoma contenido en el núcleo celular. Se ponen en marcha todos los ciclos bioquímicos y el metabolismo de la célula, el tejido, el órgano, el aparato y sistema y, finalmente, el organismo.

Vitalismo (Homeopatía)

Conocimiento del cosmos en el que todas sus cualidades (color, peso, dimensiones y propiedades diversas) son entendidas de un modo cualitativo y dinámico; la realidad material, incluso lo que llamamos inanimado es, por sí misma, activa. Todo lo que nos rodea son cosas vivientes. Las cualidades de cada una de las cosas son la manifestación de fuerzas específicas y dinámicas que las hacen ser como son, estudiar un objeto no consiste en reducirlo a sus medidas, sino en descubrir el secreto de sus cualidades, ya que todo fenómeno tiene una causa-efecto.

La medicina homeopática tiene como marco teórico al vitalismo, y para este el dinamismo vital *es causa* de la vida y de la activación del genoma celular. Se estimulan todos los ciclos bioquímicos y metabólicos de la célula, el tejido, el órgano, aparato y sistema, y el cuerpo en su totalidad. Se explican los fenómenos en el organismo como resultado de la acción del dinamismo vital y no exclusivamente por las fuerzas generadoras de la materia. Cada ser vivo se halla integrado por la conjunción de dos entidades: la materia organizada y el principio vital que la gobierna.

El vitalismo sostiene que la vida es la causa de la organización de la materia, cualidad que es otorgada por el dinamismo vital, en contraposición con el mecanicismo, el cual afirma que la vida es efecto de la organización de la materia, cualidad que es otorgada por la activación del genoma del núcleo celular.

Naturalismo y vitalismo (medicina tradicional china y naturismo)

Conocimiento del cosmos cuyos orígenes se remontan principalmente a la medicina griega, china y, en general, a todas las culturas antiguas y en el que todas las cualidades de este son entendidas de un modo cualitativo y dinámico: la realidad y la vida son resultado de las fuerzas de la naturaleza. Este marco teórico tuvo una fuerte influencia del panvitalismo de casi todas las culturas antiguas en el que todo el universo es considerado un organismo viviente, aun las cosas aparentemente inanimadas. La vida es resultado de las fuerzas constitutivas de la naturaleza que otorgó al hombre todos los recursos naturales para su subsistencia incluyendo plantas medicinales cuyos principios activos supo extraer y emplear para fines terapéuticos.

Quizás la cultura que más influyó en Occidente fue la griega. Para el médico de aquella época, el principio universal de donde nace todo cuanto hay es la Naturaleza, la *physis* como fuerza ordenadora y generadora de vida. Su concepto de salud requería de una buena mezcla de los humores, lo cual resulta de una cocción adecuada de los alimentos en el tubo digestivo. De ahí la gran importancia que le dio el médico más grande de la Grecia clásica,

Hipócrates, a la nutrición y al uso terapéutico de los alimentos, ejercicio, calidad del agua y del aire, vivienda y, sobre todo, al estilo de vida como factores que permitieron al hombre conservar la vida y la salud.

La medicina tradicional china y el naturismo tienen como marco teórico al Naturalismo.

Mecanismos productores de enfermedad

Alopatía

Existen diversos mecanismos productores de enfermedad: el *genético*, en donde existe una falla en la codificación para la producción de neurotransmisores, hormonas, anticuerpos, enzimas, mielina, hemoglobina, etc.

El *infeccioso*, en donde entra en juego la tríada ecológica: huésped, agente etiológico y medio ambiente. La enfermedad se produce cuando se rompe el equilibrio entre estos tres elementos: el huésped tiene una respuesta inmune deficiente, el agente etiológico es muy virulento o la influencia del medio ambiente facilita el proceso infeccioso. En la clínica diaria es frecuente la combinación de los tres factores.

El *heredo-degenerativo* es un mecanismo combinado entre una predisposición hereditaria que da origen a una enfermedad crónica que paulatinamente se torna degenerativa. En este grupo se incluyen las enfermedades malignas.

El *autoinmune* es un mecanismo en el que también se combina la influencia de la genética, la falla en el sistema inmune y el no reconocimiento de algunos tejidos con la consecutiva agresión tisular.

El *metabólico,* donde se incluyen todas las enfermedades en las que existe una alteración en la producción o utilidad de una enzima, hormona o neurotransmisor y se expresa como una diabetes mellitus, gota, esclerosis múltiple, etc.

Otro mecanismo productor de enfermedad en el que están interrelacionados todos los anteriores es, sin duda, el medio ambiente. Podemos mencionar que tanto el medio ambiente natural como el socioeconómico influyen en la salud del individuo. Los climas extremos son causa frecuente de enfermedades agudas de vías respiratorias superiores que bien pueden autolimitarse o perpetuarse y hacerse crónicas debido a la combinación entre la predisposición hereditaria y el factor desencadenante. El medio ambiente socioeconómico puede influir en el individuo en un sentido positivo potencializando sus capacidades, o en un sentido negativo estimulando una conducta delictiva o una adicción, etc. Todos conocemos la influencia tan determinante del medio ambiente en los trastornos de la personalidad.

Finalmente, los accidentes y las intoxicaciones son causa frecuente de enfermedad, sobre todo en las grandes ciudades en donde la sobrepoblación, contaminación e inseguridad potencializan los accidentes automovilísticos, los secuestros a mano armada, los padecimientos de vías aéreas superiores, las farmacodependencias, la neurosis de ansiedad, la depresión, la hipertensión arterial, el alcoholismo, etc.

Homeopatía

La Homeopatía considera dos causas fundamentales de enfermedad: las de origen dinámico y las de origen mecánico. En las primeras se requiere de la participación conjunta de dos elementos: una predisposición mórbida y un factor desencadenante. La predisposición genética condiciona en el individuo una mayor susceptibilidad a enfermarse. El dinamismo vital influenciado por el estado morboso constitucional hace que el cuerpo sea más receptivo a una gran variedad de factores desencadenantes. *De origen físico:* calor, frío, electricidad y radiaciones. *De origen químico:* tóxicos, medicamentos y alimentos inadecuados. *De origen biológico:* infecciones virales, bacterianas, parasitarias, por hongos, protozoarios, helmintos, etc. *De origen emocional:* penas, frustraciones, estrés, ansiedad, miedo, resentimiento, entre otras.

Las enfermedades de causa mecánica (traumatismos, accidentes, heridas de arma blanca o punzocortante) afectan igualmente al dinamismo vital en su representación física (organismo) y no obedecen a una predisposición como en el caso de las de causa dinámica; sin embargo, aunque el tratamiento inmediato sea con cirugía, reducción de la fractura o luxación, administración de soluciones, medicina física y rehabilitación, etc., pueden administrarse remedios homeopáticos posteriormente para estimular más enérgicamente el proceso curativo.

Medicina tradicional china

Para la medicina tradicional china los mecanismos productores de enfermedad se pueden comprender cuando estudiamos su cuerpo teórico principal: Teorías del Yin-Yang, Cinco elementos, canales y colaterales, órganos y vísceras, sustancias vitales, factores patógenos externos (climas), internos (emociones), coadyuvantes (modo de vida, alimentación, intoxicaciones, traumatismos, mordedura o picadura de animales ponzoñosos, etc.).

Lo interesante dentro de este sistema médico es la dualidad de las causas de las enfermedades: alteraciones en la dinámica de la energía en su recorrido por los canales y colaterales (enfermedad en la etapa Yang) y sus consecuencias expresadas en los tejidos (enfermedad en la etapa Yin).

Los médicos tradicionales chinos consideran que el ser humano está compuesto de materia y energía, a lo que han denominado Yin y Yang. Las causas de enfermedad son, al igual que en la Homeopatía, de origen dinámico y material. Los climas externos se consideran dinámicos ya que pueden dañar al organismo al penetrar por lo canales, y colaterales hacia los órganos vitales. Así mismo, las emociones consideradas como un factor patógeno endógeno y, por lo tanto, dinámico, pueden afectar al organismo desde adentro y causar padecimientos. Dentro de las causas de origen mecánico se consideran las intoxicaciones, accidentes, traumatismos y la mordedura o picadura de animales ponzoñosos.

La terapéutica consiste en la introducción de agujas filiformes en ciertas zonas del organismo, la administración de fórmulas de plantas medicinales, el chi kung o el tai chi, el masaje curativo, (tuina), el control de la sexualidad, etc.

Naturismo

Este sistema médico está basado en la trofología que es la rama de la Medicina que se encarga de la nutrición adecuada para mantener el organismo en equilibrio. Por lo tanto, para los médicos naturistas el origen de las enfermedades consiste en transgresiones en la nutrición en lo que respecta a calidad, cantidad y horario. Están convencidos de que una incorrecta nutrición puede ocasionar en un organismo predispuesto, enfermedades como la obesidad, diabetes e hipertensión entre otras, ya que los alimentos tienen un efecto definido sobre las estructuras titulares y celulares del cuerpo.

La incorrecta nutrición en forma permanente ocasiona un calentamiento del tubo digestivo, lo cual conduce a un sobreesfuerzo enzimático, un congestionamiento del lecho vascular del estómago y sus glándulas anexas, una mala absorción, fermentación en el colon, lo cual puede conducir a constipación intestinal o diarrea. La expresión clínica de los desórdenes metabólicos puede derivar en una hipercolesterolemia, hiperglicemia o hipoglicemia, aumento del ácido úrico o de los elementos azoados si concurre con una insuficiencia renal crónica y se abusa en el consumo de proteínas de origen animal.

En conclusión, la causa de las enfermedades para el Naturismo son de origen material ya que las alteraciones de la salud provienen de una incorrecta nutrición y, por lo tanto, la restitución de la misma se hará en función de una serie de restricciones dietéticas, así como ejercicio y cuidado de la higiene, además del aprovechamiento de los recursos de la naturaleza tales como: agua, sol, alimentos naturales, etc.

Características de la Homeopatía

Es un sistema terapéutico y no una filosofía aislada ni una práctica esotérica o de principios dudosos. Tiene un enfoque psicosomático, ya que el médico homeópata debe tener un amplio conocimiento acerca del temperamento y psicología del enfermo, sin fundamentar el tratamiento exclusivamente en interpretaciones psicoanalíticas sino en el conjunto de síntomas psíquicos y somáticos. La esencia de la Homeopatía es llegar al diagnóstico medicamentoso que cubra la totalidad característica de la persona enferma por medio del principio de Semejanza.

Diferencias básicas entre el medicamento homeopático y el fármaco

Las diferencias se sitúan en varios puntos: según el mecanismo de acción, por las características del efecto terapéutico, por el tipo de efectos secundarios, modos de prescripción, etc.

MEDICAMENTO HOMEOPÁTICO	FÁRMACO
Mecanismo de acción Estimula todo el organismo. Naturaleza física. Reaccional.	Mecanismo de acción Droga-receptor. Naturaleza química. Accional.
Características del efecto Efecto todo-nada. Efecto en todo el organismo.	Características del efecto Curva dosis-respuesta. Efecto en un órgano aislado.
Posología Según la evolución del cuadro. Dilución.	Posología Según su cinética. Dosis ponderal
Efectos secundarios Agravación inicial. Patogenesia.	Efectos secundarios Efectos colaterales tóxicos.
Prescripción En base al conjunto sintomático: psíquico y somático.	Prescripción Con criterio etiológico, sintomático o fisiopatológico.

El fármaco clásico actúa en función de su estructura química: el que haya o no determinados radicales, así como la naturaleza de la molécula, permite que se fije a receptores específicos en la célula, produciendo un efecto cuantificable. El medicamento homeopático parece actuar sobre la totalidad del organismo estimulando sus mecanismos neuroinmunoendócrinos.

La acción del fármaco clásico es un proceso de naturaleza química. El medicamento homeopático es una dilución hidro-alcohólica de la sustancia molecular activa. Su mecanismo de acción es aún desconocido, pero lo más probable es que sea de naturaleza física. Las diferencias entre dos remedios se basan en las distintas posiciones tridimensionales en el espacio que adoptan las moléculas del compuesto agua-alcohol, siendo el soluto (sustancia original diluida) la responsable de las diferentes posiciones que adoptan las moléculas del solvente (agua-alcohol).

El fármaco desarrolla su efecto terapéutico en función de la acción directa que produce en el organismo. El medicamento homeopático induce una reacción psicosomática responsable de la restauración del equilibrio. El efecto producido por el fármaco depende de la dosis empleada, la cual es proporcional al número de receptores activados y se satura cuando todos están ocupados; por lo tanto, es una respuesta cuantitativa.

El efecto clínico del remedio homeopático no está relacionado con la dosis, sino con la elección correcta del remedio y de la dilución. Es una respuesta todo-nada de tipo más bien cualitativo: depende de la presencia de la energía dinámica vibratoria semejante a la onda electromagnética que representa la enfermedad, semejante pero más fuerte, y no de su concentración en la sangre.

La posología para el fármaco depende de muchos factores: la edad, peso del enfermo e interacción con otras drogas. La frecuencia de administración depende de su farmacocinética: absorción, distribución, biotransformación y eliminación. En el caso del medicamento homeopático, la repetición de las tomas depende de la evolución del caso y de la dilución prescrita. La duración del efecto depende de la reactividad individual del paciente.

La prescripción del fármaco se realiza según los criterios etiológicos, sintomáticos o fisiopatológicos. El medicamento homeopático se prescribe en función al conjunto de síntomas mentales, físicos y sus modificaciones generales. Produce su efecto por un estímulo global que hace reaccionar a todo el organismo. El fármaco actúa induciendo una acción unilateral en un tejido u órgano aislado, no en su totalidad.

El remedio farmacológico, al actuar sobre receptores de membrana, tiene efectos colaterales y tóxicos. El medicamento homeopático no es tóxico ya que es usado en dosis infinitesimales, muy por debajo de los niveles de toxicidad; solo puede producir síntomas patogenésicos cuando se utiliza por tiempo prolongado sin ser necesario en el momento evolutivo del padecimiento. También puede producirse una exacerbación pasajera de los síntomas al inicio de la prescripción debido a la capacidad del remedio para provocar una reacción secundaria o curación.

La reacción holística del organismo ante el estímulo homeopático

Mientras que la farmacología clásica basa su efecto terapéutico en la acción directa del medicamento, en la Homeopatía lo terapéutico es la reacción que el medicamento homeopático induce en el organismo. En un proceso de hipertensión arterial, el fármaco actúa produciendo vasodilatación sobre la luz vascular o sobre el túbulo renal aumentando la diuresis, siendo un efecto directo. La acción de la droga se produce en todos los sujetos a excepción de aquellos que hacen una reacción de idiosincrasia o están consumiendo otras drogas que interactúan con la primera. Su efecto puede reproducirse *in vitro* sobre órganos aislados.

En el caso de la homeopatía, el fenómeno reaccional depende de la respuesta del organismo, el medicamento no tiene efecto directo en la vasodilatación o en la diuresis. Su acción *depende de la capacidad de respuesta,* por un lado, global de todos los organismos en general, e individual del organismo específico que está reaccionando al remedio por el principio de semejanza. No puede reproducirse en un órgano aislado y su acción no se manifiesta indefectiblemente en todos los sujetos. Otros sistemas terapéuticos que se basan en el proceso reaccional son la acupuntura y el psicoanálisis.

Otra característica del proceso reaccional que induce la Homeopatía es que la reacción al estímulo tiene un carácter holístico. Los enfermos que acuden al médico para el tratamiento de su depresión o su insomnio tienen mejoría en otras áreas de su organismo que no fueron motivo de la consulta.

Para que el efecto terapéutico se produzca, es preciso que sea el adecuado y específico para cada organismo, siguiendo el principio de semejanza, tomando en cuenta el estado morboso constitucional que predispone al organismo a ser y padecer, seleccionando la escala, la potencia, la frecuencia de repetición y el modo de administración más preciso. El objetivo más importante, además de controlar los estados agudos, es fundamentalmente el de disminuir la susceptibilidad a enfermarse y el de biorregular la respuesta del organismo del modo más óptimo.

Tratamiento individualizado, la clave de la Homeopatía

La individualización de la persona enferma es el punto medular de la homeopatía. Se fundamenta en el aforismo hipocrático No existen enfermedades sino enfermos y es una condición fundamental para lograr el éxito terapéutico; para que la reacción curativa se produzca, es preciso prescribir el remedio más similar al caso tomando la totalidad de los síntomas característicos psíquicos y físicos. Homeopatía e individualización son dos conceptos íntimamente relacionados.

La reacción de la persona a la enfermedad se traduce en síntomas patognomónicos de la misma; por ejemplo, en un caso de faringoamigdalitis, todos los enfermos expresan malestar general, artralgias y mialgias, fiebre, dolor faríngeo, disminución del apetito, escalofrío, debilidad. Sin embargo, cada enfermo presenta una reacción individual y expresa de manera distinta el malestar general, los dolores articulares, la fiebre y el escalofrío, el dolor faríngeo, además de los cambios en el estado de ánimo.

Para el homeópata tienen tanta importancia los síntomas patognomónicos localizados en tejidos u órganos y las alteraciones funcionales que constituyen los diagnósticos clásicos, como los signos que revelan la *reacción personal; la prescripción homeopática se basa en ambos.* En algunos padecimientos los signos patognomónicos son los más llamativos, pero siempre existen variaciones individuales que le dan un toque individual a cada organismo y que están condicionadas por la predisposición morbosa del enfermo.

La enfermedad no se desarrolla sobre terrenos idénticos ya que cada organismo está influenciado por una predisposición genética, un sistema neuroinmunoendocrino y una personalidad individual.

Ubicación de la Homeopatía dentro de los sistemas médicos

A modo de conclusión podemos afirmar que la Homeopatía tiene las siguientes características:

- Es un sistema terapéutico con un concepto vitalista del hombre en estado de salud y de enfermedad.
- Está fundamentada en el principio de semejanza.
- Utiliza sustancias farmacológicas en dosis infinitesimales.
- Produce una enfermedad dinámica artificial semejante, pero más fuerte que la natural, desplazándola.
- Actúa de modo reaccional en el cual el éxito no viene determinado por la potencia del estímulo, sino por la de la reacción ante el estímulo proporcionado.
- El estímulo dinámico se ajusta en forma individual para que se pueda producir una reacción favorable.
- Las dosis infinitesimales actúan en forma física ya que los pequeños estímulos activan holísticamente al organismo, a diferencia de los

estímulos fuertes (químicos) que provocan un efecto primario directo, y los masivos, un efecto tóxico.

- No sustituye los elementos ausentes, como el hierro en el caso de una anemia, o la insulina en el caso de una diabetes mellitus.
- No compensa sistemas defectuosos en forma directa, como una insuficiencia cardiaca o un edema por insuficiencia renal.
- No suprime reacciones no deseables o desmesuradas, como un choque anafiláctico.
- Actúa de forma reguladora sobre los procesos de control del organismo para estimularlo hacia su autocuración, cuando esta es posible.
- Aún falta mucho para comprender sus mecanismos de acción y el estado físico de las altas potencias, por lo que es indispensable hacer investigación tanto experimental como básica.

CONCEPTOS FALSOS Y VERDADEROS ACERCA DE LA HOMEOPATÍA

Desde la época en que Hahnemann descubre la Homeopatía y a lo largo de los años, siempre han persistido mitos acerca de ella. Se ha hablado tanto, la mayoría de las veces sin tener la razón —vale la pena esclarecer lo que es verdad y aclarar las falsas ideas—, para que desde un principio podamos aprender la Homeopatía con apego a la verdad.

La Homeopatía no es una doctrina basada en el iluminismo o la especulación teórica. Es un sistema médico-terapéutico elaborado después de muchos años de observación y experimentación. Su descubridor no siguió un proceso deductivo sino inductivo. Estableció los principios generales del método como conclusión de muchos casos particulares obtenidos a través de la observación y experimentación.

Tampoco es una filosofía ni constituye una práctica mística. De hecho, es la pionera de la farmacología actual ya que utilizó por primera vez un protocolo experimental para estudiar los efectos de una sustancia farmacológica en el hombre relativamente sano. El planteamiento científico de Hahnemann está avalado por más de dos siglos de práctica, esto no es suficiente.

Hay que reconocer que existen aún muchas áreas oscuras que generan una serie de comentarios detractores de la ciencia moderna hacia la Homeopatía, sobre todo para explicar científicamente a la luz de la biología molecular los mecanismos de acción del remedio homeopático, así como el posible estado físico de las altas potencias.

En contraste, la medicina alopática reconoce que en los últimos cincuenta años se ha presentado un grave aumento en la incidencia de enfermedades crónicas y degenerativas a nivel cardiovascular, metabólico o del sistema nervioso. Además, mucha gente sufre de trastornos o perturbaciones funcionales (sin fundamentos comprobables) y problemas psíquicos.

Mientras realiza grandes logros en el tratamiento de enfermedades infecciosas y agudas y en la reparación de daños por accidentes, parece tener poco éxito en las enfermedades degenerativas actuales. Debido a esta crisis es que el paradigma de la ciencia moderna se desestabiliza y tiene que cambiarse. En el preciso momento en que los científicos penetran en las profundidades de sus especialidades es que descubren las raíces de la unidad central que rige todos los fenómenos.

Algo que no podemos negar es que en el tiempo actual las disciplinas que se ocupan del ser humano, sus enfermedades y la curación de las mismas, tienen que comenzar a esforzarse por lograr conceptos integrales. La Homeopatía es el sistema médico-terapéutico que más se acerca a dicho ideal y, por lo tanto, es indispensable romper con los mitos que ha arrastrado a lo largo de la historia. Representa una teoría y práctica terapéutica unitaria e individual, piedra angular para una comprensión integral y tratamiento global de la persona enferma.

Esto no la exime de su deber de probar sus bases científicas y de mostrar que constituye un sistema médico coherente y comprensible, atendiendo a su lógica experimental.

A continuación, y de manera comparativa, pondremos en evidencia los conceptos falsos acerca de la Homeopatía, y cuáles son los fundamentos que avalan a los verdaderos, sin una actitud de crítica ciega y visceral hacia la alopatía ni mucho menos una tendencia a sobrevalorar los alcances casi milagrosos de la Homeopatía, como pretenden algunos practicantes excesivamente ortodoxos.

Conceptos falsos/verdaderos

- **Es una medicina de carácter inofensivo que, si no te hace bien, tampoco te hace mal**

La Homeopatía no es de ninguna manera un sistema médico inofensivo, como todo en Medicina, tiene sus riesgos. El principal, quizás, es administrar una potencia muy alta en relación con la capacidad reactiva del dinamismo vital del enfermo, lo cual conduciría a una agravación medicamentosa. En este caso el problema se podría evitar si realizamos una correcta historia clínica y valoramos desde el estado mórbido (antecedentes heredo-familiares) y el dinamismo mórbido (antecedentes personales patológicos) la capacidad del dinamismo vital del paciente en el sentido de la reacción individual a tratamientos con fármacos alopáticos, plantas medicinales y, por supuesto, remedios homeopáticos en las diferentes etapas de su vida, desde la infancia hasta el momento actual.

Tenemos que tomar en cuenta, entre otros factores, la herencia, la edad, el estado nutricional, los hábitos higiénico-dietéticos, la personalidad, el tipo de enfermedad —si es crónica o aguda— y la sensibilidad individual para reaccionar ante los estímulos farmacológicos, sin olvidar la calidad de fabricación del remedio, así como la escala, potencia, frecuencia y modo de administración para evitar en lo posible una agravación medicamentosa intensa e innecesaria.

Otro riesgo potencial en el que tenemos que insistir debido a su gravedad es la posibilidad de la supresión de los síntomas, aun con el principio de semejanza sin la modificación del estado mórbido miasmático. Cuando no se conocen los principios doctrinarios fundamentales, se corre el riesgo de frenar y complicar la marcha evolutiva del caso por la urgencia de aliviar el dolor o los síntomas del enfermo sin tener en cuenta la causa: la predisposición miasmática.

Aunque la posibilidad de complicar un caso determinado hasta provocar la muerte del paciente en forma directa es bastante lejana, no debemos arriesgar su salud y la confianza que ha puesto en nosotros y, por lo tanto, es indispensable hacer una toma del caso minuciosa para evitar ya sea una agravación medicamentosa o una supresión de los síntomas sin modificar la causa fundamental: la predisposición morbosa heredada.

- **La Homeopatía es lo mismo que la herbolaria y la fuente de los remedios homeopáticos se obtienen exclusivamente de las plantas medicinales**

Hay creencias populares que vinculan a la Herbolaria con la Homeopatía. En efecto se obtienen muchos de sus remedios del reino vegetal; sin embargo, es necesario aclarar que este concepto no es totalmente exacto.

No podemos confundir la Homeopatía con la herbolaria por varias razones. La primera es muy evidente: los principios terapéuticos que se obtienen de las plantas medicinales están a un nivel molecular y actúan, por lo tanto, en el mismo plano de sufrimiento; se absorben, distribuyen, biotransforman y excretan de igual manera que los fármacos alopáticos. Por el contrario, los remedios homeopáticos después de un proceso de trituración, raspado, separación, dilución y sucusión, se encuentran no a un nivel molecular, sino en estado dinamizado y semejantes a la alteración del dinamismo vital (enfermedad).

Los remedios homeopáticos no solamente provienen del reino vegetal, sino también de sustancias obtenidas del reino animal, mineral, humano y sintético. Así, tenemos remedios como *apis mellifica* o *sepia oficinalis* que provienen del reino animal; contienen principios activos dinamizados que le confieren gran potencia curativa. Calcarea carbónica o Sulphur son ejemplos de remedios de origen mineral aun más importantes que los provenientes del reino animal; inclusive son tan profundos que se consideran medicamentos constitucionales, representando un modo de ser y padecer (personalidad homeopática).

Los nosodes son remedios que provienen del reino humano, se preparan a partir de secreciones patológicas resultantes de algunos procesos morbosos. Los más importantes son: Psorinum, preparado a partir de la secreción proveniente de las lesiones pustulosas producidas por el ácaro *Sarcoptes scabei*. Medhorrinum, preparado a partir de la secreción uretral producida por la bacteria *Neisseria gonorrea.* Syphilinum, preparado a partir de la secreción del chancro localizado en el surco balano-prepucial producida por el *Treponema pallidum* y *tuberculinum* preparado a partir del esputo bronquial producido por el bacilo de Koch.

Existen algunos fármacos alopáticos que han sido dinamizados y experimentados en sujetos relativamente sanos. Podemos citar, por ejemplo, la corticotrofina, el *paratiroidinum*, el *penicilium*, la aspirina, el haloperidol, etc. Lo interesante es que el fármaco cuando se dinamiza, desarrolla propiedades terapéuticas distintas a las que resultaron del protocolo experimental farmacológico inicial.

- La Homeopatía es equivalente a la terapia a base de microdosis de fármacos

La terapia a base de microdosis está fundamentada en los trabajos de Arndt-Schulz con respecto a la reacción de las células cuando se utilizan dosis infinitesimales, intermedias o tóxicas de fármacos. Toda excitación provoca en una célula un aumento o disminución de su función en relación con la intensidad débil o fuerte del estímulo.

La Ley de Arndt-Schulz dice: Las pequeñas excitaciones provocan la actividad vital; las excitaciones medias la aumentan; las excitaciones fuertes la anulan parcialmente y las excitaciones exageradas la anulan totalmente. El concepto fuerte se refiere a la dosis del fármaco que, en estado molecular y en alta concentración, puede afectar el funcionamiento de la célula.

La terapia a base de microdosis está basada en esta ley y usa fármacos en pequeñas dosis estimulando fisiológicamente la célula sin causar efectos secundarios. Se usa principalmente en procesos de desensibilización de reacciones adversas de fármacos. Por ejemplo, en pacientes alérgicos a la penicilina, se administran pequeñas dosis de esta para que el organismo vaya tolerando paulatinamente el antibiótico sin que desarrolle una reacción anafiláctica. De este modo el uso de las microdosis de fármacos potencialmente alergénicos tiene una gran aplicación en el área de la Inmunología y Alergia. Sin embargo, aunque el uso terapéutico es a base de pequeñas dosis que atraviesan la membrana celular y estimulan sus funciones, no puede confundirse con la Homeopatía ya que no están potentizadas, solamente se usan dosis muy pequeñas de los fármacos sin estar previamente experimentadas en el hombre relativamente sano, lo que impide descubrir la capacidad de alterar la salud y, por el principio de Semejanza, curar afecciones semejantes.

Para que un fármaco sea curativo, primero debe pasar por un protocolo de experimentación pura que consiste en administrar una sustancia a un mínimo de 50 personas relativamente sanas, de ambos sexos, entre 15 y 65 años, que se hayan sometido —además de a una historia clínica y a una minuciosa exploración física—, a una restricción en el consumo de infusiones y otro tipo de sustancias medicinales a efecto de no alterar los resultados finales. Ninguno de estos requisitos los cumple la terapia de microdosis, simplemente se usan pequeñas cantidades del fármaco a nivel molecular.

- **La Homeopatía es muy lenta en el proceso de curación de las enfermedades**

Tomando en cuenta el principio de que el proceso evolutivo de una enfermedad depende más de la capacidad reactiva del organismo que del estímulo terapéutico en sí, la Homeopatía no puede considerarse un sistema médico lento ni rápido.

Si recordamos el aforismo hipocrático *Naturae morborum medicatrix* y *Vis medicatrix naturae*, queda claro que desde el siglo V a. C. Hipócrates consideraba a la Naturaleza como el médico de las enfermedades en un sentido general, y en un sentido particular al *Vis medicatrix naturae* como un vector que tiene fuerza, sentido, longitud, dirección y propósito; es decir, todo lo que hace el organismo para restablecer la salud.

Si se presenta un caso en el que el enfermo es joven, se enferma poco frecuentemente, está bien nutrido, hace ejercicio con regularidad y no tiene unos antecedentes heredofamiliares que le predispongan a padecer trastornos degenerativos, es lógico que su dinamismo vital va a reaccionar con mayor rapidez al estimulo del remedio que una persona que tenga condiciones contrarias: edad avanzada, enfermizo, descuidado en sus hábitos higiénico-dietéticos, con una gran carga genética; aquí parecería que la reacción es más lenta, pero en realidad lo que sucede es que su dinamismo vital tiene más obstáculos a su curación.

Tampoco hay que perder de vista que existen otros factores que pueden influir en la rapidez o lentitud de la capacidad reactiva del organismo ante un factor patógeno: el control de calidad del medicamento homeopático; no todos los laboratorios son confiables, hay que tener cuidado en la calidad de los productos. Si el enfermo se cuida de no antidotizar la acción terapéutica —el uso de aerosoles, sustancias aromáticas, perfumes, el contacto con sustancias industriales, dejar el remedio expuesto a los rayos solares, ingerir café, bebidas alcohólicas, etc.—.

Aun si el remedio ha sido bien elegido por el principio de Semejanza, se ha usado bien la escala y la potencia; si no es administrado correctamente en lo que respecta a la frecuencia de repetición, es obvio que el resultado clínico no será el óptimo.

- **La Homeopatía cura enfermedades (cuadros nosológicos)**

Si bien no podemos negar la importancia del diagnóstico nosológico, sobre todo en relación con el pronóstico del enfermo y la posibilidad de que el tratamiento sea conservador o quirúrgico, en Homeopatía también se le da importancia a la persona enferma. Si no fuera así no habría ninguna diferencia con el sistema médico alopático para quien los resultados del proceso mórbido son muy relevantes, y es en base a ellos que se diseña el principio de tratamiento.

Recordando el aforismo hipocrático de que No existen enfermedades sino enfermos es que enfatizamos la importancia de ver al paciente en su totalidad; no solamente analizar los resultados del proceso mórbido (signos y síntomas), sino comprender la dinámica del proceso morboso. Entenderlo desde la óptica de una predisposición morbosa heredada que le confiere al sujeto una susceptibilidad para enfermarse hasta la combinación de esta y un factor desencadenante, lo que da como resultado la enfermedad.

Habitualmente cuando alguien se enferma, el médico busca prescribir "para" tal o cual cuadro nosológico. Inclusive el enfermo que no tiene los recursos para atenderse con un médico y se automedica, acude frecuentemente a la farmacia para que el empleado le sugiera algo para detener la diarrea, el cólico, la fiebre o el dolor de cabeza.

Afortunadamente en la Homeopatía las cosas no funcionan así de fáciles. Aunque algunos practicantes no han entendido la importancia de individualizar cada caso, siguen cayendo en el vicio de recetar para..., si enfocamos el problema desde un punto de vista lógico; cuando se le pregunta al médico homeópata qué remedio es bueno para..., la respuesta sería no como una receta de cocina, sino en basada en los principios doctrinarios y clínicos que fundamentan la Homeopatía: individualidad morbosa y medicamentosa, entre otros.

No se trata de recetar para..., sino preguntar esencialmente por la localización del síntoma, (**dó**nde duele), la cualidad (**có**mo duele), las agravaciones y mejorías (todos los fenómenos que pueden modificar la expresión del signo o síntoma) y los concomitantes (sensaciones generales que acompañan a la dolencia principal).

En lugar de contestar lo que es bueno para el insomnio o la gastritis como receta de cocina, es mejor sugerir el remedio homeopático individualizado para cada caso en particular de insomnio o de gastritis. De otra manera no estamos siendo congruentes con los principios doctrinarios de la Homeopatía ya que continuamos adoptando el modelo del sistema médico alopático de prescribir según la enfermedad y no estamos respetando la individualidad de cada persona enferma.

- **La Homeopatía cura por sugestión (por administración de placebo)**

Es un tema que siempre ha causado polémica, ya que por todos es conocido el efecto placebo que tienen algunos sistemas terapéuticos. Para tratar de entenderlo es importante señalar antes de abordar el tema, los niveles de organización e integración del hombre, a saber: nivel de organización físico-químico —el cual incluye la interacción molecular, celular, tisular y orgánica—. Nivel psicosocial como símbolo de la interacción de la mente del hombre con sus semejantes. La base material de la interacción está constituida de manera predominante por el sistema nervioso, el endocrino y el inmune. El efecto placebo actúa a través del nivel superior de integración, principalmente sobre el sistema nervioso produciendo, por ejemplo, la sensación de bienestar o malestar. Es frecuente que el paciente refiera: nada más lo veo y me alivio. El ejemplo más conocido es el del Psicoanálisis, ya que el paciente después de una sesión de psicoterapia experimenta cambios a nivel emocional u orgánico no atribuibles a mecanismos de acción farmacológica, ya que el psicoanalista no le prescribe medicamentos.

La Meditación es otro ejemplo del efecto placebo. Se ha demostrado su efecto positivo en los más diversos padecimientos: asma bronquial, hipertensión arterial, rinitis alérgica, neurodermatitis, enuresis y depresión. Siguiendo este modelo podríamos citar la Oración; aunque sus mecanismos de acción son menos conocidos, no deja de tener efectividad terapéutica. Son muchos los testimonios de personas que han mejorado su estado de salud al orar regularmente.

En lo que respecta a la Homeopatía, es difícil afirmar si se podría estimular un proceso curativo, sobre todo en una lesión orgánica con el puro poder de la sugestión, ya que, si se administra un remedio activo, este es una dilución hidroalcohólica dinamizada de la sustancia molecular activa, a diferencia del placebo o sustancia inactiva que es farmacológicamente inerte y que solamente permite al remedio disponer del tiempo necesario para actuar sin interrupciones.

Para no confundir el placebo y el efecto placebo (ya que ambos están relacionados y son intrínsecos a la Homeopatía), diremos lo siguiente: en primer lugar, existe el efecto placebo en todos los sistemas terapéuticos como lo hemos explicado anteriormente en el caso del Psicoanálisis, la Meditación y la Oración y el placebo como sustancia farmacológicamente inerte que permite medir la efectividad del fármaco en un protocolo de investigación, como en el caso de los estudios a ciego o doble ciego. En segundo lugar, la segunda prescripción exige del médico saber esperar el efecto terapéutico del remedo administrado y, por otra parte, la ansiedad del paciente exige del médico el placebo.

El placebo es para el médico homeópata un instrumento que le permite disponer del tiempo necesario para que el remedio actúe eficazmente; se usa para permitir las pausas terapéuticas desde el momento de la administración de un remedio hasta que su acción dinámica se agote.

Lo que no es igual a administrar el placebo desde la primera consulta pretendiendo suplantarlo por el remedio activo como creen algunos detractores de la Homeopatía, quienes afirman sin fundamentos que el homeópata engaña a los pacientes recetándoles solamente glóbulos de lactosa impregnados de alcohol. Nada más falso, ya que primero se administra el remedio que contiene los principios fisicoquímicos dinamizados de la sustancia medicinal y, posteriormente, el placebo.

También es importante aclarar que el efecto de la sustancia inerte también puede ser negativo, lo cual es otro punto a favor de las personas que están empeñadas en desprestigiar la Homeopatía. En determinados pacientes se puede presentar: lasitud, somnolencia, vértigo, cefalalgia, insomnio o trastornos gastrointestinales, sudoración, parestesias, sequedad de mucosas e inapetencia.

Esto puede explicarse debido a fenómenos de idiosincrasia que desarrolla el paciente hacia la lactosa y el alcohol 87°, a su predisposición genética, a la desconfianza del paciente hacia el médico o, simplemente, a su negatividad, que bien puede estar estimulada por familiares o amigos acerca de sus buenas o malas experiencias con la Homeopatía.

- **La Homeopatía es un último recurso para curar el cáncer y otras enfermedades heredo-degenerativas**

El objetivo de todo sistema terapéutico es, por supuesto, curar las enfermedades, es la misión de todo médico. Por desgracia no siempre es posible, y en ello intervienen varios aspectos. Primeramente, está el tipo de enfermedad, lo agudo o crónico de esta, la edad del paciente, el o los tipos de tratamientos establecidos desde que se desarrolló, ya sean conservadores o quirúrgicos, la predisposición mórbida heredada que implica la respuesta inmune si se trata de un padecimiento infeccioso, el estado nutricional, los hábitos higiénico-dietéticos, el estado socioeconómico y, sobre todo, la personalidad del enfermo.

No existe ningún sistema terapéutico que cure en forma absoluta todas las enfermedades, ya que hay que tomar en cuenta que los objetivos del tratamiento están directamente relacionados con el estado evolutivo del padecimiento.

La enfermedad puede estar en el nivel inicial, autolimitado o superficial; en este caso el objetivo del tratamiento será la curación. Si está en un estadio intermedio o avanzado y es de causa congénita (por ejemplo: ausencia de una enzima, un oligoelemento o un neurotransmisor que no se codificó para realizar su función), hay que restituir los elementos ausentes; por ejemplo, en el caso de la insulina en la diabetes insulino dependiente, el hierro en la anemia ferropriva, o la levodopa en enfermos con Mal de Parkinson.

Si el padecimiento está en un estadio inicial o intermedio, pero en su patogenia intervienen mecanismos de acción autoinmunes o efectos secundarios de fármacos como en el caso de un shock anafiláctico o una reacción indeseable, el objetivo inmediato y más lógico es el de Regulación de los procesos patológicos. Si está en un estadio avanzado o crónico, como la hipertensión arterial, la insuficiencia renal o cardiaca, es indispensable compensar sistemas defectuosos con fármacos que permitan adaptarse fisiopatológicamente a los órganos vitales involucrados en el padecimiento.

Si la enfermedad llega al extremo de ser degenerativa e incurable, el único objetivo de tratamiento es indefectiblemente la paliación, como en el caso de un estado terminal por **cáncer. Desde luego**, en todos los niveles evolutivos de la enfermedad está la prevención, la cual debería de ser el primer objetivo terapéutico en la lista de cualquier médico y de cualquier sistema médico que practique.

Una vez aclarado el punto, es verdaderamente imposible que la Homeopatía sea el último recurso para tratar enfermedades incurables ya que obviamente no es milagrosa como tampoco lo es ningún sistema terapéutico que no tome en cuenta los objetivos terapéuticos de acuerdo con los niveles evolutivos de la enfermedad en forma individualizada en cada paciente.

- **El médico homeópata solamente administra chochitos**

Todos los que ejercemos la medicina independiente de cualquier especialidad o sistema médico, sabemos que lo primordial para tener éxito con nuestros pacientes es adquirir una sólida preparación académica y clínica. Históricamente, los grandes maestros del siglo XIX como Hering,

Kent, Dunham, y otros, quisieron demostrar la eficacia de la Homeopatía sin depender del examen clínico del enfermo.

Se empeñaron en diagnosticar el remedio más semejante al caso sin tocar al enfermo. Esta actitud de no explorar al paciente fue una postura extrema emanada de la inconformidad de su fundador Samuel Hahnemann en contra de las prescripciones de sustancias en estado molecular y desagradables efectos secundarios propios de la medicina de su época. Por esta razón no exploraban a los pacientes y llegaban al diagnóstico medicamentoso basado en una excelente toma del caso, en la percepción de los síntomas característicos y en lo dignificante de curar.

Es evidente que los médicos de nuestra época ya no estamos en la postura de demostrar la superioridad de la Homeopatía sobre los demás sistemas médicos como para prescindir de la exploración clínica, y que si persistimos en imitar a los maestros clásicos de antaño nos estamos perdiendo el recurso más valioso para corroborar o descartar el diagnóstico tanto nosológico como medicamentoso que es la exploración clínica. Además, el código más elemental de ética profesional nos obliga a explorar al enfermo para realizar correctamente una historia clínica y que esta no quede incompleta a menos que queramos incidir en una iatrogenia al no hacer un diagnóstico y pronóstico preciso de la persona enferma.

Si algunos pacientes han sido consultados por homeópatas que no han comprendido la importancia de la exploración clínica como complemento de la toma del caso y quieren seguir siendo originales e imitar la posición de los maestros clásicos, se podrán quejar de que el médico solamente le preguntó acerca de sus síntomas y sin explorarlo ni revisar los exámenes de laboratorio y gabinete procedió a recetarle "chochitos"; es lógico que se cree una imagen falsa de lo que debe ser un verdadero **médico homeópata y no quedarse en el nivel de un recetador de síntomas; a fin de cuentas**, cualquiera puede hacerlo aun sin ser médico.

Desde luego que el médico homeópata responsable y estudioso nunca se conformará con ser solamente un chochero, sino que aspirará a ser un excelente clínico, y para ello, además de hacer una buena historia, es indispensable que revise exhaustivamente al enfermo y sepa interpretar sus exámenes de laboratorio y gabinete, ya que todo ello representa la imagen de la enfermedad al exterior y no únicamente los síntomas.

- **La Homeopatía es un sistema médico tan perfecto que puede trascender por sí misma sin necesidad de estar fundamentada en la investigación**

De ninguna manera podemos considerar que Hahnemann dejó acabada la Homeopatía y que por carecer de una explicación cien por ciento satisfactoria de sus mecanismos de acción pueda permanecer indefinidamente al margen de la ciencia. A pesar de que cobró vida hace poca más de doscientos años, se han realizado muy pocas investigaciones para comprender o demostrar su funcionamiento y eficacia. Sin embargo, si la Homeopatía no fuera eficaz, no habría sobrevivido todos estos años, pues los médicos habrían dejado de administrarla y los pacientes no la solicitarían más.

Mucha de la supuesta comprobación clínica se basa en los casos anecdóticos de homeópatas que han curado tal o cual enfermedad sin haberlos documentado con exámenes de laboratorio y gabinete o con el más elemental de los protocolos; obviamente, los críticos señalarían en forma inmediata que son obra de la casualidad. Si usaron potencias superiores a la 12.ª C o la 24 X las posibilidades de encontrar una molécula de la sustancia original son muy escasas.

Desde la consolidación del método científico y el advenimiento de los medios tecnológicos para medir la presencia química del soluto en un compuesto y demostrar su acción terapéutica a nivel celular o molecular, ha provocado que la Homeopatía sea vista con bastante escepticismo por parte de los Científicos de la Medicina ortodoxa. La pregunta que se repiten con bastante frecuencia es: "Si no hay sustancia en el medicamento, **¿cómo puede tener efecto?**". Cualquier resultado lo asocian a la imaginación del médico o del paciente. Sin embargo, no hay que olvidar que en el pasado se reconoció la validez de muchas observaciones antes de encontrar un argumento lógico o racional para explicarlas.

Es indiscutible que para que podamos explicar el funcionamiento de cualquier cosa en el Universo, y en este caso de la Homeopatía como sistema médico, es indispensable hacer investigación. Desde luego que no podemos quedarnos extasiados creyendo que lo que hizo Hahnemann y los grandes maestros es la última palabra y que resulta completamente inútil comprobar lo que descubrieron a riesgo de tomar a la Homeopatía como una doctrina casi religiosa y una práctica que siempre estará rodeada de un halo de dogmatismo, vista como algo pseudocientífico y propio de charlatanes más que de **médicos.**

Investigar los mecanismos de acción de la Homeopatía no significa mancillar la memoria de Hahnemann, sino, por el contrario, incorporarla plenamente a las exigencias de la Medicina del siglo XXI; desgraciadamente, existen pocos trabajos metódicos y continuos que hayan seguido un problema de salud a largo plazo, de tal manera que es muy difícil realizar comparaciones fidedignas que demuestren la eficacia del remedio homeopático, además de que, en algunos casos, no pueden reproducirse los resultados.

Otro problema se encuentra en la naturaleza del medicamento: mientras resulten dudosos sus mecanismos de acción y no se puedan comprobar científicamente sus resultados terapéuticos, la Homeopatía nunca podrá tener aceptación plena en nuestro país por el Sistema Nacional de Salud ni, por supuesto, recibir recursos económicos que le permitan desarrollarse a la par de la farmacología. No basta con la aceptación y recomendación de los pacientes, con las anécdotas de supuestas curaciones milagrosas de los homeópatas ortodoxos ni con la firme convicción del para qué queremos demostrar lo que Hahnemann hizo con cada experimentación pura de los remedios. Desde luego nada de esto es suficiente para quedarnos estancados en la Medicina de la segunda mitad del siglo XIX y permanecer al margen de la Ciencia de nuestra época. Es urgente seguir realizando investigación clínica en forma metódica sin olvidar explicar la posible naturaleza de las potencias homeopáticas.

Para lograrlo es inevitable pasar sobre varios obstáculos: el primero, adecuar un paradigma propio de la Homeopatía y no tomar prestado el marco teórico de la Biología Molecular ya que resulta muy difícil medir un medicamento en el cual no puede ser demostrada la presencia de la sustancia original. Otro problema se encuentra en el campo de la investigación clínica: la Homeopatía es una terapia individual y el estado de reacción varía de una persona a otra aun con el mismo padecimiento.

Por ejemplo, si queremos medir los cambios en los niveles de serotonina en personas deprimidas y empleamos el medicamento *Natrum muriaticum*, nos enfrentaremos con la dificultad de que no a todos los pacientes se les puede prescribir el mismo remedio porque seguramente dentro de los sujetos experimentales habrá sin duda quien necesite *Ignatia amara, phosphoric acid, Pulsatilla* o *Sepia* para tratar su depresión personal.

Esto dificulta la investigación clínica convencional con comparaciones de grupo y de estudios doble ciego, por este motivo resulta fácil cometer errores. Si además recordamos el hecho de que las patogenesias fueron realizadas por médicos en la segunda mitad del siglo XIX y no en un laboratorio equipado, los estándares metodológicos no siempre fueron los más altos.

Aun con esta visión un poco catastrofista de los hechos, no podemos dejar de reconocer que aunque falta todavía mucho camino por recorrer para que la Homeopatía sea reconocida y respetada como sistema médico por la Ciencia y el Sistema Nacional de Salud, no podemos dejar de esforzarnos y proponer un paradigma que facilite la realización de la investigación clínica y básica ya que esto es lo único que va a validarla como un recurso terapéutico serio y confiable para la práctica médica de nuestro siglo.

- **Los remedios homeopáticos se pueden usar simultáneamente con los fármacos alopáticos**

En un sentido ideal, esto no debería de ser. Sin embargo, no en todos los casos los pacientes pueden prescindir de tomar los medicamentos que les han permitido compensar sus sistemas orgánicos desequilibrados. Por ejemplo, si un enfermo padece hipertensión arterial crónica, de diez años de evolución aproximadamente, y se ha controlado con fármacos antihipertensivos o diuréticos, a estas alturas presenta evidentemente datos clínicos, radiológicos y electrocardiográficos de cardiopatía hipertensiva como puede ser disnea, palpitaciones, edema, cardiomegalia, alteraciones de la onda ST-T, etc.

Está claro que su organismo ha sufrido una adaptación fisiopatológica a la enfermedad y que los fármacos le han permitido compensarse y mantenerse estable a costa de una supresión química; pero el enfermo está vivo. Muy diferente sería el cuadro si desde un principio, al ser detectada la hipertensión arterial, el enfermo se hubiera tratado con Homeopatía.

Lo mismo sucede con enfermedades metabólicas como la diabetes mellitus insulinodependiente en la que el páncreas no produce insulina o la que produce es imperfecta químicamente para cumplir con sus funciones. Si sabemos que el organismo carece de los recursos para producir una hormona o un neurotransmisor como la dopamina en el caso de la Enfermedad de Parkinson, es lógico que tengamos que proporcionarlos al enfermo mediante el aporte exógeno. En estos casos es indispensable entender que no podremos sustituir con remedos homeopáticos lo que el organismo es incapaz de sintetizar debido a un daño orgánico. En estos casos individuales podemos afirmar que se puede dar en forma simultánea el fármaco de sostén y el remedio homeopático con lo que se buscaría mejorar la sintomatología y la calidad de vida del paciente.

Suspender bruscamente la administración de los fármacos de sostén sería peligroso y hasta perjudicial para el enfermo en aras de conservar una postura doctrinaria homeopática ultraortodoxa. Si lo hacemos, es una clara señal de que como médicos no hemos entendido los niveles de la enfermedad y los objetivos del tratamiento.

Si tenemos el caso individual de una enfermedad que se encuentra en una etapa inicial, superficial y autolimitada, nuestro objetivo, desde luego, será tratarlo exclusivamente con Homeopatía y buscar el fin terapéutico más preciado de todo médico que es el de la curación. En este sentido y a este nivel no necesitamos suprimir las manifestaciones de la enfermedad con antibióticos y analgésicos porque sabemos que la capacidad reactiva del paciente está íntegra y puede responder perfectamente al estímulo energético del medicamento homeopático.

A medida que el padecimiento avance hacia los niveles intermedio, avanzado o crónico y degenerativo, las posibilidades de ser tratado exclusivamente con medicamentos homeopáticos disminuyen. De este concepto se deriva la importancia del papel indispensable que el médico debe realizar en la medicina preventiva, ya sea con fármacos alopáticos u homeopáticos: educación para la salud a la persona, a la familia y a la sociedad.

Si desde un principio decidimos tratar al individuo enfermo con Homeopatía, deberá ser desde temprana edad y con seguimiento; no solamente cuando el paciente se enferme y acuda al consultorio, sino como lo hacía Hahnemann: una vez que trataba la agudización con el remedio correspondiente, procedía a administrar el remedio de fondo, sobre todo para disminuir la susceptibilidad a enfermarse.

Podemos llegar aún más lejos y tratar a la pareja de jóvenes antes de casarse y que decidan tener hijos. Aunque todavía no se conocen los mecanismos de acción de la Homeopatía y mucho menos su papel sobre los genes reguladores de la expresión genética de la enfermedad, podríamos, en sentido muy ideal, pensar en reducir la posibilidad de heredar la susceptibilidad mórbida de los padres, logrando hacer un tratamiento integral eugenésico. Para lograrlo, aún nos quedan muchos años de investigación.

SINOPSIS BIOGRÁFICA DE SAMUEL HAHNEMANN

Samuel Christian Friedrich Hahnemann Spiess nace el 11 de abril de 1755 en Meissen, pequeña ciudad de Sajonia, y fallece el 2 de julio de 1843 en París, Francia. Fue hijo de un fabricante de porcelana de Sajonia. Recibe el nombre de Cristian en alusión a Cristo, Federico por el Rey y Samuel cuya traducción es Dios me ha oído en reconocimiento a Dios. Debido a la importancia política de Sajonia y al auge en el comercio de la porcelana con casi todos los países de Europa, Samuel aprende lenguas extranjeras, lo cual se le facilita debido a su enorme inteligencia y capacidad para los idiomas.

Siendo débil y enfermizo compensa estas carencias entregándose a sus estudios y siendo el primero en su clase. Su padre, presintiendo que Samuel no sería un obrero capaz y resistente en la manufactura de la porcelana, retira a su hijo de la escuela y lo coloca en casa de un tendero. El niño contraría su decisión ya que no le agrada el empleo ni nada que tenga que ver con el comercio sino los trabajos intelectuales, para los cuales demuestra una gran capacidad.

Abandona la tienda y regresa a la casa paterna. Su madre, previa entrevista con el Profesor Müller, acuerda enviar una solicitud al Rey solicitándole una beca para continuar sus estudios en la escuela para nobles de Saint Afra hasta que pueda ingresar posteriormente a la Universidad y, afortunadamente, lo logran. La escuela de Saint Afra reservada para los hijos de los nobles es el siguiente paso en la carrera de Hahnemann. Müller, su antiguo profesor, es nombrado maestro de dicha escuela e inmediatamente se da cuenta del mal recibimiento y el trato hosco de los condiscípulos de Samuel por tratarse de un alumno de una clase socioeconómica inferior.

Desde el inicio de sus estudios, Samuel descolló muy por encima de sus orgullosos compañeros y se ganó el respeto del Profesor Müller y la envidia de los nobles, ya que este lo nombró profesor asistente. Finalmente empezó a ganarse su admiración y respeto debido a su capacidad académica hasta que lo aceptaron, e incluso, llegaron a apreciarlo. Antes de concluir su período en Saint Afra, Samuel tenía que hacer un discurso en latín y dejar un trabajo recepcional para graduarse de Bachiller, al cual denominó La curiosa formación de la mano que resultó ser un estudio filosófico y médico de gran valor ya que reunió el pensamiento aristotélico con los conocimientos de anatomía de su época.

Una vez concluidos sus estudios en Saint Afra, Samuel decide continuar su preparación en Leipzig, uno de los centros culturales más importantes de Europa. Lo primero que hizo fue administrar sus recursos para poder subsistir con el dinero que le había dado su padre. Lo segundo, nada fácil, fue elegir su futura profesión ya que siempre le gustaron las Ciencias, especialmente la Química y la Física, aunque también la Medicina; finalmente se decidió por esta última.

Como es natural, siente una gran curiosidad por aprender los textos de Medicina en lengua extranjera y es cuando agradece a su padre, el que lo estimulara a estudiar otros idiomas. Dentro de sus proyectos está el trabajar en traducciones, sobre todo para tener otros ingresos que le permitan mantener su carrera de Medicina. En la Universidad entra en contacto con las dos corrientes de pensamiento filosófico que estaban en boga en su época: el mecanicismo y el vitalismo. La primera tenía seguidores que insistían en que lo único válido era lo tangible y palpable resultado de lo experimental; no admitían nada que no fuese demostrable. La otra basaba sus fundamentos en una especie de fuerza, de espíritu de la materia a la cual gobernaba; no aceptaba que la vida proviniera de fuerzas externas de origen material sino de una energía dinámica que otorgaba al organismo las propiedades de un ser viviente.

Decide estudiar los textos clásicos de Medicina, entre ellos a Hipócrates, Galeno y Paracelso. También entra en contacto con las ideas de los médicos del siglo XVII como Van Helmont y Stahl, donde se mezclan varias corrientes: el idealismo, el sensualismo y el materialismo. Los conceptos de Descartes influyen en gran medida en el desarrollo del mecanicismo y su consecuencia posterior en el organicismo, que postula que la vida es consecuencia de la activación del genoma contenido en el núcleo celular.

Además, estaba vigente la escuela humoral galénica, la de la irritabilidad de Cullen y la del espasmo de Brown. Sin embargo, a pesar de la diversidad de ideas, Hahnemann desde un principio se sintió atraído por el animismo de Stahl y el vitalismo de Bordeau y Barhez; conceptos que estaban más de acuerdo con su naturaleza y su búsqueda de una medicina más humanística.

En su afán por tener un contacto más íntimo con los enfermos y no solamente quedarse con las diversas teorías acerca de la génesis de la enfermedad, decide viajar a la ciudad de Viena, precisamente al hospital de los Hermanos de la Misericordia cuyo director era el Dr. Quarin. Inmediatamente se percata de las fallas en el manejo de los enfermos; dado que es una ciudad grande e importante, donde abundan las tabernas y los prostíbulos, el grueso de los pacientes cursa con **sífilis,** gonorrea y otras enfermedades de contagio sexual. Los estudiantes y médicos no tocan al enfermo por el lógico temor al contacto y permiten que los enfermeros hagan el trabajo sucio. Esta cómoda posición de sus compañeros ante el enfermo molesta a Samuel, quien no tiene los prejuicios ni el temor a la infección, sino que está convencido de que el médico debe estar a la cabecera del enfermo en el más puro sentido hipocrático, y no verlo desde lejos faltando al más elemental sentido de la ética profesional.

Luego entonces se dedica al estudio de los síntomas y de las posibles causas de la enfermedad. Entra en contacto con las ideas del Dr. Mesmer, famoso médico pionero en la teoría del magnetismo como recurso terapéutico. Aunque los médicos de la época lo consideraron un charlatán, a Hahnemann le llamó la atención el hecho de que había curado algunos pacientes sin emplear recursos farmacológicos, solamente usando los polos de un imán o, en su defecto, el poder de la imposición de manos sobre el enfermo con resultados positivos. Este hecho sin duda lo influenció, sobre todo en el concepto de la potentización de las sustancias, el hecho inequívoco de su influencia terapéutica sobre el organismo aun sin estar en contacto con el tejido afectado en un nivel material; como ocurre cuando acercamos el polo de un imán a un objeto de hierro o a una aguja, este es atraído de forma inmediata, solamente por el poder dinámico que ejerce sobre el hierro.

Dentro de su arduo camino en su preparación profesional, Hahnemann tuvo un período de relativa calma al trabajar como médico personal del barón de Brückental con quien pasó casi dos años. En realidad, lo hizo más como bibliotecario que como médico, ya que este gozaba de buen estado de salud y sus quejas estaban más ubicadas en el terreno de la hipocondriasis que en el de una verdadera enfermedad.

Después de este período de relativa calma y opulencia y reconociendo que aún le faltaba mucho que recorrer en la meta que se había forjado como m**édico**, Samuel decide dejar la comodidad y la protección del Barón. Se dirige a la Universidad de Erlanger donde concluye su preparación. Termina su Tesis acerca de la irritabilidad y el espasmo, y una vez concluida se dedica a desarrollar el proyecto de estudiar el Alma, tema que siempre le inquietó desde sus años mozos.

Deseaba hacerlo en un sitio idóneo y para ello se traslada a un hospital para enfermos mentales.

Intuyó que en los enfermos mentales lo más afectado era el alma más que el cuerpo y, por lo tanto, la clave consistía en buscar que el remedio estuviera en un estado energetizado, semejante a lo dinámico de la persona afectada. En su época los enfermos mentales no eran bien tratados ya que no se comprendía la naturaleza de los padecimientos mentales. Se creía que el principio de vida existía solamente en el alma, y otra corriente afirmaba que había un alma para el pensamiento y un principio vital para lo corporal.

Hahnemann recibe una fuerte impresión al constatar el trato inhumano que se les daba a los enfermos mentales además de sentir por ellos una gran compasión, por lo que planea inmediatamente una estrategia para cambiar el manejo terapéutico. Lo primero que recomendó fue un trato amable, obedeciendo a su amor cristiano al prójimo en lugar de los golpes y el encierro.

Ese trato distinto a la violencia incluyó seguramente un sentirse en los zapatos del otro o bien el principio de amor cristiano más elemental No haga a otros lo que no quiera que te hagan que bien podría considerarse una especie de empatía primaria, aspecto primordial para el entendimiento con nuestros semejantes.

En esos momentos de su vida, intuyó que tal vez la clave de una medicina racional consistía en saber el mecanismo de acción de los medicamentos y para ello debía profundizar en el arte de la Química, tema bastante desconocido para los médicos de su época quienes se conformaban con laxar, aumentar la diuresis, la salivación o provocar el vómito, el sudor y tonificar con elixires en los padecimientos por relajación o sangrar en los que estaba implicada la plétora , en lugar de encontrar un método seguro basado en principios de fácil comprensión y que no provocara demasiados efectos secundarios.

Los medicamentos se prescribían en dosis potencialmente tóxicas como el mercurio, azufre, arsénico, cobre, etc. Viendo los escasos resultados, decide estudiar Química para saber con mayor exactitud la composición de las sustancias. Tiene un claro objetivo que es el de investigar las reacciones provocadas en el organismo por la absorción de una sustancia, exactamente como lo haría un toxicólogo de nuestros tiempos.

Viaja a las regiones mineras de Sajonia para estudiar las reacciones que produce en el organismo de los mineros la absorción del plomo, cobre u otros minerales. Del resultado de sus investigaciones escribe ensayos acerca del uso carbón y el arsénico. En busca de aprender los rudimentos de la farmacia, se traslada a la ciudad de Dessau en donde entra en contacto con el dueño de la botica principal de la ciudad el Sr. Hassler, quien le da facilidades para que se establezca y sea su asistente.

Conoce a la hijastra del boticario llamada Enriqueta Leopoldina, con quien contrae matrimonio (ella pensando en mejorar su posición social y económica más que por un genuino amor). Al poco tiempo decide emigrar de Dessau argumentando que lo hacía por el número excesivo de médicos. Se traslada a la Ciudad de Gommern en Dresde, instalándose en una granja que hacía veces de casa, laboratorio y consultorio. Su vida matrimonial no es para nada excepcional; **él** es complaciente con su esposa quien se ocupa de todas las decisiones domésticas y **él** se entrega de lleno a la búsqueda de un sistema médico racional y a estar un contacto más cercano con sus pacientes. Estudia a consciencia cada enfermedad y busca arduamente los posibles mecanismos de acción de los fármacos.

Se decepciona una y otra vez al comprobar la diversidad de opiniones de los médicos en cuanto a las causas de las enfermedades y al tratamiento de las mismas. El punto en común de todos ellos es la Higiene como un factor de prevención, al grado que escribe un ensayo titulado *El amigo de la salud*. Estacionado en un punto muerto en su búsqueda, emigra a Dresde. A pesar de tener un buen número de pacientes que acuden a su consulta, Hahnemann los descuida, no se siente satisfecho y continúa su búsqueda ya que no se considera capaz de curar verdaderamente, sino que está convencido que lo que solamente hace es suprimir síntomas. Esto le trae problemas y discusiones con su esposa a quien le interesa principalmente mejorar su posición socioeconómica y no comprende sus verdaderos ideales.

Asiste a una conferencia del famoso Químico francés Lavoisier que poco aporta a sus investigaciones. En el año de 1789 se instala en Leipzig y es asiduo asistente a su nutrida biblioteca en donde incansablemente continúa con sus estudios. Esta obsesiva tarea provoca que descuide la manutención de su familia; cada día se impacienta más al no obtener los resultados terapéuticos esperados y cae en una profunda crisis espiritual, al grado de renunciar a seguir en su consulta particular y devolver el dinero a los enfermos ya que se siente incapaz tanto de curarlos como de seguir engañándolos, al grado de cerrar su consultorio.

Para subsistir decide trabajar como traductor. La editorial para quien trabaja le encarga la obra de William Cullen, y es en ese momento cuando le llega la inspiración: el médico escocés comentaba que los médicos tradicionales de Perú y Bolivia usaban la corteza de un árbol llamado *Cinchona officinalis* para tratar las fiebres tercianas y cuartanas. Decide investigar el efecto de esta sustancia en sí mismo y realiza la primera patogenesia llevado por el siguiente pensamiento: «**¿Cómo podemos saber el efecto de un medicamento si** solamente se prescribe a sujetos enfermos? ¿Por qué no darlo a sujetos relativamente sanos para conocer sus efectos?».

Llega a la conclusión preliminar de que lo que una sustancia produce en el hombre sano puede curarlo en el enfermo, y pensó inmediatamente en el principio de Semejanza enunciado por Hipócrates, el padre de la Medicina: *Similla simillibus curentur*, los semejantes son curados por los semejantes. Esto le permitió comprobar la verdad primera de su hipótesis: Existen en la Naturaleza sustancias capaces de simular enfermedades naturales.

Obviamente el descubrimiento de tales razonamientos y las posibilidades terapéuticas que de ello se derivaron causaron enormes envidias entre los médicos. Después de la primera experimentación pura, realizó muchas más con todas las sustancias posibles: desde la ipecacuana hasta el azufre, el arsénico o el mercurio. La naciente Homeopatía se perfila como un sistema médico eminentemente biorregulador: estimula los propios poderes del organismo en el sentido de la curación.

Las envidias del gremio médico se perfilan hacia un único blanco, Samuel Hahnemann. Se usan todos los medios posibles para que fracase: se le tilda de charlatán, de que la nueva terapéutica carece de seriedad y de bases científicas racionales, de que los chochitos no contienen nada, que los enfermos son tratados con placebos y por consiguiente vilmente engañados. Ante tales calumnias, Samuel se fortalece y, además, desafía al gremio farmacéutico ya que **él** mismo prepara sus remedios desconfiando de los boticarios, sobre todo porque estos no entienden los nuevos principios que rigen la terapéutica y pueden tergiversar sus indicaciones.

La persecución y el escarnio contra sus ideas lo acompañan a lo largo de las ciudades por las que se ve obligado a emigrar con su familia. En ellas se establece por poco tiempo, tiene éxito indiscutible con sus pacientes y continúa su viaje difundiendo el nuevo arte de curar. Se dirige a la ciudad de Torgau en donde prosigue con sus investigaciones. Sus pacientes aumentan, tiene un período de cierta estabilidad económica; escribe el ensayo *El amigo de la salud* e inicia la escritura del *Organon del Arte Racional de Curar y las indicaciones sobre el uso homeopático de los remedios.*

La publicación del Organon en 1810, por una parte, genera más ataques e inconformidades y, por otra, que aumente el número de médicos conversos a la Homeopatía que la desean aprender directamente de su descubridor. En la Universidad de Leipzig dicta una serie de conferencias para difundir el resultado de sus investigaciones. El gremio médico ofendido intensifica su propaganda detractora hacia Hahnemann y logran que suspenda el ciclo de conferencias; sin embargo, sus primeros discípulos se encargan de difundirla con gran rapidez a través de gacetas y artículos periodísticos.

Además del *Organon del Arte de Curar*, escribe *El tratado de las enfermedades crónicas* y sus *Escritos menores*. En medio de esta febril actividad literaria sufre la pérdida de su esposa Enriqueta Leopoldina y de algunos de sus hijos. Solamente le acompaña su hija. Escribe ahora sobre otro de los temas que siempre han causado una gran polémica en el medio científico que es el de las dosis infinitesimales.

A partir de la elaboración de la escala centesimal que fue la primera en descubrir, deja claramente sentado **cómo** es que deben prepararse los remedios: se mezcla una gota de tintura madre y noventa y nueve de alcohol y se agitan vigorosamente sobre un sillón de cuero o la tapa de un libro y se obtiene la primera centesimal. De aquí se toma una gota y se repite el procedimiento llegando a preparar la segunda centesimal y así sucesivamente. Con esta dilución es que se impregnan los glóbulos de lactosa o el agua destilada, se rotulan y, de esta manera, se prescribe a los enfermos. De este modo se evitan los efectos secundaros tóxicos de la sustancia y solamente quedan los efectos dinámicos y curativos.

En esta época de soledad, Hahnemann vive solamente con dos de sus hijas ya que los otros han fallecido, se han suicidado o simplemente han desaparecido. Aquí es cuando el destino le depara la llegada de su segunda esposa, la mujer que le acompañaría hasta el final de su vida, Melanie D'Hervilly, quien aquejada de una posible tuberculosis pulmonar incipiente, oyó hablar de la Homeopatía y de su fundador el Dr. Samuel Hahnemann. Viaja a Köthen con el propósito de consultarlo, le expone sus síntomas y él le escucha con gran atención haciendo sus anotaciones. La prescribe y los buenos resultados no se hacen esperar, la mejoría clínica es notable y poco a poco va mejorando hasta alcanzar la plena salud. A su vez empieza a conocer la vida y los logros de Hahnemann por quien siente un profundo respeto y gran admiración. Al verse curada comprendió que la doctrina homeopática era un beneficio para la humanidad y que sería lamentable que se perdiera en Alemania en medio de tantos detractores y no trascendiera las fronteras del país para difundirse por todo el mundo.

Del amor platónico de ella hacia el maestro surge la idea de consolidar un matrimonio y no solamente esto, sino también su partida hacia su nueva y última residencia, París. En 1835 se casan y se trasladan a la casa de Melanie en donde desde un principio empiezan a tener un gran éxito con los enfermos.

Las curaciones de enfermos crónicos se suceden aumentando el prestigio y la envidia del gremio médico hacia Hahnemann, quien debido a su avanzada edad y al esfuerzo sin descanso por propagar la Terapéutica Homeopática desde hacía muchos años, cada día se agota más recrudeciéndose su bronquitis crónica. En la madrugada del 2 de julio de 1843, rodeado de Melanie y sus más cercanos discípulos, fallece, no sin antes reconocer con su característica humildad que el descubrimiento de la Homeopatía debe agradecerse solamente a Dios y no a él quien solo ha sido un instrumento de la voluntad divina.

CRONOLOGÍA DE SU PRODUCCIÓN LITERARIA Y CIENTÍFICA

- *Disertación inaugural médica. Conceptos etiológicos y terapéuticos de las afecciones espasmódicas.* Erlangen. 1799.
- *Los primeros pequeños tratados en el segundo fascículo de Observaciones médicas del cáncer.* Quedinburg. 1782.
- *Guía para el tratamiento de las viejas llagas y úlceras.* Leipzig. 1784.
- *Acerca del envenenamiento por el arsénico, su tratamiento e investigaciones jurídicas.* Leipzig. 1786.
- *Dificultades en la preparación del álcali mineral por la potasa y la sal marina, medios de vencerla.* Anales de la Química de Crell. 1787.
- *Prejuicios en contra del carbón de piedra, manera de mejorar este combustible. Trabajo original con grabados.* Dresde. 1787.
- *Influencia de diversos gases sobre la fermentación del vino.* Anales de la Química de Crell. 1788.
- *Medios de reconocer el hierro y el plomo en el vino.* Anales de la Química de Crell. 1788.
- *Novedades acerca de la bilis y los cálculos biliares.* Anales de la Química de Crell. 1788.

- *Medio poderoso para detener la putrefacción*. Anales de la Química de Crell. 1788.
- *Fracasos de algunos pretendidos descubrimientos modernos*. Anales de la Química de Crell. 1789.
- *Carta dirigida a Crell sobre la Barita*. Anales de la Química de Crell. 1789.
- *Descubrimiento de un nuevo principio constituyente de la plombagina*. Anales de la Química de Crell. 1789
- *Investigación sobre el principio astringente de los vegetales*. Anales de la Química de Crell. 1789.
- *Manera exacta de preparar Mercurius solubilis*. Halle. 1789.
- *Instrucciones a los cirujanos sobre las enfermedades venéreas*. Leipzig. 1789.
- *Preparación completa de Mercurius solubilis*. Anales de la Química de Crell. 1790.
- *Insolubilidad de algunos metales y sus óxidos en amoniaco cáustica*. Anales de la Química de Crell.
- *Contribuciones al arte de analizar el vino*. Leipzig. 1792.
- *Preparación de la sal*, de Gauber. Anales de la Química de Crell. 1792.
- *El amigo de la salud*. Frankfurt (1792). Leipzig (1795).
- *Lexicón Farmacéutico*. 4 volúmenes. Leipzig.
- *Preparación del Amarillo*, de Casell. Erfurt. 1793.
- *Manual para las madres sobre la educación de los hijos*. Leipzig. 1796.
- *Curación y prevención de la fiebre escarlatina*. Gotha. 1801.
- *El café en sus efectos*. Leipzig. 1803.
- *Esculapio en el platillo de la balanza*. Leipzig. 1805.
- *La medicina de la experiencia*. Berlín. 1805.
- *Fragmento de un nuevo método para experimentar los medicamentos en el hombre sano*. Leipzig. 1805.
- *Organon de la medicina racional*. Dresde. 1810.
- *Organon del arte de curar*, segunda edición. 1819.
- *Organon del arte de curar*, tercera edición. 1824.
- *Organon del arte de curar*, cuarta edición. 1829.
- *Organon del arte de curar*, quinta edición. 1833.
- *Organon del arte de curar*, sexta edición. 1842. Editado hasta 1921.
- *Disertación histórico médica, sobre el heleborismo de los antiguos*. Leipzig. 1812.
- *Materia médica pura*, 6 tomos, 1811-1821.

- *Materia médica pura*, segunda edición, 1822-1827. Dresde.
- *Las enfermedades crónicas, su naturaleza especial y su tratamiento homeopático*, 3 tomos. Dresde y Leipzig. 1828.
- *Alopatía, una palabra de advertencia a personas enfermas*. Leipzig. 1831
- *Apelar al pensamiento filantrópico respecto al modo de propagación del* **cólera** *asiático*. Leipzig. 1831.
- *Carta sobre la curación del* **cólera**. Leipzig. 1831.
- *Cura segura y la erradicación del* **cólera** *asiático*. Leipzig. 1831.
- *Introducción al repertorio de remedios antipsóricos y del sistema del Repertorio Alfabético del Repertorio Homeopático*, del Dr. Bönninghausen. 1833.
- *Repetición de un medicamento homeopático*. 1833.

TRADUCCIONES

- *Ensayos y observaciones fisiológicas*, de John Stedman. Leipzig. 1777.
- *Un ensayo sobre la hidrofobia*, de Nugent. Leipzig. 1777.
- *Sobre las aguas usadas comúnmente para baño*, de William Falconer, 2 volúmenes. Leipzig. 1777.
- *Práctica moderna de la medicina*, de Ball, 2 volúmenes. Leipzig. 1777 y 1780.
- *El arte de fabricar los productos químicos*, de Demachy. 1784.
- *El arte del destilador licorista*, de Demachy. Leipzig. 1785.
- *El arte del vinagrero*, de Demachy. Leipzig. 1785.
- *Pureza y falsificación de los medicamentos*. Dresde. 1787.
- *Investigación sobre la naturaleza, causa y tratamiento de la consunción pulmonar, con algunas observaciones en una última publicación del mismo tema*, de Michael Ryan. 1790.
- *El arte de fabricar vino*, de Adam Fabbioni. Leipzig. 1790.
- *Consejo al sexo femenino en estado de embarazo o puerperio y el manejo de los niños en la primera parte de la vida*, de Johann Grigg. Leipzig. 1791.
- *Anales de la Agricultura y de otras ciencias útiles*, de Arthur Young. Leipzig. 1791.
- *Tratado de Materia Médica*, de William Cullen, 2 tomos. Leipzig. 1790 y 1791.

- *Una química moderna y farmacológica y la Materia Médica*, de Donald Monroe. Leipzig. 1791.
- *Ensayo analítico sobre el aire puro y de las diferentes especies de aire*, de De la Methiere. Leipzig. 1791.
- *Observaciones químicas sobre el azúcar*, de Edward Rigby. Dresde. 1791.
- *Materia Médica*, de Albrecht von Haller. Leipzig. 1806.

LAS ÚLTIMAS INVESTIGACIONES DE HAHNEMANN

Hahnemann en ningún momento dejó de producir y de perfeccionar la Homeopatía, aun en los últimos años de su vida aportó su experiencia a los médicos de la posteridad. En la sexta edición del *Organon del arte de curar*, fechada en febrero de 1842, amplía el concepto sobre la acción dinámica y la administración de los medicamentos, el principio vital, las vías de administración distintas a la de la vía oral como es la olfación y la vía tópica aplicada sobre la piel. El concepto más valioso e importante fue con respecto a las enfermedades crónicas y la escala cincuentamilesimal a las cuales hace referencia en el Parágrafo n.º 272, la nota de pie de página 150 y en el *Tratado de las enfermedades crónicas*, segunda edición.

En un artículo anterior al que tituló *Sobre las pequeñas dosis de medicamentos*, afirma lo siguiente: El frotamiento de una sustancia mezclada con azúcar de leche ejerce una influencia tan poderosa que no solamente desarrolla las fuerzas físicas interna de los cuerpos de la naturaleza, el calórico, el olor, etc., sino que también exalta a un límite sorprendente, la potencia medicamentosa de las sustancias naturales. Lo que se ignoraba hasta el momento actual, al parecer yo mismo he descubierto esta última propiedad, cuya influencia es tan grande que gracias a ella sustancias a las que nunca se les había reconocido propiedades medicamentosas, adquieren una energía sorprendente. Además, contribuye en gran medida al tratamiento de las enfermedades crónicas disminuyendo la posibilidad de presentar una agravación con el empleo de la escala cincuentamilesimal que debido al proceso de trituración, raspado, dilución y sucusión tiene una acción terapéutica profunda, una corta duración y contribuye a un proceso curativo más suave y con menos agravaciones.

La innovación que hace Hahnemann sobre estas diluciones de 1:500 fue con la intención de que estas potencias tuvieran una acción más suave, rápida y de uso prolongado, incluso en dosis diarias en contraste a lo que señalaba en la 5.ª edición del Organon, donde indica dar una sola dosis alta de la escala centesimal y luego esperar y no dar dosis adicionales a menos que reaparecieran los síntomas iniciales.

Estuvo convencido teóricamente de la infinita divisibilidad de la materia; aun la más pequeña parte de la dilución más alta contendría todavía sustancia original y nunca se llegaría a no tener nada, siempre y cuando se hiciera bajo las estrictas normas de las reglas de preparación homeopáticas.

APORTACIONES DE LOS ÚLTIMOS OCHO AÑOS DE SU VIDA (1835-1843)

- **Potencias LM:** es la proporción del medicamento homeopático diluido de 1/499 como método ideal para el tratamiento tanto de las enfermedades agudas como crónicas.
- **Sucusión:** efecto mecánico de agitación del medicamento antes de cada toma, para energetizar el efecto terapéutico.
- **Presentación farmacéutica:** creó el glóbulo como vehículo para la solución hidroalcohólica medicinal. Cuando este se agita, su movimiento puede ser oscilatorio y trepidatorio, activando su eficacia.
- **Método plus:** método que consiste en disolver el remedio homeopático en agua, para tomar cucharadas y tratar padecimientos agudos y crónicos. Antes del año 1835 prescribía potencias en la escala centesimal solamente en dosis en seco, sin disolver y de manera poco frecuente, esperando a que su acción terminara antes de repetirla, cambiar o subir la potencia.
- **Intercurrencia y cambio de medicamento:** en esta época usó medicamentos intercalados dependiendo de si la mejoría se detenía o aparecían nuevos síntomas, tanto en los casos agudos como en los padecimientos crónicos usando un medicamento por vez. En ocasiones prescribía *sulphur* cuando el cuadro se estancaba en su evolución, y después reanudaba el medicamento prescrito inicialmente.

- **Potencia y frecuencia:** prescribió los medicamentos homeopáticos en método plus con mayor frecuencia, en ayunas y por tiempos prolongados.
- **Supresión:** quitar síntomas sin modificar o disminuir la predisposición morbosa heredada. Suprimir los síntomas locales sin mejorar los generales o mentales sin tomar en cuenta la totalidad o la persona enferma.
- **Enfermedad crónica o miasma:** estado morboso constitucional heredado y heredable, causa primordial de todas las enfermedades.

INTRODUCCIÓN DE LA HOMEOPATÍA EN MÉXICO

Los primeros homeópatas españoles

La Homeopatía se introduce en México alrededor del año 1849 con la llegada del médico homeópata catalán Dr. Cornelio Andrade y Baz. Otras fuentes históricas señalan que el primer médico en llegar al país fue el Dr. Ramón Comellas también originario de Cataluña, en el año de 1850, procedente de Cuba comisionado para combatir una epidemia de fiebre amarilla, lo cual realizó con éxito. Como estímulo a su trabajo, el presidente Santa Ana le otorgó un permiso para ejercer la Homeopatía. Tuvo como primer discípulo al Dr. Julián González, originario de Castilla.

Otros médicos españoles que llegaron al país fueron el Dr. Narciso Sanchiz en 1855, el Dr. Pascual Bielsa en 1856 y los doctores Jaime y José Puig, quienes dieron un gran impulso a la Homeopatía fundando un hospital ubicado en las calles de Leandro Valle, el cual tuvo que ser cerrado poco tiempo después debido a la presión que hicieron los médicos de la época.

Los primeros médicos mexicanos convertidos a la Homeopatía

En 1860, el Dr. Rafael Degollado, director del Hospital de San Pedro y San Pablo, adoptó la Homeopatía y se asoció a los doctores Comellas y González para difundirla. En 1871, con sus propios recursos, fundó en San Miguel Allende el primer hospital homeopático del país. Otros destacados médicos mexicanos que ejercieron en la ciudad de Toluca y Puebla fueron los doctores Miguel Cruz, el Dr. Marchena y Santos Rubio. En Veracruz se estableció el Dr. Talavera.

El Dr. José Puig, destacado médico catalán, tuvo como discípulo al Dr. Crescencio Colín, quien fue uno de los primeros médicos mexicanos en convertirse a la Homeopatía. Los primeros médicos mexicanos egresados de la Escuela Nacional de Medicina que abrazaron la Homeopatía fueron Ignacio Fernández de Lara, Joaquín Segura y Pesado, Ignacio Montaño y Alberto Gómez Romero.

Fundación del Instituto Homeopático Mexicano

Estos médicos, junto con Julián González, Crescencio Colín y otros, fundaron en 1869 el Instituto Homeopático Mexicano que funcionó hasta 1923. En septiembre del mismo año se publicó el primer número del *Propagador Homeopático* a cargo del Dr. Francisco Pérez Ortiz. Este Instituto estableció comunicación científica con sociedades homeopáticas de Europa y Estados Unidos; este hecho fue muy importante ya que médicos posteriores hicieron traducciones de obras clásicas del inglés o francés al idioma español. De los médicos más destacados de esa época se encuentra el Dr. Julián González, quien llega a México en 1864. Establece su primer consultorio y farmacia en la calle de la Moneda. En 1871, el consultorio del Dr. González y de otros médicos como Comellas y Degollado, fueron clausurados por el Consejo Superior de Salubridad debido a las presiones de los farmaceutas y médicos alópatas.

Se decide enviar un documento al presidente Juárez en donde se manifiesta la inconformidad ante este hecho, quien responde que el Consejo podrá intervenir siempre y cuando hubiera homeópatas dentro de su seno para poder decidir cuáles farmacias deberían cerrarse o continuar operando.

Medios de divulgación de la Homeopatía

Se publicó el primer periódico *La Gaceta Homeopática*, órgano de la Sociedad Homeopática Mexicana. *La Reforma Médica*, **órgano** del Instituto Homeopático Mexicano cuyo director fue el Dr. Ignacio Fernández de Lara. *La Homeopatía*, órgano de la Sociedad Hahnemann y del cual fue director el Dr. Juan Arriaga; se publicó desde el año 1894. *La Propaganda Homeopática* fundada en 1901, del cual fue director y fundador el Dr. Juan Antiga. *El Compendio Internacional* cuyos directores eran en Filadelfia el Dr. Eduardo Fornias y en México los doctores Joaquín Segura y Pesado e Ignacio Fernández de Lara. El impulso que dieron los renombrados médicos a la Homeopatía culminó en el año de 1895.

Fundación del Hospital Nacional Homeopático y la Escuela Nacional Homeopática

En 1893 se fundó el Hospital Nacional Homeopático cuyo primer director fue el Dr. Ignacio Fernández de Lara. El 31 de Julio de 1895 se reconoció oficialmente la enseñanza y práctica de la Homeopatía. De acuerdo con ese decreto fue creada la Escuela Nacional de Medicina Homeopática, la cual contó con el apoyo del presidente Porfirio Díaz quien fue tratado de una osteomielitis por el Dr. Joaquín Segura y Pesado, siendo este su primer director. El Hospital Nacional Homeopático fue el lugar donde los estudiantes realizaron sus prácticas; ocupó el terreno donado por el Lic. Romero Rubio y dependió del Ministerio de Gobernación lo cual aumentó la importancia de la Homeopatía. La edificación del hospital se hizo gracias a los fondos particulares de los doctores Segura y Pesado, Fernández de Lara y otros.

Además del Dr. Segura y Pesado que fungió como director, tomaron parte del cuerpo docente los doctores Ignacio Montaño, Fernández de Lara Fidel de Regules, Joaquín González y Fernando Gómez. La Escuela Nacional Homeopática fue fundada el primero de enero de 1896. Su primera residencia estuvo en la calle de la Canoa número 6 y 7 hoy Donceles en el Centro Histórico, posteriormente pasó a la calle de Santa Teresa n.º 18 (hoy república de Guatemala). En enero de 1897 se trasladó al Hospital Nacional Homeopático situado en puente de San Antonio Abad (hoy esquina de Chimalpopoca y Cinco de febrero).

Para ingresar a la escuela era indispensable haber cursado el bachillerato en Ciencias biológicas. En el título expedido se especifica que el alumno egresado es Médico (conocimientos correspondientes de toda institución docente médica), Homeópata (que tiene además el conocimiento de la Homeopatía para ejercerla como sistema médico),

Cirujano (tiene los conocimientos básicos de esta rama de la Medicina), y Partero (conocimientos básicos de la obstetricia).

En el año de 1923, la Escuela Nacional de Medicina y Homeopatía por acuerdo del Secretario de Salud Pública, Lic. José Vasconcelos, pasó a depender de la Universidad Nacional Autónoma de México, se denominó "Facultad de Medicina Homeopática". El local se ubicó en la calle de Puente de Alvarado n.º 78. A causa de las envidias y discusiones entre homeópatas y alópatas y alegando un alto presupuesto para la facultad, esta desaparece. Queda como una especialidad, exigiéndose que, para titularse, es indispensable antes haber estudiado en la Facultad de Medicina.

A partir de 1926, el Gobierno expidió otro decreto para evitar que despareciera. La Escuela pasó a ser uno de los pilares fundadores del Instituto Politécnico Nacional. En 1937, el Departamento de Enseñanza Superior Técnica, Industrial y Comercial la incluyó en la sección II, correspondiente a las Ciencias biológicas. La escuela abrió sus puertas a todos los hombres del país, lo cual solidificó las bases experimentales de la Homeopatía. Se hicieron gestiones para relacionarla con sociedades científicas nacionales y extranjeras con el propósito de dar a conocer sus alcances terapéuticos y sus bajos costos; se dotó a la escuela de las instalaciones adecuadas y se le ubicó en la unidad profesional Zacatenco. El nombre de la escuela fue cambiado por decreto presidencial en 1971 de Escuela Nacional Homeopática a Escuela Nacional de Medicina y Homeopatía. A finales de este año se construyó el nuevo edificio para la escuela.

Su domicilio actual es Arroyo de La Escalera n.º 239, Ticomán, fraccionamiento La Escalera. Ofrece la carrera de Médico Cirujano y Homeópata con una duración de 7 años; además, se imparte en la Sección de Estudios de Posgrado e Investigación la Especialización en Terapéutica Homeopática para médicos titulados.

Fundación de la Escuela Libre de Homeopatía

Mientras la Escuela Nacional Homeopática se sostuvo por el amor e iniciativa de sus fundadores sin recibir remuneración alguna, funcionó adecuadamente hasta que intervinieron intereses económicos y subsidios que agrietaron la solidez del altruismo de algunos médicos y comenzó a generarse inconformidad, ya que la política de la institución cambió; ya no se rigió por los principios humanistas sino por los económicos. Un destacado médico homeópata, el Dr. Higinio G. Pérez, encabezó el movimiento de disidencia y fundó la Escuela Libre de Homeopatía con sus propios recursos económicos en 1912. Un decreto oficial fechado el 22 de octubre de 1929 otorgó reconocimiento oficial a las escuelas libres, incluyendo a la de Homeopatía.

En un decreto posterior, del 18 de enero de 1930, el presidente Emilio Portes Gil ratifica la oficialidad de la escuela; hasta la fecha funciona con el reconocimiento oficial de la Secretaría de Educación Pública. En 1912, la Escuela Libre exigía Bachillerato, además de que el plan de estudios era de 5 años más el Servicio social.

De esta institución han egresado los más notables Maestros de la Homeopatía en México, como Eliud García Treviño, Alfredo Zendejas Lara, Leonardo Jaramilo, Eulalio Darío Flores, Proceso Sánchez Ortega, David Flores Toledo, Ranulfo Romero Moreno, entre otros.

La Escuela Libre de Homeopatía se encuentra ubicada en la calle de Santa Lucía n.º 7 en la Colonia Peralvillo, tiene reconocimiento oficial y a los egresados se les otorga un título y cédula profesional como a cualquier otro médico.

Fundación de la Sociedad de Médicos Homeópatas

En 1916 se fundó la Sociedad de Médicos Homeópatas por los doctores Herrera y Salas con el objetivo de que no se perdiera la Homeopatía, sino que, al contrario, pudiera difundirse y tener mayores logros en la sociedad mexicana. Solamente funcionó un año ya que se disolvió en 1917, sin embargo, algunas obras, así como un repertorio de tarjetas, una materia médica y un prontuario homeopático nacieron de la pluma de algunos de sus integrantes, como los doctores Juan Arriaga, Luis G de Legarreta y Manuel Lizama.

En el decreto de la fundación del Hospital y la Escuela Nacional Homeopática se establece que el Hospital Nacional Homeopático se creó para servir de práctica a los estudiantes de la Escuela de Homeopatía, que solamente podrán ejercerla los médicos y que los homeópatas tienen las mismas obligaciones y derechos que los alópatas.

Fundación de Homeopatía de México A.C.

Fue fundada en 1960 por los doctores Proceso Sánchez Ortega, David Flores Toledo y Ranulfo Romero Moreno, egresados los tres de la Escuela Libre de Homeopatía. Tuvo su primer domicilio en la Avenida Insurgentes n.º 300, posteriormente se trasladó a Rubén Darío n.º 54 Colonia Moderna, y recientemente se ubicó en la calle de Tlaxcala n.º 58, Col. Condesa.

Se estudia el posgrado con duración de dos años y medio, y está dirigido tanto a los médicos egresados de escuelas homeopáticas que quieran perfeccionar sus conocimientos como a egresados de escuelas alopáticas que se quieran iniciar en el estudio de la Homeopatía.

Cabe mencionar que sin afán de lisonjear a nadie en particular, los médicos que nos hemos formado en esta institución podemos estar agradecidos por la fortuna de haber aprendido los fundamentos doctrinarios y clínicos de la Homeopatía como en ninguna otra escuela, ya que esta cuenta con la enorme experiencia de Maestros como el Dr. Proceso Sánchez Ortega, David Flores Toledo, Ranulfo Romero, entre otros, todos ellos egresados de la Escuela Libre de Homeopatía y fieles seguidores del más puro espíritu hahnemanniano.

BIBLIOGRAFÍA

ANCAROLA, Ricardo, *Fundamentos de teoría homeopática.* España, Miraguano ediciones, 1995.

ANCAROLA, Ricardo, *Tratamiento homeopático del enfermo crónico,* España, Miraguano ediciones, 1990.

ANCAROLA, Ricardo, *Medicina homeopática, crítica y experiencias clínicas,* España, Miraguano ediciones, 1989.

BLACKIE, CLOSE, ROBERTS & WRIGHT, *Clínica homeopática,* Argentina, Editorial Albatros, 1987.

DEMARQUE, Denis, *Homeopatía, medicina de la experiencia,* México, Editorial Propulsora de Homeopatía, 1987.

DE SCHEPPER LUC., *Hahnemann Revisited,* Full of life publishing, 2002.

DEWEY, W. A, *Esencialidades de farmacia homeopática,* India, B. Jain Publishers, 1987.

CORMILLOT P., P. Benkemoun, *et al.*, *Tratado de homeopatía,* España, Editorial Paidotribo, 2000.

EYZAYAGA, Francisco Xavier, *Tratado de medicina homeopática,* Argentina, Editorial Marecel, 1988.

FLORES TOLEDO, David, *Iniciación a la homeopatía,* México. Editorial Porrúa, 1995.

GÁNDARA GARCÍA, Raúl, *Heurística de las bases filosóficas de la homeopatía* (Tesina), México, Escuela nacional de medicina y homeopatía, Ipn, 1994.

GUAJARDO BERNAL, Germán, *El estudio de la farmacodinamia homeopática (desde la perspectiva hahnemanniana-kentiana),* México, Instituto politécnico nacional, 1988.

GUAJARDO BERNAL, Germán, *La Homeopatía y el método,* México, Talleres gráficos de Laredo, 2004.

GUAJARDO BERNAL, Germán, *Posología homeopática de la escuela hahnemanniana-kentiana,* México, Instituto politécnico nacional, 1996.

Gunavante, S. M., *Introduction to homoeopathic prescribing,* India, B. Jain Publishers, 2000.

HAHNEMANN, Samuel, *Organon de la medicina,* Argentina, Editorial Albatros, 1986.

Kent james, Tyler, *Filosofía homeopática*, Argentina, Editorial albatros, 1990.

Köhler, Gerhard, *Manual de Homeopatía fundamentos y aplicación*, España, Editorial Paidotribo, 1990.

Lain Entralgo, Pedro, *Historia universal de la medicina*, España, Salvat editores, 1978.

Larnaudie, Roger, *La vida sobrehumana de Hahnemann, fundador de la homeopatía*, **México**, Fernando Aldape barrera, 1975.

Martínez Fragoso, Gabriel, *Biografía de homeópatas universales*, India, B. Jain Publishers, 2001.

Medina, Conrado, *Doctrina homeopática*, India, B. Jain publishers, 1990.

Mendiola Quezada, Roberto, *Bases científicas de la homeopatía*, **México**, Instituto Politécnico Nacional, 1982.

Micozzi, Marc S., *Fundamentos de medicina alternativa y complementaria*, España, Editorial Paidotribo, 2000.

Morales López, Raúl, *Síntesis de farmacia homeopática (técnicas y prácticas)*, México, Editores e Impresores Foc, 1990.

Oseguera Anguiano, Jorge, *Antecedentes históricos del inicio de la Homeopatía en México*, México, La Homeopatía de México, Vol. 3, Editorial Propulsora de Homeopatía, 1996.

Paschero, Tomás Pablo, *Homeopatía*, Argentina, El Ateneo, 1986.

Pascual, Teresa y Trinidad Ballester, *Curso de homeopatía*, España, Miraguano, 1989.

Roberts, Herbert A., *Los principios y el arte de curar con la homeopatía*, Argentina, Editorial Albatros, 1983.

Sánchez Ortega, Proceso, *Apuntes sobre los miasmas*, México, Editorial Biblioteca de Homeopatía de México, 1988.

Sánchez Ortega, Proceso, *Apuntes sobre clínica integral hahnemanniana*, **México**, Editorial Biblioteca de Homeopatía de México, 2003.

Schmidt, Pierre, *El arte de interrogar*, India, B. Jain Publishers, 1993.

Uribe, Fabián y Benjamín Jiménez, *Farmacopea homeopática*, India, B. Jain Publishers, 2002.

Capítulo II

Epistemología y Homeopatía

La Homeopatía y su ubicación dentro de la epistemología

La epistemología es la rama de la filosofía que trata sobre los problemas filosóficos que rodean la teoría del conocimiento. Se ocupa de la definición del saber y de los conceptos relacionados, de las fuentes, los criterios, los tipos de conocimiento posible y el grado en que cada uno resulta cierto así como la relación exacta entre el que conoce y el objeto conocido.

En su acepción más básica, conocer es obtener un dato sobre algo. El conocimiento es el resultado de esa información acerca del objeto. Luego, entonces, la teoría del conocimiento es una doctrina filosófica, lo cual implica un deseo de conocimiento y de saber.

El conocimiento científico y el no científico

Dentro de los problemas fundamentales que plantea la Teoría del Conocimiento es la relación entre conocimiento científico y no científico. Desde una perspectiva racionalista, el modelo de cualquier forma de conocimiento es el conocimiento científico. Si esta posición se lleva al extremo, puede incluso llegarse a negar cualquier otra forma de conocimiento que no sea el científico. De acuerdo con este concepto, no parece tener mucho sentido hablar de conocimiento religioso o artístico dentro del ámbito de la Ciencia, sino ubicarlos dentro de sus respectivas áreas. Existen muchas teorías del conocimiento, pero dos de las más importantes son el racionalismo y el empirismo.

El origen del conocimiento

Racionalismo

Es la doctrina epistemológica que sostiene que la causa principal del conocimiento reside en el pensamiento, en la razón. Afirma que un conocimiento solo es realmente tal cuando posee necesidad lógica y validez universal. Las matemáticas son un ejemplo de ciencia racional. Filósofos destacados en esta corriente: René Descartes y Wilhelm Leibniz.

Empirismo

Para esta corriente filosófica la única causa del conocimiento humano es la experiencia. Según el empirismo, no existe un patrimonio *a priori* de la razón. La conciencia cognoscente no obtiene sus conceptos de la razón, sino de la experiencia. Las ciencias naturales son un ejemplo de la ciencia empírica. Filósofos destacados en esta corriente: Francis Bacon y John Locke.

La epistemología ha sido considerada como una teoría del conocimiento. Sin embargo, en el siglo XX los filósofos se interesaron principalmente por construir una teoría del conocimiento científico. Trataron de conseguir un sistema unitario de saber y conocimiento, lo cual requería la unificación del lenguaje y la metodología de las distintas ciencias.

Las características fundamentales del conocimiento científico son las siguientes:

Los conocimientos que se obtienen siempre se refieren a un aspecto muy concreto de la realidad, ya que se ocupa de aquellas partes de la realidad que son observables. Las explicaciones científicas deben ser aplicables a todos los objetos de una misma clase.

El conocimiento científico se considera verdadero hasta que surja una ley o teoría que explique mejor los hechos. Los enunciados científicos se expresan matemáticamente.

Métodos particulares de la ciencia

Experimentales: método hipotético-deductivo. Formales: método formal-axiomático. Sociales o humanas: método hermenéutico.

Método hipotético-deductivo

Dentro de sus principales características encontramos las siguientes:

Trata de descubrir los aspectos más relevantes de la realidad a partir de su observación.

Elabora una hipótesis: una vez observado el hecho, se supone una causa para este hecho. En la medida de lo posible, esta es formulada como una relación matemática.

Es prioritario formular una hipótesis que sea compatible con los hechos observados, debe satisfacer y cumplir nuevos hechos.

Debe permitir elaborar predicciones que permitan verificar o anular las hipótesis.

Debe permitir la experimentación.

Cuando la hipótesis alcanza un gran número de pruebas a favor, no existen hechos contrarios y es aceptada por la comunidad científica, comienza a denominarse Ley.

Método formal-axiomático

Puede ser: un complemento de símbolos elementales, un conjunto de axiomas, una serie de reglas de definición que permiten introducir nuevos símbolos a partir de los símbolos elementales, un conjunto de reglas de deducción que permiten pasar de proposiciones verdaderas a otras nuevas proposiciones.

Método hermenéutico

Su finalidad consiste en comprender o interpretar los hechos humanos. Se trata de interpretar los hechos basándonos en ciertos conocimientos previos. Sus principales características refieren lo siguiente: toda comprensión se realiza desde una precomprensión, se trata de dotar de sentido al conjunto de datos que se están analizando para comprender un hecho humano.

Investigaciones con enfoque hipotético-deductivo

En este enfoque el conocimiento debe estar organizado alrededor de conceptos o principios fundamentales. Es a partir de la comprensión de estos conceptos, cuando el investigador desarrolla su capacidad de deducir hechos y de hacer aplicaciones particulares. El concepto principal es que está basado en el supuesto de que todo el conocimiento se puede obtener en forma deductiva a partir de un conjunto pequeño de ideas generales abstractas considerándolas verdades básicas.

El progreso científico

Cualquier conocimiento científico, para poder tener vigencia, tiene que progresar: los nuevos conocimientos se añaden a los anteriores para aumentar nuestro grado de conocimientos de la realidad. Otros autores dicen que el progreso se realiza por sustitución, es decir, los nuevos conocimientos sustituyen a los anteriores.

Según Kuhn, un reconocido filósofo norteamericano de la ciencia, un Paradigma que es un conjunto de creencias que profesa la comunidad científica, en el tiempo que se encuentra vigente se pasa por una etapa de ciencia normal. Sin embargo, si empieza a ser insuficiente para explicar los cambios continuos de la realidad; dicho Paradigma entra en crisis y aparece un Paradigma rival para explicar los hechos. Cuando este paradigma rival es aceptado por toda la comunidad se produce una revolución científica volviendo a una etapa de ciencia normal.

Paradigma de la Homeopatía

La Homeopatía tiene el siguiente paradigma:

1.- Es un enfoque médico terapéutico nacido en el siglo XIX fundamentado en La Ley de Semejantes como el eje de su terapéutica. Hipócrates enunció "**Úsense** los semejantes para las enfermedades de causa conocida y los contrarios para las de causa desconocida".

2.- Otro enunciado Hipocrático reza: *Naturae morborum medicatrix*, como la capacidad natural de autocuración del organismo y el cual hay que estimular para potenciar el restablecimiento de la salud.

3.- La experimentación pura de las sustancias en el sujeto relativamente sano, como la guía **más segura para conocer las propiedades terapéuticas de las drogas dinamizadas y emplearlas en el sujeto enfermo.**

4.- El vitalismo como postura filosófica adaptada a la medicina y paradigma central para explicar el fenómeno salud-enfermedad.

5.- El uso terapéutico de dosis infinitesimales, en contraste con las dosis moleculares y con severos efectos colaterales usadas en su época.

6.- La individualidad morbosa-medicamentosa como una ecuación terapéutica muy precisa. Para cada modo individual de reaccionar corresponde un medicamento con los mismos síntomas característicos experimentados previamente.

7.- Una predisposición mórbida heredada y heredable denominada miasma, que es la verdadera causa de todas las enfermedades crónicas.

Dentro del origen de sus conocimientos se ubica dentro de las dos principales teorías, y *es racional* ya que posee elementos de ciencia racional (lógica y validez universal). Cuando Hahnemann capta la relación de semejanza entre las enfermedades febriles tratadas con la corteza de *Cinchona* y los fenómenos producidos después de la ingestión de estos polvos en su organismo, está utilizando la lógica.

Cuando extrapola este descubrimiento a las demás drogas usadas en su época y reproduce el mismo fenómeno de agravación medicamentosa, llega a la conclusión de que existen en el Universo sustancias que pueden reproducir en el hombre sano un conjunto de signos y síntomas semejantes a las enfermedades naturales, está validando su descubriendo en forma universal.

También es empírica ya que los conocimientos obtenidos se basan en la experiencia. El padre de la Homeopatía antes de dar a conocer sus descubrimientos, estudió las experiencias de los médicos antiguos y contemporáneos con respecto al modelo salud-enfermedad y sus principios terapéuticos. De hecho, la heurística de las bases filosóficas de la Homeopatía tiene una clara influencia en las obras de Hipócrates, Galeno, Paracelso, Van Helmont, Stahl, Barthez, entre otros. Su método particular es hipotético-deductivo.

Descubre los hechos más relevantes de la realidad, a partir de una observación. La curación de las fiebres tercianas y cuartanas con la corteza del **árbol** de la *Cinchona*, y la reproducción experimental de un cortejo sintomático en el hombre relativamente sano semejante a la enfermedad febril, cuando se ingieren los polvos de la corteza.

Permite elaborar hipótesis una vez observado el hecho. Primera: Todas las drogas en dosis masivas tienen la capacidad de provocar signos y síntomas en el hombre relativamente sano. La segunda hipótesis (después de constatar la agravación medicamentosa en los sujetos) fue: Si dinamizo las drogas (por medio de la trituración, dilución y sucesión), puedo provocar una reacción terapéutica siempre y cuando los síntomas provocados por la droga y los de la enfermedad natural guarden una relación de semejanza.

Debe permitir elaborar predicciones que verifiquen o anulen las hipótesis. El testimonio de innumerables **éxitos** con la Homeopatía ha verificado la hipótesis inicial de la ley de semejantes. Sin embargo, no podemos dejar de mencionar los fracasos de la Homeopatía, sobre todo en casos crónicos de carácter orgánico e incurable.

Debe permitir la Experimentación. De hecho, el principio doctrinario más científico de la Homeopatía es la experimentación pura. Mediante este método conocemos la capacidad que tiene una sustancia de producir y curar síntomas.

Cuando la hipótesis alcanza un gran número de pruebas a favor, no existen hechos contrarios y es aceptada por la comunidad científica, comienza a denominarse Ley. En este punto es donde la Homeopatía, aunque tiene a su favor un gran número de testimonios de mejoría y curación en muchas enfermedades, aún no es aceptada en su totalidad por la comunidad científica debido a que se desconocen sus modos de acción en el organismo.

En cuanto al progreso científico, el Paradigma de la Homeopatía produjo una revolución científica ya que sustituyó durante un tiempo al viejo concepto humoralista de causa material hipocrático-galénico vigente en su época. Hahnemann tuvo muchos seguidores en Europa y América, pero lamentablemente con el correr de los años el modelo salud-enfermedad vitalista propuesto no pudo sostenerse, precisamente porque en la década de 1880 nació el nuevo paradigma: La teoría de las enfermedades infecciosas, así como la anatomía patológica, el descubrimiento de la anestesia, el desarrollo de las técnicas quirúrgicas y la farmacoterapia.

Otro punto importante que es necesario aclarar es que los homeópatas posteriores a Hahnemann, a pesar de conocer las obras de médicos y científicos contemporáneos, no se interesaron en incorporarse al progreso científico y prefirieron enseñarla y practicarla dentro del paradigma vitalista. Es de este modo como se encuentra la Homeopatía en nuestros días.

La Homeopatía y su teoría del conocimiento

A pesar de todas las objeciones anteriores, la Homeopatía ocupa un lugar destacado dentro las medicinas complementarias por varias razones. Tiene un marco teórico muy bien definido basado en la doctrina y la experiencia clínica de más de doscientos años, aunque aún le falta una mayor investigación científica.

Algunas terapéuticas posteriores a su aparición están inspiradas en la Homeopatía, como por ejemplo: la homotoxicología de Reckeweg, la oligoterapia, las sales de Schussler y los remedios florales de Bach.

En sus inicios fue rechazada por haber sido considerada una serie de enunciados *a priori*, encadenados axiomáticamente y expresados como una doctrina que se parecía a una dictadura, aplicados al tratamiento del hombre enfermo bajo principios terapéuticos más bien oscuros.

Uno de los problemas principales es que el paradigma de la Homeopatía no coincide al cien por ciento con el paradigma del método científico. Hay algunos puntos que hoy en día, y con todos los recursos de la tecnología moderna, no son totalmente demostrables, como el mecanismo de acción de los medicamentos a dosis infinitesimales. En un sentido ideal, para que fuera plenamente demostrable se necesitaría diseñar un método de evaluación propio, es decir, un método científico para la Homeopatía. Nadie permanece ajeno al hecho de que la Física o la Química tienen un marco epistemológico propio, con su metodología experimental y la forma de evaluar sus resultados, sin embargo, más tardaríamos en comentar esto cuando nos rebatirían diciendo que no es posible ya que la Ciencia es una sola.

Por sus resultados, algunas ciencias como la Física, la Química o las Matemáticas han aceptado los planteamientos racionalistas ortodoxos en los que inequívocamente dos y dos suman cuatro; sin embargo, en la Biología —

que es el fundamento de la Medicina—, los resultados experimentales varían en cada especie estudiada debido a su biodiversidad determinada por su genética; lo mismo podemos decir de la Homeopatía que entiende al hombre como un ser individual y está lejos de considerarlo un elemento químico, un número o una ecuación.

Cada ciencia tiene unos rasgos propios que la identifican y la definen, y estos rasgos esenciales son determinantes de unas condiciones propias para la experimentación, discusión y evaluación, por lo que, para demostrar el valor científico de la Homeopatía, tendría que diseñarse un método propio, ya que no siempre encajaría con el método científico.

Algunos investigadores han demostrado efectos *in vivo* e *in vitro* de la dosis infinitesimal, efectos de diluciones homeopáticas en animales previamente intoxicados con tetracloruro de carbono con daño hepático y, después de administrar *phosphorus* dinamizado a la tercera decimal, se observó una recuperación del hígado al cien por ciento. Estas investigaciones han sido aceptadas por haberse ajustado a la metodología.

Sin embargo, si propusiéramos otro proyecto, por ejemplo, las modificaciones de los niveles de serotonina en pacientes con depresión con el uso de algunos medicamentos homeopáticos, tendríamos serios problemas ya que no podemos usar un solo remedio para todos los pacientes, sino uno para cada caso individual, ya que la Homeopatía está basada en el principio de la Similitud y la individualidad morbosa-medicamentosa. Este experimento sería rechazado por el gremio científico porque argumentarían que no se puede evaluar el efecto de un remedio para todos los sujetos como ocurre en la farmacología clásica, sino un remedio por cada sujeto, lo que conllevaría a considerar no solamente una sino más variables.

Sin olvidar que la Homeopatía debe ser estudiada científicamente para ser considerada un sistema médico serio y confiable, sus rasgos esenciales emanados de la época en que se descubrió implican que es una disciplina terapéutica y, por tanto, las demostraciones deben dirigirse hacia ese campo, al menos en sus inicios.

Necesariamente la investigación debe ser clínica para hacer una aproximación al núcleo del conocimiento científico, y para que tenga validez tiene que ubicarse dentro del marco teórico de la Homeopatía y no confundirse con la homotoxicología, las Flores de Bach o la terapia a base de las microdosis (están basadas en principios homeopáticos, pero no en su totalidad).

La ciencia, desde el punto de vista histórico, aceptó más fácilmente un procedimiento terapéutico cuyo mecanismo de acción fuera más bien físico que químico. Los tratamientos físicos quedaron relegados cuando se demostró que ya no había en ellos la presencia de la molécula original a la cual se debía su efecto, ni tampoco las relaciones entre la droga y el receptor, ya que es imposible la acción farmacológica sin un receptor y una molécula activa.

Otro factor importante en contra de su aceptación es que ante un estímulo de naturaleza física se provoca una respuesta global y no solamente local, lo que hace todavía más difícil evaluar los resultados analíticamente. Si nos exponemos, por ejemplo, a algún clima sin estar debidamente adaptados, no solamente tendremos manifestaciones en la piel y los tegumentos, sino que también habrá fiebre, dolores articulares, escalofríos, disminución del apetito, malestar general y cambios en el estado de ánimo.

Al analizar un resultado, el método experimental exige la observación de las variaciones de un parámetro, mientras los demás permanecen invariables. Cuando el fenómeno observable es reactivo, es sumamente difícil mantener invariables los demás objetos de estudio para observar y medir solo el que se propone como hipótesis. La interacción entre los datos es muy rica y la sola interpretación de un resultado cuantitativamente o cualitativamente es difícil.

Si investigamos, por ejemplo, el efecto terapéutico del medicamento *lycopodium* en las modificaciones de las cifras de colesterol, no solamente obtendremos que disminuyen los niveles, sino que además se modifican otras variables como la digestión, el índice de masa corporal o el estado de ánimo, y aunque no estaban contempladas dentro de la hipótesis, no podemos dejar de aceptar que se produce una respuesta global del organismo la cual no puede ser ignorada.

Los sistemas terapéuticos que no cumplían con el rigor del método científico fueron desplazados y solamente llegaron a aceptarse parcialmente cuando alguna parte de su marco teórico coincidía con el del método experimental. Los enfoques de los sistemas médicos holísticos se consideraron sin fundamentos científicos por la dificultad de establecer las relaciones causa-efecto entre los tratamientos y las curaciones, ya que se pensaba que eran efecto de placebos y no de un principio terapéutico cuyo mecanismo de acción era plenamente conocido.

La Psicología es un claro ejemplo de un sistema holístico que estudia a la persona como una unidad: el conocimiento de la mente del hombre no se reduce a estudiar solamente los procesos psíquicos en forma aislada sin relacionarlos con el funcionamiento de los órganos; nace, por consiguiente, el concepto psicosomático en la Medicina. El padecimiento puede generarse en la mente e influir en el cuerpo (somatización), o bien nacer en el cuerpo e influir en la mente (sicotización), aunque en la realidad cualquier padecimiento repercute en toda la persona. Es, en síntesis, el malestar del hombre enfermo, aunque tenga más síntomas del área mental u orgánica.

Es difícil establecer la relación causa (conflicto emocional) con el efecto (colitis), si lo contemplamos desde el punto de vista de la psiquiatría freudiana como que todo se genera en la dirección mente-cuerpo. Es posible, como lo contempla el paradigma de la Medicina Tradicional China (otro sistema terapéutico holístico) que el proceso de enfermedad tome la dirección contraria: la víscera enferma (colon) también tiene influencia en alguna emoción, lo cual nos lleva a pensar nuevamente en el organismo como una unidad.

Si dentro de sus enunciados el método positivista establece que para que algo pueda considerarse científico debe ser demostrado, muchos de los sistemas terapéuticos holísticos corren el peligro de quedar fuera de la Ciencia y de la consideración de los científicos al no poder medirlo con la vara de su paradigma, aunque todos sepamos que existe. Por ejemplo: la existencia del Alma es innegable, pero aún no podemos demostrarla; nadie puede decir que el inconsciente freudiano es una fantasía de su autor, sin embargo, no lo podemos demostrar como una entidad aislada de la mente humana, como si residiera en una parte del sistema nervioso central que la Anatomía no ha descrito.

Es probable que tengamos que trabajar mucho de ahora en adelante para detectar y tratar de resolver los puntos de incompatibilidad entre el método científico experimental —cuyo objetivo es más bien medir variables únicas con respuestas locales— y el conocimiento emanado de sistemas médicos con una estructura holística, un mecanismo reaccional que puede medir variables múltiples y de respuesta global como la Homeopatía.

El segundo problema que tenemos y que urge resolver para que la Homeopatía sea valorada científicamente es que, siendo un sistema médico fundamentado en la Individualización, choca literalmente con el método experimental, el cual es esencialmente analítico y se completa con la generalización de los resultados y las inducciones. Las ciencias médicas están basadas en la inducción y sus afirmaciones son verificaciones con un margen de error; para ser aceptadas como válidas depende de que este sea lo suficientemente pequeño en su probabilidad como para considerarse despreciable. Si en un trabajo de investigación, el número de sujetos no es el suficiente para probar, por ejemplo, la acción de un medicamento sobre los niveles de hemoglobina, los resultados no serán significativos ya que no se modificó en un número mayor a, y entonces (p no es < a 0.003).

Por otra parte, los sistemas médicos holísticos sugieren necesariamente una relación con lo individual. Todos los sujetos tienen partes semejantes y comunes, pero la totalidad de cada uno de ellos es única, idéntica solamente a sí misma. *Esto genera el serio problema de una terapia que está determinada por la individualidad; mientras que las ciencias médicas regidas, por lo general buscan definir todo aquello que tienen en común los sujetos que padecen una enfermedad para tratarla según los patrones comúnmente aceptados de la patología, la fisiopatología, la clínica y la farmacología, la Homeopatía busca y estudia lo que cada sujeto tiene de particular para encontrar un remedo semejante en cada caso individual.*

Si intentamos adaptar a la metodología científica —que es esencialmente inductiva— el principio de individualidad de la Homeopatía —que es deductiva— con el objeto de facilitar las inducciones, sería quitarle su esencia, y esto no es nada fácil. Sería más viable, aunque se requirieran grandes esfuerzos y el empleo de varios años, diseñar un marco teórico adaptado a las necesidades de la Homeopatía, aunque esto pareciera que se sale del ámbito científico.

Aun así, hay que recordar que en muchos casos un conocimiento se practica y se extiende y mucho tiempo después se justifica y se demuestra, como pasó con la medicina hipocrática y galénica, el descubrimiento del microscopio, los métodos de tinción de los tejidos y el desarrollo de la microbiología como ciencia, acabaron con muchos siglos de reinado absoluto de la teoría humoral como la causa fundamental de las enfermedades. Sin justificar una actitud de pasividad con respecto al retraso de la Homeopatía con relación a otras ciencias, es probable que dentro de algunos años se descubran sus mecanismos de acción y se incorpore totalmente como un sistema médico serio y confiable al panorama de la Ciencia, siempre y cuando se justifique a través de la investigación científica y no por medio de querer preservar en forma indefinida el esplendor doctrinario, los innumerables testimonios y resultados clínicos en un gran número de enfermos que tuvo en la segunda mitad del siglo XIX; esto no es suficiente, hay que recordar que estamos en el siglo XXI.

CONDICIONES INDISPENSABLES PARA LA INVESTIGACIÓN CLÍNICA EN HOMEOPATÍA

Las condiciones metodológicas indispensables para realizar investigación dentro del campo de la Homeopatía son las siguientes:

- Concepto de similitud como base de la terapéutica.
- Concepto de individualización del tratamiento.
- Tomar en cuenta a la persona como un todo y su influencia en los resultados de lo temporal, etiológico y multicausal.
- Concepto de reacción terapéutica.

a. Valoración de la agravación inicial.
b. Valoración de la respuesta después de la desaparición del estímulo.
c. Valoración de la influencia sobre la predisposición mórbida.
d. Valoración del estado inicial del sujeto.

- Concepto de estímulo físico contra estímulo farmacológico (químico).
- Concepto de placebo en Homeopatía y Farmacología.

Concepto de similitud como base de la terapéutica

La condición esencial de la Homeopatía es el principio de similitud. Esto significa que existe semejanza entre un cuadro clínico y un medicamentoso. El cuadro clínico comprende síntomas mentales, generales, particulares, anatomopatológicos y biopatográficos que definen su predisposición a enfermarse. El cuadro medicamentoso está constituido por la descripción de la patogenesia sobre el hombre relativamente sano, o los datos toxicológicos de estudios *post mortem* además del temperamento del sujeto o el tipo sensible sobre el que actúa el medicamento. Los sujetos de experimentación para una prueba clínica estarán formados por individuos que tengan un padecimiento semejante a todos y que entre ellos tengan características comunes para que les sea prescrito el mismo medicamento, de este modo, la muestra será homogénea.

Concepto de individualización del tratamiento

Para tener un buen resultado terapéutico es indispensable que el tratamiento se haya individualizado, de lo contrario, el fracaso puede atribuirse a que la Homeopatía no es realmente efectiva, lo cual le daría mucho gusto a sus detractores. En un caso crónico habrá mayor porcentaje de éxito entre más semejanza exista entre los datos patogenéticos del remedio constitucional (o de fondo) y la biopatografía del enfermo. En un caso agudo, donde el plano de sufrimiento esté ubicado en lo orgánico, habrá más efectividad mientras haya más semejanza entre la capacidad de producir síntomas a nivel experimental del remedio y la acción en el tejido lesionado.

Llegado a este punto, es conveniente aclarar que no es lo mismo lo individual en la investigación clínica que lo individual en la terapéutica. En el primer caso tendremos que seleccionar el remedio de acuerdo a las características del conjunto de síntomas comunes a todos los sujetos de experimentación. Por ejemplo, si se presentara el caso de una epidemia de gripe y quisiéramos demostrar la efectividad de un medicamento, tendríamos que tomar los síntomas característicos que presentaron la mayoría de los enfermos para seleccionar el remedio más semejante a todos.

En el caso de lo individual en la terapéutica, estamos obligados a seleccionar el remedio en forma individual a cada sujeto enfermo y no el mismo medicamento para un conjunto de enfermos aquejados de un padecimiento, ya que estaríamos omitiendo dos de los principios doctrinarios fundamentales de la Homeopatía: individualidad morbosa y medicamentosa.

En el caso de lo individual en la investigación, para que tenga mayor validez la investigación clínica en Homeopatía deben compararse los tratamientos con placebos y comprobar las modificaciones en los parámetros que se desean investigar, y no pensar que se produjeron cambios al azar o en forma no controlada. Los sujetos a los que no se les pueda individualizar contaminarían la muestra, por lo que sería conveniente no incluirlos en el protocolo.

Concepto holístico aplicado a los resultados

La concepción holística del sujeto enfermo como una unidad indivisible, como lo contempla la Homeopatía, implica que los resultados deberán leerse en forma integral y no en forma fragmentada o parcial, ya que no es la glucosa o la hemoglobina la que se encuentra alterada sino la persona enferma que muestra alteraciones en las cifras de glucosa o hemoglobina. Un solo síntoma y un solo parámetro de laboratorio no pueden ser concluyentes **más que de forma parcial; es necesario ver y estudiar todo el proceso evolutivo de la persona enferma para conectar todos los eslabones de la cadena en un sentido tiempo-espacio.**

El factor tiempo es un parámetro que no podemos ignorar en el tratamiento con Homeopatía. El síntoma tiene necesariamente una duración; antes de él hay otros síntomas o deja de haberlos. Esta es la razón por la que se administran varios medicamentos según la etapa evolutiva del padecimiento y conforme este los vaya exigiendo. De este modo se acorta la evolución de este período y se facilita la expresión clínica del siguiente.

El tratamiento homeopático modifica favorablemente el curso de un padecimiento y no hay que olvidar registrar todas las sensaciones del paciente, antes y después del tratamiento, incluyendo los cambios que se verificaron a nivel mental y general y no solamente los locales o las modificaciones en las constantes de laboratorio, sino los cambios en su historia de vida. La enfermedad forma parte de la biopatografía del sujeto y no puede considerarse un episodio aparte. Si queremos demostrar la efectividad de un tratamiento homeopático tenemos que incluir todos los aspectos de la realidad del enfermo.

Saber la causa de las enfermedades (etiología) es también un factor muy importante, no solamente a nivel terapéutico, sino en la investigación clínica en Homeopatía. A través de la Historia de la Medicina, el conocimiento del papel de los microorganismos como factor causal de las enfermedades tuvo mucho peso. Sin embargo, a medida que fue ganando distancia el concepto de terreno y el de las causas multifactoriales, el microorganismo fue quedándose un poco atrás; el tratamiento etiológico como un factor único dejó el paso en forma paulatina a tratar de estimular la vitalidad de la persona enferma para que esta pudiera controlar al agente causal.

En las enfermedades infecciosas, el objetivo es destruir o inhibir el crecimiento del agente causal y nos olvidamos de incrementar la capacidad reactiva del paciente, ya que matar a la bacteria no evita la repetición del problema, lo que nos lleva a pensar que no hay un tratamiento exclusivamente de un factor etiológico que no se dirija también al terreno, aunque este sea difícil de describir y valorar como si se tratara de un microorganismo. Una idea aproximada de lo que es el terreno implica conceptos como predisposición mórbida o herencia y, desde luego, se invoca la participación conjunta de los sistemas nervioso, endocrino e inmune.

Para el método científico resulta mucho más fácil y valorable estudiar la causa de las enfermedades como si fuera a través de la acción de un antibiótico o bactericida, sin embargo, sabemos que, al tratarse de un ser humano enfermo, intervienen múltiples causas; es necesario comprender que aislar un agente causal no significa saberlo todo acerca del mecanismo productor de la enfermedad y se hace indispensable medir otros parámetros, como la repercusión del padecimiento en el área psíquica o general.

En la metodología experimental una regla básica es descomponer los hechos complejos hasta reducirlos a componentes simples y luego analizarlos, con lo cual pueden establecerse relaciones de causa-efecto mejor conocidas como variables; si estas son múltiples se hace más difícil definirlas. Ahora bien, ¿qué pasa en un sistema biológico? La estructura causal está relacionada con los fenómenos fisiopatológicos que, a su vez, retroalimentan la causa, siendo esto una consecuencia no deseada para el investigador. Lo más deseable es aceptar que en las enfermedades, sobre todo crónicas, existe una pluricausalidad y no solamente una causa.

Concepto de reacción terapéutica

La reacción terapéutica es un modo de explicar los fenómenos que se observan durante la acción del medicamento homeopático sobre el organismo. Es una situación pasajera, de carácter general, y se expresa como un cambio en las constantes vitales seguido de mejoría de los síntomas; se comportaría como una enfermedad agregada con el objeto de restaurar la salud. Una evidencia que apoya el concepto de reacción terapéutica es la agravación homeopática como fenómeno reactivo, en el sentido de una respuesta de un individuo sensible a una dilución determinada, la cual no se observaría en un sujeto sano. La reacción provoca síntomas funcionales, reversibles y pasajeros e involucra la totalidad del sujeto enfermo; este estímulo se expresa como una acentuación de los síntomas de la enfermedad natural.

La agravación inicial es un signo que nos indica la correcta elección del medicamento y la buena evolución a la curación cuando esta es posible; no puede argumentarse de ser un efecto colateral ni tóxico del remedio homeopático ya que este se administra dinamizado y no en estado molecular.

En una enfermedad, sobre todo de índole crónica, surge la pregunta de lo que sucede una vez que cesa la acción del fármaco alopático; parecería que la evolución se estanca y regresa a su punto de partida, por lo que pensamos que su actuación terapéutica es temporal y solo contrarresta los daños del padecimiento sobre el enfermo. En una enfermedad aguda, dada su naturaleza de resolución espontánea, el fármaco acorta el período de duración, disminuye la intensidad y las posibles complicaciones.

Por otro lado, como sistema terapéutico reactivo, se administra durante el tiempo necesario y después se suspende; esperamos entonces la reacción del enfermo ya que, a pesar de no tener la influencia del fármaco, continúa la respuesta curativa ya que se estimularon los mecanismos biorreguladores del organismo; esto es, se actuó sobre la predisposición mórbida o terreno.

En los casos crónicos, que son los más frecuentes, es indispensable pensar en modificar o atenuar necesariamente el terreno del paciente, ya que durante la afección se modificaron la mayoría de sus constantes vitales y el sujeto cambió su forma de vivir y se acostumbró a su nuevo estado. Tratar su predisposición sería intentar provocar unos cambios en el curso del enfermar que abriera la posibilidad de que el sujeto algún día dejara de tomar el remedio, lo cual nos indicaría una verdadera curación.

Para poder distinguir el modo de operar de la medicina alopática (acción) y la medicina homeopática (reacción) tenemos que valorar el estado inicial del sujeto y su incidencia en la respuesta.

El sujeto del tratamiento homeopático debe presentar síntomas, ya que, en un sujeto sano, sin síntomas no podemos esperar ninguna respuesta, salvo las que se producen en la experimentación del remedio. El estado inicial grave o no grave es resultado de la naturaleza de la enfermedad, de su agudeza o cronicidad y de la respuesta de la capacidad reactiva del individuo, lo que modificará los fenómenos observables y medibles.

Si administramos un medicamento homeopático durante una crisis de determinado padecimiento y conocemos su acción a través de la experimentación en el hombre sano, usando el principio de semejanza podremos comprobar que además de actuar sobre el conjunto principal de síntomas, se modifican otros parámetros como el estado mental o general. Lo que no sucede con el fármaco alopático que modifica únicamente el órgano o tejido afectado y en el que se encuentran determinados receptores de membrana específicos para la sustancia activa.

Concepto de estímulo físico y estímulo químico (farmacológico)

Para lograr nuestros fines terapéuticos, la primera condición es que el organismo se ponga en contacto con el fármaco a través de una adecuada vía de absorción, ya sea oral, intramuscular, intravenosa, tópica u otra. La segunda es que existen estímulos de naturaleza química y física. El medicamento homeopático se considera más cerca del estímulo físico que del químico.

Medicamento homeopático.	Medicamento farmacológico.
Puesta en contacto entre el sujeto y el remedio.	Absorción a nivel de membrana.
Constituye un estímulo sobre la totalidad del organismo.	Interacción droga-receptor con efecto farmacológico.
Respuesta todo o nada. Variación cualitativa.	Curva dosis-respuesta de forma logarítmica. Variación cuantitativa.
La dosis está representada por la dilución.	La dosis está en proporción al peso o a la superficie corporal.
La frecuencia de administración se determina por la evolución del cuadro y por la dilución del medicamento.	La frecuencia de administración se determina por la cinética del fármaco
Provoca una reacción en el organismo.	Provoca una acción en el organismo.
Es posible la agravación inicial	No se reporta agravación inicial.
Síntomas patogenéticos por frecuencia de repetición.	Efectos colaterales y tóxicos por frecuencia de repetición.
No reproduce efectos en un órgano aislado.	Se pueden reproducir sus efectos en el órgano aislado.
Prescripción en base al modo individual de reaccionar.	Prescripción en base a la etiología, fisiopatología o síntomas comunes a la enfermedad.

Ahora bien, los fármacos no crean capacidades que el organismo no posee; estimulan o inhiben propiedades que ya existían a las cuales modifican cuantitativamente y no cualitativamente; concepto que debe ser bien asimilado para acabar con el mito de que la Homeopatía lo cura todo o no sirve para nada. El fármaco contribuye a la salud permitiendo que se restaure la homeostasis e impidiendo las complicaciones que ponen en peligro la vida. Si aspiramos a que el enfermo se cure, debemos de conocer y respetar los mecanismos autorreguladores del cuerpo (el Vis medicatrix hipocrático).

En la terapéutica alopática que funciona en función de estímulos químicos, para que se produzca el efecto farmacológico se requiere de una concentración determinada en los receptores celulares, y parecería que con este hecho la enfermedad quedaría curada. Sin embargo, cuando se deja de tomar el fármaco los síntomas reaparecen casi en el mismo punto de partida debido a que el receptor y la droga no forman parte del mecanismo causal de la enfermedad, solamente intervienen en la expresión de lo síntomas en el sentido de su disminución o desaparición.

Las fallas enzimáticas, hormonales o bioquímicas que caracterizan el estado de enfermedad no se han modificado por la administración del fármaco, y esto se hace más evidente en una *enfermedad crónica,* en la cual las fallas codificadas en forma reiterativa por los genes, condicionan un estado mórbido al cual el enfermo se readapta y en estas condiciones el fármaco no aportaría mucho, sino, por el contrario, es posible que pueda entorpecer la homeostasis. El efecto farmacológico, aunque pueda tener repercusiones generales, es primariamente local, ya que depende de la interacción droga-receptor, el cual se encuentra en cada célula y su acción se desencadena en esta.

Ahora bien, ¿qué sucede con el estímulo físico? El remedio homeopático funciona como un estímulo físico el cual se define como toda influencia dinámica que no responde al modelo químico droga-receptor; existen algunos ejemplos como la acupuntura, el masaje, la magnetoterapia, la helioterapia o la hidroterapia, entre otros. Pueden aplicarse estímulos que tengan un efecto terapéutico más bien local o que repercutan en lo general.

Estarespuestatieneunadeterminadaduraciónysiserepiteconvenientemente puede provocar efectos prolongados, aunque no se administre la terapia, es como si la información se pudiera almacenar y la respuesta terapéutica no se extinguiera. Influye en el estado general del enfermo provocándole una sensación de bienestar. En una enfermedad crónica considerada como un fallo reiterativo en la información bioquímica, enzimática y hormonal que recibe la célula y el tejido afectado, la información almacenada por el estímulo físico podría modificar y reprogramar su funcionamiento en un sentido terapéutico.

Los enigmas con respecto al estímulo físico homeopático

Existen algunos enigmas con respecto al estímulo físico del medicamento homeopático que deben ser minuciosamente investigados. Para empezar, no es considerado un fármaco ya que no contiene moléculas activas (después de la 12.ª **centesimal no existen moléculas de la sustancia original)** y, por consiguiente, no podría activar un receptor.

Es considerado una dilución hidroalcohólica dinamizada y lo que queremos saber dentro de la investigación básica está orientado a determinar si hay modificaciones en la estructura fisico-química del solvente más que del soluto y si se puede considerar como una señal a la cual responde el organismo terapéuticamente y en forma específica (como el modelo de la llave y la cerradura), por lo que la respuesta será individualizada según el sujeto enfermo, el remedio más semejante y la potencia ideal para el caso.

Es probable que el modo operacional del estímulo físico homeopático determinaría una respuesta todo o nada , o la señal es semejante al estado vibracional considerado como una enfermedad y hay una respuesta terapéutica en el sentido holístico, o es parcialmente semejante y la respuesta es terapéutica dependiendo del porcentaje de semejanza entre los síntomas provocados experimentalmente por la droga y los encontrados en el sujeto, o no es semejante en ningún sentido y dependiendo de la potencia puede inclusive agravar transitoriamente el estado del enfermo provocándole una experimentación de la sustancia dinamizada.

El placebo en Homeopatía y farmacología

Debido a que el efecto placebo de una sustancia siempre ha estado presente en el pensamiento médico de todas las épocas, y para que un sistema terapéutico sea aceptado científicamente sus investigaciones tienen que tener el respectivo control (placebo) es que tenemos que aclarar algunos puntos para desmitificar que la Homeopatía cura exclusivamente por efecto placebo, como creen muchos.

En el campo de la terapéutica alopática también se tienen dudas ya que algunos fármacos aceptados como efectivos fueron considerados placebos años después al comprobar que un determinado grupo de enfermos mejoraba su cuadro aun sin tomarlos. Desde luego, antes de salir al mercado al fármaco se le deben comprobar estadísticamente diferencias significativas con respecto al placebo, ya que el criterio para declarar placebo a una sustancia farmacológica es precisamente el estadístico. Toda sustancia que no es activa se considera placebo y, por consiguiente, toda sustancia que es activa y se demuestra mediante una rigurosa investigación es distinta al placebo.

En la Homeopatía es difícil considerar al remedio un placebo, ya que en el estricto sentido de la palabra no es un fármaco por lo tratado en el tema anterior. En este punto es conveniente distinguirlo del efecto placebo, que es la modificación inducida de signos, síntomas u otros indicadores que experimenta el organismo no atribuible al mecanismo de acción específica de una maniobra mecánica, farmacológica, quirúrgica o de otra índole.

Las semejanzas entre los mecanismos fisiológicos entre reacción-homeopática y reacción-placebo hace indispensable precisar a cuál de los dos se debe la mejoría del enfermo. La reacción al medicamento homeopático se debe a un estímulo físico, mientras que la reacción al placebo se debe a una reacción más bien de índole psicológica, en la que se ponen en marcha un conjunto de cambios funcionales y bioquímicos que pueden influir en la inmunidad y estimular en un sentido positivo a restaurar la homeostasis.

Si el paciente recibe el placebo en el tratamiento de síntomas superficiales que se presentan en forma ocasional y obtiene mejoría o desaparición del mismo, el efecto se debe al placebo. Es muy diferente a cuando tiene un cuadro más severo con fiebre, dolor intenso, ansiedad, pérdida del apetito, sudoración profusa o debilidad y mejora, es evidente que se debe al estímulo físico del medicamento y no al efecto placebo. Aunque lo consideremos así, **cómodamente**, la ética profesional nos indica que deben demostrarse científicamente ambos casos (placebo y efecto placebo) para darle seriedad y profesionalismo a la práctica de la Homeopatía.

El efecto placebo podría explicarse como un área del cerebro no bien determinada con terminaciones sensoriales aferentes conectada con el sistema límbico y con las emociones, que responde por la vía eferente hipotálamo-hipófisis y desde ahí a todo el organismo por medio de reacciones bioquímicas y enzimáticas mediadas por las hormonas. El placebo también puede ocasionar molestias al sujeto e inclusive dejar de tener un efecto positivo, tal vez por menos reactividad de la respuesta eferente hipotálamo-hipofisaria o por efecto de sugestión negativa del enfermo quien escucha a otro paciente en la sala de espera al que alguna vez le cayó mal y lo toma con desconfianza.

El componente determinante en el efecto placebo positivo o negativo es la cualidad y la intensidad de la sugestión por parte del médico, así como la predisposición del paciente. La convicción, la sugestión, el lenguaje enfático y apropiado a la cultura del sujeto enfermo, así como el horario y las condiciones psicológicas para la toma del remedio, pueden ejercer una gran influencia.

Los factores que influyen en el efecto positivo o negativo del efecto placebo son los siguientes:

- La personalidad del médico.
- La personalidad de paciente.
- El prejuicio al lugar o institución donde labora el médico (la mala fama que tienen algunas instituciones de salud).
- La escenografía o ambiente físico del consultorio (la iluminación, los muebles, la decoración, la limpieza, la puntualidad del médico, etc.).
- Las maniobras terapéuticas (exploración física, el contacto del médico con el enfermo).

El médico homeópata usa el placebo con el fin de disminuir la ansiedad que casi siempre acompaña al enfermo. Sus aplicaciones más frecuentes son mientras espera que inicie o termine la acción del medicamento administrado, cuando la sintomatología es cambiante y no muestra un cuadro definido, cuando la pobreza de síntomas no nos orienta a un tratamiento específico, y también cuando el paciente esta sobremedicado alopáticamente y su caso es bastante confuso, en la reciente aparición de síntomas nuevos después de una prescripción y que se quiera asegurar si es pasajera o persistente, en caso de que no se encuentre algo digno de curar o su sintomatología sea producto de su hipocondriasis, mientras el paciente esté asintomático y estable pero necesite del apoyo o de la vigilancia del médico.

Dentro del paradigma de la Homeopatía es muy importante el concepto que se tiene del hombre, médico y enfermo; una postura distinta al marco teórico de la medicina convencional, razón suficiente para revisarla.

CONCEPTO DE HOMBRE, MÉDICO Y ENFERMO

Concepto de Hombre

El ser humano como lo concibe la Homeopatía es una unidad indisoluble formada por los planos mental/espiritual, emocional/psíquico y el físico. Aunque desde un punto de vista académico podrían existir en forma separada, en la realidad están en íntima interacción y en su conjunto expresan al hombre vivo. Si evaluamos estos planos, estamos evaluando también su estado de salud-enfermedad.

Lo que más individualiza a una persona es precisamente su mente, por lo que el plano mental ocuparía el centro ya que en él se encuentran las funciones más importantes que le permiten desarrollarse y trascender. En segundo lugar, podría estar el plano emocional y en tercer lugar, el físico. Cada uno de ellos es importante según el nivel de afección de la enfermedad y el plano involucrado: si es el plano mental el más afectado, podría indudablemente afectar al emocional y al físico, como en el caso de un estado alucinatorio en el cual las emociones están distorsionadas o predomina una de ellas (como el miedo), el cual afectaría funciones orgánicas: elevación de la tensión arterial, aumento de la frecuencia cardiaca, aumento de la secreción de adrenalina, incremento del sudor, aumento de la secreción de insulina y del metabolismo basal, etc.

Si es el plano emocional el involucrado, como en el caso de una fobia, la cadena fisiopatológica se revierte y ahora se afecta el plano mental, provocando confusión con ideas de daño y referencia, aumento de la glucosa, palpitaciones, aumento del metabolismo muscular con conducta de huida o ataque, reflejo gastrocólico aumentado con diarrea o micción involuntaria.

Si, por último, el plano físico es el más afectado, por ejemplo, en el caso de que un individuo sufriera un infarto agudo del miocardio, que presenta dolor transfictivo intenso en área precordial irradiado a la cara interna del brazo y antebrazo izquierdo con palidez de tegumentos, diaforesis fría, vértigo y disnea, inmediatamente se afecta el plano emocional gener**ándole** miedo a morir, ansiedad y, posteriormente, depresión. Desde luego, no deja de afectarse el plano mental, con embotamiento, ideas de muerte, falta de concentración o disminución de la memoria. Resulta claro que en cualquiera de los casos citados el hombre no deja de funcionar como una unidad y un todo; aunque esté más vulnerable un determinado plano, los dos restantes tarde o temprano se afectarán.

En un sentido jerárquico, el más importante es el mental debido a que su contenido constituye la verdadera esencia de la persona. Si se daña nuestra mente y no tenemos conciencia o perdemos contacto con la realidad, deja de tener significado la vida, como cuando padecemos demencia senil, esquizofrenia o retraso mental.

El plano de existencia que sigue en orden jerárquico es el plano emocional, en el que están incluidos todos los grados y matices de las emociones. Actúa como receptor de los estímulos del medio ambiente y como vehículo de expresión de lo que sentimos y queremos comunicar a los demás. Su desequilibrio se manifiesta como una mayor sensibilidad en la sensación de ser vulnerable y distinto a todos. La persona que vibra continuamente en la ansiedad, la tristeza o el temor, se conduce a padecer una enfermedad y a enfermar a los que la rodean.

El plano físico de la existencia es el más estudiado por la Medicina y al que se le ha dado la mayor importancia a través del estudio de las ciencias básicas. El organismo está diseñado para funcionar casi de forma perfecta hasta que se desequilibra y se enferma. También existe dentro de su organización una jerarquía que va de los órganos más vitales a los menos vitales o accesorios. En el sentido de mayor a menor importancia, no es lo mismo una lesión en el músculo del miocardio que una lesión superficial en la piel, y aunque es más importante el corazón que la piel, ambos forman parte del organismo en un sentido holístico.

El progreso de la enfermedad hacia órganos más vitales o menos vitales nos permite elaborar un pronóstico para la salud y la vida, por lo que es importante que conozcamos su jerarquía: el sistema nervioso, el sistema circulatorio, el sistema endocrino, el sistema digestivo, el sistema respiratorio, el sistema excretor, el sistema reproductor y el sistema musculoesquelético.

El organismo es una totalidad completamente integrada que actúa siempre con una inteligencia innata (dinamismo vital), que lo mantiene unido y lo dirige para mantener la homeostasia, y el grado de enfermedad se determina por la totalidad de la alteración existente en forma de signos y síntomas en los tres planos. Cuando la mayor parte de los síntomas se encuentran en un plano, podemos decir que el centro de gravedad de la alteración se encuentra en ese momento, en este nivel, aunque en cualquier instante, como ya hemos visto, se involucren los planos restantes.

Concepto de Médico

En un sentido ideal, ¿cómo debería ser un médico homeópata? En primer lugar, tendría que tener una sólida preparación académica de las ciencias básicas de la Medicina, así como del área clínica y, de ser posible, seguir actualizándose ya que no puede permanecer ajeno a los adelantos tecnológicos y al avance de la ciencia. Que tenga interés en la investigación ya que ningún conocimiento puede trascender si no es criticado e investigado; si se comprenden los mecanismos de acción de los medicamentos homeopáticos, se tendrá una absoluta seguridad en los resultados terapéuticos y se podrá ejercer la Homeopatía con seriedad y profesionalismo.

En segundo lugar, que comprenda y estudie los mecanismos biorreguladores que posee el organismo para conservar la homeostasis, a lo que Hipócrates llamó *Naturae morborum medicatrix* y *Vis medicatrix naturae* sin descalificar el uso de la cirugía, la quimioterapia o la radioterapia cuando la naturaleza y el nivel evolutivo de la enfermedad así lo requieran. No hay que olvidar que el padre de la Medicina afirmaba en sus aforismos que el **médico debía ser un** servidor de la naturaleza y no oponerse a ella, estimular sus poderes reactivos en la dirección que ella señala e intervenir de manera directa solamente cuando el caso se agravara o se complicara.

En tercer lugar, tendría que tener disposición para escuchar y entender a la persona enferma, entregarse a la tarea de restablecer su salud, de estar con todos sus sentidos alerta para percibir lo digno de curar y, además, tener vocación para la Medicina, para estudiar y seguir aprendiendo en beneficio de sus pacientes, para seguir actualizándose e inconformándose con su nivel de conocimientos; que el aspirante a homeópata no se estanque y diga que ya concluyó sus estudios universitarios, dedicándose a ganar dinero y a creer que lo sabe todo.

De ser posible, debería estar en un proceso de psicoterapia individual o de grupo en donde creciera como ser humano y en donde adquiriera un nivel de madurez en su personalidad en los niveles mínimos de salud mental para poder guiar a otros que lo necesitan, no queriendo decir con esto que necesariamente deba ser psicoterapeuta.

También se requiere para ser un buen médico homeópata tener el criterio suficiente para no caer en posturas ideológicas extremas; no fanatizarse con nada, ni con la doctrina ni con la investigación ni con determinada escuela homeopática , actitudes que bastante han dañado a la Homeopatía a través de la Historia, pues mientras más discutimos acerca de la ventaja de la Ortodoxia Hahnemaniana o la supuesta desventaja del pluralismo, nos dañamos entre nosotros sin lograr una unificación de criterios en bien de los estudiantes de Homeopatía y de los pacientes. De todos es conocido el refrán popular Divide y vencerás. Aunque no es fácil, la actitud más equilibrada sería respetar lo que hacen los otros homeópatas, criticar con bases e investigar a través del seguimiento a largo plazo de los pacientes tratados con homeopatía, si es posible con exámenes de laboratorio y gabinete, si en realidad únicamente suprimimos los síntomas con el remedio o si en realidad curamos. Estos argumentos son más válidos que solamente criticar al otro porque no es de mi escuela. Por último, que conozca los sistemas médicos, los objetivos del tratamiento y los niveles de enfermedad para que no cometa errores de criterio de los cuales más tarde se pueda arrepentir.

Sistemas médicos.	Marco teórico.	Objetivos del tratamiento.	Niveles de enfermedad.
Alopatía.	Mecanicista.	Curación.	1.- Inicial, autolimitado y superficial.
Homeopatía.	Vitalista.	Prevención.	2.- Intermedio.
Medicina tradicional china	Naturalista.	Sustitución (restitución de elementos ausentes).	3.- Avanzado, crónico.
Herbolaria mexicana.	Naturalista.	Compensación (equilibrio de sistemas defectuosos).	4.- Degenerativo e incurable.

Cirugía.	Mecanicista organicista.	Supresión (represión de reacciones no deseables y desmesuradas, reacciones alérgicas e infecciones).	
Naturismo.	Naturalista.	Regulación (control de procesos patológicos, desensibilización). Paliación.	

El homeópata puede aspirar a curar y a prevenir siempre y cuando el estado evolutivo de la enfermedad lo permita; sin embargo, si el padecimiento está en un estadio intermedio o avanzado y se requiere sustituir elementos que el organismo no sintetiza por fallas enzimáticas congénitas, el medicamento homeopático no podrá funcionar en lugar de el neurotransmisor o la enzima que está ausente. En un estado degenerativo e incurable, la Homeopatía puede compensar y regular un sistema defectuoso y controlar un proceso patológico.

En el terreno de la supresión de efectos indeseables o reacciones alérgicas, el remedio quizá no tenga efectos tan espectaculares como un esteroide, pero puede contribuir a atenuar la crisis y a evitar complicaciones. Si se trata de paliar un caso degenerativo e incurable, la Homeopatía contribuye a paliarlo y a evitar los efectos secundarios de la mayoría de los fármacos alopáticos.

Por lo tanto, es muy valioso saber qué puede hacer un médico homeópata y en qué momento puede intervenir de manera segura en los diversos padecimientos sin poner en peligro la vida del enfermo, y cuándo utilizar otros recursos terapéuticos dependiendo de los niveles de enfermedad y de los objetivos del tratamiento. En cada paciente la pregunta obligada es: ¿Qué queremos hacer?, ¿curar, prevenir, sustituir, compensar, suprimir reacciones alérgicas desmesuradas o infecciones, regular controlando procesos patológicos o paliar?

Concepto de enfermo

Es un individuo que ha perdido el equilibrio y que se encuentra en un estado agudo o crónico de malestar. Sus procesos vitales mórbidos están representados por los signos y síntomas y su totalidad característica constituye la única forma perceptible de la desarmonía psicosomática del enfermo. Todos nacemos con una predisposición hereditaria que nos confiere una susceptibilidad a enfermarnos. Por consiguiente, lo que hace falta para estar enfermos es la conjunción de la predisposición mórbida más él o los factores desencadenantes.

En Homeopatía tiene una gran relevancia considerar dos elementos íntimamente relacionados: el estado mórbido y el dinamismo mórbido. El primero corresponde a los antecedentes heredofamiliares y, el segundo, a los antecedentes personales patológicos en la historia clínica cotidiana. Al hablar de estado mórbido nos referimos a lo determinado por la herencia; lo estático o lo genético. Lo que se encuentra en nuestro genoma en un estado de latencia y que bajo determinadas circunstancias y con la participación de factores desencadenantes pasa al estadio de expresión.

Cuando esa predisposición latente se expresa en diversas enfermedades en los distintos períodos de nuestra vida consideramos que pasamos al estado activo o dinámico, esto es al dinamismo mórbido. A lo largo de la biopatografía de un individuo, se van expresando diversos padecimientos que nos indican el estilo de ser y padecer que heredamos de nuestros padres y abuelos. Es lo que Hahnemann denominó en su época como las Enfermedades crónicas o miasmas.

Esta predisposición mórbida, que es el gran obstáculo para la salud, es lo que mantiene atado y limitado al enfermo. No le permite crecer y desarrollarse a plenitud en el sentido espiritual ni mucho menos trascender; es más, en algunos individuos es tal el grado de enfermedad que su estado de malestar y confusión permanente ni siquiera le permite cuestionarse qué es lo que realmente quiere lograr en la vida ni cuáles son sus metas además de la mera supervivencia económica. El estar enfermo es estar medio vivo, es adaptarse fisiopatológicamente a un nuevo estado de existencia disrítmico. El plano mental/espiritual, emocional/psíquico y el físico se afectan en forma simultánea desequilibrando a la persona en su totalidad, aunque por la predominancia de síntomas se pueda ubicar un mayor grado de afección en alguno de ellos.

El desarrollo tecnológico y científico actual, enfocado en comprender los mecanismos productores de la enfermedad explicados bajo la óptica de la biología molecular es plausible y absolutamente necesario ya que estamos en pleno siglo XXI, sin embargo, el hombre es algo más que la suma de sus partes, es algo más que la célula, el tejido, el órgano o el aparato y sistema enfermo, además de que no es una entidad aislada y suficiente por sí misma. Debemos entender con claridad el marco en el que se encuentra el ser humano consigo mismo y con el medio ambiente para comprender por qué está enfermo.

El hombre nació para estar en equilibrio dinámico con su medio ambiente y, sin embargo, en la medida que comenzó a modificar el ecosistema en forma egoísta únicamente para su supervivencia física, transgredió paulatinamente las leyes del equilibrio y comenzó a enfermarse. Modificó la calidad de la atmósfera, del agua y de la tierra con la voraz sobreexplotación de los recursos no renovables, provocando su potencial destrucción de tal modo que no debemos culpar a nadie, ni mucho menos a los microorganismos, de ser causa de nuestras enfermedades; ellos solo sobreviven y se replican cuando las condiciones generadas por el propio sujeto permiten que se rompa el equilibrio del huésped, agente y medio ambiente.

El malestar, la molestia, la carencia, el exceso o la disfunción en la constitución física o en las funciones del organismo de la persona enferma, lo encadenan y lo esclavizan. El cuerpo está atado al dolor, las emociones, a las pasiones y, el espíritu, al egoísmo y a la falta de creatividad. Mediante el tratamiento integral del individuo podemos aspirar a liberarlo parcial o totalmente de las limitaciones que le impone la predisposición mórbida heredada, y conducirlo a un estado progresivo de desarrollo humano en donde podrá expresar la mayoría de las potencialidades de su espíritu en beneficio de sí mismo y de los demás, ya que un individuo se encuentra enfermo en mayor grado en la medida en que el ejercicio de su creatividad está limitado y en el que su egoísmo lo obsesiona con la idea predominante de adquirir bienes materiales, poder o dominio sobre los que le rodean aun a costa de dañar a sus seres queridos sin importarle lo más mínimo.

Si aspiramos realmente a realizar una curación integral en el ser humano enfermo, tenemos que hacerlo en los tres planos y, además de prescribir el medicamento más semejante al caso, en la escala, potencia, frecuencia y modo de administración, debemos modificar en lo posible el grado de conciencia del enfermo y su modo de vida para poder lograrlo en un sentido verdaderamente homeopático y humanista.

CONCEPTO DE ENFERMEDAD DE ACUERDO AL MARCO TEÓRICO DE LA HOMEOPATÍA

La enfermedad es el efecto o resultado de la alteración del principio vital del individuo enfermo expresado mediante signos y síntomas. A fin de no confundir el principio vital con la fuerza vital, es necesario aclarar algunos puntos. Entendemos como principio vital a la conjunción armónica de la fuerza vital y el organismo, lo cual lo dota de los atributos esenciales de un ser viviente. No hay que limitar a la fuerza vital únicamente como una propiedad general inherente a los seres vivos y, por consiguiente, al ser humano como si fuera una energía separada del cuerpo, con el principio vital que resulta de la unión de la fuerza vital con el cuerpo. Podemos pensar que aunque se acepta en forma teórica la división entre la fuerza vital y el cuerpo, cuando ambos se unen dejan de ser dos entidades separadas y conforman el principio vital.

Es importante puntualizar que el hombre mientras está vivo existe en un estado semejante a lo que en filosofía se conoce como esencia, y que por definición se acepta como algo que no puede ser reducido a la suma de sus partes. Sin embargo, cuando muere, deja de existir como principio vital y queda disociado en sus dos componentes: la fuerza vital y el cuerpo. Surge, entonces, la siguiente pregunta: ¿El principio vital tiene una representación física en el hueso, músculo, corazón o estómago? La mayoría de nosotros pensaría que no, que el cuerpo es algo distinto; sin embargo, la respuesta es afirmativa, ya que la fuerza vital no es únicamente una energía externa que se une al cuerpo y que lo anima, junto con el cuerpo forma el principio vital en el sentido de una esencia cuyos componentes no pueden separarse mas que en el momento de la muerte.

Una vez aclarada la diferencia entre fuerza vital y principio vital, la enfermedad entendida como resultado último de una alteración dinámica previa no deberá confundirse como la causa única de la alteración esencial de la salud ya que, en realidad, el individuo enfermo es la causa que lo hace expresar una enfermedad como resultado o efecto.

La Homeopatía tiene como objetivo principal, modificar y atenuar el estado morboso constitucional que le confiere a la persona una susceptibilidad a padecer, con el objeto de que disminuya la expresión de enfermedades de carácter crónico y grave que lo obliguen a llevar una existencia llena de sufrimientos y limitaciones. Para comprender mejor la enfermedad desde el punto de vista de la Homeopatía, lo haremos desde dos etapas: la enfermedad dinámica y la enfermedad clínica.

Enfermedad dinámica

Es la perturbación producida en el principio vital por la interacción de esta y un agente hostil a la vida de carácter físico, químico, biológico o psíquico que incide sobre un organismo predispuesto. Esta acción dinámica desarmoniza el principio vital que es el primero que se resiente a la acción de los agentes detonantes.

Este desequilibrio inicial puede manifestarse en los sentidos del enfermo como molestias leves e indeterminadas que no puede localizar con precisión; simplemente manifiesta un malestar. El médico no percibe alteraciones aparentes a la exploración clínica ni tampoco en los parámetros de las constantes vitales resultantes de los exámenes de laboratorio y gabinete, de tal modo que puede pasar desapercibido. Este período de latencia o prodrómico puede durar horas, días o semanas dependiendo de la capacidad reactiva y de resistencia del principio vital de la persona y de la magnitud o la fuerza del agente hostil a la vida. En esta etapa pueden empezar a ocurrir cambios energéticos o fisicoquímicos en la sangre y los tejidos del cuerpo del individuo enfermo que, tarde o temprano, se manifestarán clínicamente.

Enfermedad clínica

Ocurre en un segundo período en el que sobrevienen los procesos patológicos detectables mediante signos, síntomas y exámenes de laboratorio y gabinete. Habitualmente y dependiendo del tipo de enfermedad, se manifiesta en el siguiente orden:

a. Síntomas psíquicos (falta de interés en las cosas, apatía, disminución de la capacidad de concentración, ansiedad, temor de que algo va a pasarle, irritabilidad e impaciencia).
b. Síntomas generales (fiebre, escalofríos, dolores articulares, disminución del apetito, insomnio, sudor aumentado, astenia y adinamia).
c. Síntomas particulares (los propios de la región del cuerpo afectada: cefalea, dolor de garganta, estornudos, escurrimiento nasal, dolor de oídos, de abdomen, etc.).

La enfermedad puede seguir dos vías, resolverse como una crisis siendo de carácter local, autolimitada y superficial (aguda) o profundizarse y tener una duración indeterminada con una repercusión sistémica, de evolución tórpida y que acabe con la vida del individuo (crónica).

Enfermedad aguda

Es aquella que dura horas o días y que tiene tendencia espontánea a la curación. Se presenta cuando el agente hostil de naturaleza física, química, biológica o psíquica no supera el límite de resistencia ni la capacidad reactiva del principio vital. Los síntomas resultantes serán de carácter exonerativo y con tendencia a la curación: ansiedad, irritabilidad, temor, apatía, escalofríos, fiebre, sudor, exantemas, secreción aumentada de las mucosas, astenia, adinamia, malestar general y disminución del apetito. Posteriormente, en el lapso de 3 a 5 días se normaliza el estado psíquico y general, llegando a la curación por la combinación de la capacidad del principio vital y el estímulo dinámico del remedio homeopático.

En términos generales se acepta que las enfermedades agudas son de dos tipos: las individuales y las colectivas. Las enfermedades agudas individuales se presentan en un individuo predispuesto a un determinado factor desencadenante. Un ejemplo de ellas son las indisposiciones o las exacerbaciones de las enfermedades crónicas (agudización miasmática). Las enfermedades agudas colectivas se presentan en un gran número de individuos predispuestos y un ejemplo son los padecimientos agudos esporádicos, estacionales o epidémicos.

Enfermedad crónica

Es aquella que dura meses o años, no tiene tendencia a la curación y puede acabar con la vida del paciente. Se presenta cuando la acción del factor desencadenante supera los límites de resistencia y de la capacidad reactiva del organismo; el proceso patológico se profundiza y se localiza en los órganos más importantes habitualmente, creando un proceso de inflamación crónica, disfunción y lesión irreversible de los tejidos. La enfermedad se agrava en forma paulatina si no es controlada, pudiendo llevar al individuo a la muerte.

Los síntomas resultantes son insidiosos, algunas veces mal localizados y se pueden confundir con afecciones antiguas de otros órganos, al grado que el paciente ya no sabe bien lo que le duele. Suelen acompañarse de debilidad general, pérdida de peso, insomnio, irritabilidad, ansiedad o depresión, sin contar con el inevitable miedo a morir. Dicho estado suele ser de larga duración y cada vez se complica más, ya que el principio vital no puede por sí solo controlar el estado patológico como ocurre con algunas enfermedades agudas.

Conclusiones

- La enfermedad es la reacción holística del individuo y resultado de la interacción de su principio vital ante él o los factores desencadenantes que lo desequilibran en su totalidad.
- No es solamente resultado de una infección provocada por algún microorganismo, una alteración metabólica o una falla en el sistema neuroendocrino.
- Tampoco es una entidad separada de la fuerza vital que primero la afecte y posteriormente haga lo mismo con el cuerpo.
- Se afectan en forma conjunta el principio vital (fuerza vital y cuerpo).
- La perturbación morbosa solo puede percibirse mediante los signos y síntomas del individuo enfermo y no nada más mediante sus etiquetas nosológicas.
- Es indispensable investigar y tratar las causas y no solamente los síntomas con medicamentos homeopáticos.
- Hay síntomas patognomónicos de la enfermedad que son comunes a todos los individuos (por ejemplo, la fiebre en agujas de la tifoidea,

la polifagia, polidipsia y poliuria de la diabetes mellitus o el dolor de garganta, el malestar general y la fiebre de la faringoamigdalitis), y un modo individual de reaccionar ante cada enfermedad que es propio de cada sujeto.

- Nuestro principio vital siendo un poder dinámico inmaterial y material puede afectarse por influencias dinámicas, aunque también se afecta por factores de origen mecánico.
- El médico puede corregir el estado dinámico morboso mediante el poder dinámico e inmaterial de los medicamentos homeopáticos (usados siempre en mayor potencia) para restaurar la salud siguiendo el principio de semejanza.

De acuerdo al paradigma vitalista propuesto por la Homeopatía, ¿cómo se enferma y cura el ser humano?

LA ENFERMEDAD Y SU CURACIÓN EN EL PLANO DINÁMICO

El concepto de que la enfermedad y su curación son eventos que se llevan a cabo en forma simultánea en el plano dinámico y en el orgánico, proviene del concepto vitalista del hombre. El vitalismo explica los fenómenos que se verifican en el organismo por la acción del principio vital, independiente de la materia y causa de su organización, de tal manera que la vida es considerada como una causa y no como un efecto. La participación conjunta de ambos elementos, fuerza vital y organismo, conforman el principio vital que rige la vida de la persona.

Plano dinámico

El plano dinámico es lo relativo a toda energía que es independiente de las condiciones de la materia y que la influye, por ejemplo, un clima extremoso puede ser un factor desencadenante de enfermedad en un organismo susceptible. Si aceptamos que la vida es la causa de la organización biomolecular de la materia y que esta propiedad es posible gracias a la influencia de la fuerza vital sobre el organismo, entonces podemos aceptar que el desequilibrio afecta a esta como una perturbación dinámica resultado de la acción de un estímulo desencadenante de igual naturaleza, y en forma simultánea se manifiesta en el plano orgánico mediante signos y síntomas.

El desarreglo de la fuerza vital inmaterial es la causa y el verdadero principio del desorden y ocurre antes de que haya un cambio visible en los tejidos del cuerpo. Todos los fenómenos que se puedan observar por medio de los sentidos no son más que el resultado de la enfermedad.

Significado de enfermo y enfermedad

Todas las enfermedades del ser humano pueden considerarse resultado de la interacción entre la constitución genética única del individuo y el medio ambiente. Muchas de las personas portan genes que las predisponen y que dan como resultado enfermedades que pueden manifestarse en la niñez, en la vida adulta o en la ancianidad.

El enfermo es el individuo que heredó un estado morboso constitucional que le confiere una susceptibilidad mórbida. La enfermedad es una reacción o resultado de la interacción entre la susceptibilidad y múltiples causas desencadenantes que permiten la expresión del estado morboso.

Causas de enfermedad

En lo concerniente a las causas de la enfermedad según el marco teórico de la Homeopatía, existen dos fundamentales: la causa real o susceptibilidad mórbida heredada (dinámica), y la causa excitante o desencadenante definida por Hahnemann como agente hostil a la vida.

Las causas desencadenantes pueden ser dinámicas o mecánicas. Dentro de las primeras se consideran las meteorológicas como el frío, el calor, la humedad, la sequedad o el viento seco o húmedo excesivo. Otras causas dinámicas de enfermedad importantes son las transgresiones en la dieta habitual, el abuso del alcohol, tabaco o drogas, así como el trabajo o inactividad excesiva, la mala nutrición y los malos hábitos higiénicos.

Los factores desencadenantes biológicos como los virus, bacterias, hongos, protozoarios y parásitos también se consideran causas dinámicas, debido a que la deficiencia en la respuesta inmune permite la reproducción de los microorganismos y la infección, y esto obedece a una susceptibilidad mórbida heredada que facilita el terreno para que se desarrollen.

Dentro de las causas desencadenantes dinámicas, merecen especial atención las de origen psíquico por la frecuencia con que intervienen como factor desencadenante en las enfermedades sobre todo de índole crónica. Es un hecho conocido y comprobado en la clínica que los estímulos emocionales crónicos pueden causar en los individuos predispuestos un trastorno funcional y, más tarde, una enfermedad orgánica.

Al tratar de valorar la importancia de los influjos emocionales en los procesos patológicos, observamos que esta es enorme, pues intervienen en todas las funciones orgánicas; no existe padecimiento en el que no dejen sentir su influencia. La supresión o expresión inadecuada de los estados emocionales es particularmente importante en la producción de trastornos funcionales que pueden conducir al deterioro estructural, como resultado de las tensiones y experiencias negativas de las emociones.

Pongamos el ejemplo de la ansiedad. El paciente con estado de ansiedad presenta una actitud y comportamiento aprensivo, un aumento de la tensión muscular que se revela en su expresión facial y su postura. Se anticipa a los problemas y a los sucesos, teme por su salud, por su familia y por otros aspectos de su vida. Conforme el tiempo pasa, se altera el sistema neurovegetativo y se produce sudoración en la frente, axilas y palmas de las manos, taquicardia, elevación de la presión arterial, contracciones epigástricas, náusea, dispepsia, diarrea o constipación intestinal, hiporexia o bulimia hasta terminar en una úlcera péptica.

Por otra parte, las enfermedades que dañan en forma directa al plano orgánico y segundos después afectan la fuerza vital, son de causa mecánica o material. En este grupo se incluyen los traumatismos, accidentes, quemaduras, heridas por arma blanca o de fuego, la ingestión accidental o con fines suicidas de sustancias tóxicas, mordeduras o picaduras de animales ponzoñosos.

Estos padecimientos de causa mecánica o material, por su carácter lesivo, dañan tanto o más que los ocasionados por factores desencadenantes dinámicos y deben ser tratados con los medios adecuados como la cirugía, la reducción de las luxaciones o fracturas, el empleo de soluciones endovenosas, vendajes, la higiene de las heridas y la ingestión del antídoto en caso de envenenamientos. Los remedios homeopáticos pueden ayudar en la recuperación de los enfermos una vez que la causa mecánica o material fue corregida.

Concepto dinámico de enfermedad

La Homeopatía concibe la enfermedad como resultado de la perturbación producida en la fuerza vital de un organismo susceptible a la acción de una causa patógena. Dicha afección rompe el equilibrio psicosomático del individuo y se manifiesta por medio de signos y síntomas. El concepto dinámico nace con Hahnemann quien lo postula a lo largo de toda su obra. El término influencia dinámica lo explica en la nota de pie de página del parágrafo n.º 11 del *Organon del Arte de Curar* al comparar la influencia de los astros en la vida del hombre.

Características de la enfermedad desde el punto de vista dinámico

En contraposición al concepto ontológico (*ontios:* cosa material) vigente en su época de estudiante de Medicina, que postulaba que la causa de las enfermedades era de origen material y que había que expulsar del cuerpo la materia mórbida, Hahnemann propone un concepto fisiológico, destacando que la causa de las enfermedades es un desequilibrio dinámico de la fuerza vital y el resultado se expresa mediante signos y síntomas. Por lo tanto, siendo esta la energía rectora del organismo, es el blanco de la agresión de los agentes hostiles y la primera en resentirlo. Como respuesta desarrolla una reacción secundaria conocida como enfermedad.

Los acontecimientos en la Naturaleza nunca ocurren al azar y el hombre no puede estar ajeno a ello. Para que exista una enfermedad debe existir una predisposición. No se puede manifestar en forma incondicional en todas las personas ni en todo momento, es necesario que se combinen dos elementos: la predisposición genética y el estímulo desencadenante.

La fuerza vital solamente puede ser desequilibrada en el plano dinámico por factores desencadenantes de la misma índole para que pueda desequilibrar su funcionamiento y se produzca la reacción secundaria (enfermedad). Resulta claro que las causas de origen mecánico producen daño predominantemente en el plano orgánico y deben ser tratadas con medios semejantes (cirugía, lavado quirúrgico, tracción, reducción de fracturas, vendajes, férulas, rehabilitación, etc.).

La enfermedad se manifiesta en la totalidad del hombre. Debido a que la Homeopatía tiene un concepto holístico de la persona enferma, cuando esta se expresa involucra la mente y el cuerpo en su totalidad. Aunque la afección se localice en un órgano, también influye en su estado general y en la esfera psíquica.

Desarrollo de la enfermedad

Las enfermedades por la acción de la predisposición morbosa heredada y la respuesta individual a las causas desencadenantes, pueden seguir un proceso agudo y generalmente autolimitado y de carácter exonerativo, o bien evolucionar hacia un proceso crónico el cual se profundiza en forma paulatina y daña los órganos de manera permanente, provocando una enfermedad crónica o la muerte si la capacidad reactiva del organismo es más débil que la intensidad de la causa desencadenante.

Cualquier enfermedad aguda o crónica que no sea de origen mecánico sigue un proceso evolutivo; primero, se presentan *trastornos sensoriales*: conjunto de alteraciones en las funciones sensitivas que aparecen al principio de toda enfermedad y que están relacionadas con el temperamento del sujeto. Si el proceso morboso continúa y no se trata, evoluciona hacia un *trastorno funcional:* conjunto de alteraciones en las funciones de los órganos. Si la enfermedad no logra controlarse, se producen *trastornos lesionales:* conjunto de alteraciones anatómicas irreversibles en los que la capacidad reactiva del organismo está muy disminuida o ausente y es de mal pronóstico.

La misión del médico no es solamente prescribir un remedio en función de un conjunto de signos y síntomas solamente con el propósito de disminuir o quitar las molestias y creer que se está curando; esto mismo podemos hacer si recetamos un medicamento farmacológico. Es oportuno recordar que *aliviar o quitar los síntomas no es curar*, debemos aspirar a algo más que quitar los síntomas en forma pasajera.

Cuando el paciente acude al consultorio y nos relata sus molestias, estamos frente a un padecimiento, una expresión parcial y momentánea de su estado morboso constitucional heredado que debemos tratar de resolver sin suprimirlo y sin olvidar que nuestra meta es tratar al enfermo y no solamente a su enfermedad. Debemos preocuparnos, además de estudiar sus síntomas, en entender cómo se dio el proceso, cómo es que el paciente llegó a expresarlos, la etapa del padecimiento en que se encuentra y el posible pronóstico, tomando en cuenta su constitución biológica heredada y la interacción de esta con el medio ambiente, antes de intentar cualquier acción terapéutica.

Concepto dinámico de curación

En cuanto a la curación, concepto que es aceptado como el restablecimiento permanente de la salud, debemos señalar que no existe un procedimiento terapéutico por el cual se pueda curar totalmente al individuo enfermo en un solo acto.

En el caso de los padecimientos crónicos, el proceso más lógico debería ser tratar los problemas de salud en forma parcial, ordenada y jerarquizada, resolviendo primero y en forma subsecuente los síndromes más urgentes, los que comprometan la vida, los más molestos e incapacitantes.

Si se trata de padecimientos agudos y autolimitados, hay que intentar resolverlos sin suprimirlos, estimulando la capacidad reactiva natural del organismo para que controle las crisis, con remedios dinamizados semejantes a los síntomas producidos por la enfermedad.

Si procedemos de esta manera, podemos lograr que el estado morboso constitucional se exprese paulatinamente sin ser suprimidas sus agudizaciones y no de un modo desordenado, brusco o con todo el peso de la carga heredada, y con ello atenuamos la predisposición morbosa a enfermarnos y podemos aspirar a curar en forma ordenada conforme se presenten los estados agudos, y una vez que se resuelvan, podemos prescribir un remedio de acción profunda.

En cuanto a la enfermedad crónica, si es de carácter irreversible o lesional, podemos prescribir Homeopatía y controlarla, compensarla e inclusive paliarla si es necesario; en algunos casos individualizados podemos emplear en forma simultánea fármacos que son indispensables para que el organismo no se descompense, dado el estado de cronicidad, y medicamentos homeopáticos que en la mayoría de las veces disminuyen sus efectos secundarios.

La curación adquiere un sentido de mayor profundidad cuando pensamos en los términos miasma latente o miasma en estado de actividad propios de la época de Hahnemann. Si extrapolamos ambos conceptos al entorno del siglo XXI y específicamente al ámbito de la Genética, podemos pensar la analogía que existe entre el miasma en estado de latencia y los genes que no se han expresado en su totalidad, y el miasma en actividad como la expresión de la enfermedad en su totalidad con su cortejo sintomático.

¿De qué depende que un gen se exprese en su totalidad, en forma parcial o en forma nula? Quizás de genes contrarreguladores de los cuales aún se desconocen todas sus funciones y que probablemente atenúan la expresión genética. Con mucha imaginación, ya que carecemos aún de la investigación científica que lo avale, la Homeopatía probablemente estimule la acción de los genes contrarreguladores y, de este modo, se atenúe la expresión genética de la enfermedad, trayendo como consecuencia la gravedad y mortalidad de la misma.

De ahí la importancia de entender el concepto hahnemanniano vertido en el parágrafo n.º 3 del *Organon del arte de curar* cuando menciona que si el médico conoce los obstáculos para el restablecimiento del caso y es hábil para removerlos de modo que el restablecimiento sea permanente, entonces será un verdadero médico.

Resulta claro que el único obstáculo real para la curación es *la predisposición genética* del individuo; y si realmente en un futuro se pudiera demostrar que la Homeopatía actúa atenuando la expresión genética cuando el tratamiento es de carácter preventivo y se prescribe de preferencia antes de que el individuo nazca, es decir, tratando a los padres antes de que engendren a un hijo, entonces podremos pensar en reestablecer la salud de los enfermos que es lo que se llama "curar", entendiendo la acción de mantener los genes en estado de latencia en lugar de permitir su expresión total.

No debemos caer en el error de creer que el tratamiento homeopático exime al sujeto de padecer, ya que mientras vivamos en un ecosistema con tanta biodiversidad y con tantos estímulos potencialmente detonantes como los microorganismos, los climas extremos, la contaminación, el modo de vida, la carencia de higiene, la mala nutrición, entre muchos otros que nos pueden enfermar en cualquier momento. Desde luego que no será lo mismo padecer una indisposición, un síndrome gripal, una dermatitis solar, una cefalalgia tensional o una infección leve que podamos controlar, que enfrentarnos a una enfermedad seria y potencialmente mortal como una hipertensión arterial, una diabetes mellitus o un cáncer, en las cuales no se logró mantener el miasma en estado de latencia.

Podemos concluir que si los médicos que practicamos la Homeopatía entendemos claramente que el plano dinámico es la causa real de las enfermedades dinámicas (las enfermedades de causa mecánica o los accidentes se tratan con los medios adecuados como la cirugía, la reducción de fracturas o luxaciones, la higiene de las heridas, etc.), y lo identificamos como la predisposición genética que nos confiere una susceptibilidad a enfermarnos —la cual Hahnemann denominó en su época miasma —, entonces resultará claro que el médico que aspire a curar a los enfermos, en la medida de sus posibilidades tratará ese plano dinámico con remedios homeopáticos de acción profunda después de tratar los cuadros agudos, los cuales deberán ser semejantes al padecimiento no solamente en los síntomas obtenidos experimentalmente sino también en el grado de dinamización.

Teorías del probable mecanismo de la curación homeopática

Una de las teorías más aceptadas es el de la sustitución mórbida sustentada por Hahnemann en el parágrafo n.º 29 del *Organon de la Medicina*: "El remedio homeopático reproduce en el organismo un estado morboso artificial semejante y más fuerte que la enfermedad natural y estimula a la fuerza vital a desarrollar una reacción dinámica que desplaza y elimina a la afección más débil, dejando solamente la acción del remedio, el cual por ser de naturaleza artificial y estar controlada por el médico, luego desaparece".

Además, el restablecimiento de la salud ocurre porque en el organismo no pueden coexistir dos enfermedades semejantes, ya que la más fuerte desplaza a la más débil y la elimina (parágrafo n.º 45 del *Organon de la Medicina*).

Semejanza entre el plano dinámico de la enfermedad natural y artificial (remedio)

El estado morboso artificial (remedio) debe estar en el mismo plano que la enfermedad natural para poder actuar, ya que el desorden vital no puede revertirse a la normalidad sino es por un estímulo semejante en cualidad a la fuerza vital. No es la similitud en cantidad lo que necesitamos, sino la similitud en cualidad y en fuerza. Las medicinas no pueden afectar los planos interiores del organismo a menos que sean elevadas al mismo plano de similitud en cualidad.

Una enfermedad dinámica solamente puede ser curada en el plano dinámico, por un remedio también dinamizado que sea semejante a la naturaleza de la enfermedad. La curación debe incluir no solamente a las enfermedades, sino también al hombre enfermo. Cuando se cura la fiebre, se contempla solamente una condición parcial del hombre y no al hombre en su totalidad.

La verdadera curación consiste en devolver la salud al hombre enfermo y no solamente eliminar sus síntomas. Cada desorden de alguna de sus partes es un desorden de todo su organismo y ese desorden solamente puede ser corregido si todo el organismo es corregido.

El medicamento constitucional

Para lograr el tratamiento homeopático del individuo como persona, con una constitución y una tendencia morbosa predeterminada, es necesario tratarlo con el medicamento profundo constitucional, este, a diferencia de los remedios usados para tratar los estados agudos, tiene las siguientes características:

- Puede ser policresto o semipolicresto y por su patogenesia y profundidad de acción, ha demostrado producir síntomas en los principales tejidos, órganos, aparatos y sistemas.
- Es útil y ha resuelto problemas de salud en las distintas etapas del ciclo de vida de una persona enferma: infancia, pubertad, adolescencia, juventud, madurez y senectud.
- Es semejante a la Personalidad de un individuo: el modo individual de reaccionar ante los estímulos externos e internos y la expresión en la conducta y las emociones.

- No está destinado solamente a corregir una disfunción orgánica, un mecanismo fisicoquímico o una respuesta inmune insuficiente, sino a satisfacer una susceptibilidad morbosa que estimule y rectifique a la fuerza vital para el restablecimiento del desequilibrio psicosomático del organismo de un modo permanente. Solo así podemos hablar de una verdadera curación, que es el primero y el último de los objetivos del médico homeópata.

DIFERENCIAS ENTRE HOMEOPATÍA Y ALOPATÍA

Las diferencias fundamentales entre la Homeopatía y la alopatía nacen principalmente del concepto del hombre, médico y enfermo que cada una de ellas tiene. Resulta lógico pensar que el marco teórico sobre el cual trabaja el médico es determinante para su ejercicio profesional. Si este marco teórico está conformado por un concepto materialista del hombre, con la idea de que la causa principal de las enfermedades infecciosas son los microorganismos y que se debe usar un método terapéutico basado en lo contrario o lo diferente a los síntomas de la enfermedad, estamos pensando como un médico alópata.

Si el marco teórico está conformado por un concepto vitalista del hombre, con la idea de que la causa de la enfermedad es dinámica y es causada por una predisposición heredada que le confiere una susceptibilidad morbosa a determinado factor desencadenante, y que se debe utilizar un método terapéutico basado en la Ley de Semejantes con respecto a los síntomas de la enfermedad, estamos pensando como un médico homeópata.

Nuestro objetivo no es criticar a la terapéutica alopática, sino exponer en forma gradual y sistemática las diferencias entre ambos sistemas terapéuticos para pensar y actuar como médico homeópata.

Diferencia en la relación entre la sintomatología del enfermo y el principio terapéutico.

La primera diferencia la constituye el concepto de Alopatía, Homeopatía, Enantiopatía, o Isopatía. Dicho concepto nace de la relación que existe entre la sintomatología del paciente y el principio terapéutico. La enantiopatía emplea remedios que producen efectos contrarios a los síntomas de la enfermedad. La alopatía emplea remedios que producen efectos diferentes, derivativos o sustitutivos a los síntomas de la enfermedad.

La isopatía emplea remedios que producen efectos idénticos a los síntomas de la enfermedad. La homeopatía se basa en el principio de semejanza según el cual todo medicamento capaz de provocar en el individuo sano determinados síntomas, es capaz de curar síntomas semejantes que se presenten en las enfermedades naturales. Por consiguiente, la homeopatía emplea remedios dinamizados que producen síntomas semejantes a los síntomas de la enfermedad.

Diferencia en el concepto del Hombre

El marco teórico de la alopatía con respecto a cómo conceptualiza al Hombre está basado en el concepto materialista, según el cual la vida es resultado de las reacciones bioquímicas de la célula al expresarse la información genética almacenada en el núcleo celular. Tenemos así que la bioquímica de la célula organiza la vida y la materia (concepto materialista).

El marco teórico de la Homeopatía con respecto a cómo conceptualiza al Hombre está basado en el concepto vitalista, según el cual la vida es causa de la organización de la materia, propiedad que le otorga la fuerza vital. La célula es animada por la fuerza vital en un inicio, activando el genoma del DNA nuclear. Tenemos entonces que la fuerza vital organiza el funcionamiento de la célula (concepto vitalista).

Diferencia en el concepto del Médico

La alopatía maneja el concepto de que el médico y sus fármacos poseen el poder de curar los padecimientos en cuanto las detecta, debido a que dentro de las múltiples causas de la enfermedad el sistema terapéutico está basado en el concepto etiológico de los microorganismos, y su principal objetivo es exterminar a estos **últimos mediante el uso de antibióticos, así como** *quitar* en forma indiscriminada las manifestaciones de la enfermedad como la tos, diarrea, secreción de las mucosas, los exantemas, la fiebre o el dolor, por considerarlas como algo que hay que erradicar del organismo; si así lo hace, considera que ya curó la enfermedad.

No le interese mucho comprender el significado y modo de expresar los síntomas del paciente ni estimular su sistema neuroinmunoendocrino *(Vis medicatrix naturae)* para iniciar una reacción curativa que biorregule las funciones orgánicas cuando se trata de un caso no incurable, debido a que administra remedios contrarios, diferentes o derivativos a los síntomas de la enfermedad.

La Homeopatía tiene el concepto de que el médico, lejos de poseer la omnipotencia de curar las enfermedades y de ser quien intervenga directamente en el proceso de curación, solamente estimula el principio vital en el mismo sentido que la reacción fisiológica del *Vis medicatrix naturae*, de manera natural y no de manera forzada. Debido a que tiene un concepto dinámico de la causa de la enfermedad, su principal objetivo si la enfermedad es curable es modificar la predisposición morbosa heredada y por consiguiente la susceptibilidad a las enfermedades infecciosas o metabólicas.

El médico homeópata no quita las manifestaciones de la enfermedad, sino que detecta la causa (predisposición) e intenta atenuar sus efectos (manifestaciones clínicas) mediante el empleo de remedios de acción profunda y los prescribe una vez que resolvió los estados agudos. La ausencia de síntomas no significa que el paciente esté curado, puede estar pasando un período asintomático y existe la posibilidad de que se manifieste una nueva capa de síntomas en un futuro.

Se interesa por comprender el significado (reacción de la persona enferma) y la dirección de los síntomas (modo de padecer miasmático), ya que de ello depende la curación parcial; por etapas, del estado morboso constitucional. Administra remedios que producen síntomas semejantes a los producidos por la enfermedad, estimulando al *Vis medicatrix* en la misma dirección que su reacción natural, facilitando el proceso curativo.

Diferencia en el concepto del enfermo

En la mayoría de los casos, el médico alópata tiene un concepto fragmentario del hombre: un conjunto casi perfecto de células, tejidos, órganos, aparatos y sistemas además de una personalidad a las cuales dirige su atención con un concepto parcial de la realidad: padecimientos de la cabeza, de la garganta, del aparato respiratorio, digestivo, músculoesquelético, trastornos mentales, etc.

El tratamiento parcial es resultado del concepto parcial del hombre: medicamentos para padecimientos de la cabeza, garganta, aparato respiratorio o digestivo, etc., a lo cual hay que añadir la relación cada vez más fría y deshumanizada que se establece entre el paciente y el médico. Tal parece que para este último es más importante el interés económico que el deseo genuino de ayudar al paciente. El ser humano enfermo no es un costal de huesos, músculos y nervios que se queja y al cual hay que despachar rápidamente del consultorio. Es una persona que sufre y nuestro deber es ayudarla. El primer punto que hay que establecer es, desde luego, lograr la empatía.

El médico homeópata tiene un concepto holístico o integrativo del hombre: un principio vital que es resultado de la conjunción del organismo y la fuerza vital. Si este padece, lo hace en forma total aunque manifieste su enfermedad en una determinada región anatómica, pero siempre involucrando al organismo en su totalidad.

El tratamiento está dirigido a todo el hombre, paro lo cual se toma en cuenta la totalidad de los síntomas característicos. El ideal que debemos perseguir es tener disposición de curar al paciente y no solo contemplar el aspecto económico. Esto no quiere decir que renunciemos a vivir dignamente de nuestra profesión y que demos consultas gratis, sino enfatizar la necesidad de que hay que establecer una relación primordialmente humanística, y el éxito económico vendrá por sí solo.

Diferencia en el estado del medicamento

En la alopatía, la afinidad de una droga por un componente macromolecular específico de la célula (receptor) y su actividad intrínseca, están íntimamente relacionados con su *estructura química,* debido a que son utilizadas en su estado primario. Se absorbe a nivel de membrana y existe una clara interacción droga-receptor con efecto farmacológico. Se puede graficar una curva dosis-respuesta en forma logarítmica debido a su variación cuantitativa. La dosis está en proporción al peso o la superficie corporal. La frecuencia de administración se determina por la cinética del fármaco. Provoca una acción en el organismo y no se registra agravación inicial. Existen efectos colaterales y tóxicos en la mayoría de los medicamentos por la frecuencia de la repetición. Con el fármaco alopático se pueden reproducir sus efectos en el órgano aislado. Se prescribe en base a la etiología, fisiopatología o síntomas comunes a la enfermedad.

En la Homeopatía, la capacidad curativa del remedio depende de dos cualidades: la dinamicidad (potencia) y la semejanza con respecto a los síntomas de la enfermedad. Esto se debe a que las drogas son utilizadas en su estado dinámico. Constituye un estímulo *sobre la totalidad del organismo* y no solamente a nivel del receptor de membrana. La respuesta es todo o nada y su variación, *cualitativa.* La potencia está representada por la dilución. La frecuencia de administración se determina por la evolución del cuadro y por la dilución del medicamento. Provoca una reacción en el organismo y es posible una agravación inicial. Si el medicamento se administra frecuentemente, se producen síntomas patogenésicos que son susceptibles de revertirse si se deja de ingerir. No reproduce efectos en un órgano aislado y su prescripción se fundamenta en *el modo individual de reaccionar.*

Diferencia entre la acción primaria y secundaria de las drogas

En la alopatía, la acción de una droga es primaria, es decir, sus efectos resultan de su interacción con componentes macromoleculares del organismo, específicamente con los receptores de las membranas celulares. Debido a este mecanismo de acción, una droga es potencialmente capaz de modificar cualquier función del organismo, por ejemplo, en el caso de la aspirina y su efecto analgésico la cual inhibe la producción de prostaglandina subtipo 2 como mediadora del dolor, o como la cimetidina cuya función es inhibir la secreción de ácidos gástricos y reducir la posibilidad de una enfermedad ácido-péptica.

En la Homeopatía, la acción de una droga dinamizada es secundaria, es decir, sus efectos resultan de la reacción holística del organismo, inducida por el remedio más semejante a los síntomas de la enfermedad con lo cual se restablece el equilibrio psicosomático en caso de que esta sea curable. No induce una respuesta terapéutica por sus moléculas y una acción directa o intervencionista que modifique las funciones del cuerpo, sino por el estímulo vibratorio del remedio para estimular la fuerza vital hacia un proceso reactivo cuya meta principal es la curación.

Diferencia en los efectos tóxicos de la droga

Los efectos beneficiosos de los medicamentos alopáticos van unidos al riesgo inevitable de que produzcan efectos no deseados. Todos los fármacos pueden llegar a consecuencias no deseadas, incluso aunque se usen de acuerdo con las normas o métodos recomendados para su administración, sin olvidar que la administración de varios fármacos al mismo tiempo puede llegar a dar lugar a mutuas interacciones adversas.

Lo anterior ocurre debido a que la droga por su naturaleza físico-química se biotransforma en el hígado para después excretarse. No obstante, muchos metabolitos tienen actividad farmacológica y pueden ser responsables de algunos efectos tóxicos.

En la Homeopatía, mediante la dinamización (trituración, raspado, dilución y sucusión) de las drogas, se anula su efecto primario y potencialmente tóxico conservando solamente el efecto dinámico que es el que induce la reacción terapéutica. Debido al procedimiento anterior, en los remedios homeopáticos prácticamente no existen efectos no deseados o tóxicos debido a que es administrado en su forma dinamizada. Si acaso existieran algunas molestias, estas son pasajeras y expresan la reacción del organismo al estímulo del remedio (agravación homeopática), la cual puede ser controlada ya que, en caso de que sea muy severa, se puede suspender la administración del remedio.

Diferencia en la experimentación en animales y en el hombre relativamente sano

En la alopatía, en la mayoría de los casos, la elección de las drogas se basa en su evaluación farmacológica preliminar en animales, aunque también se han realizado en experimentadores humanos. La mayor parte de las drogas y preparados farmacéuticos se elaboran para el empleo del hombre, pero son ensayados previamente en animales.

Por ejemplo, pueden valorarse preparados de insulina midiendo la disminución de la glicemia que se produce en el conejo, y después los resultados se extrapolan al hombre. Al animal no se le puede preguntar lo que sintió y cómo lo sintió, de tal manera que los resultados deberán ser calculados un poco al azar para ser usados en el hombre, lo que resulta un inconveniente.

El resultado de un ensayo clínico válido de una droga solamente permite formular una hipótesis sobre lo que esta droga podrá hacer en un paciente determinado. Algunos factores como una mala elección de la dosis o del intervalo de la dosis variaciones genéticas o ambientales no detectadas, pueden modificar la acción farmacológica de la droga.

En la Homeopatía, las drogas dinamizadas se experimentan en el hombre relativamente sano con el objeto de conocer la capacidad que tienen para alterar su salud y producir síntomas semejantes a los de las enfermedades naturales con el objeto de curarlas. La gran ventaja es que al hombre relativamente sano se le puede preguntar lo que sintió y como lo sintió con toda la exactitud posible, por lo que los resultados de la investigación de los efectos experimentales y clínicos se pueden aplicar con toda seguridad en el hombre enfermo.

Diferencia entre el diagnóstico de los efectos de la enfermedad y el diagnóstico del estado del dinamismo mórbido

La alopatía busca hacer el diagnóstico de los efectos de la alteración dinámica. Diagnostica los cambios de la estructura tisular, las alteraciones fisiológicas de los sistemas orgánicos, o trata de hallar la variedad de los microorganismos que acompañan a la enfermedad o que se desarrollan debido al desequilibrio que esta provoca en el cuerpo. Su objetivo es entender el mecanismo fisiopatológico o diferenciar el daño histológico de enfermedades con síntomas patognomónicos propios. Lo curioso es que lo que se clasifica como enfermedades distintas o nuevas, no es otra cosa que variaciones sintomatológicas de estados mórbidos individuales de un grupo de sujetos enfermos que expresan signos y síntomas semejantes, lo que ratifica la biodiversidad del ser humano y nos recuerda el aforismo hipocrático: "No existen enfermedades sino enfermos".

La Homeopatía busca esencialmente diagnosticar el estado del dinamismo mórbido que precedió, produjo y acompaña a la enfermedad actual. Su objetivo primordial es la dinámica del individuo, no el mecanismo o la anatomía patológica o el germen, aunque no podemos negar que esto nos sirve para pronosticar la evolución del padecimiento y la profundidad del daño orgánico, y si es necesario emplear medios que coadyuven al control o curación de la misma. Considera a la enfermedad en su aspecto primario o dinámico, en el sentido de la predisposición morbosa heredada y heredable, la cual confiere al individuo una predisposición a enfermarse y cuáles son los pasos para modificar o atenuar dicha predisposición, lo que significaría una aproximación al verdadero sentido de la curación en caso de que el padecimiento sea potencialmente curable.

Diferencia entre la supresión de los síntomas y la Ley de curación

La farmacoterapia se dedica al uso de las drogas en la prevención y tratamiento de las enfermedades, modificando, deprimiendo o estimulando funciones bioquímicas o fisiológicas en el organismo. De este modo, alivia los síntomas. Para la alopatía representa un fenómeno patológico localizado en uno o varios órganos y a ello se debe la etiología del proceso mórbido, por lo tanto, cuando se suprime dicha manifestación de la enfermedad con uno o varios fármacos, se cumple su objetivo principal. Asimismo, cuando el padecimiento pertenece al área quirúrgica y debe ser resuelto por esta, la extirpación del órgano o tejido afectado solamente representa la ausencia del órgano blanco y de la manifestación clínica principal de la enfermedad; esto no equivale a haber curado la predisposición mórbida heredada, de ahí las constantes reactivaciones posteriores del padecimiento, pero en otros tejidos (metástasis mórbidas), sobre todo en el caso de las enfermedades malignas.

En la Homeopatía, la enfermedad representa un fenómeno dinámico, un resultado del desequilibrio de la fuerza vital; puede localizarse en algún un órgano, pero *involucra a la totalidad del individuo.* La causa es dinámica y se corrige con el empleo de remedios dinamizados semejantes a los síntomas producidos por la enfermedad. *Existe una ley natural de creación del universo que nos rodea, y otra que permite la curación de las especies de seres vivos que convivimos en el planeta y que llegamos a enfermarnos.* La primera precede al nacimiento del hombre y está predeterminada por la inteligencia universal. La segunda, le ha permitido al hombre sobrevivir y curarse (dentro de ciertos límites) hasta el momento actual, y fue denominada por Hipócrates como *Naturae morborum medicatrix.*

Ambas se relacionan entre sí y marcan indefectiblemente un modo de crecer, de enfermarse y de curarse. El crecimiento del embrión es semejante al crecimiento de otros seres vivos en el planeta; se manifiesta desde el interior hacia el exterior de las láminas primordiales, y nunca en sentido inverso. Lo mismo le ocurre a un animal o a un fruto; se desarrollan a partir de las semillas (material genético en el caso del humano y del animal, y semillas en el caso de una manzana), y del centro a la periferia.

El estado morboso constitucional heredado se manifiesta en el mismo sentido: del centro a la periferia. El brote de las enfermedades agudas significa una expresión parcial y momentánea del estado morboso latente, y deben ser resueltas con remedios dinamizados semejantes, siguiendo el mismo sentido que la respuesta natural del organismo *(Vis medicatrix naturae)*, potenciando su intención curativa sin suprimirlos para no agravar el miasma latente, esperando el período asintomático y de una nueva capa más profunda de síntomas para ser tratados de igual modo, siguiendo el modelo de las capas e la cebolla.

LOS ALCANCES Y LIMITACIONES DE LA HOMEOPATÍA

Ante la interrogante que nos plantean los enfermos y los médicos que desconocen si la Homeopatía puede curar tal o cual enfermedad, en términos generales podemos responder sinceramente que la Homeopatía aspira a curar lo que es potencialmente curable. Hay muchas patologías en las que la Homeopatía podría actuar ya sea como único agente terapéutico (cuando el padecimiento es superficial, reciente y autolimitado y en algunos casos crónicos cuando no se ha llegado a un daño orgánico), o bien como coadyuvante en la mayoría de enfermedades con carácter crónico y degenerativo, debido a que su uso habitual disminuye los efectos colaterales de los fármacos alopáticos que han sido administrados por largo tiempo.

Sin embargo, *para afirmar con seguridad el alcance de la Homeopatía, es primordial estudiar primeramente los distintos tipos de enfermedad, su evolución clínica, así como los mecanismos de su fisiopatología.* No podemos estar seguros de la posibilidad de curación de la misma y de la correcta actuación de la Homeopatía si desconocemos estos elementos.

Empezaremos por decir que *la Homeopatía como sistema terapéutico se ocupa primordialmente de procesos vitales mórbidos en el organismo vivo que están significativamente representados por signos y síntomas independientemente de las causas.* Esto no significa que se desprecie al mecanismo íntimo productor de la enfermedad, sino que *el carácter experimental de la Homeopatía implicó en la época de Hahnemann, el hecho de encontrar la semejanza entre la sustancia que produjo en el hombre relativamente sano determinados síntomas característicos y no averiguar los mecanismos por los que se produjo.*

Además, si tomamos en cuenta la época en la que Hahnemann descubrió la Homeopatía (1796), no podemos asegurar que en ese tiempo ya se conocían los mecanismos íntimos productores de las distintas enfermedades; lo cual no elimina la urgente necesidad de aplicar los conocimientos de la biomedicina para explicar científicamente los mecanismos de acción de la Homeopatía a la luz de nuestro tiempo (siglo XXI).

Al intentar definir el alcance de la Homeopatía, es necesario distinguir entre la enfermedad como un proceso vital mórbido y los resultados o productos materiales en que finaliza dicho proceso. Los últimos son útiles sobre todo para delimitar la profundidad y el daño de la enfermedad en el organismo, y por consiguiente para elaborar el pronóstico de la misma. Lo primordial es entender e incidir dentro de lo posible en el proceso vital mórbido predeterminado (la herencia); el saber por qué y hacia adonde se dirige el proceso morboso, en su aspecto primario o dinámico.

En la Homeopatía no se prescribe el remedio para la úlcera que afecta al enfermo ni nos guiamos por los síntomas secundarios que surgen de la presencia física de la úlcera. Prescribimos esencialmente para la persona enferma guiándonos por los síntomas característicos que representan el proceso vital mórbido que precede, acompaña y termina en el desarrollo de la úlcera.

Desde luego, *otro factor importante que no podemos dejar de mencionar para comprender el alcance de la Homeopatía es que en la época actual es indispensable determinar el mecanismo productor de las enfermedades además de su naturaleza aguda, subaguda o crónica.*

El organismo reacciona ante cualquier agresión mediante un sistema de respuesta que si bien tiene un significado de *compensación*, constituye un motivo de manifestaciones clínicas y, con frecuencia, estas se convierten en mecanismos dañinos al sobrepasar en intensidad o en tiempo las circunstancias de una adaptación adecuada. La reacción constituye una parte fundamental del proceso de enfermar y su trascendencia fisiopatológica, clínica, pronóstica y evolutiva es equivalente a las consecuencias directas de la agresión.

Al inicio tiene una repercusión local, aunque acaba siempre manifestándose por una reacción general a través de diversos sistemas de respuesta los cuales están interrelacionados entre sí. La reacción del organismo se produce ante muy diversos tipos de agresión, los cuales se conocen con el término común de estrés. Bajo este término se incluyen múltiples causas que alteran la fisiología del organismo, como enfermedades congénitas, infecciones, traumatismos, agentes físicos y químicos, lesiones internas, problemas emocionales, neoplasias, trastornos metabólicos, enfermedades crónicas y degenerativas, trastornos hormonales e intoxicaciones.

Ni las causas de la agresión ni los mecanismos de reacción intervienen de una forma aislada, sino que se imbrican sucesivamente. Por ejemplo, en el caso de una quemadura o un traumatismo, en un principio de características más bien locales, son causa de inflamación, pueden contaminarse e infectarse y además ocasionan una respuesta emocional de adaptación a la nueva situación dadas por la liberación de citocinas que actúan sobre receptores situados en el sistema nervioso central y en el hipotálamo, y mediante la producción de segundos mensajeros intracelulares, desencadenan el desarrollo de respuestas desde los centros neurológicos.

Mecanismos generales de producción de las enfermedades

En términos generales, toda enfermedad que afecta al organismo se puede dividir según sus distintos mecanismos de producción y expresión clínica en las siguientes:

Enfermedades congénitas. Existe una falla en la codificación de uno o varios genes lo cual se expresa en una estructura y función anormal de determinados órganos y se presentan alteraciones desde el nacimiento.

Ejemplos: los síndromes cromosómicos (Down, Klinefelter, Turner, la espina bífida, las focomelias, labio y paladar hendido, riñón en herradura, etc.).

Enfermedades crónico-degenerativas. Existe una predisposición heredada a padecer en la cual intervienen múltiples factores coadyuvantes como el estilo de vida, el nivel socioeconómico y cultural, ejercicio, nutrición, además de los hereditarios. Se presentan al cabo de varios años, tienen una evolución tórpida, una pobre respuesta a los agentes terapéuticos y un alto grado de morbilidad y mortalidad. Ejemplos: el cáncer en todas sus estirpes histológicas, la hipertensión arterial, el infarto agudo del miocardio, la insuficiencia renal, cardiaca o hepática, la diabetes mellitus, la artropatía degenerativa, la demencia de alzhéimer, la enfermedad pulmonar obstructiva crónica.

Enfermedades infecciosas. Se rompe la tríada ecológica del huésped, agente y medio ambiente. El agente puede tener un mayor grado de virulencia, patogenicidad e invasividad, o bien el huésped puede presentar una deficiente respuesta inmune o haber cambios en el medio ambiente que favorezcan la replicación del microorganismo. Ejemplos: bronquitis, neumonía, tuberculosis, glomerulonefritis, gastroenteritis, el síndrome de inmunodeficiencia adquirida, etc.

Enfermedades de la inmunidad o de la autoinmunidad. Existe una alteración de la respuesta inmune innata o adquirida ante la agresión de un microorganismo o al desconocimiento de tejidos del propio cuerpo con el consiguiente daño orgánico y tisular. Ejemplos: la artritis reumatoide, la esclerosis múltiple, el asma bronquial, la neurodermatitis, la rinitis alérgica, la cardiopatía reumática, etc.

Enfermedades metabólicas. Se desarrollan a partir de fallas en la producción de neurotransmisores, enzimas u hormonas en el sentido de la carencia o el exceso de las mismas con su correspondiente daño si una de ellas se produce de más, o se carece de los niveles mínimos adecuados para la función de determinado órgano se presentan enfermedades como la diabetes mellitus, la hipoglicemia, artropatía por cristales, la cistinuria, la fenilcetonuria, el kernicterus, las dislipidemias, la obesidad, la litiasis renal o vesical.

Enfermedades neuroendocrinas. La falla consiste en una alteración en la producción de determinada hormona indispensable para la conservación de la homeostasis. Ya sea que la hormona se esté produciendo en exceso o exista deficiencia; o bien puede alterarse el eje hipotálamo-hipófisis-glándula de secreción interna. Ejemplos: hipotiroidismo, hipertiroidismo, enfermedad de Addison, hipoparatiroidismo, hiperparatiroidismo, miastenia gravis, esclerosis múltiple, mal de Parkinson, síndrome de ovarios poliquísticos, neuropatía diabética, etc.

Enfermedades carenciales. Se refiere a las patologías producidas por falta de elementos indispensables para la vida que se obtienen del medio externo o a patologías del tubo digestivo que condicionan una mala absorción de biomoléculas, lo cual se expresa en enfermedades como: todos los tipos de hipovitaminosis, desnutrición, anemia perniciosa, pelagra, raquitismo, osteomalasia, osteoporosis.

Enfermedades de causa tóxica. Se producen por la ingestión accidental o con fines suicidas de elementos físicos o químicos ajenos al organismo y potencialmente dañinos. Ejemplo: toxicomanías, alcoholismo, tabaquismo, envenenamientos por exposición a sustancias industriales, o ambientales, desechos que contaminan el medio ambiente, la mordedura o picadura de animales ponzoñosos.

Enfermedades de origen traumático. El daño al organismo se produce por agentes mecánicos, físicos o químicos que producen una lesión directa al tejido u órgano, en muchas ocasiones de carácter irreversible. Ejemplos: accidentes, quemaduras, un ahogamiento, quemadura por corriente eléctrica, traumatismos, heridas de bala o de arma blanca, fracturas, luxaciones esguinces, etc.

Enfermedades de origen emocional y psiquiátrico: Se producen como respuesta del organismo y especialmente con síntomas en la esfera psíquica a los estímulos del medio ambiente como la competencia por la vida, la inseguridad, las carencias económicas, o culturales, los problemas inherentes de la vida familiar o profesional. Generalmente cuando los mecanismos de adaptación funcionan, se produce una alteración funcional o bien cuando la adaptación es insuficiente y se combina con una predisposición heredofamiliar, se puede llegar al daño orgánico. Ejemplos: neurosis de ansiedad, estrés, fobias, ataques de pánico, depresión, melancolía, psicosis maniaco-depresiva, esquizofrenia, etc.

Enfermedades por el modo de vida: Este tipo de enfermedad es quizá la más reconocida en los últimos años debido al papel que juega la explosión demográfica y la concentración exagerada de asentamiento urbano en las grandes ciudades con el consiguiente desequilibrio socioeconómico y cultural que afecta en forma indefectible al ser humano; el organismo se ve obligado a responder por medio del estrés al modo de vida tan irracional al que nos vemos obligados por la supervivencia: las carencias económicas, el tráfico, la inseguridad, la contaminación ambiental, la carencia de agua potable, la forma inadecuada de comer, la falta de tiempo para hacer ejercicio o tener un pasatiempo, etc. Ejemplos: hipertensión arterial, fobias, insuficiencia venosa periférica, alcoholismo, toxicomanías, tabaquismo, neurosis de ansiedad, insomnio, depresión, fobias, ideación suicida, conducta suicida, sedentarismo, obesidad.

Mecanismos de respuesta a la agresión

Los tipos de reacción más conocidos que el organismo elabora como respuesta ante una agresión son a través del *sistema* neurohumoral hipotálamo-hipófisis y neurovegetativo, y otra que se origina en el mismo sitio de la lesión cuando la enfermedad está a nivel orgánico-tisular mediante la liberación de citocinas. Ambos tipos de reacción se interrelacionan entre sí.

Reacción neurohumoral y vegetativa

El sistema nervioso central reacciona a través de la modificación de la actividad de los neurotransmisores y desencadena estímulos que tienen como órgano diana fundamental el hipotálamo, el cual secreta hormonas liberadoras que estimulan a su vez la liberación de hormonas hipofisiarias. Simultáneamente se produce una estimulación vegetativa simpática y la secreción de catecolaminas. La reacción neurohumoral y vegetativa efectora se desencadena ante diversos estímulos agresores y a partir de distintos estímulos aferentes.

La intensidad y las consecuencias de la reacción dependen de diversos factores:

- De la causa de la agresión, no es lo mismo una agresión traumática que una infecciosa o emocional.
- De la intensidad de la agresión.
- De la rapidez, ya que en función de ella el organismo podrá o no poner en marcha a tiempo los mecanismos de adaptación.
- De la capacidad de la respuesta individual. No es igual la respuesta de un individuo joven y relativamente sano que la de un anciano o de un individuo que cursa con un daño orgánico previo, por ejemplo, una cardiopatía.

- De acuerdo con su causa, la lesión produce una serie de manifestaciones reactivas que se mezclan con las derivadas de la agresión de forma que la expresión clínica varía según se trate de una infección, un traumatismo, la ansiedad, la hipoxia o la hipoglicemia.
- En un gran porcentaje de las enfermedades se produce un síndrome general de adaptación al estrés, el cual se define como cualquier estímulo agresivo de naturaleza biológica, física, química o psicosocial que amenace con alterar el equilibrio homeostático y fisiológico. Se entiende como una alerta general del organismo que se acompaña de aumento de los sistemas de vigilancia, movilización de las reservas energéticas (aumento de la función cardiorrespiratoria y cambios metabólicos) y preparación de los sistemas orgánicos de defensa y combate (redistribución del flujo de oxígeno y nutrientes).
- Esta reacción defensiva general frente a múltiples estímulos nocivos no siempre es beneficiosa para el individuo. La persistencia del estímulo estresante, una respuesta inflamatoria continuada o la aparición de complicaciones, puede con el tiempo conducir a la disfunción orgánica progresiva y múltiple o incluso a la muerte a través del síndrome de falla multiorgánica.
- Con mucha frecuencia, la respuesta normal al estrés agrava algunas enfermedades crónicas subyacentes en el paciente, como la hipertensión arterial, la arterioesclerosis, los trastornos digestivos, la ansiedad o la depresión.

Enfermedad orgánico-tisular y liberación de citocinas

La reacción de fase aguda engloba todos los cambios fisiopatológicos mediados por las citocinas inflamatorias que se producen en distintos órganos tras la agresión y que tienen el objetivo de proteger al individuo de la misma.

- Ocurren cambios metabólicos, hematológicos y de síntesis proteica hepática desencadenados en conjunto por la agresión tisular. Estas alteraciones *suceden en forma simultánea y son inducidas por las mismas citocinas* que actúan en la respuesta febril y en el síndrome de adaptación al estrés.
- Ejemplo de dichas alteraciones que inducen cambios fisiopatólogicos mediados por citocinas son *las infecciones, traumatismos, quemaduras, infartos, úlceras o tumores.*

- También pueden observarse cambios plasmáticos similares *en enfermedades inflamatorias crónicas de naturaleza inmunológica o en cánceres de estirpe muy variada.*
- Se incrementa el catabolismo proteico, sobre todo de las proteínas musculares, un balance nitrogenado negativo con *adelgazamiento.* Las citocinas que provocan fiebre son *causantes de la supresión del apetito a nivel hipotalámico, lo que agudiza la depleción de nutrientes y el adelgazamiento.* Los trastornos metabólicos se atribuyen a las modificaciones hormonales, produciéndose hiperglicemia o hipoglicemia, mala tolerancia a la glucosa y balance nitrogenado negativo.
- Si se mantiene suficiente tiempo en relación con la vida media de los eritrocitos, la respuesta inflamatoria *se acompaña de anemia discreta y no progresiva.* Entre las posibles causas se han sugerido trastornos en la síntesis de la hemoglobina y la mala utilización del hierro por los sideroblastos, trastornos en la maduración y replicación de las células en la médula ósea.
- Las plaquetas elevan su concentración considerablemente durante el proceso inflamatorio produciendo trombos que pueden resultar muy peligrosos sobre todo para la hemodinamia del individuo con una enfermedad aguda o crónica de carácter tisular-orgánico.

El campo y las limitaciones de la homeopatía

Para poder hablar con seguridad del campo y las limitaciones de la homeopatía, y no caer en posturas exageradas en donde sus seguidores fanáticos le otorgan el carácter sagrado de que lo cura todo, o sus detractores en medio de su ignorancia le otorgan el despreciable apelativo de que no es científica y que no sirve para nada, es indispensable que el médico homeópata tenga bien claros los siguientes puntos:

- Si la Homeopatía es el único recurso terapéutico para tratar la enfermedad por su tipo y etapa evolutiva (que me perdonen los homeópatas ortodoxos fundamentalistas) puede y debe acompañar al tratamiento farmacológico de sostén.
- Ubicarse en el tipo de enfermedad que está tratando según el marco teórico de la Homeopatía: indisposición, falsa enfermedad, miasma agudo, agudización miasmática, miasma crónico,

enfermedad mental y enfermedad mecánica.

- El tipo de enfermedad que está tratando según el marco teórico de la alopatía: congénita, crónico-degenerativa, infecciosa, enfermedad inmune o autoinmune, metabólica, neuroendocrina, enfermedad carencial, de origen tóxico, de origen traumático, emocional, psiquiátrico, y por el modo de vida.
- La etapa evolutiva de la enfermedad: inicial, autolimitada y superficial, intermedia, avanzada-crónica y degenerativa e incurable.
- El objetivo terapéutico (hasta dónde queremos llegar con la terapéutica homeopática; qué deseamos hacerle al enfermo): curación, prevención, sustitución, compensación, supresión, desensibilización regulación y, finalmente, paliación.
- Elaborar un pronóstico para la vida y la función.
- La más difícil de todas estas consideraciones es revisar la casuística de artículos recientes en donde la Homeopatía ha resultado útil en la prevención o tratamiento de determinada enfermedad con el objeto de sustentar científicamente su utilidad y no quedarse en una práctica empírica, anecdótica y de café en donde digamos: "Fíjate que yo curé tal o cual enfermedad con Homeopatía", cuando, en realidad, no podemos demostrarlo ya que la gran mayoría de los que nos dedicamos a ejercer la medicina homeopática no hacemos ningún tipo de investigación, ni siquiera corroboramos si hubo alguna modificación en los parámetros medibles de la enfermedad por medio de exámenes de laboratorio. Esta limitante nos obliga a ser cautos a la hora de presumir de las maravillas de la Homeopatía. Resulta claro que la única solución a esta interrogante de 'hasta dónde llega el campo de la homeopatía' es revisar artículos de su efectividad en el tratamiento de diversas enfermedades en revistas homeopáticas serias, además de que se enfatice la necesidad de respaldarla científicamente en las escuelas donde se imparte la Licenciatura y el Posgrado, a la luz de los adelantos tecnológicos del siglo XXI, y se destine presupuesto para realizar proyectos de investigación en donde se pueda demostrar seriamente su eficacia.

Aun careciendo de suficiente investigación bibliográfica y estadística que respalde sus alcances —ya que las experiencias personales de los homeópatas no bastan para comprobar su eficacia—, sin consultar las diversas casuísticas podemos teorizar en las probabilidades y limitaciones de la Homeopatía en el tratamiento de las enfermedades. Hacemos la aclaración de que, para que esto sea más lógico, se deben combinar el tipo de enfermedad, su mecanismo de producción, su estado evolutivo y el objetivo terapéutico:

- En las enfermedades congénitas, la falla genética estructural se expresa desde el nacimiento. Si se detecta tempranamente se inicia su rehabilitación, si es el caso se puede emplear cirugía estética y se puede ofrecer únicamente una mejor calidad de vida. El objetivo terapéutico no es curar; si acaso podemos compensar, regular y paliar. La Homeopatía poco puede hacer.
- En las enfermedades crónico-degenerativas existe una predisposición heredada que condiciona la enfermedad, la cual es de carácter crónico y tiende a la degeneración. A menos de que se demuestre que la Homeopatía pueda modificar y atenuar el estado mórbido con el empleo de medicamentos constitucionales y no se quede en una afirmación exclusivamente teórica, el objetivo terapéutico será prevenir, compensar, regular y, finalmente, si no existe otra posibilidad, paliar con medicamentos homeopáticos. Nuevamente, entre más temprano se detecte y se trate, el enfermo tendrá mejor calidad de vida. La Homeopatía ofrece estas posibilidades.
- En las enfermedades infecciosas existe ya sea una deficiente respuesta inmune determinada por una pobre nutrición, otra enfermedad crónica subyacente o bien un alto grado de infectocontagiosidad del microorganismo causante. Puede tratarse de una infección moderada y autolimitada (como un síndrome gripal o una bronquitis bacteriana), o padecer una bronconeumonía o una severa infección de un órgano vital, hasta llegar a una septicemia. La Homeopatía desde luego que no va a erradicar al microorganismo causal como si fuera una especie de antibiótico, sino que estimulará su respuesta inmune. Se puede aspirar a curar con medicamentos homeopáticos si la infección es leve y se inicia el tratamiento en forma inmediata.
- En caso de una infección severa, avanzada, con un estado crítico del paciente y sin tiempo para que el organismo intente una respuesta homeostática, a lo más que se puede aspirar es a compensar y regular con homeopatía. Es saludable que nunca perdamos el criterio médico ni pongamos en juego la vida del enfermo por nuestra necedad basada en el fanatismo doctrinario.
- En enfermedades de la inmunidad o de la autoinmunidad, existe una idiosincrasia a ciertos alérgenos que provocan un estado de

hiperergia de la respuesta inmune ante los estímulos externos o bien un desequilibrio en el autorreconocimiento de los tejidos. En el caso de la inmunidad a agentes externos, el objetivo terapéutico sería desensibilizar al organismo hacia los alérgenos y al autorreconocimiento, pero nuevamente tendría que demostrarse que la Homeopatía con los remedios profundos actúa a nivel de los genes que tienen que ver con la hipersensibilidad inmediata o con la falla en el reconocimiento de los tejidos propios y de las sustancias ajenas y potencialmente lesivas. En ambos casos, teóricamente se podría regular la expresión genética que codifica la respuesta inmune; por supuesto que falta mucha investigación al respecto.

- En las enfermedades metabólicas el mecanismo de acción está directamente ligado a la genética, ya que, si un gen no codifica la producción de una enzima como la xantinoxidasa, se produce la gota; o bien si el locus niger deja de producir la dopamina, se produce el mal de párkinson. Entre más crónica sea la enfermedad más difícil será su tratamiento. El objetivo terapéutico es exclusivamente el de compensar, regular y paliar, ya que está claro que el medicamento homeopático no puede sustituir ni a la xantinoxidasa ni a la dopamina, la cual debe ser ingerida del exterior para controlar la enfermedad.
- En las enfermedades neuroendocrinas ocurre algo semejante a las enfermedades metabólicas; existe una carencia o un exceso en la producción y efectividad en el sitio de acción de determinadas hormonas, lo cual está asociado a una falla del sistema nervioso en la neurotransmisión. La mayoría tienden a la cronicidad y a un pronóstico reservado. El objetivo terapéutico es compensar, regular y, en última instancia, paliar con medicamentos homeopáticos. Es indispensable ingerir del exterior la hormona que está deficiente o un fármaco que bloquee la acción de la hormona que está en exceso.
- En las enfermedades carenciales, la lógica nos dice que, si se trata de una deficiencia en la nutrición y aporte de determinada vitamina u oligoelemento, es indispensable ingerirlo. Asimismo, cuando se trata de un padecimiento con un grado avanzado de desnutrición; hay que mejorar la calidad, cantidad y combinación de nutrientes, acción que nunca va a llevar a cabo el medicamento

homeopático por si solo, ya que el objetivo terapéutico no es sustituir, sino regular y compensar.

- En las enfermedades de causa tóxica existe un daño directo al organismo ocasionado por la o las sustancias químicas ingeridas en forma accidental o con fines suicidas. Si se trata de una ingestión, picadura o mordedura reciente y se presenta un estado crítico, definitivamente el objetivo terapéutico es suprimir los efectos tóxicos de manera inmediata para preservar la vida del enfermo, y el modo más efectivo es, ya sea eliminando el tóxico por vía del vómito, la evacuación, la orina, hasta llegar a la hemodiálisis, o bien administrar el antídoto específico si se conoce la sustancia causante del estado crítico. Aquí definitivamente la Homeopatía tiene muy poco que hacer; si acaso puede coadyuvar a compensar y regular las funciones orgánicas una vez que se ha eliminado el veneno.
- En las enfermedades de origen traumático el mecanismo de acción es una agresión directa de agentes químicos, como en el caso anterior, o físicos como quemaduras, radiaciones, electricidad, heridas por arma de fuego o arma blanca, así como accidentes en donde se producen fracturas. El objetivo terapéutico es cerrar heridas, extraer tejido necrosado, cohibir hemorragias internas, reducir una fractura o una luxación, extraer una bala, etc., todo lo cual es absolutamente necesario para preservar la vida y la función. La Homeopatía tiene muy poco que hacer, salvo cuando son cirugías programadas que se puede medicar en el preoperatorio o en el posoperatorio con éxito. En los casos hiperagudos y críticos, hay que dejar actuar libremente a los traumatólogos y cirujanos.
- En las enfermedades de origen emocional y psiquiátrico, por un lado existe una predisposición hereditaria a padecer por ejemplo esquizofrenia o psicosis maniaco-depresiva, en donde existe una falla en un neurotransmisor como la serotonina o la dopamina lo cual conduce a un síndrome orgánico-cerebral; o bien el individuo reacciona con el estrés, la depresión reactiva, neurosis de ansiedad o fobias a los estímulos desencadenantes de un medio ambiente agresivo o amenazante como la vida en las grandes ciudades. En las enfermedades psiquiátricas el objetivo terapéutico está lejos del alcance de la Homeopatía, ya que en los síndromes orgánicos cerebrales existe una lesión y solo se puede aspirar a regular o compensar una función que está alterada desde su estructura

neuroendocrina. No así en las enfermedades funcionales como la neurosis, en donde se puede ofrecer mayor calidad de vida, sobre todo si se combina la Homeopatía con la Psicoterapia.

- Finalmente, en las enfermedades por el modo de vida, resulta lógico pensar que el individuo se enferma por vivir de manera inadecuada, sobre todo cuando tiene carencias en el aspecto socioeconómico o cultural; cuando la falta de tiempo, la competencia y la inseguridad de las grandes ciudades no le permiten tener un tiempo y un espacio para sí, cuando su único pasatiempo es trasladarse del trabajo a su casa y viceversa, y más cuando tiene una jornada de 10 horas. El resultado es que se alimenta mal, no duerme el tiempo suficiente, no hace ejercicio, está sometido a todo tipo de tensiones y desarrolla todo tipo de trastornos de la personalidad. El objetivo terapéutico es prevenir, compensar, y regular con homeopatía.
- Resulta favorable si el individuo tiene la posibilidad de modificar en la medida de sus posibilidades su modo de vida y además pueda hacer psicoterapia.

Como podemos observar, no es fácil determinar los alcances y las limitaciones de la Homeopatía sin antes investigar sus mecanismos de acción, revisar la casuística de los distintos artículos publicados en revistas serias y actualizadas, especialmente para conocer qué papel concreto es el que juega la Homeopatía como un sistema médico-terapéutico y lo que puede ofrecer realmente al individuo enfermo.

BIBLIOGRAFÍA

Ancarola, Ricardo, *Fundamentos de teoría homeopática*, España, Miraguano, 1995.

Ancarola, Ricardo, *Medicina homeopática crítica y experiencias clínicas*, España, Miraguano, 1984.

Ancarola, Ricardo, *Tratamiento homeopático del enfermo crónico*, España, Miraguano, 1986.

Barnes, Kuhn, Merton, *Estudios sobre Sociología de la Ciencia*, España, Alianza Editorial, 1980.

Bernbeck, Stefan, *Homeopatía: una terapia básica*, **México,** Editorial Propulsora de Homeopatía, 1991.

Demarque, Denis, *Homeopatía medicina de la experiencia*, **México**, Editorial Propulsora de Homeopatía, 1987.

Diamond, John, *Compementary, alternative and western medicine*, Estados Unidos, Medicine, 1988.

Eyzayaga, Francisco Xavier, *Tratado de medicina homeopática*, Argentina, Marecel, 1981.

Farreras, Rozman, *Medicina interna*, vol. I y II, España, Marín, 1996.

Gibson Sheila y Robin Gibson, *Homeopatía para todos*, **México, Grijalbo**, 1987.

Guajardo Bernal, Germán, *La Homeopatía y el método*, México, Talleres gráficos de Laredo, 2004.

Isselbacher, Kurt J., *Harrison Principios de Medicina Interna*, vol. I y II, España, Interamericana McGraw-Hill, 1994.

Kent, James Tyler, *Filosofía homeopática*, Argentina, Albatros, 1990.

Köhler, Gerhard, *Manual de Homeopatía. Fundamentos y aplicación*, España, Paidotribo, 1990.

Micozzi, Marc S., *Fundamentos de medicina alternativa y complementaria*, España, Paidotribo, 2000.

Monserrat, J., *Epistemología evolutiva y teoría de la ciencia*, España, Publicaciones de la Universidad Pontificia de Comillas, 1987.

Pascual Teresa y Trinidad Ballester, *Curso de homeopatía*, España, Ateneo de Homeopatía y terapéuticas paralelas, Miraguano, 1989.

Paschero, Tomás Pablo, *Homeopatía*, Argentina, El Ateneo, 1986.

POITEVIN, Bernard, *Introducción a la homeopatía, bases experimentales y científicas*, México, Nueva editorial homeopática mexicana, 1992.

ROBERTS, Herbert A., *Los principios y el arte de curar con la homeopatía*, Argentina, Albatros, 1983.

TEIXIDOR, J. Rodes, *Medicina interna*, vol. I y II, España, Masson, 1997.

CLOSE, Stuart, *El genio de la homeopatía*, España, Colegio de médicos de Sevilla, 1990.

VITHOULKAS, George, *Las leyes y principios de la Homeopatía en su aplicación práctica*, España, Paidós cuerpo y salud, 1997.

Capítulo III

Bases científicas de la Homeopatía

EL PAPEL DE LA CIENCIA EN LA MEDICINA

El estudio del tejido celular muerto en el caso de la anatomía patológica, o el tejido celular vivo si se trata de la biología celular y de los componentes y elementos químicos para la comprensión de los procesos vitales, se fundan en un punto de vista materialista y reduccionista de la salud y de la curación. A pesar de esto, la medicina alopática se considera curativa y científica, y el resto de los sistemas médicos son excluidos de la ciencia en general ya que son pocos los que demuestran sus mecanismos de acción de acuerdo a los postulados del método científico contemporáneo.

Si bien se han logrado grandes avances gracias a la aplicación de dichos conceptos a la medicina, el sistema biomédico no siempre explica muchas observaciones del campo de la experiencia personal y clínica, papel que solamente puede vivenciar la persona, ya que hay puntos del ser humano que no son accesibles ni explicables a través de la observación de un tejido en un microscopio, o la comprobación del antibiótico que impidió el crecimiento de la bacteria, como es el acceso a las vivencias de la mente y la espiritualidad humana durante el proceso de enfermedad, ni las experiencias que resultan de la relación empática entre dos seres humanos: el médico y el enfermo.

La biomedicina contemporánea está fundamentada en la física newtoniana y en la biología predarwinista porque se centra más en la tipología de la especie humana que en la individualidad y en la variación. Sin embargo, la **física cuántica contemporánea, reconoce aspectos de**

la realidad que van más allá de la mecánica newtoniana como son la dualidad de la materia y energía, los campos unificados de la energía y la materia y las funciones de las ondas. Aunque falta mucho por investigar, la naturaleza de los medicamentos homeopáticos quizá podría explicarse bajo alguno de estos criterios y, pese a ello, la ciencia no acepta nada que no se pueda comprobar bajo el paradigma positivista y materialista.

Aunque establece mediciones de la energía del cuerpo humano por medio de la electrocardiografía, la electroencefalografía o la electromiografía, lo ha hecho solamente con fines diagnósticos, y poco ha estudiado la energía corporal con fines curativos. Se centra más en la tipología del hombre como especie que en la individualidad y en la variación de este, ya que al aumentar las variables de los distintos parámetros que desea medir y comprobar durante el complejo fenómeno de la enfermedad, aumenta el grado de dificultad de sus investigaciones.

La biomedicina contemporánea está ubicada dentro de un paradigma influido en gran medida por la historia en el sentido socioeconómico y cultural. En su afán por respaldar científicamente a la Medicina, ha enfatizado que el conocimiento del mundo (incluidas la naturaleza y la naturaleza de los seres humanos) debe enmarcarse estrictamente dentro de los siguientes criterios:

- Objetividad: el observador permanece separado de lo observado.
- Reduccionismo: los fenómenos complejos son explicables en términos de fenómenos de componentes más simples.
- Positivismo: toda la información puede derivarse de datos físicamente mensurables.
- Determinismo: se pueden predecir los fenómenos con el conocimiento de las leyes científicas y las condiciones iniciales.

Resulta evidente que esta no es la única forma de conocimiento, sin embargo, toda información que pretende ser científica y que no reúna los criterios anteriores, queda fuera del contexto. El modelo científico del siglo XXI tiene como esencia la creación de modelos de la realidad mediante lo que se puede observar y probar. A pesar de todo, la ciencia no es la realidad en su totalidad, sino una interpretación de la misma que genera conocimientos para mejorar las condiciones de vida del ser humano.

Desde los tiempos de Descartes, Galileo y Newton, nuestra cultura siempre ha estado tan obsesionada por el conocimiento racional que nos hemos vuelto inseguros para tratar con los valores y con las experiencias humanas. Precisamente, la Homeopatía —aunque debe ser validada científicamente ya que estamos en pleno siglo XXI y no debemos quedarnos al nivel de su práctica emanada de sus principios axiomáticos propia del siglo XIX—, no deja de enfatizar que su principal objetivo es la persona enferma, y esta es una experiencia humana que comparten dos gentes: el médico y el paciente, concepto que no debemos olvidar, independientemente de lo que se deba medir y demostrar.

La objetividad, el reduccionismo, el positivismo y el determinismo son perfectamente aplicables a las ciencias exactas como las Matemáticas, la Física, la Química, entre otras; en donde empiezan los problemas (como querer encajar una pieza que no es del rompecabezas) es en querer aplicarlas por igual a las ciencias ecológicas y biológicas en donde, indefectiblemente, se incluye al Hombre. Estas últimas han generado gran riqueza de observaciones sobre la interacción entre los organismos vivos y su medio ambiente de forma transaccional, multidireccional y sinérgica que no se limitan a explicaciones reduccionistas.

Si una de las metas de la ciencia es generar conocimientos que ayuden al ser humano a mejorar, recuperar y mantener su salud, es primordial tratar de definirla de manera aproximada. Aunque la mayoría de las gentes sabemos cómo nos sentimos cuando estamos sano, es muy difícil dar una definición precisa: la salud es una experiencia subjetiva cuya calidad puede reconocerse intuitivamente, pero que no puede describirse o cuantificarse por completo. Es un estado de bienestar que se presenta cuando el organismo funciona de cierto modo aceptado universalmente por la Medicina como normal.

La descripción de esta manera de funcionar dependerá del modo en que describamos al organismo y sus interacciones con el medio ambiente (ecología). Aun con las definiciones estandarizadas del modelo salud-enfermedad del ser humano como especie, cada modelo de organismo da origen a una diferente definición de salud. El hombre como parte integrante del ecosistema llamado planeta Tierra refleja la red de relaciones entre numerosos aspectos de ese fenómeno tan complejo y fluido que llamamos vida, y no siempre pueden medirse en su totalidad todos sus parámetros ya que, en forma constante, está modificando la reactividad celular, la de sus tejidos, órganos, aparatos, sistemas y su personalidad ante los estímulos externos o internos.

La salud y la enfermedad son en realidad una serie de fenómenos multidimensionales que abarcan una serie de aspectos físicos, psicológicos y sociales recíprocamente dependientes. Por lo tanto, en la Medicina dichos fenómenos no pueden ser del todo objetivos ya que el observador no puede permanecer separado de lo observado debido a que su objeto de estudio es la persona enferma, un semejante con el que es imposible no involucrarse en una experiencia netamente humana.

No puede ser totalmente reduccionista debido a que el hombre es un ser vivo complejo y dinámico; de hecho, es una esencia que en su definición más simple es algo que no puede ser reducido a sus partes componentes. El hombre es un principio de vida formado por mente y cuerpo (dos componentes inseparables e irreductibles) y siempre será más que la suma de sus partes.

No puede ser absolutamente positivista ya que su funcionamiento no siempre se deriva de datos físicamente medibles; aunque hay muchos parámetros paraclínicos cuantificables, como la glucosa, la hemoglobina o la tensión arterial, hasta ahora no se ha logrado medir en su totalidad el potencial espiritual y psicológica de un ser humano más que por medio de algunas pruebas que solamente arrojan un porcentaje muy relativo del funcionamiento de su mente.

No es en absoluto determinista ya que es prácticamente imposible predecir el comportamiento de un ser humano en el sentido del fenómeno salud-enfermedad debido a las complejas interrelaciones de este y su siempre cambiante ecosistema, y mucho menos determinarlo a partir de las condiciones iniciales de su enfermedad; no podemos predecir su futuro inmediato, solamente sugerirle medidas preventivas que aseguren su bienestar ya que en el momento más intempestivo se puede enfermar.

Los razonamientos anteriores nos conducen a preguntarnos: ¿Es necesario replantear el paradigma de la biomedicina con respecto al funcionamiento de la Homeopatía? O lo que es más complejo y conveniente, ¿la Homeopatía debería desarrollar su propio paradigma para poder explicar científicamente lo complejo de su funcionamiento?

EL MODELO BIOMÉDICO DE LA MEDICINA ACTUAL

El modelo de la medicina contemporánea está basado en la visión mecanicista de la vida ya que, a lo largo de la historia de la ciencia en Occidente, la medicina se ha desarrollado paralelamente a la biología, y esta se rige bajo tal modelo. De la influencia del paradigma cartesiano en el pensamiento médico resultó el modelo biomédico actual.

Dicho modelo constituye la base conceptual de la medicina científica moderna. El cuerpo humano es considerado una especie de máquina que puede analizarse desde sus partes componentes: la enfermedad vendría siendo un funcionamiento defectuoso de los mecanismos íntimos explicados desde la óptica de la biología celular y molecular. La terapéutica médica es intervencionista, ya que con elementos químicos o físicos podrá corregir las disfunciones de una determinada falla. La consecuencia es que al concentrarse en las partes cada vez más pequeñas del cuerpo (tejidos, células, moléculas) pierde de vista la persona, lo humano del paciente, y al reducir la salud a una función mecánica se diluye la amplitud del complejo fenómeno salud-enfermedad y curación, procesos imposibles de comprender en términos reduccionistas.

Desde hace muchos años, antes de que surgiera la medicina científica, la curación había sido practicada por curanderos, quienes concibieron a *la enfermedad como un trastorno que abarca a toda la persona y no solo a una parte de ella.* Todos tenían en común el que *nunca se limitaron a los fenómenos puramente físicos, como en el caso del modelo biomédico.*

Esta visión de la curación que no podemos olvidar del todo ya que aún sobrevive en algunas pequeñas comunidades, tiene una serie de elementos que van más allá del modelo cartesiano que derivó con el tiempo en el modelo biomédico actual de objetividad, reduccionismo, positivismo y determinismo, como es la influencia positiva en la mente del enfermo disipando el miedo que siempre es un componente significativo de toda enfermedad y ayudándolo a estimular los poderes de curación naturales que todos los organismos vivientes tienen; desde luego, de modo empírico y sin preocuparse demasiado porque los resultados de su terapéutica pudieran ser medibles y demostrables.

LA INFLUENCIA DE DESCARTES EN LA MEDICINA

La influencia cartesiana es la causa del cambio más importante en la historia de la medicina en Occidente. Antes de él los sanadores se enfocaban en fortalecer la interacción entre el cuerpo y el alma y trataban al paciente dentro del contexto de su entorno social, familiar y espiritual. La estricta separación cartesiana entre mente y cuerpo indujo a los médicos a concentrarse en la máquina del cuerpo y a no fijarse tanto en los aspectos psicológicos, sociales y ambientales de la enfermedad.

Con el paso de los años y el desarrollo tecnológico y socio-económico, la ciencia biomédica se trasladó del estudio de los órganos y de sus funciones al estudio de las células, y finalmente al de las moléculas. La consecuencia fue que a los médicos se les dificultó en gran medida comprender la interdependencia del cuerpo y la mente y todos los factores que intervienen tanto en el fenómeno de la enfermedad como en el de la curación.

El auge de la medicina moderna comenzó a partir de la segunda mitad del siglo XIX, época de grandes descubrimientos en el campo de la Biología; uno de los avances significativos fueron los postulados de Claude Bernard con respecto a la metodología científica. Por consiguiente, los biólogos y los médicos identificados plenamente con el enfoque reduccionista centraron su atención en la biología celular. Dos personajes fueron determinantes en dicho movimiento: Rudolf Virchow, para quien toda enfermedad suponía una serie de cambios a nivel celular, estableciendo la biología celular como base de la medicina, y Louis Pasteur, padre de la microbiología y de la teoría infecciosa de la enfermedad.

Otro gran científico sin duda fue Robert Koch, quien postuló una serie de criterios necesarios para probar que un determinado microorganismo causaba una enfermedad específica. Esta idea científica pero reduccionista de concebir una sola causa de enfermedad coincidió a la perfección con la visión cartesiana de los seres vivientes como máquinas, cuya disfunción se concreta a un mal funcionamiento de un único mecanismo. Podríamos preguntarnos: si existe una falla en determinado mecanismo de un tejido o un órgano, ¿el resto del cuerpo no se encuentra afectado?

La doctrina de la etiología específica ha influido enormemente en el desarrollo de la medicina desde la época de Pasteur y Koch hasta nuestros días, trasladando la atención de la investigación biomédica del huésped y su entorno al estudio de los microorganismos.

Los adelantos en el campo de la Biología realizados en el siglo XIX se acompañaron del desarrollo de la tecnología médica, y *al mismo tiempo la atención de los médicos se fue desplazando del paciente a la enfermedad.* Las patologías se localizaban, diagnosticaban y se etiquetaban *según un sistema definido de clasificación, se les estudió en los hospitales y se enseñaron en las universidades.* De esta manera comenzó la tendencia a la especialización de la Medicina.

La medicina del siglo XX se caracterizó por la gradual orientación de la biología hacia el nivel molecular y se ha convertido en *la base científica de la Medicina.* Todos los grandes adelantos de la ciencia médica de nuestro siglo se han fundamentado en el conocimiento de una falla única y aislada de los mecanismos celulares y moleculares. *En todos los casos, los problemas biomédicos fueron reducidos a fenómenos moleculares con el objeto de encontrar el mecanismo central del problema; una vez entendido este mecanismo, se intenta solucionar por medio de un fármaco.*

El resultado es que, al reducir las funciones biológicas a sus mecanismos moleculares y a sus principios activos, los investigadores biomédicos se han visto obligados a *limitarse a comprender ciertos aspectos del fenómeno que están estudiando. En consecuencia, solamente obtienen una visión parcial de los trastornos que investigan y de los medicamentos que descubren para tratar las enfermedades.*

El modelo biomédico cartesiano también ha influido en la concepción holística de la persona enferma. Los profesionales de la salud se han dividido en dos áreas que pocas veces se comunican: los médicos se ocupan del tratamiento del cuerpo mientras los psiquiatras y los psicólogos se centran en el funcionamiento de la mente. Esta diferencia ha desviado la atención de los investigadores y ha minimizado el énfasis del importante papel del estrés y el estado emocional como causa de enfermedades.

Solamente en época reciente los profesionales de la medicina han comenzado a admitir la importancia del estrés en el vínculo de los estados emocionales y la enfermedad. La división del modelo cartesiano ha influido en el campo de la investigación médica. La psicología trata extensamente y aporta pruebas sobre la importancia de los estados emocionales en la causa y desarrollo de las enfermedades. Los resultados se publican en revistas que rara vez son leídas por los científicos biomédicos. Por otra parte, el enfoque de las enfermedades se basa más en la fisiopatología y casi nunca se ocupa de los aspectos psicológicos de la enfermedad.

Desde luego que no todo es crítica ácida hacia el modelo actual de la Biomedicina, también tenemos que destacar sus grandes logros. El conocimiento detallado de las funciones biológicas a nivel celular y molecular no solamente llevó a un gran desarrollo a las terapias farmacológicas, sino que además fue de una gran ayuda a la cirugía ya que se descubrieron los tipos sanguíneos y se hicieron posibles las transfusiones sin el riesgo de hemólisis. El avance en el estudio del mecanismo de acción de los anestésicos permitió cirugías más prolongadas, y el desarrollo de la antibioticoterapia aumentó la eficiencia en el tratamiento de enfermedades de etiología infecciosa.

LA CRISIS EN LA MEDICINA MODERNA

A pesar de estos grandes adelantos de la medicina y la tecnología médica, no podemos negar la profunda crisis que estamos viviendo actualmente. El enfermo se queja principalmente del alto costo, los efectos secundarios y la baja efectividad de las medicinas cuando asiste a un consultorio particular, y del trato deshumanizado y en ocasiones negligente del personal médico, además de las citas muy espaciadas en el momento de requerir, por ejemplo, de un examen radiológico, cuando acude a la clínica y al servicio de Medicina Familiar en la institución a la cual está asegurado.

Tal parece que el nivel de salud de la población en general no ha aumentado en forma significativa. Cualquier sistema médico arraigado en una sociedad está constituido por un modelo de creencias y actitudes cultural y socioeconómicamente vinculadas entre sí. Cuando empieza a ser ineficaz por los pobres resultados, por el incremento del costo de sus medicamentos o cuando se deshumaniza la relación médico-paciente, la gente se informa y decide buscar otras vías para restaurar y conservar su salud. Afortunadamente, otros sistemas médicos como la Homeopatía, la medicina tradicional china, el naturismo y otros, se desarrollaron paralelamente a la medicina oficial y ofrecen una alternativa en el tratamiento de las enfermedades.

Cada vez son más las personas que desean mejorar la calidad de la consulta y sobre todo de tener resultados positivos en la evolución clínica de sus padecimientos, ya que los tratamientos farmacológicos implican un costo más alto y efectos secundarios que se suman a los síntomas que el paciente carga debido a su enfermedad.

Algunos puntos que pueden ser criticables de la Biomedicina actual y razón por la cual los profesionales de la salud deciden aprender medicina alternativa y los enfermos deciden buscar otro sistema médico son los siguientes:

- Su estricta aceptación en la investigación del fenómeno salud-enfermedad que demuestren únicamente objetividad, reduccionismo, positivismo y determinismo.
- Su interés predominante por el cuerpo físico. Si además el enfermo manifiesta durante su enfermedad cambios en sus emociones, lo canalizan con el psicólogo o con el psiquiatra.
- Su interés por las enfermedades, a menudo excluyendo a las personas.
- Su paulatina superespecialización y pérdida de la visión holística de la persona. El enfermo tiene que pasar por varios especialistas según su sintomatología. No sería raro que en algunos años surgieran especialistas en núcleo celular, mitocondria o aparato de Golgi.
- Lo invasivo de sus métodos de diagnóstico; algunos de ellos son demasiado molestos para los pacientes.
- La paulatina deshumanización del personal médico.
- Su elevado costo.

LA MEDICINA CIENTÍFICA Y LAS MEDICINAS ALTERNATIVAS

La medicina alópata se autoconsidera el único arte curativo científico, por consiguiente y de acuerdo a su postura, el resto de los sistemas médicos son considerados no científicos o alternativos. La medicina alternativa incluye todas las prácticas clasificables como intervenciones médicas, medidas para mejorar la salud o para prevenir la aparición de enfermedades, que no se suelen enseñar en las universidades de Medicina ni forman parte del sistema sanitario.

Por supuesto, dentro de las medicinas alternativas se encuentra ubicada la Homeopatía, que debido a su paradigma vitalista y no mecanicista-positivista, siempre ha causado polémicas y ha sido objeto de discusión ya que muchos investigadores la consideran no científica por el hecho de no saber con exactitud cuáles son sus mecanismos de acción y cómo se puede medir la actividad del medicamento homeopático en el organismo.

Si tomamos en cuenta la historia y recordamos que la Homeopatía nació alrededor de 1796 como una práctica médica cuyo origen fueron axiomas doctrinarios, la forma más lógica de investigación inicial sería la clínica, sin que pareciera que evitamos asumir la responsabilidad de hacer investigación básica sobre todo alrededor de su gran enigma que es precisamente sus mecanismos de acción sobre el organismo.

Es muy difícil comprobar por el momento sus mecanismos de acción ya que todo está fundamentado en teorías emanadas de su doctrina. Resulta un poco más fácil iniciar su incorporación a la ciencia investigando su actividad clínica sobre el organismo del enfermo; de hecho, así empezó a aplicarse desde hace más de 200 años y ha sobrevivido debido a su eficacia clínica y al testimonio de muchos pacientes.

Las estadísticas sobre control, compensación, regulación y en algunos casos curación de algunos padecimientos resulta anecdótica, no son suficientes y desde luego no conforman un parámetro científico confiable; es indispensable el seguimiento y la comprobación de su eficacia, al menos con exámenes de laboratorio y gabinete por parte del médico y con protocolos serios de investigación por parte de los estudiantes de la licenciatura y de posgrado en Homeopatía y, desde luego, por investigadores profesionales interesados en el tema. Por algo debemos de empezar.

Cuando observamos que la Homeopatía genera respuestas fisiológicas o clínicas distintas que no pueden explicarse por el modelo de la Biomedicina, la actitud del científico no debería ser el de negar la realidad, sino más bien el de modificar su modelo explicativo para tratar de abarcar también estas respuestas raras. Esta es la forma en que la ciencia progresa. ¿Es posible construir un modelo biomédico propio de la medicina alternativa? Lo más seguro es que tengamos que esperar varios años para descubrir y adaptar los fundamentos de la Física, la Química y la Biología para comprender los sistemas médicos alternativos en términos de la Biomedicina, o de plano diseñar un paradigma exclusivo de la Homeopatía que le dé seriedad dentro de la Ciencia.

Dentro del Sistema Nacional de Salud de cualquier país no debería excluirse ningún método terapéutico cuando es eficaz, aunque sus mecanismos de acción no hayan sido totalmente explicados; para eso se debería destinar más presupuesto para estimular la investigación en las escuelas donde se imparta la licenciatura o el posgrado en Homeopatía.

El bienestar general que proporcionan las medicinas alternativas es algo más que solamente la mera prevención de enfermedades; es la utilización de las fuentes internas de cada individuo para su propio beneficio. La salud no depende de agentes o entidades externas, sino del equilibrio de las fuentes internas y del medio natural y social del paciente, ya que cada uno de nosotros tenemos la capacidad de restablecernos por nosotros mismos.

Este concepto es en el que se basan todas las medicinas alternativas, porque la autocuración es la base de toda curación. Las manipulaciones externas se reducen simplemente a activar las fuentes internas de curación que posee cada organismo. No porque dejemos de reconocerla dejará de existir la autocuración que, desde tiempos antiguos, fue reconocida por el padre de la Medicina, Hipócrates, como el Naturae morborum medicatrix. El fundamento de la autocuración es el de que el cuerpo contiene y genera energía como entidad viviente que es. Las interrupciones que se producen en la generación y el flujo de energía causan trastornos y la respuesta del cuerpo ante este desequilibrio se traduce en enfermedades perceptibles a los sentidos.

Los síntomas de un resfriado o de una alergia son manifestaciones del esfuerzo realizado por el cuerpo para deshacerse del agente patógeno. Mediante el aumento de la temperatura del cuerpo, la fiebre reduce la reproducción de bacterias, y mediante un estornudo se expulsan los agentes patógenos.

Las medicinas alternativas se centran en la persona como individuo singular que posee fuentes de energía propia y el modo individual como funciona en cada uno. Si el cuerpo se cura por sí solo, posee energía propia y es único, el interés de la ciencia debería centrarse más sobre la persona que se cura. Por ello, los conceptos de generalización son más difíciles de aplicar a la investigación de la Homeopatía en la Biomedicina; para reconocer esto basta un ejemplo. Si queremos estudiar el efecto de la Homeopatía en la depresión reactiva podríamos diseñar un protocolo en el cual valoraremos las modificaciones inducidas por un medicamento en los niveles de serotonina.

Es un fenómeno conocido que en una persona deprimida los niveles séricos de serotonina se encuentran disminuidos. Se elegirán por lo menos 60 individuos, a 30 de ellos se les proporcionará un placebo y a los 30 restantes se les administrará un remedio homeopático. Los postulados científicos de la Biomedicina exigirán naturalmente que para probar su efecto se administre un solo medicamento. La Homeopatía exigirá de acuerdo a sus principios doctrinarios que sea administrado un medicamento distinto según cada caso individual.

Ambas posturas generarán discusiones; esta es una de tantas razones por las cuales es indispensable diseñar un modelo biomédico adaptado a la Homeopatía para terminar con las polémicas sobre por qué no es considerada científica y poder explicarla bajo la óptica de su propio modelo; desgraciadamente aún estamos lejos de lograrlo.

Cualquier sistema médico que se aplique para la recuperación y conservación de la salud es una respuesta a las necesidades de los seres humanos en las distintas épocas y es indispensable comprender la razón de por qué algunos de ellos han trascendido y sobrevivido hasta la época actual y por qué otros subsisten solamente en pequeñas comunidades. Todos ellos comparten el objetivo de aliviar los sufrimientos de los enfermos, mejorar la salud y proteger a la sociedad en general de las enfermedades.

Los sistemas médicos difieren entre sí en algunos aspectos: en el grado de expansión que han alcanzado en el mundo, en el grado tecnológico, ya que mientras algunos no emplean tecnología alguna, otros no pueden funcionar sin la presencia de electricidad. También difieren en su percepción del cuerpo humano en estado de salud y enfermedad. Básicamente, los sistemas surgen y perduran porque satisfacen una necesidad.

Indiscutiblemente el que más ha perdurado, progresado y difundido en el mundo entero es la alopatía fundamentada en el modelo Biomédico, pero hay que recordar que no es el único. Ha logrado la supremacía de ser la única medicina científica moderna, ortodoxa y convencional gracias a las condiciones socioeconómico y culturales en las que se ha desarrollado a través de los siglos. Esta creencia cultural ha sobrevivido más de dos mil años y sus ideas pueden ser verdad en ciertos contextos y situaciones, es decir, es válida para sus usuarios occidentales.

No ocurre lo mismo con la medicina tradicional china cuyo contexto sociocultural es diferente y acepta, por ejemplo, la influencia de los climas como factores productores de enfermedad más que la participación de los microorganismos, y los efectos terapéuticos de los alimentos o plantas medicinales de naturaleza fría para contrarrestar los efectos mórbidos de la dispepsia crónica más que el contenido de los principios activos farmacológicos para suprimir los efectos de la hipersecreción da ácidos gástricos.

La práctica de la relatividad cultural es la clave en el estudio de las Medicinas alternativas porque cada sistema proporciona distintas ideas sobre el cuerpo en estado de salud y enfermedad. *El modelo de la Biomedicina actual encontraría más fácil comprender que la Homeopatía no puede ser totalmente explicada bajo los postulados científicos debido a su contexto sociocultural si no deja a un lado sus creencias y juicios y hace un esfuerzo por comprender y adoptar estos nuevos.*

Ya que nuestro objetivo es describir imparcialmente el papel de las medicinas alternativas en la ciencia y no solamente enjuiciar si el modelo de la Biomedicina actual es el único que puede validar lo científico de la Homeopatía, debemos enfatizar los grandes éxitos de la alopatía en el tratamiento de enfermedades agudas y traumatismos, además de que con el uso de su alta tecnología ha aumentado la expectativa de vida, y el diseño de fármacos ha contribuido para tratar los desórdenes bioquímicos y metabólicos de las enfermedades. Al mismo tiempo ha sido criticada por su tratamiento relativamente ineficaz de muchas enfermedades crónicas y por su carencia de un trato humanista con los enfermos.

Después de analizar los conceptos anteriores podemos concluir lo siguiente:

- Cualquier sistema médico arraigado en una cultura constituye un *complejo de creencias, modelos y actividades conectadas entre sus usuarios (pacientes) y suministradores (médicos)* los cuales lo consideran útil y lo emplean para el mejoramiento de la salud y bienestar del hombre.
- Ningún sistema médico abarca todo el campo de la Medicina.
- Todos los sistemas médicos tienen un papel y deben ser usados solos o combinados en algún momento en cada caso individual y en la etapa evolutiva de las enfermedades que se traten.
- Ningún sistema es el mejor en todo y el médico debe al menos conocerlos para poder derivar al enfermo si es necesario con el especialista que en ese momento requiera el paciente.
- Primero hay que estudiar el paradigma de cada uno de los principales sistemas médicos antes de criticarlos y excluirlos del ámbito científico por desconocer su marco teórico.

LA HOMEOPATÍA: CIENCIA O PLACEBO

LA SEPARACIÓN DE LA RELIGIÓN Y LA CIENCIA

Desde hace muchos años el espíritu y la ciencia son los dos grandes acercamientos de la humanidad a la verdad. Ambos buscan la verdad acerca de nosotros y de nuestro Universo; ambos esperan hallar respuestas a las grandes preguntas. En realidad, son dos caras de la misma moneda. En un principio estaban juntas y posteriormente se separaron debido a los intereses creados por la religión en su carrera por mantener el control y el poder en el hombre. Los grandes filósofos griegos fueron de los primeros en plantearse las grandes preguntas: ¿Quiénes somos? ¿Por qué estamos en el mundo? ¿Qué objetivo tiene nuestra vida? La profundidad de tales interrogantes rebasó su capacidad de comprensión, por lo que se dedicaron a observar su medio ambiente.

Los sumerios, por ejemplo, quisieron encontrar parte de las respuestas en el cielo; de este modo nació la Astrología de la cual se derivó la Astronomía, las Matemáticas y la Física en al siglo XV. Asimismo, la alquimia fue la base para el desarrollo de la química de la segunda mitad del siglo XVIII, hasta llegar a biología celular y molecular; en su incesante búsqueda de los grandes secretos de la vida, el hombre de ciencia llegó a revelar los secretos de la molécula de la vida con el descubrimiento del DNA.

Al inicio, en los albores de la historia, el paradigma fue el panvitalismo, en el que el mundo era un ser vivo y sus habitantes convivieron con él adaptándose a sus leyes derivadas del movimiento de sus energías, ya que nada era fijo ni estático, sino que funcionaba en un permanente flujo. Ningún elemento se aislaba de los demás y el hombre formaba una parte del todo. La meta de la ciencia en las antiguas culturas fue la de adquirir conocimientos para armonizar la vida humana con las grandes fuerzas del mundo natural. La gente quería saber cómo actuaba la naturaleza, no para dominarla sino para estar en concordancia con ella.

La Religión siempre fue dominante en el escenario de la vida humana; impuso su dominio usando recursos como el de la condenación en el infierno y la salvación del alma. Su dogma era ley y tenía un poder absoluto. Este paradigma inicial cambió en forma brusca a mediados del siglo XVI con los descubrimientos de Copérnico y su teoría de que la Tierra gira alrededor del Sol, las de Galileo y de otros científicos. Desde entonces, el conocimiento dejó de ser exclusivo de la religión. El conocimiento entró en la era de la observación y la demostración experimental, lo que terminó a finales del siglo XIX en el método científico.

El gran filósofo y matemático francés René Descartes inició la separación de la humanidad de la naturaleza y la mente del cuerpo, con lo cual se llevó a cabo la separación de la ciencia y la religión. Este científico creía que tanto la mente como la materia habían sido creadas por Dios;

las consideraba totalmente distintas y separadas. Según su marco teórico, la mente humana era el centro de la inteligencia y la razón, la cual estaba diseñada para razonar y comprender. El dominio propio de la ciencia era el universo material, al que veía como una máquina predecible matemáticamente. Este recién nacido modelo mecanicista tuvo una gran influencia en la medicina, como veremos más tarde.

El físico inglés Newton también consideraba al mundo como una máquina que funcionaba en un espacio tridimensional. La aplicación del modelo newtoniano para explicar el funcionamiento del cuerpo humano fue un reflejo de los intentos de los científicos de ubicar la función humana fuera de la esfera de lo divino y dentro del mundo mecanicista para poder comprenderla y manipularla. La mecanización del cuerpo humano representaba un movimiento adicional al de las explicaciones religiosas de las fuerzas místicas que mueven a los seres humanos a través de la vida.

En la actualidad, la ciencia y la religión continúan separadas; cada una interpreta el mundo a su manera: la religión mediante los dogmas de la creación divina, y la ciencia a través de la investigación dentro de un rígido paradigma mecanicista. Ambas tienen parte de razón, sin embargo, los médicos que queremos demostrar que la Homeopatía no es placebo (aún nos faltan elementos para demostrar que es ciencia) no podemos quedarnos cruzados de brazos y esperar a que dentro de unos siglos encontremos la verdad. Es indispensable tomar la iniciativa y buscar un cambio de paradigma (ni el materialista ni el vitalista), que nos ayude a considerar la Homeopatía como una ciencia y no solamente como una doctrina médica.

LA HOMEOPATÍA Y LA CIENCIA

A pesar de las críticas y la descalificación por parte de los médicos ortodoxos y los científicos, la Homeopatía continúa siendo usada con éxito por los profesionales de la salud en todo el mundo, fundamentada sobre todo en los resultados. Desgraciadamente son muy pocos los casos en los que ha sido posible demostrar que es algo más que un efecto placebo. Si como sostienen sus críticos, los supuestos efectos benéficos fueran debido al efecto placebo, no podría sostenerse el ejercicio de la Homeopatía durante más de doscientos años si no hubiera algo más que agua en los medicamentos.

Muchos estudios diferentes han sido publicados con el objeto de examinar el grado de eficacia de la Homeopatía en el tratamiento de diversas enfermedades. Debido a las creencias populares no fundamentadas acerca de la Homeopatía o al propio descrédito por parte de sus detractores, los médicos ortodoxos están poco convencidos de su valor, porque algunos estudios sobre su capacidad terapéutica indican una curación segura, mientras que otros estudios no lo hacen. En concreto, la idea general que prevalece en los médicos es que no existe una absoluta seguridad de que la Homeopatía funcione.

La polémica ha sido un factor que ha prevalecido en la Homeopatía prácticamente desde su nacimiento y hasta nuestros días, ya que la controversia se desata cada vez que se publican algunos artículos que indican un efecto beneficioso que, desde luego, es algo más que un efecto placebo. Aunque el gran reto para los investigadores del campo de la físico-química o la biofísica es llegar a explicar sus modos de acción, debe haber alguna explicación para los efectos fisiológicos y curativos de las altas diluciones.

La imposibilidad de correspondencia entre el principio de dilución homeopático y la farmacología clásica es el principal generador de polémica debido a que esta última se fundamenta en la Física Newtoniana en la que el fármaco produce un efecto medible debido a su masa molecular demostrable. Si queremos entender esta contradicción, es importante revisar la lógica en la que se basa la Farmacología contemporánea.

La gran mayoría de los fármacos son diseñados a partir de modelos computarizados, lo cual facilita la labor de la industria farmacéutica para elaborar medicamentos que interactúan de modo muy específico con receptores químicos especiales sobre las membranas celulares de tejidos y órganos muy específicos. De este modo, los médicos prescriben fármacos en cantidades muy precisas que han demostrado producir efectos terapéuticos aparentemente seguros y con pocos efectos colaterales.

LOS RECEPTORES CELULARES ESPECÍFICOS

El efecto fundamental de los fármacos alopáticos se basa en el conocimiento de los receptores celulares: estos son como una especie de pequeños interruptores diseñados para activar o desactivar ciertas reacciones bioquímicas específicas del funcionamiento celular normal. Los receptores específicos de las drogas se crean para unirse a interruptores especiales de la célula.

Su función consiste en incrementar las funciones celulares normales o bloquear algún paso enzimático de los ciclos bioquímicos para evitar la producción ciertas sustancias mediadoras de la fiebre, el malestar general o el dolor. Un ejemplo sencillo es el manejo de la hipertensión arterial sistémica con medicamentos betabloqueadores, alfabloqueadores o bloqueadores de los canales de calcio. Todos ellos funcionan debido a que bloquean los receptores celulares relacionados con esta enfermedad.

Existen varios ejemplos de la acción del receptor específico del fármaco. Tal vez uno de los más claros es la acción de la aspirina como antiagregante plaquetario. Cuando existe riesgo de trombosis en padecimientos cardiovasculares la aspirina inhibe la agregación plaquetaria al bloquear la síntesis de tromboxano A2 en las plaquetas. Su mecanismo de acción se basa en la inhibición irreversible de la ciclo-oxigenesa (COX-1). Este efecto inhibitorio es especialmente marcado en las plaquetas, ya que estas no pueden resintetizar esta enzima.

La administración de aspirina alivia el dolor y la fiebre ya que también bloquea las prostaglandinas PG1 y PG2 que son sustancias mediadoras del dolor. Habitualmente, las dosis de aspirina son calculadas para cada paciente en forma individualizada para proveer un nivel terapéutico óptimo mientras se evitan los efectos secundarios causados por dosis muy altas del fármaco, como la gastritis erosiva.

La aspirina es un buen ejemplo de un fármaco con una relación de dosis-respuesta muy exacta. Es decir, entre más alta sea la cantidad de droga administrada, más receptores celulares son bloqueados por esta, como es el caso de las plaquetas o en la síntesis de prostaglandinas. Si se prescriben pequeñas cantidades de droga, se bloquean muy pocos receptores y el efecto antiagregante plaquetario o antiinflamatorio es mínimo durante el proceso trombótico o la crisis de fiebre o dolor.

Estos receptores se arraigan en la pared interna y externa de la mayoría de las células del cuerpo y funcionan con los cambios químicamente provocados por las reacciones de las vías metabólicas específicas de cada célula. Cada receptor celular es como una especie de suiche conectado a un mecanismo de encendido y apagado semejante al sistema de ignición de un automóvil.

El viejo modelo de la cerradura-llave que aprendimos en la escuela para estudiar el comportamiento del binomio enzima-sustrato es muy semejante al postulado por la mecánica newtoniana, aunque no puede aplicarse del todo al ser humano por ser este un ente dinámico e inestable. Su constante interacción con el medio ambiente, en medio de tantos estímulos de diversa índole, le otorgan necesariamente una diversidad de respuestas variables que no pueden ser estandarizadas.

De este modo, en la Farmacología clásica todo es seguro ya que su modo de acción es químico: se conoce el receptor de membrana relacionado con la enfermedad y se diseña un fármaco específico del mismo que actúa estimulando o inhibiendo las funciones celulares normales. Y por si fuera poco, se pueden demostrar y medir desde las cantidades iniciales absorbidas hasta los metabolitos resultantes de su biotransformación. Desafortunadamente, nada de esto puede ser demostrado en el medicamento homeopático ya que este actúa a nivel físico.

A los homeópatas les hace gracia lo limitado de este razonamiento lineal y analítico con respecto a la cantidad del fármaco y a los receptores específicos estimulados, ya que consideran que las altas diluciones de los medicamentos homeopáticos son más potentes en sus efectos que los remedios en diluciones bajas. Lo paradójico es que los remedios en potencias altas contienen menos moléculas de droga de la sustancia medicinal original que los remedios en potencias bajas, y aun así, son considerados más potentes en sus efectos sobre el paciente.

Cuando los médicos ortodoxos, entrenados en la lógica de la cantidad de droga-receptores y respuesta terapéutica quieren aplicar este mismo principio al uso de la homeopatía, surge la confusión y la controversia. Si en Homeopatía las soluciones más diluidas son más potentes, esto va en contra del sentido común postulado por la farmacología clásica derivada del modelo de la Física Newtoniana con respecto al modelo: receptor, cantidad de droga y respuesta terapéutica. Si el médico recién egresado se propone estudiar homeopatía, uno de los primeros puntos que le causan una gran polémica es precisamente este: la relación entre la cantidad de la sustancia y el efecto terapéutico.

RELACIÓN ENTRE LA CANTIDAD DE SUSTANCIA Y EL EFECTO TERAPÉUTICO

En la farmacología clásica existen varios modos de acción de los fármacos. En uno de ellos que es el relacionado con la cantidad de sustancia y el efecto terapéutico, es fácil entender que entre mayor sea la cantidad de miligramos de la droga, más estimula los receptores de membrana y es mayor su efecto, sin llegar a la saturación y a la toxicidad. En la Homeopatía sucede lo contrario. Entre más diluido está el medicamento, más potente es, aunque no se encuentren rastros químicos de la molécula original. Entonces, ¿de dónde proceden sus efectos curativos? ¿Cómo es posible un fenómeno a todas luces contradictorio? ¿Es posible que exista un tipo de receptores en la célula que no requiera la presencia química de la molécula? Esta y otras preguntas, aún en la actualidad, son difíciles de contestar.

Una de las posibles respuestas la tiene el nuevo paradigma de la Física Cuántica, según la cual las moléculas que conforman el cuerpo físico no son tan materiales como hemos aprendido, sino una forma de energía vibratoria a muy baja frecuencia. De acuerdo con este concepto, el efecto terapéutico del medicamento no sigue las mismas vías de la biología celular o de la bioquímica: absorción, biotransformación del fármaco en la sustancia activa y metabolitos, acoplamiento con el receptor de membrana, efecto terapéutico y eliminación. La clave para entender el posible modo de acción de la Homeopatía es que esta es una modalidad de curación energética no física.

Está claro que la doctrina homeopática ya no es útil para explicar en nuestra época cuál es el modo de acción de los remedios; la respuesta está indudablemente en la física cuántica. A principios del siglo XX, el padre de esta disciplina hizo una afirmación que cambió el curso de la ciencia: la materia y la energía son interconvertibles e intercambiables, al describir matemáticamente cómo la energía y la materia están relacionadas y, efectivamente, son dos expresiones distintas del mismo hecho. Esto hizo realidad un ítem recordado por toda la humanidad por sus consecuencias desastrosas: la creación de la primera bomba atómica.

Posteriormente, y con el avance de la tecnología, fue posible estudiar el comportamiento de las partículas subatómicas gracias al desarrollo de los aceleradores de partículas. Las conclusiones a las que han llegado son sorprendentes: los seres humanos pueden ser considerados como un conjunto de energía inestable dentro de la energía a muy baja frecuencia que tiene las características conocidas de la materia, ya que, según esta nueva cosmovisión, la estructura de esta última es en realidad una forma de energía congelada o que vibra a muy baja frecuencia, lo que da a los sentidos físicos del hombre la sensación de solidez.

EL CAMBIO DE PARADIGMA: LA CLAVE PARA COMPRENDER MEJOR EL MODO DE ACCIÓN DE LA HOMEOPATÍA

Como punto de partida, una teoría es una idea que se establece para explicar cómo actúa algo, y esta hay que ponerla a prueba o refutarla para que siga siendo útil. El paradigma, por otra parte, es un conjunto de supuestos implícitos que no se someten a evaluación hasta que aparece otro paradigma que sea más útil para explicar nuestra realidad. Un paradigma, esencialmente, nunca se cuestiona porque nadie piensa en él.

Es como mirar todo el tiempo el mundo que nos rodea a través de una lente con determinada graduación: siempre la vemos del mismo modo, aun desde ángulos diferentes. Esa es la realidad en la que habitamos. Todas nuestras percepciones pasan por ese marco, y dentro de ese sistema están todas las cosas que damos por hechas. Empezamos a cuestionarlas hasta que no podemos explicar algún fenómeno bajo la premisa de nuestro paradigma.

Otra manera de comprender un paradigma es pensarlo como un sistema de creencias inconscientes de una cultura, vivimos y respiramos estas creencias y pensamos e interactuamos de acuerdo con ellas, a pesar de que existen muchas que rigen nuestra vida en forma inconsciente y que fueron depositadas en nuestra niñez; por ejemplo, la idea de que el mundo era cuadrado o que era el centro del Universo y que el Sol y los planetas giraban alrededor de él. Paradigma vigente entre los científicos de la edad media.

Muy a menudo aparece nueva información científica que no se puede explicar con el clásico modelo newtoniano. La teoría de la relatividad, la mecánica cuántica, la influencia de los pensamientos y las emociones en nuestro cuerpo. Todo esto nos indica la necesidad de un modelo diferente, un nuevo paradigma que abarque a estos fenómenos en una teoría incluyente y no excluyente, que se extienda más sobre la manera de funcionar del mundo y del hombre.

Desafortunadamente, el viejo modelo no ha llegado a hacer lo suficiente para liberar la vida humana del sufrimiento, la pobreza, la injusticia y la guerra. De hecho, por la falta de un paradigma nuevo muchos problemas se han incrementado por causas del modelo mecánico que ha dominado al mundo por largo tiempo nuestra manera de experimentar el mundo.

LAS CONSECUENCIAS DEL PARADIGMA NEWTONIANO

Desde hace aproximadamente 500 años, el modelo materialista de la realidad quedó como modelo rector en todo pensamiento e investigación. La persona que asociamos con la formulación del punto de vista científico es, indudablemente, Issac Newton, dado que superó por mucho a sus predecesores, sintetizó sus ideas y las desarrolló matemáticamente con tanta precisión que los científicos del mundo entero estuvieron convencidos de que describían con toda exactitud cómo actúa la naturaleza.

Al igual que Descartes, considera al mundo como una máquina que funciona en un espacio tridimensional. Nos dice que el Universo es un modelo mecánico compuesto de ladrillos, sólidos y materiales. Afirma que lo que es real es medible, y lo que es medible es solamente aquello que podemos percibir con nuestros cinco sentidos y cualquier extensión mecánica que puedan tener.

Muchos científicos contemporáneos de Newton pensaron en forma arrogante que todos los grandes descubrimientos ya se habían hecho y que quedaba poco trabajo por hacer en el campo de la exploración científica.

Desde luego, este concepto es equivocado, ya que la ciencia no tiene límites y los descubrimientos se siguen realizando en todas las épocas.

Otro postulado de este paradigma es que el único enfoque válido para obtener un conocimiento es desechar todo sentimiento y subjetividad y ser exclusivamente racionales y objetivos. El resultado de este pensamiento y relación con el mundo divide la totalidad de la vida humana en mente y cuerpo.

Los sentimientos, las pasiones, la intuición y la imaginación no tienen valor para el científico, incluso tales cualidades de la naturaleza humana pueden ser un obstáculo en la mente del investigador y, por consiguiente, hay que pasar por encima de ellas para lograr una total objetividad. Esta postura objetiviza el universo que nos rodea; ahora lo vemos como algo distinto a nosotros y no como parte de nosotros. La Naturaleza se convierte en recursos materiales que es posible controlar o explotar y no como propone el nuevo paradigma: como algo que es nuestro hábitat, lo que hace indispensable cuidarlo y mantenerlo.

Aun cuando el movimiento de los planetas o la caída de las piedras sea predecible y el comportamiento y la relación de los objetos en el mundo material sea cuantificable, el paradigma mecanicista en poco se aplica a la vida humana, ya que, si esta se encuentra predeterminada por ecuaciones, mediciones, parábolas e hipérbolas, no hay lugar para el espíritu del hombre, para el desarrollo de su conciencia ni para la libertad o la libre elección.

Como vimos anteriormente en el capítulo de la Heurística de las bases filosóficas de la Homeopatía, el modelo mecanicista se adaptó a la astronomía, la física, las matemáticas, la química o la mecánica con muy buenos resultados. De hecho, la Revolución Industrial que ocurrió a finales del siglo XVIII y la cascada de descubrimientos científicos del siglo XIX y posteriores, fueron posible debido a la aplicación del modelo newtoniano en el desarrollo de una tecnología que explotó la naturaleza para beneficio del hombre y permitió a la humanidad tener mayores comodidades.

El problema es que dicho modelo no se adaptó en su totalidad al hombre como ser individual y cambiante. Sin embargo, su visión mecanicista ha tenido una marcada influencia durante casi cinco siglos en la Biología y, por ende, en la Medicina. Es difícil concebirnos dentro de este paradigma ya que los seres humanos no somos máquinas.

La antigua y aún prevalente visión del cuerpo humano todavía está basada en un modelo anticuado que ve al organismo como una máquina sofisticada. En esta antigua cosmovisión, el corazón es visto como una simple bomba mecánica, el riñón como un filtro de la sangre, el músculo y el esqueleto como un soporte mecánico de poleas y palancas. Los científicos newtonianos visualizaron el Universo como si fuera una gigantesca máquina; algo semejante a un gran reloj. Esta visión influyó en forma notable en el concepto del cuerpo humano, y en la actualidad sobrevive el concepto de que también es como una máquina.

La fuerza vital animada, que es el paradigma central de la Homeopatía, está actualmente desprovista de validez para los pensadores mecanicistas newtonianos actuales, cuyas opiniones predominan en la medicina ortodoxa. Estas fuerzas sutiles no son ni siquiera discutidas por los médicos porque no hay actualmente modelos experimentales que expliquen su existencia y función dentro del marco de la actual biomedicina. La ciencia actual es incapaz de tratar con la fuerza vital que anima y estructura al ser humano, en parte debido a que no aceptan su existencia y en parte porque no ha sido demostrada.

Históricamente, la biomedicina avanzó a pasos agigantados, se descubrió el microscopio, las diminutas piezas del cuerpo humano fueron estudiadas a niveles cada vez más pequeños hasta llegar a la célula, a los organelos y a las moléculas que la conforman. De hecho, los investigadores actuales cuentan con la tecnología para estudiar su funcionamiento desde el ángulo de la biología celular, la bioquímica y la biología molecular, en la intimidad del microuniverso.

Aunque no sea muy evidente, el modelo actual de la biomedicina, a pesar de incluir en su estudio las funciones de la mente y su influencia en el organismo, continúa con una idea dualista mente-cuerpo como algo distinto y no como una unidad indivisible. Los problemas de salud mental son exclusivos del psiquiatra, y los del cuerpo, del m**édico** internista. Su visión del organismo sigue siendo el de una máquina perfecta en estado de salud e imperfecta en el estado de enfermedad, pero con la posibilidad de ser reparada.

Este enfoque mecanicista de arreglar al organismo es, sin lugar a dudas, mucho más evidente en el campo de la cirugía. Los cirujanos son los biomecánicos finales. Los cirujanos ortopedistas trabajan únicamente con herramientas de carpintería quirúrgica que incluyen taladros, sierras, desarmadores y tornillos que les permiten reemplazar articulaciones artríticas con mejores articulaciones sintéticas de metal, teflón y plástico.

Los cirujanos vasculares trabajan cortando arterias obstruidas y las reemplazan con injertos de dacron sintético nuevo para restaurar el flujo sanguíneo y el oxígeno a las extremidades necrosadas de sujetos con enfermedad vascular. Los cirujanos oftalmólogos retiran cristalinos nublados por las cataratas, solamente implantan un lente intraocular en su lugar. Los cirujanos cardiovasculares trabajan con el corazón, reemplazan las válvulas estenosadas o insuficientes por otras artificiales. Además, suturan injertos de material sintético en su lugar o trasplantan vasos sanguíneos de las extremidades para reemplazar las arterias principales del corazón. Los cirujanos generales habitualmente cortan tumores internos de varios órganos como tratamiento del cáncer. Los oncólogos participan en el tratamiento de las neoplasias con la aplicación de la quimioterapia o la radioterapia para eliminar células malignas, como si estas fueran una basura para el organismo.

Desde luego, no todas las causas de las enfermedades son de índole mecánica como obstrucciones, necrosis, infecciones, fracturas o traumatismos. También existen causas de índole genética, congénita, endocrina y otras, en cuyo mecanismo está implícito la falla en la síntesis o el reconocimiento por el sistema inmunológico de moléculas, enzimas, hormonas o neurotransmisores. De todo este trabajo se ocupan los biólogos moleculares que son los investigadores del mecanismo íntimo e invisible de la enfermedad, como contraparte del componente mecánico.

Lo ideal en nuestros tiempos sería conjuntar la ingeniería genética y la biología molecular para estudiar qué neurotransmisor o enzima está defectuosa en su estructura química, qué la hace extraña al autorreconocimiento por parte del sistema inmune o qué gen se expresó de más o de menos para diseñar un fármaco que contenga los elementos bioquímicos y curar las enfermedades, como una especie de elíxir o panacea. Nada tan lejos de la realidad y tan difícil de realizar.

Aun con el conocimiento de que la mayoría de los padecimientos que nos afectan tienen una base molecular, el modelo mecanicista newtoniano no explica por qué en un grupo de sujetos que esté expuesto al contagio de un determinado microorganismo algunos desarrollan por completo la enfermedad mientras que otros presentan unos cuántos síntomas vagos y no tienen mayor repercusión clínica. Es lo que en Homeopatía se conoce como individualidad morbosa.

Con todos los avances de la ciencia contemporánea, hemos de aceptar que aún nos falta mucho camino por recorrer en el conocimiento del ser humano. Se ha avanzado bastante en la biología celular, la biología molecular, la química y física, la biofísica y otras áreas afines que estudian la fisiología del hombre. Aun así, también nos queda claro que el organismo es mucho más que un complejo conjunto de biomoléculas funcionando. Somos algo más que eso, somos un principio vital que forma una unidad indivisible y que se manifiesta en distintos niveles de organización que van desde la materia organizada, los tejidos y órganos hasta las emociones y el espíritu.

La mente, como la parte más sutil y compleja del hombre, ha sido relegada al área de la Psiquiatría, que reconoce la participación de las emociones en la génesis de las enfermedades mentales, aunque no de manera holística; aún existe la separación mente-cuerpo. En el ámbito del modelo actual de la biomedicina, son pocos los médicos que conciben la imagen del hombre como un sistema dinámico integrado por el cuerpo, la mente y el espíritu.

Sigue imperando el viejo modelo mecanicista que considera al hombre como una máquina compuesta por partes complejas a las que hay que dedicar una atención especializada: del sistema músculo-esquelético se encarga el ortopedista; del sistema nervioso, el neurólogo; de la piel, el dermatólogo. ¿Y quién se ocupa del hombre en su totalidad? ¿Cuál médico puede comprenderlo como persona? Indudablemente, el homeópata. Desde el punto de vista de la epistemología, debido a la época y circunstancias históricas en que fue descubierta, la Homeopatía se ubica como un sistema médico-terapéutico dentro del vitalismo, que fue el paradigma dominante dentro de la medicina en la segunda mitad del siglo XVIII y primera del XIX, como una explicación del fenómeno salud-enfermedad.

EL VITALISMO: UN PARADIGMA CONTRARIO AL MECANICISMO

Aunque el mecanicismo propuesto por Descartes y Newton siguió vigente durante muchos años, e influyó en todas las actividades humanas y especialmente en la medicina, en Europa surgió, a mediados del siglo XVIII otro paradigma: el vitalismo. En aquella época los médicos aún seguían a Galeno y a su fisiopatología humoral, sin embargo, nació en la escuela alemana, belga y francesa de medicina un movimiento distinto que buscaba otra explicación para el fenómeno salud-enfermedad. Es fácil comprender que en aquellos tiempos en los que aún no se desarrollaban la biología, la bioquímica, la teoría infecciosa de la enfermedad, la anatomía patológica, la anestesia y la cirugía los médicos tenían que explicar de algún modo el funcionamiento del hombre. Este recurso fue tomar un concepto emanado de la Filosofía y adaptarlo a la medicina.

El vitalismo es la doctrina que explica los fenómenos en el organismo como resultado de la acción de la fuerza vital, propia de los seres vivos y no exclusivamente por las fuerzas generadoras de la materia. Para el vitalismo cada ser vivo se halla integrado por la conjunción de dos entidades: la materia organizada y una fuerza vital, origen del movimiento, sensibilidad, y de la capacidad de nutrirse, crecer y reproducirse que son los atributos fundamentales de la vida.

Luego, entonces, el vitalismo cree en la existencia de una fuerza vital independiente de la materia y causa de su organización. La vida es considerada como una causa y no como un efecto. Los vitalistas sostienen que la vida es la causa de la organización de la materia viviente, en contraposición a los mecanicistas quienes afirman que la vida es un efecto de la organización de la materia.

El todo viviente es más que la suma de sus partes. La fuerza vital crea orden en los sistemas vivos y constantemente reconstruye y renueva el vehículo de su expresión celular. Cuando la fuerza vital abandona el cuerpo en la muerte, los componentes químicos y físicos son lentamente degradados a una colección desorganizada de materiales biológicos. Este es uno de los principios únicos, el cual distingue los sistemas vivos de los no vivos y las máquinas de las personas.

El vitalismo es la doctrina en la que se fundamenta la Homeopatía y no solamente considera al cuerpo animado dinámicamente por una fuerza vital, sino que además los factores patógenos que lo desequilibran son concebidos también como de naturaleza inmaterial (como las emociones, los climas extremosos, los malos hábitos higiénico-dietéticos, etc.), descontando las causas de origen mecánico.

El vitalismo, lo queramos o no, está implicado en el tema que nos ocupa: el saber si la Homeopatía es ciencia o placebo, ya que así como los factores patógenos que lo desequilibran son de origen inmaterial, también lo son los medicamentos. Este razonamiento nos conduce a la búsqueda directa de los modos de acción de la Homeopatía: ¿Cómo actúa el medicamento? ¿Acaso existe un tipo de receptores desconocidos de naturaleza inmaterial en la célula que al ser estimulados por una energía sutil, llamémosle onda electromagnética o quantum, provocan una respuesta terapéutica?

También podríamos pensar, de forma maliciosa, que la propia célula responde al estímulo bioenergético del medicamento dinamizado sin necesidad de receptores especiales, aunque en este ya no se encuentre ninguna molécula de la sustancia original, como veremos más adelante en los estudios realizados con la prueba de estimulación de los basófilos hechas con dosis homeopáticas de alérgenos que liberaron la histamina tan eficazmente como los alérgenos en dosis moleculares.

El vitalismo en la actualidad tiene menor valor que antaño para explicar los fenómenos de salud-enfermedad en el hombre debido a dos factores, el primero es que ya se cuenta en la actualidad con el desarrollo científico y tecnológico que permite la investigación de sus modos de acción, así como el posible funcionamiento de las altas diluciones. Ya existen elementos para hacer metanálisis, ensayos clínicos con voluntarios sanos, pero con controles: medicamento y placebo, pruebas con ciego o doble ciego, ensayos clínicos en sujetos enfermos, ensayos que toman en cuenta la personalización terapéutica o ensayos que comparan un medicamento único con un placebo.

El segundo factor es que esa energía sutil y misteriosa llamada fuerza vital, que nadie había podido demostrar en el pasado y que forma la esencia de la Homeopatía, ahora se piensa que puede estar relacionada con el aura que está formada por una multitud de complejos electromagnéticos que rodean al cuerpo humano y que inclusive ha sido fotografiada por el científico ruso Kirlian. Se ha investigado también el holograma del rayo láser, producto de múltiples campos de interferencia de los electrones provenientes de un haz de luz a una gran potencia, al igual que con la energía holográfica del organismo, llamada cuerpo etérico. Todas ellas forman una aproximación mucho más real del concepto de fuerza vital que el paradigma exclusivamente doctrinario desarrollado por los filósofos de la primera mitad del siglo XVIII y que Hahnemann adoptó por ser un médico de aquella época.

EL ANTIGUO PARADIGMA CIENTÍFICO NO ES SUFICIENTE PARA EXPLICAR LOS MODOS DE ACCIÓN DE LA HOMEOPATÍA

Afortunadamente los paradigmas cambian cuando dejan de ser útiles, y en especial en la ciencia en la que cada generación construye sobre los cimientos de sus predecesores: el paradigma del conocimiento evoluciona al comprobarse que el anterior es insuficiente para explicar los conocimientos que se van adquiriendo cada día.

Prácticamente a diario aparece información científica que no se puede explicar con el clásico modelo newtoniano. En especial, las altas diluciones de los medicamentos homeopáticos chocan con la explicación racional de la Farmacología clásica, por lo que es urgente proponer un nuevo paradigma que los pueda explicar.

A principios del siglo XX el absolutismo del modelo mecanicista sufrió su primer golpe gracias a las aportaciones de científicos de la talla de Albert Einstein, Niels Bohr, Max Planck, Werner Eisenberg, Erwin Schrodinger y otros fundadores de la Física Cuántica. Con la teoría de la relatividad y la teoría cuántica de la luz, los pilares del materialismo empezaron a debilitarse. Los físicos de la primera mitad del siglo llegaron a la conclusión de que el universo físico es, en esencia, no físico, y puede provenir de un campo que es más sutil que la propia materia.

Poco a poco empezó a quedar atrás la firme creencia de que vivimos en un mundo inanimado en el que todas las cosas son objetos inconscientes e indiferentes y que además están controlados por leyes abstractas de comportamiento. Como si fuéramos una máquina, y en el colmo de lo absurdo redujéramos a fenómenos de la neuroquímica del cerebro emociones tan plenas como el amor o la gratitud a una simple variación en los niveles sanguíneos de serotonina o de cualquier otro neurotransmisor.

Para empezar a entender cómo funciona la Homeopatía debemos concebir al cuerpo como un complejo sistema energético compuesto de espíritu, mente y cuerpo que no nos haga pensar más en la vieja cosmovisión científica de que somos en realidad una máquina biológica. Los científicos están comenzando a descubrir fenómenos de la fisiología humana que no encajan en el modelo newtoniano de la realidad. Aunque no son reconocidas como tal por los científicos ortodoxos, las energías de la fuerza vital están empezando a ser estudiadas por distintos investigadores, quienes reconocen su importancia en los sistemas vivos.

Los investigadores actuales que adoptan el modelo de la física cuántica están buscando una manera de comprender el funcionamiento de los seres humanos desde el revolucionario punto de vista de la materia como un tipo de energía condensada. Si nos damos cuenta de que los seres humanos son seres de energía, podemos empezar a comprender las nuevas maneras de ver la salud y la enfermedad.

Este nuevo punto de vista einsteniano dará a los médicos del futuro la perspectiva de comprender que existen otras causas de enfermedad, además de métodos más eficaces y con menos efectos secundarios por los que los seres humanos pueden ser curados de sus padecimientos. En lugar de prescribir drogas convencionales y realizar cirugías innecesarias, la Homeopatía intenta tratar a las personas con energía pura como estímulos para lograr la biorregulación de su organismo.

Esta perspectiva teórica está basada sobre el entendimiento de que el arreglo molecular del cuerpo físico es en realidad una compleja red de campos energéticos interconectados. Hay una jerarquía de sistemas energéticos sutiles que coordinan la electrofisiología y las funciones hormonales también como las estructuras celulares dentro del organismo. En conjunto, esta nueva cosmovisión del hombre se acerca bastante al modelo salud-enfermedad que requiere la Homeopatía para poder explicar sus modos de acción.

Cuando un sujeto se enferma con mayor frecuencia y acude al médico en busca de ayuda, este le prescribe los fármacos que considera convenientes y obtiene un resultado aparentemente eficaz y rápido. Al poco tiempo, el paciente que se expone a factores desencadenantes similares vuelve a enfermarse. ¿Por qué sucede esto y en qué punto estamos fallando? La clave para tratar tales condiciones recurrentes de la enfermedad no puede encontrarse en un rápido arreglo de soluciones simples, sino en el arreglo de los campos de energía que están desarreglados crónicamente, los cuales son la causa de la expresión directa de la disfunción.

Hay un aspecto de la fisiología humana que los médicos aún no entienden. La dimensión de la fisiología humana es de dominio del espíritu cuando se relaciona con el cuerpo físico. La dimensión espiritual es la base energética de toda vida, porque es la fuerza del espíritu la que anima el soporte del organismo. Cuando los médicos entiendan mejor las profundas interrelaciones entre la mente, el espíritu y las leyes que guían su manifestación sobre nuestro planeta, luego entonces tendremos una medicina verdaderamente holística.

EL NUEVO PARADIGMA IMPLICA UN MODELO DISTINTO DE LA REALIDAD

Desde tiempos inmemorables, el hombre siempre ha creído que la realidad es lo que perciben sus sentidos. En función de esta premisa, la ciencia ha erigido su monumental edificio dentro del ámbito de la seguridad de saber que lo que me rodea es real porque lo veo y lo toco. Si, por el contrario, no es perceptible por nuestros cinco sentidos y no puede ser medido, entonces no existe. Este tipo de realidad ha dirigido la vida del ser humano desde hace más de cuatrocientos años porque ha encajado en el paradigma mecanicista del Universo. Sin embargo, debemos aceptar que dentro de la búsqueda de un nuevo paradigma que nos permita explicar los modos de acción de la Homeopatía, existe la posibilidad de tener que aceptar otro modelo de la realidad. Esto empezó a vislumbrarse con las aportaciones que hizo el gran Físico Albert Einstein con la teoría de la relatividad, a principios del siglo XX, y que hizo posible el nacimiento de la mecánica cuántica.

La realidad cotidiana que nuestros sentidos perciben tiene, por así decirlo, varias dimensiones: es una cuando la vemos con nuestros ojos, pero cambia enseguida si la observamos bajo el microscopio; y cambia aún más si la vemos a mayor profundidad con un desintegrador de átomos o un acelerador de electrones. La misma realidad no solamente se percibe con nuestros sentidos, sino que el contacto con ella nos produce distintos pensamientos y emociones. Es más, los mismos pensamientos pueden ser parte de la realidad que percibimos.

Sabemos que estamos sentados en una silla ante una mesa porque nuestra memoria ha aprendido desde siempre lo que es una silla y una mesa, y en el transcurso de nuestras vidas hemos visto y tocado cientos de ellas. Pero ¿qué pasaría si en lugar de verlas con nuestros ojos la percibiéramos con un microscopio electrónico de barrido? Con seguridad sufriríamos un colapso al percibirnos dentro de inmensos espacios parecidos a grandes desiertos en los que se vislumbran a lo lejos dunas o montículos. Si además pudiéramos elevarnos a una gran altura del plano horizontal en el que nos encontramos, veríamos figuras enormes semejantes a los dibujos grabados con videocámara desde un helicóptero que aparecen en los campos de cultivo de algunas provincias de Inglaterra o España.

Estos dibujos misteriosos se supone que son la huella de las máquinas interplanetarias de seres inteligentes del espacio. Estas grandes figuras son en realidad las vetas de la madera, pero vistas con un increíble aumento de tamaño. Es como si dentro de la otra realidad nos hubiéramos encogido y fuéramos seres microscópicos. Podemos concluir que dependiendo de la realidad que percibimos y con qué sentidos lo hacemos (con nuestros sentidos físicos o con instrumentos de muy alta precisión creados por el hombre), prácticamente vivimos dentro de varias realidades paralelas.

Ahora bien, si esto sucede con las cosas materiales que podemos tocar y medir, es no imaginable lo que pasaría si quisiéramos medir, tocar y pesar las emociones y los pensamientos que son manifestaciones de la mente humana. Cuando los científicos exploran la realidad, evitan estudiar cualquier manifestación relacionada con el Espíritu del hombre y lo relegan al ámbito de lo místico y de la Religión. Es más sencillo para ellos volcarse al laboratorio y estudiar los objetos materiales con el microscopio con el objetivo de saber de qué están hechos.

Esta tendencia de la Ciencia de orientarse cada vez más hacia la exploración del microuniverso permitió la creación del modelo del átomo propuesto por el físico Niels Bohr como un pequeño sistema solar en miniatura, y afianzó el concepto de que los átomos son como los ladrillos de la Naturaleza. Con los descubrimientos aportados por la mecánica cuántica, resulta que estos pequeños átomos sólidos de los que está compuesto nuestro organismo con sus pequeñísimas órbitas están formados casi completamente de espacios vacíos y son, en realidad, paquetes de energía o más bien condensaciones momentáneas de un campo de energía. El llamado espacio vacío dentro de los átomos y entre ellos realmente no está vacío, sino lleno de vida y de energía.

El mundo de la apariencia o el que vemos con nuestros sentidos puede ser ilusorio y creado por nuestra mente; sin embargo, todas las culturas antiguas, especialmente la hindú, habla de que hay algo que subyace a este reino material, aunque desafortunadamente es intangible, pero existe como una realidad superior y está relacionado con la conciencia. En el núcleo del mundo físico hay otra realidad no física que pertenece al reino del Espíritu. Vivimos en el mundo macroscópico que vemos, pero también existe, en forma paralela el mundo de nuestros átomos que no vemos. Ambos son reales y conforman lo que somos: una energía viviente que conforma un principio de vida el cual existe en distintos niveles de organización: el físico, el mental y el espiritual.

LAS APORTACIONES DE LA FÍSICA CUÁNTICA AL NUEVO PARADIGMA

Desde la concepción del átomo que postuló el filósofo griego Demócrito como la parte más pequeña e indivisible de la materia, pasando por el modelo propuesto por el físico Niels Bohr a principios del siglo XX como un sistema solar en miniatura, el estudio de la materia continúa siendo apasionante y aún es la fecha en que no se sabe con certeza la naturaleza de la materia. Se tiene la idea de que está compuesta de millones de átomos, y que, además, que puede comportarse de dos maneras dependiendo si está en estado de reposo (materia) o en estado de aceleración (energía); de ahí la célebre ecuación de Albert Einstein: E = MC2. Es gracias a los recientes descubrimientos aportados por la física cuántica que empezamos a comprender su comportamiento. Una investigación que da luz en tan complejo tema es el experimento de la doble ranura que estudia el comportamiento de las partículas luminosas producida por el rayo láser.

Para entender este experimento los físicos han estudiado de qué forma actúan las partículas. Si se dispara un objeto pequeño al azar, por ejemplo, una canica en la pantalla, se observa un patrón de comportamiento en el muro de atrás cuando pasó por la ranura y golpeó. Si después agregamos una segunda ranura, la lógica nos dice que podríamos ver una segunda banda duplicada a la derecha.

Ahora se hace el mismo experimento, pero con ondas. Las ondas pegan en la ranura e irradian golpeando el muro trasero con la mayor intensidad directamente en la línea con la ranura, la línea brillante en la pantalla trasera muestra la intensidad. Esto es similar a la línea que hacen las canicas. Pero cuando se añade la segunda ranura, pasa algo diferente. Si la parte superior de una onda choca con la inferior de otra onda, se cancelan.

El resultado de este choque es una onda de interferencia reflejada en el muro trasero de la pantalla. Los lugares donde se unen dos partes superiores tienen mayor intensidad y se observan las líneas brillantes. Y al contrario, en donde se cancelan, no se aprecia nada. Así que cuando se lanzan objetos, es decir, materia a través de dos ranuras, se obtienen dos líneas de golpes. Y cuando se usan ondas, el resultado es un patrón de interferencia de muchas bandas. La diferencia fundamental es el material con el que se golpean las ranuras para obtener el resultado en la pantalla: por un lado, objetos materiales (digamos, canicas) y, por otro lado, materia acelerada (electrones).

EL COMPORTAMIENTO DE LA MATERIA EN EL MUNDO CUÁNTICO

Ahora bien, ¿qué puede suceder en el mundo de las partículas cuánticas? Un electrón es como un pedazo de materia infinitamente pequeño, como si fuera una pequeñísima canica. Si disparamos a la pantalla a través de una ranura, se comporta como la canica y produce una banda. Así que, si igualmente disparamos un haz de electrones a través de dos ranuras, deberíamos obtener al igual que con las canicas, dos bandas. Sin embargo, se produce un patrón de interferencia. Se dispararon electrones (pedacitos de materia a una gran aceleración) y obtenemos un patrón como de ondas y no como caniquitas.

¿Cómo es posible que pedacitos de materia creen patrones de interferencia como las ondas? Los físicos pensaron que tal vez esas bolitas golpean unas con otras creando ese patrón. Así que decidieron disparar electrones, uno a la vez. De este modo no hay manera de que puedan interferir el uno con el otro. Pero después de cierto tiempo se hace aparente el mismo patrón de interferencia. Después de repetir varias veces el experimento, los investigadores llegaron a la siguiente conclusión: el electrón parte siendo una partícula, se convierte en una onda de potenciales, pasa por ambas ranuras e interfiere consigo mismo, para golpear el muro como una partícula.

Matemáticamente, las conclusiones son más complejas: pasa por ambas ranuras, y a su vez pasa por ninguna. Y pasa por una, y pasa por la otra. Estas posibilidades están en superposición una con otra. Los físicos obviamente se desconcertaron con dicho comportamiento de las partículas. Para no quedarse con la duda, decidieron observar y ver por cuál ranura pasaba. Pusieron un medidor en una ranura para ver cuál pasaba por ahí y lo dejaron pasar. Cuando observaron, el electrón se comportó como una caniquita. Produjo un patrón de dos bandas, y no un patrón de interferencia.

El simple acto de medir u observar por cuál ranura pasaba, significó que pasó por una y no por ambas. La siguiente pregunta que se formularon es una que siempre ha sido un misterio: ¿qué es la materia? ¿Es un conglomerado de canicas o de ondas? ¿Qué tipo de ondas? Un punto de vista actual y revolucionario que ha sido desarrollado por los investigadores de la física cuántica es que la materia es en realidad un inmenso conglomerado de luz congelada o que existe a muy baja frecuencia, como veremos más adelante.

EL CONCEPTO DE COMPLEMENTARIEDAD

La luz ha inquietado a los **físicos desde hace siglos. Han circulado varias teorías acerca de su comportamiento: desde la teoría** newtoniana que afirmó que esta se conduce como un corpúsculo, hasta la moderna teoría cuántica desarrollada por el célebre Max Planck. Aun a sabiendas de su naturaleza inmaterial, la luz está compuesta por fotones (una variedad de electrones), y obviamente está regida por el concepto de complementariedad que nos indica que el mundo no es únicamente blanco y negro, sino que también está formado por distintos tonos de grises. Este concepto de la Física acepta la convivencia pacífica de dos propiedades aparentemente diferentes u opuestas, existiendo en forma simultánea dentro del mismo objeto.

En cuanto al misterioso comportamiento de los electrones, es muy posible que estén regidos por la complementariedad, ya que muestran un comportamiento complementario tanto de partículas como de olas en forma simultánea. Las dos propiedades mutuamente exclusivas de la energía y la materia coexisten dentro de un solo electrón. Esta es la verdadera esencia del principio de complementariedad. El electrón no es ninguna partícula pura ni energía pura. Exhibe elementos de ambos. Algunos físicos han resuelto el dilema conceptualizando los electrones para ser paquetes de ola.

La dualidad ola-partícula de las partículas subatómicas como los electrones, es una reflexión de la relación energía-materia elaborada primero sobre la famosa ecuación de Albert Einstein E = mc2 a principios del siglo XX. El resultado de estos descubrimientos es que la materia y la energía son dos elementos intercambiables e interconvertibles.

Consideremos el ejemplo de una ola convirtiéndose en una partícula, con el fotón de alta energía. En la posición de conversión de la energía en materia, el fotón (un quantum de luz o energía electromagnética), disminuye la velocidad para hacerse una partícula. En dicho acto consigue algunas de las propiedades atribuibles a los sólidos (por ejemplo, la masa), y aun así conserva un poco de sus propiedades como ola.

EL RAYO LÁSER HOLOGRÁFICO COMO UN MODELO NUEVO DE LA REALIDAD

La luz láser ha tenido numerosas aplicaciones en la ciencia, medicina e industria. Los discos compactos, la fibra óptica de las telecomunicaciones y la cirugía de ojos con rayos láser, son actualmente aplicaciones comunes de la luz coherente láser. El estudio de las imágenes producidas por el uso de la luz láser al iluminar la materia se denomina holografía. El holograma es una imagen especial tridimensional creada por la energía de los patrones de interferencia.

Los hologramas también demuestran un principio único en la naturaleza, el cual muestra que cada parte puede contener la esencia del todo. El holograma nos provee con un nuevo y único modelo el cual puede ayudar a la ciencia a entender la estructura energética del Universo, así como la naturaleza multidimensional de los seres humanos.

EL PRINCIPIO DEL HOLOGRAMA

Un holograma se hace enviando un haz de rayo láser a través de un dispositivo óptico conocido como multiplicador del haz (parecido a las dos ranuras del experimento anterior por el que se mandaron electrones acelerados), de tal modo que se crean dos haces de rayo láser, los cuales tienen un mismo origen. El primer rayo pasa a través de una lente que lo difunde en delgados y débiles rayos ordenados, el cual pasa sobre el objeto de estudio y finalmente se posa en una placa fotográfica virgen.

El segundo haz, conocido como el haz activo, pasa por un destino inicial similar al haz de referencia a través de una segunda lente difusa. Este segundo haz se utiliza para crear campos de interferencia al chocar con el primer haz que contiene la imagen del objeto fotografiado. Lo que ocurre en la placa fotográfica es verdaderamente increíble y además constituye el fundamento para entender tanto la holografía como una nueva manera de comprender el Universo.

Cuando se encuentra un haz puro (que fotografía el objeto) con la luz reflejada de un haz activo (el que ilumina la placa fotográfica), se produce un patrón de interferencia. Este patrón es producido por la interacción de la mezcla de las olas de ambos rayos. Es el patrón de interferencia creado por la luz láser y capturado en la placa fotográfica lo que produce este fenómeno el cual se denomina holograma.

Esta interferencia es semejante en un principio al patrón de interferencia creado por la mezcla de los rayos láser en la superficie de la placa fotográfica. La emulsión de los elementos químicos de la placa fotográfica capta las imágenes de la interferencia, y el holograma está listo. Lo más fascinante de la mezcla de ambos haces de luz láser es que la imagen se observa de lo más real posible, como si estuviera en tres dimensiones. Son muy conocidos los efectos especiales de algunas películas contemporáneas de ciencia ficción que están basados en este descubrimiento.

Los hologramas son realmente tridimensionales. Ciertos hologramas permiten que uno recorra todo el camino alrededor de la imagen proyectada y lo vea desde arriba y abajo como si la imagen fuera real. La otra propiedad extraordinaria es que uno puede cortar un pequeño pedazo de la película holográfica sujeta a la luz del rayo láser y todavía ver una imagen entera, intacta y tridimensional del objeto fotografiado.

Si se crea en el laboratorio, por ejemplo, la imagen holográfica de una mesa, el observador prácticamente ve una mesa real. Y esto no es lo más sorprendente. Si se corta un pedazo de la película del holograma de la silla y posteriormente se examina bajo la iluminación de la luz del rayo láser, el resultado es increíble, casi mágico: se observa una imagen más pequeña de la silla, pero esta aparece completa.

La posible explicación para este maravilloso fenómeno radica en que el holograma es resultado de un patrón de interferencia entre dos rayos láser que a su vez revelan una propiedad de la naturaleza recién descubierta: cada parte del todo contiene la totalidad de la información del resto del conjunto. Este fenómeno es fundamental para entender algunos de los fundamentos de la Biología celular que afirma que todas las células tienen una copia del código genético para hacer un cuerpo humano completo.

La muestra más clara la tenemos en la clonación de un animal entero a partir del DNA de una célula. Es muy conocido el trabajo de investigación realizado por investigadores ingleses, quienes, a partir del material genético obtenido de una célula de intestino delgado de una oveja, pudieron fertilizarla con el material genético de un macho y obtener una oveja; la famosa Dolly.

El hecho de que todas las células del cuerpo humano contienen dentro la información para crear un duplicado entero de imágenes del cuerpo confirma el principio holográfico de que todas las piezas contienen la información del todo.

OTRAS APLICACIONES DEL PRINCIPIO DEL HOLOGRAMA: LA COMPRENSIÓN DEL CAMPO BIOENERGÉTICO DEL ORGANISMO

En las cuatro últimas décadas, la ciencia ha dado pasos agigantados en la comprensión de los ciclos biológicos de los seres vivientes en lo que respecta a su crecimiento, desarrollo y reparación de sus tejidos utilizando el potencial del DNA celular, cuando el organismo cuenta con todos los elementos bioquímicos para realizar su actividad fisiológica. La comprensión de los campos bioenergéticos del ser humano relacionados con su estructura psicosomática puede auxiliarse efectivamente gracias al principio holográfico.

El gran salto de la biomedicina contemporánea fue posible gracias a las aportaciones en la década de los sesenta de los investigadores Watson y Crick en el descubrimiento del DNA, y más recientemente al grupo de genetistas europeos y norteamericanos en el titánico trabajo de descifrar el código genético. Nuestro entendimiento del contenido de cromosomas del DNA dentro del núcleo ha promovido nuestro conocimiento de cómo el fenómeno de replicación celular, crecimiento y diferenciación, empieza desde las primitivas células embriónicas, hasta convertirse en células especializadas que contienen funciones específicas para cada célula, órgano y sistemas complejos del cuerpo.

A pesar de los muchos avances de los últimos años, los investigadores aún se preguntan lo que sucede con los campos bioenergéticos que rodean a las células totipotenciales del embrión. ¿De dónde parte la orden para que se orienten en el espacio y se formen las capas del ectodermo, mesodermo y endodermo precisamente en este orden? ¿Este proceso obedece únicamente a la genética de las células o existe otro mecanismo aún desconocido que permite que el embrión humano se desarrolle de esta manera obedeciendo un proceso inteligente? ¿Es posible que exista un nivel superior de organización energética previa al desarrollo somático en el organismo del embrión y que este dirija la orientación biomagnética de sus órganos vitales? Algunas civilizaciones anteriores a la nuestra, como la hindú, han mencionado que el hombre no posee un único cuerpo físico; que existe otro que es muy semejante al anatómico, pero no es tangible sino de naturaleza sutil. Este campo bioenergético ha sido denominado cuerpo etérico.

EL CUERPO ETÉRICO

Dentro del conocimiento general del ser humano, la naturaleza energética del hombre no es nada nuevo. Se tienen referencias de este conocimiento desde hace muchos años. Sus fuentes provienen principalmente de la antigua India. Mucho tiempo después, a finales del siglo XIX y principios del siglo XX pasa a Europa dentro del cuerpo doctrinario de la Teosofía. Para esta corriente filosófica-esotérica, el hombre es un ser divino que se expresa en las diferentes dimensiones o planos de la realidad a través de varios vehículos de expresión o cuerpos de diferentes grados de densidad, entre los cuales el cuerpo físico es la forma más densa de manifestación. Estos diferentes vehículos o cuerpos se relacionan con los planos físico, emocional, mental y espiritual.

El cuerpo etérico, con su estructura energética, es como el molde para el cuerpo físico o biológico; está en estrecha conexión con él y es la exacta contraparte de su aspecto. Se ha conocido en todas las épocas y ha sido llamado el doble fantasma. Está compuesto de materia más sutil que la del cuerpo biológico: es como si estuviera conformado de un infinito número de electrones vibrando a una gran velocidad por segundo; por lo que rara vez es visto con los sentidos físicos, pero sí ha sido registrado, especialmente por la cámara Kirlian.

Este conocimiento ha dejado de ser del dominio exclusivo de la metafísica o el esoterismo y se ha introducido paulatinamente en el mundo de la ciencia. Algunos investigadores como Gerber, Tiller y Bárbara Ann Brenann, han concordado en los diferentes cuerpos energéticos del hombre que le dan una estructura multidimensional al ser humano.

Estos y otros científicos contemporáneos consideran que la materia de la que está hecha el cuerpo físico está estructurada, por lo que la han llamado luz congelada o densificada, como veremos más adelante. A partir del cuerpo físico, el cuerpo etérico está estructurado por una frecuencia vibratoria demasiado rápida para ser captada por el ojo humano; pero puede ser visible para algunos clarividentes o para instrumentos de alta precisión, como la cámara Kirlian.

La existencia de este campo bioenergético es muy importante para la medicina homeopática, ya que se piensa que pueden ocurrir dos eventos: el primero es que un fuerte desequilibrio energético a este nivel puede ser la causa de algunas enfermedades, y el segundo es que probablemente el medicamento homeopático dinamizado primero reordene la frecuencia vibratoria afectada y posteriormente opere a nivel de la célula y los tejidos.

Las evidencias tempranas que soportan la existencia de este campo diamagnético o energía holográfica del cuerpo es producto del trabajo del neuroanatomista Harold S. Burr en la Universidad de Yale durante la década de los cuarenta. Estudió la forma de los campos energéticos alrededor de las plantas y animales vivientes. Algo de su trabajo involucró la forma de los campos eléctricos circundantes de la salamandra. Descubrió que ese campo contiene un eje eléctrico el cual está alineado con el cerebro y la médula espinal.

Los anfibios como la salamandra producen una gran cantidad de huevos, y esta característica hizo posible la observación del nivel del eje eléctrico del huevo no fertilizado de la salamandra a través del uso directo de un biomicroscopio. Inyectó pequeñas gotitas de tinta oscura indeleble dentro de la región axial usando la técnica de micropipeta. Descubrió que la tinta oscura siempre se incorporó dentro del cerebro y la médula espinal de la salamandra durante su desarrollo.

También experimentó con los campos eléctricos alrededor de pequeñas semillas. De acuerdo con su investigación, el campo eléctrico alrededor del brote no tenía la forma de la semilla original. En vez del campo eléctrico circundante parecido al de la planta adulta, los datos de Burr indicaron que cualquier organismo en desarrollo está destinado a seguir un crecimiento ordenado por un código, y que tal código fue generado por los campos eléctricos individuales del organismo.

También hay pruebas crecientes que soportan la naturaleza holográfica de estos campos de energía que provienen del trabajo experimental en el área de la fotografía electrográfica. La electrografía de la fotografía Kirlian es una técnica en la cual los campos eléctricos de los objetos vivientes son fotografiados en presencia de una alta frecuencia, un alto voltaje y un bajo amperaje. Esta técnica fue promovida durante mucho tiempo por el investigador ruso Simón Kirlian, al cual se debe su nombre.

LA FOTOGRAFÍA KIRLIAN

Fue descubierta por Simón Davidovich Kirlian quien creó un aparato para fotografiar y observar a los seres vivos por medio de corrientes de alta frecuencia. En 1939, reparando un equipo de medicina usado en el tratamiento de arsonval, Kirlian descubrió que una descarga eléctrica entre un electrodo vitrificado y partículas de piel humana producía cambios en el color. Tentado por descubrir la causa, fotografió la descarga eléctrica sin el uso de una cámara, esto es, exponiendo directamente el fenómeno a la película fotográfica. Esta experiencia lo llevó a la invención de un sistema para realizar fotografías de alta frecuencia.

Su aparato era simple y el método proporcionaba fotografías por medio de la alta frecuencia de alta calidad. La fotografía Kirlian son imágenes electrónicas, pero concretamente imágenes realizadas por emisión fría de electrones, lo cual permite registrar no solamente los diversos estados biológicos de las plantas y animales, sino también el estado psíquico de los seres humanos. Una asociación internacional de estudio del efecto Kirlian unió a muchos científicos de distintos países con el objeto de seguir investigando en esta nueva rama de la ciencia que podrá traer un cambio en la manera de ver el mundo, o sea, otro paradigma.

Desde el punto de vista técnico, la fotografía Kirlian es la impresión en película en blanco y negro, en color o directamente en papel fotográfico, del efecto corona provocado por una descarga de alta tensión inducida en el sujeto a través de una placa de exposición aislada. Actualmente se sabe que todos los organismos vivos poseen campos eléctricos y, consecuentemente, campos electromagnéticos de naturaleza compleja. Todos los procesos biológicos corresponden a acciones electromagnéticas recíprocas.

Si el campo bioenergético del sujeto estuviese alterado, el efecto de corona manifestaría en la fotografía dicha alteración. De esta manera, fotografiando este efecto en plantas o en el ser humano, puede verificarse cualquier alteración existente en su campo bioenergético. En el hombre, fotografiando el efecto corona en los dedos de las manos y los pies a través de sus respectivos puntos terminales de acupuntura, podría verse si existe en ellos alguna alteración bioenergética. Sin duda sucede lo mismo en sujetos enfermos que reciben tratamiento homeopático. Lamentablemente aún hay pocos estudios serios sobre las modificaciones terapéuticas provocadas por los medicamentos en el sujeto con algún padecimiento.

El generador Tesla es indispensable para poder fotografiar los campos bioenergéticos de los seres vivos. Este instrumento está construido con un transformador de alta tensión de 1000 V o más, una bobina primaria de cerca de 10 espiras de hilo grueso aislado, otra bobina secundaria mayor que la primaria con millares de espiras de hilo esmaltado muy fino, un condensador de mica de 0,001 uF aislado a 5000 V, un centellador y una placa de exposición.

La intensidad de la corona está en relación directa con la tensión aplicada y la cualidad y espesura del dieléctrico usado en la placa. La fotografía Kirlian es provocada por una descarga de alta tensión a baja corriente de apenas unos microamperios. Para realizarla, el operador y el sujeto tienen que estar en una cámara oscura iluminada por una luz roja adecuada para no velar la película fotográfica. La película es colocada sobre la placa de exposición y sobre el sujeto a fotografiar.

Si se coloca un sujeto en la placa de exposición, por ejemplo, una hoja de un árbol o los dedos de las manos, se podrá apreciar una corona de chispas azules en torno al sujeto. Dependiendo del grosor, forma y colores asociados, los expertos en fotografía Kirlian pueden establecer un diagnóstico de la enfermedad. Se ha encontrado que enfermedades como el cáncer causan cambios significativos en los campos electromagnéticos de los seres vivos.

Desde que Kirlian desarrolló su nuevo enfoque para estudiar los cuerpos y plantas de animales mediante el uso de electrofotografía, numerosos investigadores han confirmado el potencial de diagnóstico inherente a las técnicas de grabación con electrofotografía.

Un fenómeno muy interesante registrado por la electrofotografía el cual es muy relevante para el tema que estamos tratando sobre los patrones bioenergéticos de crecimiento es el efecto de la hoja fantasma. Este puede ser observado cuando el tercio superior de la hoja es cortado o destruido. El fragmento de hoja restante es entonces fotografiado por el proceso electrográfico. El examen electrofotográfico de la hoja amputada revela la imagen de una hoja intacta y entera. La parte amputada todavía sale en la foto de la hoja aunque el fragmento de hoja faltante ha sido destruido físicamente. Este fenómeno ha causado gran polémica entre los investigadores, pues es difícil de creer ya que no existe la hoja, y, sin embargo, en el holograma continúa saliendo la imagen entera. Algunos piensan que se debe a restos de material químico en la placa fotográfica, pero no se ha podido comprobar cuál es su origen.

Es posible que algún tipo de energía organizada del campo esté interactuando con los electrones de la descarga en forma de corona en el resto del área de la hoja fantasma. El patrón de descarga conserva la integridad espacial y la organización de la porción desaparecida de la hoja. Como todavía no se aclaran las cosas, otros investigadores han profundizado en el extraño fenómeno de la hoja fantasma, pues no han querido quedarse con las dudas.

En Rumania, el Dr. Dumitrescu utilizó técnicas de exploración basadas en el proceso electrográfico. Hizo un corte circular en la hoja y la fotografió. La imagen que se reveló fue sorprendente: una imagen pequeña de la hoja con un agujero más pequeño adentro. La hoja más pequeña apareció dentro del área donde la parte de la hoja había sido cortada. Este experimento refuerza aún más al holograma como una forma de constitución de los campos biomagnéticos que rodea a los seres vivos.

Los estudiosos de la **física cuántica cada día están más convencidos de que el modelo holográfico puede aplicarse inclusive al cosmos; como si el propio Universo fuera un gigantesco holograma y**, a su vez, un patrón de interferencia. El fenómeno resultante es prácticamente el mismo que ocurre con las células del cuerpo, el DNA de cada una de ellas contiene toda la información genética para la creación de un nuevo ser. En el caso del Universo, además de contener la información del todo, contribuye a su información.

El holograma cósmico es semejante a una fotografía congelada en el tiempo que es como una cinta de video holográfica y que cambia rápidamente de momento a momento registrando los hechos que ocurren en el Universo, como una especie de bitácora la cual recibe el nombre de registro afásico.

EL REGISTRO AKÁSHICO

El concepto de archivo o registro akáshico proviene del término sánscrito *akasha* que significa éter; una finísima sustancia que baña todo el Universo. En este se recogerían todas las palabras y las acciones cometidas por los seres humanos a lo largo de todas las épocas. En el hinduismo se trata de un espacio simbólico que se localiza en todo el Universo. En este inmenso campo electromagnético se acumulan las experiencias de todos los seres humanos, dando lugar a una especie de memoria colectiva. El archivo akáshico también estaría conectado a la idea de memoria genética desarrollada por el científico ruso Iván Efremov, según la cual todo lo pensado, hablado y actuado por nuestros antepasados está grabado de alguna forma en el código genético. Si fuera posible leer un determinado acontecimiento de cierta época pasada, se podría deducir el comportamiento de la humanidad en el futuro.

Este concepto que está posicionado más del lado esotérico que del científico resulta interesante ya que es un ejemplo más de la visión del Universo como un gigantesco holograma, en el que cada parte contiene la información del todo.

LA NATURALEZA DE LAS PARTÍCULAS BAJO LA LUZ DE LA FÍSICA CUÁNTICA

Según los últimos descubrimientos de la mecánica cuántica, la naturaleza de la materia es totalmente distinta de lo que conocimos cuando estudiamos Física en el bachillerato: dejó de ser un cúmulo de millones de átomos que dan la sensación de solidez, para constituir un paquete de luz que ha disminuido su velocidad de vibración, se ha congelado y puede ser vista como un pequeñísimo patrón de interferencia o campo de energía microscópica que ocupa un espacio infinitesimal, ya que el átomo (aunque parezca increíble) está constituido principalmente de espacio vacío.

Con esta nueva perspectiva, la materia estaría compuesta por complejos e infinitamente organizados campos de energía estrechamente ligados. Si aplicamos este concepto a los sistemas vivientes, el molde celular del cuerpo físico podría ser visto como un complejo patrón de interferencia energética interpenetrado por los campos bioenergéticos organizados del cuerpo etérico. Esta matriz energética hace posible la morfología y la función del organismo. Nuestra estructura etérica desarrolla un patrón de un alto nivel energético en los procesos celulares.

Una estructura anormal en la plantilla del cuerpo etérico eventualmente produciría cambios perturbadores en el nivel celular del cuerpo físico. Por lo tanto, la enfermedad física podría comenzar primero en el cuerpo etérico antes de que los cambios celulares físicos hayan comenzado siquiera.

Esta nueva visión del cuerpo físico es de vital importancia para tratar de entender uno de los modos de acción de la homeopatía: el medicamento dinamizado como un campo de energía que entra en contacto con los campos de energía del cuerpo etérico, lo equilibra y, por consiguiente, el cuerpo físico responde.

Aunque aún estamos lejos de comprobarlo científicamente, existe la posibilidad de tratar la enfermedad física mediante la corrección de los patrones anormales del cuerpo etérico. Porque está compuesto de materia, el cuerpo físico tiene ambas propiedades, como la de partícula y la de ola de energía. *Las propiedades de la materia como una especie de luz congelada le otorgan unas características de frecuencia únicas para nuestro cuerpo físico y etérico; por lo tanto, dado el grado de dinamización de las altas potencias es muy probable que el medicamento homeopático actúe en ese nivel.*

METODOLOGÍA DE LA INVESTIGACIÓN

INTRODUCCIÓN

Uno de los fenómenos de mayor importancia de todos los tiempos es, sin duda, los avances y logros de la ciencia. Desde el siglo XVIII con los descubrimientos aportados por la Revolución Industrial en Europa, la ciencia ha influido notablemente en la vida del ser humano. Los conocimientos científicos y sus consecuencias se han ampliado a tal grado que su influencia abarca prácticamente todas las actividades del hombre, y en la actualidad podemos afirmar que nadie puede sustraerse de ella.

A su vez, una de las cualidades esenciales del ser humano es su tendencia a tratar de comprender y explicar el mundo que le rodea, así como buscar el sentido de las cosas. Esta capacidad innata, tendiente a la búsqueda de la verdad y la razón de ser, constituye el motor que ha impulsado al hombre a lograr el avance de la Ciencia y la Tecnología, a partir de un proceso de actividad científica.

La construcción del conocimiento científico implica recorrer un largo camino en el que se vinculan diferentes niveles de abstracción, se cumplen determinados principios metodológicos y se cubren diversas etapas en el proceso de investigación de los fenómenos para lograr un conocimiento objetivo y que corresponda a la realidad que se estudia.

El quehacer científico de una u otra forma afecta la vida cotidiana y, en especial, en disciplinas como la Medicina, ya que, sin los constantes descubrimientos en el modo de tratar las enfermedades, nuestra supervivencia sería aún más difícil.

La ciencia no consiste en una serie de pasos rígidos, verticales y esquematizados, sino en un sistema de conocimientos susceptibles de ser perfeccionados a cada momento. Esta sistematización y jerarquización del saber y experiencia humana tiene como objetivo el estudio de la realidad.

El conocimiento científico es el resultado de una actividad humana de carácter social, que se realiza colectivamente y de cuyos resultados se desprenden muchas aplicaciones prácticas las cuales contribuyen a la satisfacción de nuestras necesidades y al mejoramiento de las condiciones en que vivimos.

En un principio, la ciencia se entendió como una simple acumulación de conocimientos, pero los científicos se dieron cuenta de dos cosas: la primera, que el conocimiento científico es provisional, y la segunda, que el conocimiento científico ya no es tan definitivo. No se puede asegurar nada en un 100 %.

En la actualidad las cosas han cambiado, ya que la ciencia dejó de ser únicamente un trabajo acumulativo. Thomas S. Kuhn (1971) analiza el avance de la ciencia en su libro *La estructura de las revoluciones científicas.*

En esta obra sugiere que la ciencia avanza por revoluciones y describe que todo campo de la investigación está representado por paradigmas que sirven para explicar un fenómeno o una parte de la realidad, pero debido al acelerado avance científico dejan de ser funcionales cuando dejan de cumplir sus objetivos.

Cuando ya no es suficiente la explicación que proporciona un paradigma, consecuentemente es superado y sustituido por otro nuevo. Por ejemplo, Copérnico establece que el paradigma de Ptolomeo es equivocado, y pone al Sol como centro del sistema solar, posteriormente Kepler empieza a construir un nuevo Paradigma al descubrir que las órbitas no son circulares sino elípticas.

Este mismo proceso se dio cuando Hahnemann descubre la Homeopatía, y el paradigma de la teoría humoral de la enfermedad y su causa de origen material propuesto por Hipócrates y Galeno fue sustituido por el naciente paradigma del vitalismo como concepto central para explicar las enfermedades del hombre. A su vez, el vitalismo, que dejó de tener importancia como marco teórico en la Medicina alrededor de 1840, fue sustituido alrededor de 1885 por la teoría infecciosa, la cirugía, la anatomía patológica, la anestesia y la Biomedicina en la época actual.

Todos estos factores crean la necesidad de investigar la Homeopatía bajo la luz de la metodología contemporánea, debido a que el paradigma actual para explicar el fenómeno de la salud-enfermedad ya no es el vitalismo sino la Medicina científica basada en evidencias.

FUNDAMENTOS DE LA INVESTIGACIÓN CIENTÍFICA

Investigar significa averiguar, indagar, buscar, y es una actividad inherente a la naturaleza humana. Su objetivo esencial es la búsqueda y producción de nuevos conocimientos. La investigación puede, a su vez, cubrir otros objetivos:

a) Extender y desarrollar los conocimientos de un tema.
b) Profundizar y precisar acerca de argumentos científicos.
c) Llevar a la práctica los conocimientos adquiridos en el diseño de una investigación.

d) Encontrar el sentido de los fenómenos de la Naturaleza y de la sociedad mediante la integración de las teorías ya existentes.

e) Establecer principios generales para ofrecer solución a problemas prácticos.

Cualquier investigación se origina de una duda, inquietud o pregunta acerca de un tema que interesa al investigador. La selección del tema o del problema que se va a estudiar es el primer paso para llevar a cabo una investigación.

Algunos mitos sobre la investigación científica

1.- La investigación es muy complicada y difícil

La leyenda urbana del investigador lo pinta como un sujeto excéntrico: descuidado en su aspecto personal, de mirada abstraída, reservado, siempre pensando y tomando notas, permanentemente encerrado en los laboratorios haciendo pruebas y más pruebas; considerado por los que le rodean como un auténtico genio.

La realidad es que no todos los investigadores viven encerrados en el laboratorio, dado que existen varios tipos de investigación; en ocasiones, tienen actividades de campo (como los arqueólogos), o tienen que convivir con una comunidad para aprender el idioma e investigar sus costumbres (como los antropólogos).

2.- La investigación no está vinculada al mundo real

Algunas personas piensan que la investigación científica es algo que no tiene relación con la vida cotidiana y que se realiza en centros muy especializados. Esto no es precisamente así. El científico no vive en una realidad aparte ni está aislado de la sociedad.

No hay que olvidar que la mayor parte de los descubrimientos o inventos son producto de la investigación. Lo que le pasó a Isaac Newton al descubrir la Ley de la Gravitación Universal (la manzana que cayó del árbol) no le pasó en un laboratorio sino en el jardín de su casa.

La investigación es muy útil para distintos fines: crea nuevos sistemas y productos, resuelve problemas económicos, sociales y de salud, y es un parámetro fiable que nos indica si hemos hecho bien las cosas o no. Cuanta más investigación se genere, más progreso existe.

En contraste, la investigación científica es, en esencia, como cualquier otro tipo de investigación, solamente que más rigurosa, organizada y se lleva a cabo cuidadosamente. Es sistemática porque hay disciplina y no se dejan los hechos a la casualidad. Es empírica ya que se recolectan y analizan datos. Es crítica ya que se autoevalúa y mejora de manera constante.

3.- Hay que tener un alto coeficiente intelectual para ser científico

Desde luego, como todas las actividades del ser humano, se requiere de deseo y gusto para determinada profesión además de vocación para hacer las cosas. Esencialmente se es abogado, arquitecto o médico por vocación. Tampoco hay que pasar por alto que en el futuro científico debe existir necesariamente una cierta facilidad o predisposición: tendrá que ser un individuo curioso, con facilidad para las ciencias exactas y, sobre todo, muy paciente. Tampoco podemos olvidar que no siempre la investigación se hace sobre el terreno científico, ya que existen distintos tipos de investigación, (casi en todas las actividades del hombre se requiere investigar).

En realidad, la investigación nace con el ser humano: todos los seres humanos hacemos investigación frecuentemente, aún más si algo nos atrae. En cuanto hay algo que nos llama la atención, intentamos averiguar todo lo posible acerca de ello.

Por ejemplo, si nos interesa un personaje histórico empleamos un buen tiempo para leer su biografía en varias fuentes bibliográficas. Si buscamos empleo, nos dedicamos a investigar quién ofrece trabajo en nuestra especialidad. Un ejemplo más cotidiano lo observamos en los niños, en cuanto empiezan a caminar quieren examinar todo lo que encuentran a su alrededor.

Consideramos que no se tiene que ser muy inteligente para ser científico. Lo indispensable es tener curiosidad para aprender, ser disciplinado, plantearse preguntas inteligentes y buscar los medios y el equipo de trabajo (recursos económicos, humanos y materiales) para poder hacer la investigación correcta.

Características del conocimiento común y científico

Conocimiento común.	Conocimiento científico.
Es subjetivo.	Es objetivo.
Responde solo al cómo de las cosas.	Responde al qué, porqué, cómo y para qué de las cosas.
Es práctico.	Es teórico-práctico.
Es inexacto.	Es objetivo y preciso.
Usa lenguaje cotidiano.	Usa lenguaje especializado.
Es válido para algunos.	Es universal.
Se basa en la confianza.	Se basa en la comprobación.
Se adquiere al azar.	Se adquiere siguiendo métodos.

CLASIFICACIÓN DE LAS CIENCIAS

La ciencia suele dividirse de múltiples maneras, y en la literatura se encuentran diversas clasificaciones que varían según unos u otros autores. Quizá una de las más aceptadas es la que hace Mario Bunge (1996): las divide en ciencias formales y ciencias fácticas.

En las ciencias formales se encuentran la lógica y las matemáticas, las cuales se fundamentan en el método deductivo (aunque también emplean otros métodos). Su propósito es la demostración de teoremas y postulados. Trabajan con conceptos abstractos producidos sin referencia directa a objetos percibidos por la experiencia. Para ello parten de un sistema axiomático o conjunto de proposiciones aceptadas previamente demostradas.

Las ciencias fácticas se fundamentan en la percepción u observación del mundo exterior: en la experiencia humana. Su razonamiento es en esencia inductivo, por lo que va de lo particular a lo general y su propósito es la verificación, lo que lleva a la generación de un conocimiento temporal, conocimiento que se acepta como verdad hasta que nuevos razonamientos permiten formulaciones más coherentes o amplias sobre un fenómeno.

Por ejemplo, el razonamiento inductivo del científico fáctico lo lleva a no estudiar una hoguera, sino a buscar los procesos generales de combustión de todas las hogueras, es decir, a formular leyes y teorías generales. Las ciencias fácticas son fundamentalmente empíricas y se valen de los hechos, las observaciones o las experimentaciones, como en el caso de la Homeopatía, en la cual Hahnemann descubrió que la *Cinchona officinalis* le produjo experimentalmente síntomas semejantes a los producidos por la enfermedad de la malaria; luego entonces, valiéndose del razonamiento inductivo dedujo que todas las sustancias conocidas en su época podrían dar efectos potencialmente tóxicos, y una vez dinamizados, podrían ser terapéuticos.

CIENCIAS

Formales.	**Fácticas.**
(Método deductivo, demostración)	**(Método inductivo-verificación)**
Lógica. Matemáticas.	**Ciencias naturales:** Física. Astronomía. Química. **Ciencias biológicas:** Biología. Embriología. Fisiología. **Ciencias sociales:** Sociología. Antropología. Economía. Psicología.

En cuanto a la percepción u observación del mundo exterior, que es el fundamento de las ciencias fácticas o inductivas, se sabe que esta se supedita al fenómeno humano: el mundo que vemos es una construcción cerebral que parte de una imagen. Por lo tanto, todas las cualidades que observamos en los objetos del mundo obedecen a un proceso cognitivo de construcción, que de hecho es diferente al de otras especies y que incluso varía en mayor o menor grado de una persona a otra.

El cerebro humano posee mecanismos biológicos automáticos que organizan y agrupan la imagen percibida con nuestra atención, con el propósito de que podamos componer una figura significativa y congruente. A pesar de todos estos mecanismos fisiológicos, sabemos que entre las personas existe un pequeño porcentaje de diferencia para percibir las cosas.

Esto confirma que mucho de lo que percibimos y muchas de las distintas percepciones que hacemos están bajo la influencia de la cultura y el ambiente en donde fuimos criados.

A diferencia de las ciencias fácticas, en las ciencias formales todos los investigadores le dan el mismo significado a los números, ecuaciones y fórmulas.

Condiciones básicas para un proceso de investigación científica

La ciencia depende de un conjunto de reglas lógico-racionales sistematizadas que se aplican tanto al pensamiento como al lenguaje científico, es decir, aquello que se está investigando debe ser definido con claridad y precisión para determinar si se ha logrado realizar algún tipo de descubrimiento.

Las condiciones básicas que requiere un proceso de investigación científica son dos:

a) La objetividad.
b) La comprobabilidad.

En la presentación de resultados de cualquier investigación, es requisito indispensable que se indiquen de manera prescriptiva las condiciones bajo las que se desarrolló la observación científica, ya que esto facilita la reproductibilidad y comprobación del proyecto.

ALGUNAS CARACTERÍSTICAS QUE DEBE REUNIR UN TEMA DE INVESTIGACIÓN

Factibilidad:

El problema a investigar debe ser susceptible de estudiarse tomando en cuenta recursos, tiempo, acceso a la información, grado de dificultad y financiamiento.

Novedad y originalidad:

Debe ser primordial la producción de conocimientos, la búsqueda de nuevos conocimientos tratando de evitar repeticiones en los temas de investigación.

Importancia:

El problema que se va a investigar debe ser actual y aplicable, de tal manera que su solución aporte algo a un área de conocimiento, y de ser posible, a la sociedad.

Interés:

El problema debe representar un reto importante para el investigador y ser significativo para su vida profesional y personal.

Precisión:

El tema debe ser lo más concreto y específico posible, ya que un problema demasiado general, amplio o vago, solo conduce a confusiones y pérdida de tiempo, esfuerzos y recursos.

Finalmente, la investigación científica se concibe como un conjunto de procesos sistemáticos y empíricos que se aplican al estudio de un fenómeno; es dinámica, cambiante, evolutiva, y se puede manifestar de tres formas: cuantitativa, cualitativa y mixta.

PASOS DEL MÉTODO CIENTÍFICO

En términos generales se acepta que los pasos a seguir en el método científico sean los siguientes:

A. Planteamiento del problema:

Se examinan unos hechos y se percibe una dificultad en su interpretación. Se plantea una pregunta de investigación.

B. Formulación de hipótesis:

Se enuncian conjeturas acerca de la solución del problema. Se definen relaciones posibles en la nueva configuración y se genera un soporte racional del mismo. Se formulan las hipótesis de investigación.

C. Recolección de datos:

Se diseñan pruebas para validar la hipótesis. Se realizan experimentaciones u observaciones para probar si la conjetura propuesta es cierta o no. La recolección y el análisis de datos se hace conforme a las reglas de la estadística.

D. Análisis e interpretación de datos:

A la luz de los procedimientos más apropiados para cada ciencia, se interpretan y estudian los resultados arrojados por las experimentaciones y observaciones. Se clasifican, analizan o evalúan los datos empíricos.

E. Comprobación de la hipótesis:

Se acepta o rechaza la hipótesis propuesta. Se interpretan los resultados a la luz del modelo teórico. Se compara lo encontrado con lo esperado. Se corrige el modelo.

F. Conclusiones:

Se afianza o debilita la teoría que soporta el estudio. Se proponen nuevos enfoques o extensiones.

CORRIENTES DE PENSAMIENTO EN LA INVESTIGACIÓN

En el transcurso de la Historia de la Ciencia han surgido diversas corrientes de pensamiento:

- El empirismo.
- El materialismo dialéctico.
- El positivismo.
- La fenomenología.
- El estructuralismo.

Asimismo, se han desarrollado diversos marcos interpretativos como el constructivismo y la etnografía, los cuales han originado diferentes estrategias en la búsqueda de conocimientos.

De todos ellos podríamos decir que los principales son el enfoque cuantitativo y el enfoque cualitativo de la investigación.

ENFOQUE CUANTITATIVO Y CUALITATIVO DE LA INVESTIGACIÓN[1]

ENFOQUE CUANTITATIVO

Características principales:

- Este enfoque se centra en la realidad externa del individuo.
- Va de lo general a lo particular.
- Utiliza el razonamiento deductivo que inicia con la teoría, de la cual se derivan diversas hipótesis, las cuales se someten a prueba.
- Se plantea un problema de estudio delimitado y concreto. Las preguntas específicas son el objetivo de la investigación.
- Se considera la revisión de la literatura (lo que se ha investigado con anterioridad) y se construye la teoría que habrá de guiar su estudio, de la cual se generan la o las hipótesis y se someten a prueba mediante el diseño de investigación adecuados. Si los resultados son positivos, se fortalece la pregunta inicial. Si son negativos, se descartan y se buscan nuevas hipótesis.
- Las hipótesis se generan antes de recolectar y analizar los resultados.
- Se miden las variables contenidas en la hipótesis al utilizar procedimientos estandarizados y aceptados por la comunidad científica. Se pretende medir los fenómenos estudiados en el mundo real.
- Se analizan los resultados a través de métodos estadísticos.

---

[1]. Roberto Hernández Sampieri, Carlos Fernández Collado, Pilar Baptista Lucio, *Metodología de la Investigación*, Capítulo I, Editorial McGraw-Hill, pág. 5-10.

- Se excluye la incertidumbre y se minimiza el error al desechar otras posibles explicaciones distintas a la principal (hipótesis).
- Los análisis cuantitativos se interpretan en relación con las hipótesis y la teoría inicial.
- El investigador debe evitar dentro de lo posible que sus creencias personales o sus tendencias interfieran o influyan en los resultados, tratando de que la investigación sea lo más objetiva posible.
- Una meta importante es generalizar los resultados encontrados en un grupo o segmento (muestra) a una población mayor (universo), y que este proceso se pueda replicar.
- La meta principal es la construcción y demostración de teorías.

ENFOQUE CUALITATIVO

Características principales:

- Este enfoque se centra en la realidad interna del individuo.
- Va de lo particular a lo general.
- Utiliza el razonamiento inductivo (explorar y describir), y a partir de aquí se generan perspectivas teóricas.
- El investigador plantea un problema, pero no sigue un proceso claramente definido. Sus planteamientos no son tan específicos.
- Comienza examinando el mundo social y en dicho proceso desarrolla una teoría coherente de acuerdo con los datos que observa, a la que se denomina teoría fundamentada.
- Obtiene datos de muchas personas, saca sus conclusiones, obtiene más datos de otras personas y, finalmente, comprende lo que es común, o lo que comparten todas las personas estudiadas. De dato en dato llega a una perspectiva general.
- Se basa en métodos de recolección de datos no estandarizados ni determinados en su totalidad. No se efectúa una medición numérica y el objetivo principal es obtener perspectivas y puntos de vista de los participantes (prioridades, experiencias, emociones y significados).
- El investigador interroga y recaba datos a través del lenguaje escrito, verbal y no verbal y los convierte en temas relacionados entre sí, reconociendo tendencias personales entre el universo de individuos que estudia (vivencias de los participantes).

- No se prueban hipótesis ya que estas se desarrollan durante el proceso y se van definiendo conforme se recolectan más datos.
- Las técnicas más comunes de recolección de datos de este enfoque implican: entrevistas abiertas, discusión en grupo, revisión de documentos, evaluación de experiencias personales, registros de historias de vida, etc.
- Se fundamenta en una perspectiva centrada en entender el significado de las acciones de seres vivos, especialmente de los humanos.
- El proceso de investigación es más flexible ya que fluctúa entre las respuestas y el desarrollo de las teorías. Se considera holístico, pues considera el todo sin reducirlo al estudio de sus partes.
- La realidad final se define a través de la convergencia de las interpretaciones personales de la realidad de los sujetos de investigación y del investigador. Estas se van modificando conforme transcurre el estudio y son la fuente de datos.
- Utiliza un conjunto de prácticas interpretativas que hacen al mundo visible convirtiéndolo en una serie de representaciones objetivas en forma de observaciones, grabaciones y documentos.
- El investigador se introduce en las experiencias de los participantes y construye el conocimiento.
- Produce datos en forma de notas extensas, diagramas, mapas para generar descripciones muy bien detalladas.

DIFERENCIAS ENTRE LOS ENFOQUES CUANTITATIVO Y CUALITATIVO[2]

Conceptos.	Enfoque cuantitativo.	Enfoque cualitativo.
Marcos generales de referencia.	Positivismo, neopositivismo.	Fenomenología, constructivismo, naturalismo, interpretativismo.
Punto de partida.	Realidad a conocer a través de la mente.	Realidad que descubrir, construir e interpretar. La realidad es la mente.

[2].. Roberto HERNÁNDEZ SAMPIERI, Carlos FERNÁNDEZ COLLADO, Pilar BAPTISTA LUCIO. *Metodología de la Investigación. Definiciones de los enfoques cuantitativo y cualitativo*, Capítulo I, Editorial McGraw-Hill, pág. 11-14.

Realidad a estudiar.	Existe una realidad objetiva única. El mundo es concebido como externo.	Existen varias realidades subjetivas construidas, las cuales varían en su forma y contenido entre los individuos.
Naturaleza de la realidad.	La realidad no cambia por las mediciones realizadas.	La realidad sí cambia por las observaciones y la recolección de datos.
Objetividad.	Admite objetividad.	Puede admitir subjetividad.
Objetivos de la investigación.	Describir y explicar los fenómenos. Generar y probar teorías.	Describir, comprender e interpretar los fenómenos a través de los significados producidos por las experiencias de los participantes.
Tipo de pensamiento.	Lógica deductiva (de lo general a lo particular).	Lógica inductiva (de lo particular a lo general).
Planteamiento del problema.	Delimitado, específico y poco flexible.	Abierto, libre y flexible.
Hipótesis.	Se prueban hipótesis (se aceptan o rechazan dependiendo del grado de certeza).	Se generan hipótesis durante el estudio o al final de este.
Diseño de la investigación.	Estructurado (precede a la recolección de datos).	Flexible, construido durante el trabajo de campo o realización del estudio.
Muestra.	Se involucra a muchos sujetos en la investigación para generalizar los datos del estudio.	Se involucra a unos cuantos sujetos, pues no se pretende generalizar los datos del estudio.
Naturaleza de los datos.	Es cuantitativa (datos numéricos).	Es cualitativa (textos, narraciones y significados).
Tipos de datos.	Datos confiables y duros.	Datos profundos y enriquecedores.

Recolección de los datos.	Se basa en instrumentos estandarizados. Se obtienen por observación, medición y documentación de mediciones.	Está orientada a proveer un mayor entendimiento de los significados y experiencias de las personas.
Finalidad del análisis de datos.	Describir las variables y explicar sus cambios y movimientos.	Comprender a las personas y sus contextos.
Presentación de resultados.	Tablas, diagramas y modelos estadísticos.	Narraciones, fragmentos de textos, videos, grabaciones, fotografías y modelos conceptuales.
Posición del investigador.	Neutral. Hace a un lado sus valores y creencias.	Reconoce sus propios valores y creencias.
Interacción física y psicológica entre el investigador y el fenómeno.	Distanciada, separada.	Próxima, con contacto y empática.

LA HOMEOPATÍA Y EL ENFOQUE CUANTITATIVO Y CUALITATIVO DE LA INVESTIGACIÓN

La investigación en Homeopatía puede realizarse dentro de ambos enfoques: el cualitativo y el cuantitativo. Este último se presta más para investigar sobre todo sus mecanismos de acción en el organismo, ya que mediante el razonamiento deductivo se inicia con la teoría y las diversas hipótesis de cómo es que el estímulo del medicamento homeopático produce un efecto terapéutico en el cuerpo del sujeto enfermo. Dichas hipótesis se someten a prueba y en las conclusiones se demuestran o se descartan. Por ejemplo, el planteamiento del problema podría ser: ¿El medicamento homeopático, aun sin tener masa demostrable podría (por su carga energética) estimular determinado receptor de membrana el cual respondería a pesar de no estar presente la molécula?

El siguiente paso consiste en revisar lo que se ha investigado con anterioridad sobre el mismo tema, de este modo se construye la teoría y se realiza el diseño de investigación adecuado. Si los resultados son positivos, se fortalece la pregunta inicial. Si son negativos, se descartan y se buscan nuevas hipótesis. El diseño de investigación sería dentro del terreno de la Inmunología y Alergia: estudiar el efecto de determinada sustancia sobre el receptor de membrana. Anotar el efecto y paulatinamente diluirlo y dinamizarlo con la técnica homeopática para determinar si aun bajo estas condiciones, la célula responde el estímulo.

El estudio se haría con distintos tejidos en animales de laboratorio y con distintas sustancias que actuarían como antígeno. Como lo hizo el Dr. Benveniste (en embriones de pato inoculó un antígeno para observar la reacción inflamatoria y posteriormente diluyó este para observar las posibles variantes del fenómeno). Se analizarían los resultados a través de métodos estadísticos y los análisis cuantitativos se interpretarían en relación con la hipótesis y la teoría inicial.

Si el resultado fuera que, a pesar de diluir el antígeno, la célula degranulara la histamina, se corroboraría la hipótesis inicial. Se generalizarían los resultados encontrados en un grupo (muestra) a una población mayor (universo), además de que este proceso se puede replicar.

En cuanto al enfoque cualitativo de la investigación, definitivamente la Homeopatía se adapta a este de mejor manera, sobre todo en el ámbito de la experimentación pura como diseño de investigación para observar el efecto de las drogas dinamizadas en el organismo del experimentador relativamente sano.

Dentro de los marcos generales de referencia, se fundamenta en la fenomenología y el constructivismo al estudiar la realidad interna del individuo: los signos y síntomas experimentales producidos por la droga dinamizada en estudio. El punto de partida son las distintas realidades a descubrir: los cambios en la mente de los sujetos después de experimentar el medicamento, los cuales pueden variar en forma y contenido tomando en cuenta la individualidad morbosa-medicamentosa.

La realidad puede cambiar en el transcurso del proceso de recolección de datos, y se admiten grados de subjetividad. No hay que olvidar que dentro de los sujetos de experimentación existen algunos que corresponden al tipo sensible del medicamento que se estudia (sobre todo en el caso de los denominados medicamentos constitucionales como calcárea, fósforo o sulphur). Los individuos que vibran dentro del patrón energético del medicamento, indudablemente experimentarían con mayor rapidez los signos y síntomas de la sustancia que los que no corresponden al biotipo. Dentro de este proceso algunos sujetos experimentarán un mayor o menor grado de intensidad en los síntomas, de carácter eminentemente subjetivo.

Si el objetivo final es describir, comprender e interpretar los fenómenos a través de los significados producidos por las experiencias de los participantes, qué mejor ejemplo que la experimentación pura: las patogenesias (reporte final) reúnen la información de los signos y síntomas experimentados por los sujetos como una experiencia holística después de haber ingerido la droga dinamizada.

El tipo de pensamiento empleado en el enfoque cualitativo es la lógica inductiva (de lo particular a lo general). Cuando Hahnemann descubre la acción tóxica de la corteza de la *Cinchona*, usa la lógica e induce que este caso particular se puede aplicar en general a todas las drogas conocidas en su época y, de este modo, decide hacer la experimentación con el resto de los medicamentos.

La naturaleza de los datos es claramente cualitativa (textos, narraciones y significados), y está orientada a proveer un mayor entendimiento de los significados y experiencias de las personas, las patogenesias son historias de vida narradas en primera persona por los sujetos de experimentación, se consignan los cambios a nivel emocional, funcional y orgánico mientras dure la acción de la droga.

Durante la experiencia, sin duda el sujeto quedó más sensibilizado a sus propias sensaciones y a las de los demás. No olvidemos que Hahnemann recomendaba la experimentación de medicamentos, pues creía que el estímulo energético estimulaba la capacidad vital de los experimentadores.

LA INVESTIGACIÓN EN LA HOMEOPATÍA

La Homeopatía tiene poco más de 200 años de existencia y ya muestra varias ventajas: tiene una amplia difusión y aceptación, reconocimiento oficial progresivo, nula toxicidad y efectos colaterales además de un bajo costo. Tiene un efecto superior al placebo, sus efectos son evidentes en tejidos y órganos aislados, y ha demostrado efectividad en ensayos clínicos controlados. Sin embargo, también tiene desventajas: carece de un modelo explicativo para definir el mecanismo de acción de las altas diluciones, tiene investigaciones con calidad insuficiente, no se han diseñado en su totalidad los instrumentos para medir la energía vital en estado de salud-enfermedad y cuenta con el escepticismo de la medicina convencional.

Los médicos homeópatas no se han quedado de brazos cruzados y han implementado algunas medidas para contrarrestar dichas desventajas. El Parlamento europeo en 1997 creó una comisión para estudiar la seguridad, efectividad y áreas de aplicación de la Homeopatía con el objeto de impulsar el desarrollo de programas de investigación, se establece el Homeopathic Medicine Research Group y se elabora una guía para la revisión de protocolos de investigación en Homeopatía. Las prioridades son los estudios sobre investigación clínica y sus mecanismos de acción con una estricta metodología, análisis comparativos, ética y seguridad.

Principales áreas de investigación

- Mecanismos de acción, patrones de respuesta y efecto placebo.
- Eficacia, seguridad y costo-beneficio.
- Desarrollar nuevas estrategias de investigación no convencionales.
- Sobre la posible naturaleza de las potencias homeopáticas.
- Estudios experimentales de laboratorio.
- Pruebas clínicas.

Principales dificultades

- Escasez de equipos competentes para realizar ensayos clínicos.
- La metodología homeopática basada en la individualización y no en el diagnóstico nosológico.
- Investigadores insuficientes.
- Falta de presupuesto económico destinado a la investigación.
- Competencia contra fármacos de alta reputación terapéutica en el tratamiento de enfermedades con secuelas peligrosas para la salud del individuo.

Las particularidades de la investigación clínica en Homeopatía

La materia médica homeopática es el resultado de la síntesis de varios elementos:

- El conocimiento de los efectos tóxicos objetivos y subjetivos del producto absorbido en un individuo.
- El análisis de los efectos físicos y psíquicos de un medicamento en dosis infinitesimales durante un cierto tiempo y de acuerdo a un riguroso protocolo en sujetos relativamente sanos y sensibles.
- La observación de la curación de los síntomas clínicos cuando el medicamento potentizado se administra en los sujetos enfermos.

Sin embargo, la evaluación del medicamento homeopático en un ensayo clínico se enfrenta a tres claras dificultades:

- Para un mismo diagnóstico puede haber medicamentos diferentes para personas que presentan distintos modos de reaccionar debido a su individualidad morbosa.
- Para diagnósticos diferentes se puede recetar el mismo medicamento siempre y cuando presente síntomas que sean semejantes a este.
- Durante un proceso de salud-enfermedad es posible prescribir varios medicamentos debido al proceso evolutivo del padecimiento. El medicamento indicado al inicio del padecimiento puede no ser el mismo que durante la crisis o resolución del problema.

A lo anterior hay que añadir el concepto que tiene la Homeopatía del paciente: lo concibe como una persona enferma y no como un tejido u órgano aislado, lo cual nos lleva al concepto de predisposición mórbida o terreno individual. Este hecho nos advierte sobre algunos puntos que son importantes y que hay que enfatizar: algunos sujetos desarrollan más síntomas, son más sensibles y, por consiguiente, pueden responder mejor a la acción de un medicamento homeopático.

Estos individuos presentan determinadas características, tendencias patológicas, rasgos de carácter y constitución morfológica. Este tipo sensible permite identificar a los individuos que responderán mejor al tratamiento, hecho que fortalece la indicación de un medicamento y hace más fina su posología.

Hay muchas circunstancias que definen para cada paciente un terreno crónico o modo de reacción particular: sus antecedentes personales y familiares, su personalidad, el historial de enfermedades, su alternancia o sucesión, el carácter evolutivo en forma de crisis o de manera continua y, por último, las circunstancias de aparición y curación de los síntomas. En este modo de reacción crónica se observa una correlación entre grupos de síntoma evolutivos y la indicación de determinados medicamentos homeopáticos.

El tipo sensible y la predisposición crónica son dos elementos que se encuentran íntimamente ligados y que resulta muy difícil separar, por lo que se tienen que tomar en cuenta en el momento de hacer investigación en Homeopatía ya que cumplen la función de individualizar tanto a la persona como al tratamiento.

Las circunstancias patológicas le dan sentido al concepto de reactividad general o de especie y a la reactividad individual o terreno. Si un grupo de individuos sufre un mismo estímulo desencadenante (por ejemplo, una intoxicación química o un traumatismo), se observará en todos los mismos efectos de índole orgánica o funcional, lo cual correspondería a la reactividad general o de especie. Sin embargo, cuando el estímulo desencadenante es de índole atmosférica como un clima agresivo o de tipo emocional como un trastorno por cólera reprimida, las reacciones son distintas en cada sujeto y se atribuyen a su terreno o reactividad individual. Es importante no olvidar durante la investigación, por ejemplo, del efecto de un medicamento sobre la granulación o cicatrización de una herida, que a los síntomas o signos lesivos o funcionales que se producen por determinada causa siempre se sobreañaden los síntomas reaccionales de los enfermos, lo cual nos da el matiz de la respuesta individual de la persona, eje fundamental de la Homeopatía.

Para tener éxito en la investigación en Homeopatía, en cada protocolo debería observarse el mismo sentido de observación semiológica, precisión clínica al anotar tanto los síntomas de la enfermedad del paciente como del entorno que se siguió en los ensayos de las patogenesias que forman la materia médica y no conformarse con medir una única variable, ya que se corre el riesgo de estudiar solo un fragmento del individuo (molécula, enzima, neurotransmisor, célula o tejido) y no a la persona enferma.

No podemos permanecer ajenos a la necesidad de realizar ensayos clínicos controlados que dependen del método científico si no queremos caer en el arte de la adivinación a la hora de elegir el medicamento para nuestros pacientes o al tratar de explicarle a nuestros alumnos los mecanismos de acción de la Homeopatía.

El rigor científico que exige una buena práctica de los ensayos clínicos y las peculiaridades de la investigación en Homeopatía dan lugar a una serie de criterios de exclusión muy estrictos que pueden dificultar el número de pacientes para los protocolos. Uno de ellos es que el medicamento homeopático tiene que competir contra la alta reputación del medicamento alopático en el tratamiento de enfermedades que pueden dejar secuelas perjudiciales para el paciente, como es el caso de la fiebre reumática postestreptocócica por anginas recidivantes; en este caso nadie se atreve a usar tratamiento homeopático contra tratamiento placebo, prefieren el antibiótico.

Otro criterio de exclusión es en el terreno de la bioética, ya que se piensa injustificadamente que el medicamento puede ocasionar efectos colaterales. Lo paradójico del caso es que precisamente esta idea prevalecerá mientras no investiguemos sus mecanismos de acción y demostremos lo contrario para tener mayor seguridad en la realización de los ensayos clínicos.

Formas en las que se puede investigar en Homeopatía

Los metanálisis

Un metanálisis es un estudio de evaluación estadística comentado sobre un determinado número de ensayos clínicos. Como ejemplo tenemos que, en 1996, J.P. Boissel y otros analizaron 184 ensayos, de los que 17 mostraron la superioridad del tratamiento homeopático sobre el placebo.

En 1997, K. Linde y otros analizaron 89 ensayos clínicos realizados a doble ciego contra placebo y sus resultados expresaron que los efectos clínicos de la Homeopatía se deben a algo más que al efecto placebo. Desde entonces se han realizado muchos ensayos clínicos y la mayoría ha conseguido resultados positivos y estadísticamente significativos. Aproximadamente una tercera parte de los ensayos clínicos relacionados con el empleo de medicamentos homeopáticos para una patología en concreto no dio resultados positivos ni estadísticamente significativos. La mayoría de estos casos no tomó en cuenta una de las peculiaridades de la Homeopatía como lo es la individualización y no solamente el diagnóstico nosológico.

En los últimos 25 años la polémica sobre la actividad terapéutica real de la Homeopatía ha pasado del total escepticismo al reconocimiento de una actividad que sobrepasa en mucho a la del placebo. A petición del Parlamento europeo se llevó a cabo un estudio comparativo: examen de los datos de los ensayos de medicina homeopática e informe sobre la eficacia de las intervenciones frente a placebo o ausencia de tratamiento. En este informe los autores exponen el trabajo de una comisión de investigación que, a partir de 377 referencias bibliográficas, examinó 184 ensayos clínicos, de los cuales en 115 se efectuó correctamente la aleatorización; en el resto, fue dudosa. De estos 115, en 32 presentaron rigurosos criterios científicos, 20 correspondieron a intervenciones curativas, 6 a intervenciones preventivas y 6 compararon la Homeopatía con la alopatía.

Los pacientes tratados con Homeopatía experimentaron más efectos benéficos que los tratados con placebo, sin que esto deba interpretarse como que haya surtido efecto en todos los ensayos analizados, sino que lo más probable es que el número de resultados significativos no se deba solamente al azar.

Para responder a los detractores de la Homeopatía que afirman que actúa como un placebo y que carece de fundamentos científicos, K. Linde, W. Jonas y otros afirman que entre un 30 y 70 % de los enfermos de países desarrollados utiliza medicinas complementarias, alternativas o no convencionales, aun cuando faltan investigaciones científicas de alta calidad sobre estas prácticas.

Los ensayos clínicos

A diferencia de la medicina convencional, la acción del medicamento homeopático no se produce necesariamente sobre un proceso fisiopatológico conocido. Cuando los homeópatas prescriben un medicamento, lo hacen teniendo en cuenta las modalidades que expresa el tipo sensible y su predisposición crónica. Esto implica una dificultad para evaluar la eficacia de un medicamento según las reglas nosológicas clásicas y repercute en el reclutamiento de los pacientes y, por consiguiente, en las estadísticas.

A pesar de ello, es posible reunir las condiciones necesarias para demostrar la eficacia de un medicamento. Los ensayos clínicos en Homeopatía pueden realizarse de cuatro maneras:

- Ensayos clínicos con voluntarios sanos.
- Ensayos clínicos en sujetos enfermos.
- Ensayos que toman en cuenta la personalización terapéutica.
- Ensayos que comparan un medicamento único con un placebo.

Ensayos clínicos con voluntarios sanos

Se seleccionan a los sujetos sensibles a la acción de los medicamentos a probar y se realiza una experimentación a doble ciego contra placebo. Se pueden obtener una serie de signos patogenésicos muy claros en relación con el placebo. Como ejemplo tenemos que el Dr. Boffa, médico homeópata francés, experimentó la acción de altas dinamizaciones del veneno de *Naja nigricollis.* Se realizó el experimento con grupos de 20 sujetos: a 10 de ellos se les aplicó 15 CH y 30 CH de *Naja nigricollis,* y a 10 de ellos, placebo. Se observaron signos clínicos psíquicos y de la sensibilidad en general que los observados en toxicología, en los que predominaron signos y síntomas orgánicos como neutropenia, trombocitopenia y alteraciones del factor VIII. Recientemente se observó la acción sobre la agregación plaquetaria y el tiempo de sangrado de concentraciones muy débiles de ácido acetilsalicílico.

Ensayos clínicos con sujetos enfermos

Se seleccionan sujetos enfermos de determinada patología y se elige por semejanza el medicamento que más cubra los síntomas característicos. Como ejemplo tenemos un ensayo que se realizó en Inglaterra y tenía como objetivo explorar la actividad de una alta dinamización. Los autores compararon la acción de *polen 30 CH* contra placebo en los síntomas de la fiebre del heno. Los grupos experimentales se dividieron en dos: a uno de ellos se le administró *polen 30 CH* y al otro placebo. La sintomatología fue reportada durante las dos siguientes semanas. En el grupo tratado con polen hubo una significativa mejoría; en el grupo tratado con placebo los enfermos prácticamente continuaron con las mismas molestias.

Ensayos que toman en cuenta la personalización terapéutica

Se toma en cuenta el tipo sensible y la reacción individual del enfermo y se administra el remedio más semejante al caso. Cada paciente, a pesar de presentar una patología común puede recibir un tratamiento diferente dependiendo de sus propias modalidades de reacción a la enfermedad, además de un estado evolutivo que indica la administración de un medicamento distinto al inicial.

Como ejemplo tenemos algunos ensayos que se realizaron en el Hospital Saint-Bartolomew de Londres con el propósito de realizar un ensayo a doble ciego que tuviera en cuenta la individualización de la prescripción homeopática basada, además de en el diagnóstico, en la agravación y mejoría de los síntomas. Cada uno contó con un grupo de treinta pacientes voluntarios con el diagnóstico de fibromialgia primaria. Los criterios de inclusión establecieron que los siguientes síntomas debían estar presentes al menos durante tres meses: dolor, rigidez, disestesia de los músculos y tendones de los miembros inferiores, de la región interescapular o de la parrilla costal, nódulos y puntos sensibles múltiples bien localizados en las regiones antes mencionadas además de trastornos del sueño.

Al medicamento *rhus toxicodendron* le correspondió por semejanza presentar la mayoría de los síntomas característicos de la fibromialgia, por lo que se prescribió a la 6 CH. Un criterio de exclusión fue encontrar un medicamento homeopático mejor que el *rhus toxicodendron*. El seguimiento del ensayo y la evaluación estuvo a cargo de médicos reumatólogos no homeópatas que ignoraban la posología infinitesimal del medicamento y la naturaleza del placebo que tomaron otros pacientes; la administración del placebo se decidió por sorteo. La evaluación se realizó al cabo de cuatro y ocho semanas de tratamiento para determinar el número de puntos sensibles, la evaluación subjetiva del dolor, la calidad del sueño y de la eficacia del tratamiento sobre el estado general.

Los resultados mostraron una diferencia estadística significativa con el medicamento *rhus toxicodendron 6 CH* en la intensidad del dolor, la calidad del sueño, el número de puntos sensibles y el estado general tras el período de tratamiento comparado con el placebo.

Ensayos que comparan un medicamento único con un placebo

La prescripción estandarizada en Homeopatía es difícil ya que solamente es posible cuando el proceso patológico provoca alteraciones que se mantienen constantes de un paciente a otro y que, además, son muy parecidas a aquellas para las que un medicamento homeopático presenta un tropismo particular. Existen dos modalidades para estos ensayos: en la primera, la terapéutica se individualiza mediante una preselección de los pacientes que permite incluir únicamente a los que presentan la semejanza con el cuadro clínico, pudiendo administrarles el isoterápico dinamizado (dilución infinitesimal del agente patógeno). En la segunda, no se individualiza y se da a todos los pacientes el mismo medicamento sin tomar en cuenta su tipo sensible ni sus modalidades de reacción.

Tenemos como ejemplo un ensayo realizado con el método de doble ciego contra placebo en 162 pacientes que presentaban una rinitis estacional desde hacía por lo menos dos años. Dentro de los criterios de inclusión se estableció la suspensión de antihistamínicos, preparados de uso tópico que contuvieran esteroides 24 horas previas al estudio, así como la administración sistémica de esteroides una semana antes de iniciar el experimento.

El diagnóstico se estableció a partir de criterios clínicos y se confirmó mediante criterios biológicos, como la determinación de las IgE totales y específicas. Se administró una dilución 30 CH de la mezcla de los pólenes responsables de la rinitis alérgica dos veces al día, así como placebo en las mismas condiciones. Al final del ensayo clínico resultó que solamente el grupo que había recibido el medicamento homeopático presentaba una clara regresión de los síntomas.

Esta mejoría demostró ser estadísticamente significativa en comparación con el estado inicial y se confirmó mediante al análisis del uso posterior de antihistamínicos, el cual fue significativamente menor en el grupo de pacientes que recibió el *polen 30 CH.*

Investigación biológica

Es la investigación relacionada con la actividad de los medicamentos homeopáticos. Tiene como objeto demostrar la actividad farmacológica de sustancias muy diluidas e intentar explicar su mecanismo de acción. Se enfrenta en forma directa con el problema de la infinitesimalidad, hecho que ha causado verdaderas polémicas en el mundo de la física, ya que en las diluciones muy altas no quedan de hecho moléculas procedentes de la sustancia original. Esto hace pensar que las soluciones son inactivas y que la Homeopatía actúa como un simple efecto placebo, o que existe un hecho desconocido en las concepciones científicas actuales.

Los trabajos de investigación en Homeopatía tienen como objetivos principales demostrar que la utilización de altas diluciones puede originar estudios científicos serios y aumentar nuestros conocimientos acerca de sus mecanismos de acción. A partir de los años cincuenta se publicaron los primeros trabajos de investigación experimental en Homeopatía y constituyeron elementos de información sobre la actividad de las altas dinamizaciones y resaltaron la importancia de la relación terapéutica de similitud desde el punto de vista científico para ser utilizada como una hipótesis de trabajo.

Se empezó por estudiar la bioquímica del agua y la relación que guarda el soluto con el solvente para explicar la actividad de las altas diluciones. Al hablar de soluciones, pensamos que el soluto es lo único importante, mientras que el solvente es inerte excepto por su capacidad para disolver el soluto; este puede ser un concepto equivocado, ya que el agua es el solvente más importante, forma parte del 70 a 80 % del cuerpo de todos los seres vivos y todas las reacciones bioquímicas que ocurren en las células se realizan en soluciones de agua.

Sus propiedades peculiares se deben a los enlaces de hidrógeno y oxígeno, creándose fuertes enlaces covalentes. Esto hace posible reunir cualquier número de moléculas de agua para dar origen a polímeros de agua de distintos tamaños. Este agrupamiento de moléculas de agua tiene efecto en cualquier sustancia biológica al encontrarse disuelta o contenida dentro de ella e influyéndola.

Otro aspecto interesante es su capacidad para formar distintos patrones cristalinos. En 1950, Bridgman demostró que podía cristalizarse en distintos patrones al congelarla a diferentes presiones barométricas, resultando un patrón específico para cada presión. Barnard sugirió que cuando una sustancia se diluye en agua o en una mezcla de agua y alcohol, las moléculas de agua rodean a cada molécula de solvente en una disposición tridimensional que es esteroespecífica para cada soluto.

Si se añade energía a este sistema (sucusión), los grupos esteroespecíficos de polímeros de agua se unen para lograr largas cadenas de polímeros que conservan la huella original del soluto y su especificidad de forma. Los polímeros estables se replican y transmiten la información específica a la potencia siguiente aun después de la desaparición del soluto original. Heintz obtuvo los patrones infrarrojos de absorción de soluciones sucusionadas y demostró que algunas soluciones tienen mayor actividad que otras.

Investigaciones más recientes de los años ochenta en adelante han demostrado la presencia efectiva de moléculas usando isótopos radiactivos hasta la decimoctava dinamización decimal, lo que equivale teóricamente a la 9 CH. La actividad de las potencias más altas no podrá, por consiguiente, ser explicada a través de la presencia de moléculas. El método de investigación actual tiene tres parámetros bien definidos:

- El efecto tóxico y biológico de los componentes de las sustancias que se van a investigar.
- El principio de Semejanza tomada como una hipótesis de trabajo.
- Los datos clínicos surgidos de la práctica homeopática.

Al integrar el estudio deben considerarse otros factores que pueden influir en los resultados, como son las condiciones de administración de los productos, el papel de los factores individuales y el medio ambiente. La sensibilidad del material biológico (organismo) sobre el que actuarán las altas dinamizaciones explica la orientación de la investigación actual, principalmente sobre aspectos de toxicología e inmunoalergología; esto no significa que no pueda hacerse investigación homeopática en otras áreas de la Medicina.

LA HORMESIS Y LA SALUD

El término hormesis se refiere a los efectos benéficos de dosis bajas de sustancias potencialmente dañinas. A pesar de que hay muchos ejemplos de laboratorio de este fenómeno, este sigue siendo controversial y no ha sido aceptado ampliamente en la comunidad sanitaria. Trataremos de describir más aspectos clínicos y del mundo real de la hormesis que usualmente no son reconocidos.

Muchas vitaminas y minerales son esenciales para la vida a dosis bajas, pero son tóxicos a dosis altas. Similarmente el ejercicio, la restricción calórica y el consumo de alcohol son ejemplos de procesos que son dañinos en extremos, pero benéficos con moderación.

Resaltaremos las razones posibles de por qué el paradigma hormético no se ha aceptado. Esto incluye pruebas toxicológicas de altas dosis que no toman en cuenta la demostración de los efectos a dosis bajas y del hecho postulado por la hormesis, actualmente aceptado como el principio de precaución que asume que cualquier dosis de un químico es potencialmente dañina.

El concepto de hormesis proviene del siglo XIX cuando Schultz notó que varios tipos de químicos estimulaban el crecimiento de organismos inferiores a dosis bajas, mientras que a dosis altas inhibían su crecimiento. En el siglo XX, el término hormesis fue acuñado para describir este efecto estimulatorio, pero ha evolucionado gradualmente para citar cualquier efecto beneficio en dosis bajas de sustancias que, a dosis altas, son potencialmente tóxicas.

Algunos ejemplos epidemiológicos y clínicos de la Hormesis

Los ejemplos horméticos son comunes en la investigación de la salud humana a pesar de que no puedan ser reconocidos como tal. La investigación en salud está usualmente orientada a identificar el riesgo de exposiciones ambientales, no de sus beneficios. De hecho, muchos investigadores han sugerido que esto es un fenómeno general que opera sobre un gran rango de organismos y exposiciones.

EN MEDICINA

Los agentes farmacológicos probablemente representan el ejemplo más común y reconocido de este concepto. Estos agentes proveen beneficios a bajos niveles, pero generalmente tienen propiedades tóxicas a dosis altas.

Una tableta diaria de aspirina puede reducir el riesgo de infartos en algunas personas, y dos tabletas pueden ayudar a mejorar el dolor y la fiebre. Sin embargo, veinte o más tabletas como dosis única podrían causar gastritis severa, úlceras potenciales, sangrado y muerte.

Algunos fármacos exhiben propiedades tóxicas en los mismos órganos en los que tienen efectos benéficos. Pequeñas dosis de digital fortalecen la función cardiaca, mientras que dosis ligeramente mayores la dañan. En forma similar, los tranquilizantes calman el sistema neuromuscular en dosis terapéuticas, pero inducen al coma y a enfermedades en altas dosis. Aunque otros medicamentos tienen diferentes sitios de acción terapéuticos y tóxicos, dosis fisiológicas de un antibiótico pueden curar una neumonía bacteriana y dosis altas pueden dañar el hígado y el riñón.

PRODUCTOS BIOLÓGICOS

Las vacunas modernas usan pequeñas dosis de agentes tóxicos modificados y desnaturalizados que protegen a individuos contra enfermedades naturales adquiridas. Mientras que pequeñas dosis de proteínas extrañas estimulan los mecanismos de protección inmune, dosis masivas pueden causar inflamación y daño tisular severo. En algunos casos, pequeñas exposiciones a proteínas extrañas pueden prevenir daños severos. En forma semejante, la infección infantil temprana de varicela generalmente resulta relativamente benigna y protege de daños más severos de lo que usualmente resulta en la infección del adulto.

Todos estos ejemplos describen un fenómeno general en el cual el sistema inmune es expuesto primariamente a pequeños niveles de antígenos que mejoran la habilidad para resistir enfermedades infecciosas.

NUTRICIÓN

La gente no piensa en las medicinas como químicos horméticos porque estos tienen impacto solamente cuando estamos enfermos. Sin embargo, las vitaminas y minerales son sustancias horméticas que son necesarias para mantener la salud. Mientras pequeñas dosis diarias de esas sustancias son benéficas, niveles excesivos en la dieta pueden conducir a hipervitaminosis, mineralización tisular y desbalances electrolíticos.

La ingestión diaria de hierro y cromo es esencial para una nutrición adecuada, pero la exposición ocupacional respiratoria a estos elementos puede estar relacionada al cáncer. En forma semejante, los granos altos en fibra en la dieta pueden promover la salud, pero las exposiciones al polvo de granos pueden producir alteraciones pulmonares significativas. Aunque estos no son ejemplos de hormesis, muestran que también puede ser el tipo de dosis la que hace el veneno.

Las dietas altas en grasa se han asociado a un incremento en la morbilidad por enfermedades cardiovasculares y varios tipos de cáncer. Sin embargo, una módica grasa en la dieta es esencial para una buena nutrición y una buena salud. La restricción calórica puede ser considerada como un proceso hormético. Ciertamente, la restricción calórica excesiva resulta en desnutrición y severo daño orgánico como se puede observar en los casos de anorexia nerviosa. Sin embargo, una restricción calórica moderada, de hecho, ha mostrado prolongar la vida de animales de laboratorio. Esto puede ser debido a un hiperadrenocortisolismo moderado inducido por la restricción calórica que puede proteger a los animales del estrés.

INGESTIÓN DE ALCOHOL

El consumo de alcohol etílico es un hecho aceptado desde la antigüedad y es todavía una actividad social reconocida. Lo malo del abuso del alcohol también se ha reconocido. La ingesta excesiva puede causar adicción, úlcera gástrica, enfermedad hepática cardiomiopatía alcohólica, síndrome alcoholofetal y cáncer. Desde una perspectiva social, el alcohol altera el juicio y se ha ligado a violencia, suicidio y accidentes automovilísticos. Sin embargo, tomar alcohol es, de hecho, uno de los mejores ejemplos reconocidos de hormesis inducida químicamente.

Se ha acumulado evidencia considerable en el hecho de que un consumo moderado de vino (una o dos copas al día) puede ser benéfico ya que disminuye la mortalidad por enfermedades cardiovasculares, prolongando la vida.

EJERCICIO

El ejercicio también es reconocido como un proceso hormético favorecedor. El ejercicio pesado asociado con correr o esquiar es un considerable factor de riesgo para accidentes cardiovasculares entre individuos sedentarios. Incluso personas en buena forma pueden tener tejidos dolorosos, blandos, debilitados y daño articular por hacer demasiado ejercicio enérgico. La disciplina de la medicina deportiva en gran parte ha ascendido debido a estas investigaciones. El ejercicio extremoso ha sido también asociado con una supresión inmune temporal resultado de una susceptibilidad durante la cual los agentes infecciosos pueden invadir más fácilmente al huésped.

Por otro lado, moderadas prácticas de ejercicio regular pueden tener efectos beneficiosos, incluyendo mejoría en la función cardiovascular, disminución del estrés y un aumento del sistema inmune.

ESTRÉS

Es bien reconocido que el estrés extremo (preocupación o duelo) puede causar disturbios emocionales (depresión, insomnio o tendencia al suicidio) y discapacidad física (trastornos gastrointestinales, migraña) y, por ende, ocasionar que se pierdan pequeñas cantidades de vitaminas que nutren el sistema nervioso. El más reciente ejemplo de esto consiste en añadir ácido fólico a la harina horneada para mejorar la nutrición materna y proteger contra defectos congénitos del tubo neural. Muchos de esos suplementos pueden ser tóxicos si se usan en cantidades excesivas.

AGUA POTABLE MEJORADA

Bajos niveles de fluoruro han sido añadidos en más municipios con agua potable desde los años cincuenta, resultando en varias generaciones de personas con dientes fuertes y menos caries. Sin embargo, alto niveles de fluoruro en el agua potable causa fluorosis y da como resultando dientes y huesos débiles. La desinfección del agua es generalmente aceptada como un notable suceso en la salud pública para beneficio de la comunidad, y también puede ser considerado un proceso hormético.

Cantidades relativamente pequeñas de cloro en el agua pueden evitar el desarrollo de gérmenes patógenos que causan enfermedades gastrointestinales.

Sin embargo, altos niveles de cloro en el agua no potable pueden causar lesiones gastrointestinales.

Después de analizar los ejemplos anteriores, podemos concluir que la hormesis puede ser un fenómeno universal observado a través de un vasto rango de organismos biológicos que se han expuesto a diversas sustancias. Los muchos ejemplos de hormesis que hemos citado sugieren que puede tener un buen equivalente en los seres humanos.

La prevalencia del paradigma admite que la exposición ocupacional de sustancias potencialmente tóxicas en altos niveles en los laboratorios puede ser usada para pronosticar los efectos crónicos a bajos niveles. Este hecho fue ampliamente aceptado en los años setenta ya que es resultado de procesos regulatorios del organismo.

En los experimentos con animales de laboratorio es necesario medir los bajos niveles de exposición. Sin embargo, padecimientos tales como el cáncer pueden ser fácilmente observados en animales de laboratorio por pequeñas exposiciones cercanas a la dosis máxima tolerada.

En forma similar, los efectos en la salud humana pueden ser concluyentemente documentados en aquellos que se expusieron de manera accidental a altas dosis toxicas en exposiciones laborales. Desafortunadamente, los efectos horméticos son conceptos que existen cuando las dosis son de orden y magnitud tan baja como los citados. En consecuencia, un concepto que los investigadores no reportan de los efectos horméticos es aquel que no fue visto por ellos.

Los científicos del medio ambiente han aprendido que las revistas y las agencias de financiamiento miran desfavorablemente los paradigmas en la investigación. Se puede correr el riesgo de ser marginado por opiniones contrarias dirigidas a los paradigmas establecidos como sucedió históricamente con Galileo y otros.

Por lo tanto. debido a la prevalencia de los paradigmas que asumen que todas las medicinas son potencialmente dañinas, los beneficios de las pequeñas dosis pueden no ser reportados o ser desechados como acontecimientos fortuitos, por lo que es indispensable hacer investigaciones extras sobre los procesos horméticos.

LA DOSIS INFINITESIMAL. DE LA DOSIS PEQUEÑA A LA ULTRAMOLECULAR

La Homeopatía siempre ha estado asociada con un principio que resulta ilógico: la potencia del medicamento aumenta con la dilución. Este concepto ha sido blanco de severas críticas de los científicos y de los médicos no homeópatas, ya que, al estar acostumbrados a la farmacología clásica, no pueden concebir que un medicamento en el que ya no es posible rastrear la sustancia original tenga mayor potencia que uno en el que esté presente la sustancia base, sin embargo, existen varios estudios que avalan la efectividad de las dosis infinitesimales.

Demostración de la eficacia de la dosis infinitesimal

Los resultados clínicos, a través de muchos años de práctica de la homeopatía, ha estimulado la curiosidad científica de los investigadores, quienes han realizado diversos experimentos físicos, químicos, botánicos y biológicos con el claro objetivo de demostrar la existencia del poder terapéutico de las dosis infinitesimales. El uso de las dosis pequeñas es resultado del axioma de la dosis mínima necesaria para iniciar o continuar un proceso terapéutico, entendiendo que se puede usar desde la tintura madre en todas las etapas de la dilución, hasta las altas potencias para lograr el efecto deseado.

La potencia y efectividad de las muy pequeñas cantidades siempre ha sido reconocida por la ciencia y no hay por qué escandalizarse por lo que pretende demostrar la Homeopatía. En el organismo, las hormonas y los neurotransmisores circulan en pequeñísimas cantidades del orden de los miligramos. En experimentos con animales, un miligramo de acetilcolina disuelto en 1.892.500 litros de sangre puede lograr bajar la presión arterial en un gato, así como cantidades más pequeñas pueden afectar el ritmo cardiaco en una rana.

En los años cuarenta, Florey publicó sus observaciones del antibiótico de la penicilina y comentó que, para inhibir *in vitro* el desarrollo de bacterias sensibles, se requiere de una dilución de 1:50.000.000 a 1:100.000.000. Zinsser encontró que la hipersensibilización podía lograrse con 1/1.000.000 de un cc de suero de caballo y con cantidades aún más pequeñas de albúmina de huevo. El cuerpo humano fabrica entre 50 y 100 millonésimas de gramo de hormona tiroidea por día.

La crítica de los médicos ortodoxos es con relación al número de Avogadro, ya que las medicinas diluidas más de 10 a la menos 23 (diluciones de 12 ac o 24X) están fuera del límite dentro del cual podría esperarse que quedaran en la dilución moléculas de la sustancia original.

Investigaciones bioquímicas

En los años treinta, V.M. Persson investigó las microdiluciones de cloruro de mercurio para determinar su efecto en la fermentación del almidón por la amilasa salival y en la lisis de fibrina por la pepsina y tripsina, y obtuvo buenos resultados. Boyd empleó microdiluciones de cloruro de mercurio 61X (10 a la menos 61) las cuales, de acuerdo a las teorías de la física moderna, no deberían contener ninguna molécula de cloruro de mercurio original, sino exclusivamente el agua destilada usada como diluyente. Se trató de establecer si la microdilución influía en la velocidad de la hidrólisis del almidón por parte de la diastasa.

La velocidad de la hidrólisis se estudió por el método colorimétrico con un espectrofotómetro de absorción. El resultado mostró que añadir cloruro de mercurio aceleró la velocidad de la hidrólisis. Se tomaron precauciones para asegurar que las condiciones experimentales fueran estables. Especialistas en estadística hicieron análisis e informaron que las diferencias fueron significativas (P menos de 0.001), estableciéndose una diferencia entre las soluciones y los controles. El resultado del experimento se dio a conocer el 11 de septiembre de 1954 en la revista inglesa *Pharmaceutical Journal*.

Investigaciones botánicas

En 1923, Kolisko puso en remojo semillas de trigo y de otras plantas en microdiluciones de (10 a la menos 30) de sulfato de hierro, trióxido de antimonio y cloruro de cobre. Encontró que las diluciones más bajas promovían el crecimiento que, en forma paradójica, se inhibía si se añadían diluciones bajas y se estimulaban nuevamente con diluciones altas.

Pelikan y Unguer publicaron resultados semejantes en 1965. Investigaron los efectos de la microdosis de nitrato de plata en el crecimiento de semillas de trigo. Se probó el efecto de 12 microdosis en diferentes concentraciones (8X a 19X) más un control en la germinación y brote de las semillas; la serie se repitió más de 200 veces y el análisis estadístico de los resultados mostró el efecto de las diferentes potencias: la altura de los brotes aumentó en las que tenían el nitrato de plata de la 8X a la 11X luego disminuyó a la 12X, se elevó nuevamente con la 13X y 14X, bajó con la 16X, tomando la forma de una curva sinusoidal.

Boiron y Zervudacki remojaron semillas de trigo en agua y las dejaron germinar durante tres días; luego cortaron los brotes y los remojaron con agua destilada (control) y con distintas microdiluciones de arseniato de sodio. Midieron la emisión de oxígeno de los brotes y encontraron que las microdiluciones de 3X, 4X y 5X fueron inhibitorias; las de 10X, 12X y 14 X tuvieron un efecto ambiguo, y las que tuvieron un fuerte efecto estimulante en la emisión de oxígeno fueron las de 16X y 18X.

Wannamaker comprobó el efecto de las microdiluciones de azufre en el crecimiento de las plantas de cebolla. Plantó aproximadamente 96 en cada bandeja y añadió microdiluciones de azufre a la 12X, 24X, 30X y 60X, también preparó varias bandejas que sirvieron de controles. Los resultados indicaron que las microdiluciones influyeron en el peso y dimensiones de los bulbos y plantas de cebolla como en su contenido de minerales, tales como el calcio, magnesio, sodio y potasio.

Investigaciones microbiológicas

Paterson y Boyd utilizaron el *schick test* que muestra un índice para la inmunidad de una persona contra difteria para concluir si el nosode homeopático *diphterinum 201* a la 30X efectúa un cambio de la situación inmune contra la difteria. Concluyeron que, de los 33 casos positivos, el 60.6 % se volvieron inmunes con el tratamiento con *diphterinum 201*, lo cual es una cifra más alta de lo que se podía esperar por casualidad. En estos casos el nosode homeopático efectuó un cambio.

Los trabajos más recientes en la India han demostrado la eficacia de los remedios homeopáticos. Se utilizaron lycopodium y sulphur a la 3X y 6X, los cuales demostraron tener actividad antiviral en embriones de pollo.

En México, en el 2000, Efren Rodríguez Martínez, Vicente Rosas Landa y otros realizaron un estudio de un polifármaco homeopático en pacientes infectados con el virus de la inmunodeficiencia humana y sintomatología de SIDA. Se tuvieron en cuenta entre los principales criterios de inclusión: cifras de recuento linfocitario de CD4 por debajo de los 100 elementos/ mililitro y/o cargas virales por arriba de las 100.000 copias.

Se agruparon a los pacientes en dos diferentes formas; la primera, por el tiempo de tratamiento, y la segunda, por las manifestaciones clínicas de los enfermos y las cifras que mostraban los resultados de laboratorio. La muestra constó de 106 pacientes: 99 varones y 15 mujeres entre los 3 y 77 años, encontrándose el grupo mayor a 44 sujetos entre los 31 y 40 años. El promedio de tratamiento en tiempo fue de 7.8 meses. Algunos pacientes tomaron exclusivamente el polifármaco homeopático y otros, además del polifármaco, ingirieron antirretrovirales.

La valoración del efecto del polifármaco comprendió los siguientes parámetros: evolución clínica, incremento de peso, movilidad en la escala Karnofsky, presencia y/o frecuencia de enfermedades intercurrentes. Estudios de laboratorio: recuento de células CD4 y carga viral. El 80 % de los pacientes que recibieron tratamiento mostraron beneficios a las tres semanas, ya fuera en la evolución clínica, en los resultados de laboratorio, o en ambos. Los mejores resultados se presentaron en los pacientes que tuvieron un tratamiento mixto.

Investigaciones zoológicas

En 1980, en México, Rosas Landa y otros estudiaron la acción farmacológica de la planta *achyrantes calea* en infecciones gastrointestinales producidas por *Salmonella typhi H y O* inoculada en gatos. Obtuvieron resultados muy sugestivos de la actividad del medicamento como estimulante de la respuesta inmunológica y no tanto como bactericida. Se utilizaron 36 gatos y se emplearon cepas liofilizadas de *Salmonella thypi H y O*. Utilizando sondas de nelaton, se administró por vía oral 1 ml de inóculo, o en su caso el vehículo estéril, cada 24 h durante 3 días consecutivos. Se inició la administración de *Achyrantes calea* a la 3X o de agua destilada, 1 ml cada 8 horas durante 10 días por vía oral. A las 24 horas posteriores a la última toma del medicamento se hizo un nuevo coprocultivo y se hicieron reacciones de aglutinación en placa tipo Huddleson.

Los resultados demostraron que, aunque no se modificaron significativamente los coprocultivos, sí se observó un aumento significativo en el título de aglutinación de los animales tratados con *achyrantes*: el título de aglutinación promedio para el grupo testigo fue de 1:40, y para el grupo que recibió *achyrantes* fue de 1:135. La diferencia entre ambos promedios fue estadísticamente significativa con $p < 0.004$. En gatos inoculados con *Salmonella typhi* y con la administración de *achyrantes calea* 3X, se estimuló la respuesta inmunológica del huésped, activando la formación de aglutininas séricas específicas.

Investigaciones en las que se aplican las técnicas de la Física

Wurmser y Loch investigaron el efecto de microdiluciones en los años cincuenta sobre la longitud de onda y la intensidad de la luz de una fuente fija; filtraron la luz para permitir el paso de longitudes de onda de 3800 a 4200 angstroms. Esta luz pasó a través de un receptáculo lleno de solución, y una célula fotoeléctrica registró los cambios. Encontraron cambios medibles con el sulfato de quinina, el *taraxacum* (diente de león) y el medicamento homeopático *aesculus hipocastanum* de la 24X a la 30X.

En 1963, Boericke y Smith aplicaron técnicas de resonancia magnética nuclear para investigar la diferencia entre una solución de hidroalcohol 87°, una dilución a la 12X de azufre preparado con sucusión en cada etapa de la dilución, y una dilución de 12X de azufre preparado sin sucusión.

Por los resultados concluyeron que por sucusión se imparte al remedio homeopático alguna forma de energía, lo que resulta en un ligero cambio del alcohol de estas diluciones. Se produce un cambio estructural en el disolvente y esto explica el efecto clínico observado en las diluciones ultramoleculares homeopáticas: el poder del medicamento reside en la fase del disolvente, no en el soluto.

Young realizó trabajos sobre resonancia magnética nuclear. Mediante un espectrógrafo de resonancia magnética nuclear, observó los cambios producidos en las soluciones de alcohol y agua como resultado de la dilución y sucusión en serie. Las diluciones de azufre a la 5X y 30X sucusionadas en cada etapa mostraron cambios mensurables del espectro y los cambios siguieron la curva sinusoidal habitual en este tipo de investigaciones. Posteriormente, con una serie de diluciones de alcohol 87º GL sin soluto y con rotación en lugar de sucusión en cada etapa, alcohol sin soluto y con sucusión en cada etapa, una serie de diluciones de azufre sin rotación ni sucusión, no se observó la curva sinusoidal.

La espectrometría fluorescente

Dentro de las investigaciones en las que se aplican las técnicas de la física, merece una mención especial la espectrofluorometría. Desde los años noventa hasta la actualidad se ha utilizado la espectrofluorometría para medir la actividad de los medicamentos homeopáticos. En México, en 1990, Rosas Landa, Rodríguez Martínez y otros realizaron una investigación de espectrofluorometría de los medicamentos. Dicha técnica sustenta sus bases en el hecho de que cuando se hace incidir un haz de luz de determinada longitud de onda sobre una molécula, sus electrones son excitados pasando al orbital superior, y cuando estos regresan a su órbita original u estado basal, lo hacen emitiendo luz de mayor longitud de onda que la que se usó para excitarlos; a este fenómeno se le llama fluorescencia, y a su medida, fluorometría.

La fluorometría está entre lo ultravioleta y lo visible, esto es entre 200 y 700 nanómetros, de los que se deriva que los compuestos pueden fluorescer a una o varias longitudes de onda. No hay dos compuestos que puedan fluorescer a la misma longitud de onda, tanto de excitación como de emisión, por lo tanto, cada espectro diferenciará a uno de otro sirviendo esto para identificarlos claramente como si fuera una huella digital para cada uno. Aun siendo el mismo medicamento, se pueden tener distintos patrones lumínicos si se trata de potencias diferentes. Esta investigación ofrece una opción para el control e identificación de los medicamentos en los laboratorios farmacéuticos homeopáticos que garantice la calidad del producto, y por añadidura, sus efectos clínicos.

Las principales ventajas de la técnica es su sensibilidad, ya que se pueden estudiar cantidades tan pequeñas como picogramos de materiales luminiscentes. Selectividad: derivado de las dos longitudes de onda con características de excitación y fluorescencia de cada compuesto. Se pueden estudiar fácilmente factores como dilución y concentración de soluciones, suspensiones y superficies sólidas utilizándose frecuentemente la combinación de espectrometría fluorescente y cromatografía.

Como quedó explicado con anterioridad, la esencia de la espectrometría fluorescente radica en el hecho de que una molécula excitada con luz proveniente de una fuente externa emite fluorescencia de longitud de onda diferente, generalmente más larga que la luz excitante, debido a que los electrones excitados al regresar a su órbita original lo hacen emitiendo luz de una longitud de onda mayor a la de la fuente que la excita.

Las características energéticas de los medicamentos homeopáticos nos hacen suponer que la mayoría de ellos deben tener un espectro de fluorescencia propio, el cual servirá para identificarlos en todas las dinamizaciones posibles. No existen dos sustancias que se exciten y fluorezcan en la misma longitud de onda, concepto que apoya el axioma de la doctrina homeopática individualidad medicamentosa, además de que permite conocer el distinto comportamiento de los medicamentos sometidos a esta técnica y así identificarlos correctamente.

Con el espectrofotómetro amínco-bowman, el fotomultiplicador y el graficador, así como etanol de 87° y nueve medicamentos homeopáticos a la 2X y a la 2CH, se procedió a realizar la investigación. Los resultados arrojaron patrones distintos de fluorescencia para los medicamentos; aun para una misma sustancia en dos escalas diferentes (decimal y centesimal hahnemaniana) se vieron patrones distintos.

Conceptos de disolución, disolvente, trituración, sucusión, potencia y dinamización

En el curso de la preparación de los medicamentos homeopáticos a partir de plantas, sustancias minerales, productos de origen animal, humano y sintético, las sustancias de base son mezcladas con un excipiente vector que en su caso puede ser lactosa, alcohol o agua destilada.

- Los materiales solubles de base (sales, ácidos) después de haber sido disueltos en una solución acuosa o alcohólica.

- Los materiales insolubles de base (minerales, plantas secas, productos patológicos medicamentos sintéticos) después de su pulverización y trituración con lactosa.

Los materiales de base incorporados son diluidos de nuevo en el excipiente de dilución (disolvente) no medicinal (lactosa, agua o alcohol) a través de etapas bien definidas: una parte de tintura madre en 99 partes de alcohol de 90º, o una parte de la sustancia base en 99 partes de lactosa, y así sucesivamente hasta llegar a la potencia requerida.

Durante el proceso, la dilución es mezclada uniformemente mediante la trituración (en el caso de sustancias secas) o mediante la sucusión (en el caso de diluciones hidroalcohólicas). La trituración se realiza con un mortero y pistilo durante seis minutos y se raspa con una espátula de porcelana durante cuatro minutos en varias etapas. La sucusión se realiza imprimiendo a un frasco lleno a las dos terceras partes de solución hidroalcohólica con una parte de la sustancia original y 99 partes de alcohol. Se sostiene con una mano y se dan violentas sacudidas contra un objeto firme y elástico, como un libro.

Este proceso mecánico se denomina potenciación o dinamización, y sus productos son llamados potencias o dinamizaciones. Mediante esta forma de preparación se exaltan las propiedades medicinales de sustancias aparentemente inertes.

LA MEMORIA DEL AGUA

El agua siempre ha sido un compuesto fascinante. Desde tiempos inmemoriales se le ha considerado como el símbolo primario de la vida ya que se desarrolla a partir del agua, el feto humano se halla en la placenta en un medio líquido y el organismo está constituido por más de un 70 % de agua. Sin este precioso compuesto, la vida no sería posible en el planeta.

Como sustancia física posee cualidades extraordinarias: puede existir en estado sólido, líquido y gaseoso. Cuando el agua se hiela, sus moléculas se ligan en forma automática para formar núcleos de cristal, el cual se logra estabilizar cuando alcanza la estructura de un hexágono, y a partir de ahí crece en forma continua hasta hacerse visible.

Otra característica sumamente importante es que al agua se le puede comunicar información cuántica o vibratoria, lo que haría de esta un formidable vehículo para transportar bioinformación terapéutica a la persona enferma. Es de este modo como el medicamento homeopático, disuelto en agua y sucusionado antes de ser ingerido, puede reequilibrar el organismo del paciente.

Este descubrimiento del agua como una fuente de información se debe a los experimentos del científico japonés Dr. Masaru Emoto con los cristales del agua. Su interés inicial nació de la observación de los copos de nieve al constatar que no hay dos cristales de nieve iguales, ya que cada uno de ellos es único. Llegó a la siguiente reflexión: "Cada gota se manifiesta en su individualidad, e incluso podría fotografiarse". Después de algunos ensayos postuló la siguiente hipótesis: "Los cristales de hielo son susceptibles de contener información sobre el estado del agua ya que cambian de forma geométrica dependiendo del estímulo vibratorio que reciban".

Para fotografiar los cristales de agua tomó cajas de Petri y depositó una gota de agua en cada una, las cuales congeló a 25° bajo cero, y luego se fotografiaron los cristales resultantes. El tiempo necesario para lograrlo es corto ya que la duración media de un cristal bajo la acción del calor que emite el microscopio es de unos dos minutos antes de que este comience a fundirse.

Si todos pensamos que el agua es igual en todas partes, estamos equivocados. La apariencia de los cristales de agua varía según su procedencia, ya sea agua de manantial, de una cascada, de un río o de las llaves de nuestra casa. El agua como compuesto es igual (dos átomos de hidrógeno y uno de oxígeno), pero cada agua es diferente dependiendo del contenido de su bioinformación. El agua reacciona al tratamiento que recibe y almacena esa información. Bajo el microscopio su apariencia puede ser muy distinta: si procede de un manantial se pueden formar hexágonos bien definidos. Si, por el contrario, procede de las tuberías de una ciudad o es agua tratada con cloro, apenas se forman algunos cristales más bien difusos.

Cada agua es portadora de informaciones que podemos absorber cuando la ingerimos, convirtiéndose en una parte de nuestro organismo. Por increíble que parezca, el agua como un compuesto natural hipersensible a todos los estímulos vibratorios, también responde a la música. Si el sonido es vibración, el agua es capaz de reaccionar a la música y almacenar la información que después se puede corroborar mediante la fotografía de sus cristales. Desde luego, las imágenes son distintas dependiendo del tipo de música. El Dr. Emoto observó que los cristales de agua más bellos y armoniosos se formaron con las gotas de agua que estuvieron expuestas a la música sacra o clásica.

LA ENERGÍA VIBRATORIA COMO UN MENSAJE PARA EL AGUA

Abusando de nuestra imaginación podríamos fantasear que el agua es una especie de página en blanco donde podríamos escribir palabras que terminarían en mensajes y estos, a su vez, serían transmitidos al organismo. La palabra en primer lugar es vibración y sonido, el cual a su vez es emitido por el hombre con una intención o un propósito. Se puede maldecir a la gente después de discutir con ella, y llenos de cólera o deseos de venganza desear que le pase una tragedia a él o a su familia; o bien escribir y recitar un poema a una mujer con la intención de conquistarla. Las palabras poseen esta capacidad de transmitir porque están impregnadas de la energía del espíritu y porque transmiten lo que sentimos.

El agua también reacciona a la influencia de las palabras, sentimientos y pensamientos. En el capítulo anterior profundizamos en el tema de los campos de interferencia, los campos bioenergéticos, como el holograma proveniente de los rayos láser, o el cuerpo etérico como elementos necesarios para entender el nuevo paradigma propuesto por la física cuántica que nos permitiría entender los modos de acción de la Homeopatía. Pues bien, el psicólogo norteamericano Rupert Sheldrake ha desarrollado la teoría del campo morfogenético, el cual está compuesto por la interacción de los miles de campos de interferencia del movimiento dinámico de los electrones que conforman nuestro cuerpo etérico y cuya altísima frecuencia cuántica hacen posible almacenar toda la información de nuestras células en forma de vibraciones (además de la que están guardadas en el DNA).

Ese campo morfogenético es muy semejante a un papel en blanco en el que se pueden escribir mensajes, y estos pueden provenir principalmente de nuestros pensamientos y emociones. Tomando en cuenta que nuestro cuerpo está conformado por más de un 70 % de agua, si sentimos cólera, deseos de venganza o estamos sometidos a pensamientos desagradables, estos influirán en el agua que forma parte de nosotros y, por consecuencia, nos enfermarán. Afortunadamente también puede ocurrir lo contrario: que nuestros sentimientos y pensamientos puedan sanarnos.

Es una experiencia muy común la maravillosa sensación de bienestar que sentimos después de orar para pedir por la salud o el bienestar de algún familiar enfermo o de nosotros mismos. O cuando meditamos y decretamos pensamientos de protección o de poder. También hemos experimentado lo mal que nos sentimos cuando tenemos una preocupación, un duelo por una pérdida económica o la muerte de un ser querido. De tal manera, si nuestros campos morfogenéticos están expuestos a la influencia positiva o negativa de nuestra mente, también lo están a la influencia de los medicamentos homeopáticos disueltos en agua.

El Dr. Emoto demostró experimentalmente la capacidad de memoria del agua cuando grabó palabras que contienen una información de armonía como gratitud, belleza, amor, dulzura, y observó las formas preciosas que adquirieron los cristales congelados. Lo hizo de la misma manera con otras palabras hirientes y denigrantes como imbécil estúpido, demonio, etc. El resultado fue totalmente distinto. Los cristales formados fueron asimétricos, amorfos y oscuros. Esto demuestra que el agua es como un gran receptor y tiene, digámoslo así, la capacidad de grabar la información que se le da.

Luego, entonces, ¿qué sucede con nuestros pensamientos? Cuando tenemos un pensamiento y le otorgamos energía, este patrón vibratorio es almacenado en el agua de nuestro cuerpo, y en forma correspondiente dicha información también queda registrada a nivel dinámico en nuestro campo morfogenético.

Las fotografías de los cristales de agua son una realidad y demuestran que existe algo más que los objetos sólidos y medibles del paradigma mecanicista. Además, confirman la teoría del holograma: muestran la imagen de la totalidad de cada una de sus partes. Son un testimonio de la extraordinaria capacidad que tiene el agua para adaptarse tanto al recipiente que la contiene, como de guardar y transmitir energía. Incluso, las imágenes de los cristales de agua revelan un conocimiento muy valioso: muestran claramente los efectos del entorno sobre los sistemas vivos.

Todos los días podemos ver que nuestro entorno está sumamente contaminado no solo por elementos químicos como el escape de los vehículos automotores o las industrias que contaminan el agua, la tierra y la atmósfera. También existe (aunque no podamos verlo) una contaminación de energía psíquica negativa que de igual forma es transmitida por el agua que compone nuestro organismo y afecta nuestra salud.

Es frecuente escuchar el comentario de personas que visitan un hospital psiquiátrico, una cárcel o que por su trabajo están dentro del escenario de un accidente, o lo pesado que se siente el ambiente donde hubo un homicidio, incluso algunas personas presentan malestares físicos. Y aunque pueda resultar gracioso, la gente acude con frecuencia con el sanador espiritual a que la hagan limpias de las malas vibraciones o de las malas influencias que provocan su malestar.

Los rituales de sanación con plantas u oraciones de protección van encaminadas precisamente a curar algún tipo de padecimientos ocasionados por las influencias psíquicas negativas del medio ambiente en general o de algún sujeto que por envidia o por venganza nos quiere perjudicar. Esta energía vibratoria desafortunadamente quedaría grabada en nuestra agua corporal y nos dañaría si no la contrarrestamos con pensamientos y actitudes positivas además de medicamentos homeopáticos. Además de su importante papel en el mantenimiento de nuestra salud, el agua es un mensajero que nos informa sobre el estado de integridad o deterioro del Universo que nos rodea.

LA SALUD Y LA ENFERMEDAD DEPENDEN DEL MOVIMIENTO O DEL ESTANCAMIENTO DEL AGUA

El Dr. Emoto observó la relación entre la salud y la enfermedad al fotografiar cristales de agua congelada proveniente de ríos en movimiento o de pozos. El agua de las cascadas o de los ríos en movimiento produce cristales muy hermosos, a diferencia de los cristales de agua estancada o de los pantanos. Un agua que es incapaz de fluir pierde su vitalidad y prácticamente está separada del flujo de la vida. En forma semejante los seres humanos cuando nos enfermamos dejamos de mantener un patrón bioenergético saludable, provocando que nuestra energía vital se estanque.

El libre flujo o el estancamiento del agua en la Naturaleza se puede comparar con lo que pasa en nuestro cuerpo a nivel físico y mental. La sangre, que está formada por un alto porcentaje de agua, puede provocar un infarto cuando se estanca. Asimismo, si el movimiento natural de las emociones se estanca, podemos quedarnos anclados en el rencor o en el odio y, por consiguiente, nos enfermamos.

Este trascendental descubrimiento del Dr. Emoto comprueba que el agua es un excelente receptor y transmisor de la energía de nuestro medio ambiente. Por lo tanto, es el vehículo ideal para la prescripción de los medicamentos homeopáticos. No solamente es el medio más natural para ingerirlos, sino que también se pueden sucusionar o agitar mecánicamente, procedimiento que aumenta su energía potencial y sus efectos terapéuticos.

EL PAPEL DEL AGUA EN LA TRANSMISIÓN DE LA BIOINFORMACIÓN

Una de las hipótesis más actuales acerca de los modos de acción de la Homeopatía, es que esta cura mediante la información que transmite al organismo enfermo. No estamos muy lejos de la realidad si reflexionamos acerca del significado de la información. En nuestra sociedad contemporánea dependemos en forma absoluta de la información. Si esto no nos queda claro, veamos algunos ejemplos.

Las sociedades crecen gracias a la información que se recopila de la cultura general de los pueblos en épocas anteriores a la nuestra: el arqueólogo recoge información de las culturas antiguas en las excavaciones de los yacimientos. El médico estudia la información que dejaron los maestros clásicos de la medicina antigua, y así sucesivamente pasa en los demás escenarios en los que participa la existencia humana (economía, sociología, antropología, historia, educación, ciencia, periodismo, etc.).

En nuestra profesión, los médicos homeópatas recogemos información del enfermo mediante signos y síntomas. Posteriormente la corroboramos o descartamos cuando procedemos a la exploración física o analizamos determinados exámenes de laboratorio y gabinete para finalizar con un diagnóstico preciso y un principio de tratamiento. Después de todo, la información es vital para nuestra supervivencia.

La bioinformación o la información biológica funciona de manera semejante: es mediante la información grabada en los neurotransmisores, hormonas o enzimas que nuestro organismo puede funcionar correctamente. Se sintetizan a nivel del sistema nervioso central, viajan por el torrente sanguíneo y van a estimular al órgano blanco para que se lleve a cabo determinada función. Son una especie de mensajeros. De igual manera lo hace el estímulo de la energía sutil contenida en el medicamento homeopático disuelto en agua: es el estímulo bioenergético que hace reaccionar al cuerpo. Ahora tenemos la posibilidad de afirmar que la Homeopatía es terapéutica en la medida que puede transmitir la bioinformación del medicamento al organismo enfermo mediante el agua.

No es suficiente con la calidad del agua para asegurar que sea un medio curativo, es necesario grabarle la bioinformación del medicamento y sucusionarla un determinado número de veces antes de ingerirla. De nada sirve que sea el agua proveniente del manantial más puro, sin ningún tipo de sal o mineral disuelto; es curativa solamente si le grabamos la información terapéutica por medio de la dinamización.

CÓMO SE IMPRIME LA INFORMACIÓN EN EL AGUA

Son varias las preguntas que siempre han inquietado a los científicos. ¿Cómo puede una sustancia que se mueve y se adapta con tanta facilidad adquirir la estabilidad para guardar una memoria? ¿De que modo almacena energía? Dichos cuestionamientos nos llevan indefectiblemente a plantearnos si el agua es un compuesto animado o inanimado, ya que existe un hecho difícil de olvidar: los físicos saben que solamente puede tener memoria lo que pertenece al mundo vivo.

Podemos empezar comentando el alcance de la frase tan cotidiana que escuchamos en nuestras clases de Biología: "El agua es vida y esto es tan cierto que prácticamente no existe planta, animal o ser humano que no requiera de esta para realizar sus ciclos bioquímicos".

El agua es tan versátil que incluso se puede formar en el cuerpo sin ser ingerida. Nada más hay que acordarnos del ciclo de Krebs: de una molécula de glucosa después de los complicados procesos de óxido-reducción, se producen 36 moléculas de ATP, una molécula de bióxido de carbono y una molécula de agua.

El agua es un vehículo ideal para la bioinformación gracias a su movilidad. Debido a las peculiaridades de sus moléculas es que se puede captar, almacenar y distribuir información. La sencillez de su estructura no le resta la extraordinaria capacidad estereoquímica que tiene de proyectarse tridimensionalmente en el espacio. Se compone de dos átomos de hidrógeno y un átomo de oxígeno. El oxígeno atrae a los electrones de hidrógeno y aparece como electronegativo. Los átomos de hidrógeno muestran una carga electropositiva.

La molécula resultante no es para nada simétrica como un círculo, más bien presenta un desequilibrio espacial: los dos átomos de hidrógeno forman juntos un **ángulo inclinado**, lo que crea una polarización de la forma, ya que el campo electromagnético no es regular ni neutral. El resultado de este arreglo espacial tridimensional es el famoso dipolo, con una carga muy positiva en un lado y una carga muy negativa en el otro. Esta propiedad es la responsable de que la posición de la molécula en el espacio no sea casual ni indiferente.

Lo maravilloso del agua es que este diseño lleva a la formación de los puentes de hidrógeno entre el oxígeno negativo y el hidrógeno positivo de las moléculas de agua colindantes. Este patrón espacial permite que muchas de las moléculas de agua se acoplen de acuerdo a los patrones más diversos y formen estructuras ramificadas, como si fueran redes tridimensionales que permiten guardar o memorizar la información de la energía impregnada en ellas.

El resultado de todo esto es que cada influencia de orden energético crea un ordenamiento distinto de las moléculas de agua y provoca en las estructuras ramificadas formas vibratorias específicas. Afortunadamente, el resultado puede demostrarse ya que, en última instancia y después de haber sometido el agua a diversas influencias vibratorias como las palabras o la música, esta se congeló y los distintos cristales resultantes pudieron ser fotografiados.

Por otro lado, estas vibraciones específicas de la energía que impregnan el agua pueden determinarse por sus frecuencias. Si extrapolamos esta serie de eventos a la homeopatía, podemos llegar a esclarecer en gran medida cómo funcionan los medicamentos: cada uno de ellos posee una frecuencia energética individual producto de la dinamización. Esta frecuencia se transmite al agua de nuestro cuerpo la cual adopta una estructura ramificada de acuerdo con la nueva información, también de carácter individual la cual reordena el patrón vibratorio anormal (enfermedad) para devolvernos al estado de salud. Por si fuera poco, la energía cinética de los medicamentos disueltos en agua aumenta cuando se agita o sucusiona.

Este trascendental descubrimiento del Dr. Emoto favorece a la Homeopatía al explicar cómo es que el agua transmite la bioinformación. De paso, desmitifica uno de sus posibles modos de acción que desde siempre ha causado polémica: **có**mo es posible que los medicamentos tengan un efecto terapéutico si ya no queda en ellos ni rastro de la molécula original y cómo es que el agua transmite esa bioinformación.

Desafortunadamente, no todo lo respectivo al modo como actúan los medicamentos homeopáticos ha quedado explicado en forma satisfactoria con la memoria del agua. Existe otra gran dificultad: explicar la persistencia de la actividad biológica de las diferentes sustancias químicas más allá del límite del número de Avogadro (10X 6-23). Según la **física** newtoniana, cuando una sustancia es diluida más allá de cierto límite, su presencia en la solución desaparece. Luego entonces, la bioinformación que transmite el agua debe de proceder necesariamente del solvente, aunque la primera proceda del soluto, antes de que llegue al número de Avogadro.

Para que quede más claro: en el proceso de dinamización se requiere de una primera información química (tintura madre), que paulatinamente se va diluyendo hasta llegar a desaparecer a partir de la 12.ª centesimal aproximadamente. A partir de la 13.ª centesimal en adelante la información que grabó el agua de la dilución anterior va a servir como un molde para las siguientes dinamizaciones.

LA MEMORIA DEL SOLVENTE

Si aceptamos que la actividad biológica de las moléculas del medicamento dinamizado persiste más allá del límite de Avogadro, su actividad solamente se puede explicar a partir de su presencia cuántica en el solvente ya que en el soluto dejaron de existir. Si además pensamos que debe existir una forma de transmitirse a nuevas moléculas de agua, es de vital importancia pensar en un elemento material primordial que originó la memoria. No es otro más que el solvente, aunque en un principio fue el soluto hasta que este desapareció por el proceso de dinamización. La polimerización de las moléculas de agua que le imprime cada medicamento dinamizado al solvente también es específica para cada uno de ellos y se denomina 'memoria'. Resulta claro que se requiere de un agente capaz de producirla.

Después de comprender los razonamientos anteriores, podemos concluir que es la información la que es capaz de modificar el estado físico del agua y generar orden, además de propagarse, mientras exista, a la siguiente dinamización. En realidad, lo que posee la capacidad de modificar a las moléculas del agua, en este caso el medicamento homeopático, es la bioinformación energética que contiene producto de la dilución-sucusión, y no de su mera presencia molecular. La bioinformación se activa y produce la modificación del solvente, convirtiendo a las moléculas de agua desordenada en polímeros ordenados específicos de cada soluto inicial (tintura madre).

El agua sin bioinformación es un conjunto azaroso de moléculas que carece de toda organización específica. Cuando la ingerimos, únicamente cumple con su función fisiológica de hidratar, ser vehículo para asimilar o eliminar determinados micronutrientes o sustancias indeseables para el organismo, y otras funciones. Sin embargo, cuando le imprimimos una bioinformación (medicamento homeopático dinamizado), se transforma en un sistema organizado de moléculas que persisten y permanecen estables durante mucho más tiempo.

Lo increíble del caso es que dicho sistema organizado de moléculas servirá de molde para imprimir su memoria con la bioinformación en la siguiente dilución y así sucesivamente. No se trata solamente de obtener un tipo homogéneo de polímeros estables, sino que estos contengan por su estructura molecular ramificada una mayor cantidad de información que originalmente no estaba en el estado natural del agua simple. Esa es la gran diferencia entre ingerir agua pura y simple o agua modificada con la bioinformación grabada en su memoria, proveniente del medicamento homeopático.

Después de leer estas líneas, la pregunta que no tarda en surgir en nuestra mente es la siguiente: ¿Cómo es que se conserva la memoria sin que, alcanzando su más alto nivel de entropía, la solución tienda al equilibrio y vuelva a ser agua simple? El paso que va desde un vaso con agua simple hasta una solución polimerizada de agua con la información del medicamento es precisamente la distancia que hay entre un sistema desordenado de moléculas de agua en equilibrio térmico con su ambiente, y otro sistema mucho más ordenado.

Esto no es fácil de asimilar para los médicos, por lo que tal vez quede un poco más claro con una analogía: Si queremos ordenar y limpiar nuestra recámara, esto implica una inversión de energía para lograrlo y, naturalmente, de una persona para ejecutar esta tarea. Si además queremos conservarla un cierto tiempo limpia, hemos de cerrarla para evitar que otra persona la desordene nuevamente.

Parecería que, durante la dinamización, los procesos de trituración, dilución y sucusión serían el agente ejecutor del nuevo orden en el agua, sin embargo, esto no es así. Quien cumple dicha tarea es la bioinformación grabada a nivel cuántico en la memoria del soluto ahora disuelta en el agua (solvente), y quien permite el aislamiento (frecuencia vibratoria específica distinta del agua simple) es la agitación mecánica o sucusión, lo cual sería el equivalente a cerrar la habitación limpia para evitar que se desordene.

Todos los que ejercemos la Homeopatía nos hemos percatado de la necesidad de sugerirle al paciente que sucusione el medicamento antes de ingerirlo, lo cual mantiene, e inclusive incrementa, su potencial energético. Pero también somos conscientes de que, durante el proceso de dilución de una potencia a la siguiente, se toma una gota de la anterior y se añade a la nueva cierta cantidad de una solución hidroalcohólica. Cada cambio de dilución requiere mayor cantidad de esta solución, lo cual produce un reordenamiento específico e individual de sus polímeros. Pero la conservación o el incremento de esta solamente se logra con la agitación mecánica.

Para los observadores, la actividad de la bioinformación es prácticamente invisible. Solo se pueden hacer conjeturas de sus efectos mientras no podamos registrarlos. Pero cuando se observan los resultados clínicos, es cuando empezamos a demostrar (aunque sea parcialmente) que es una realidad que el agua pueda recibir, conservar y transmitir la información específica de los medicamentos homeopáticos dinamizados, modificando su estructura a través de sus polímeros.

LA ESPECIFICIDAD DE LA INFORMACIÓN

La especificidad de la información únicamente se pone de manifiesto mediante la modificación que ejerce sobre su receptor (agua). Por consiguiente, el efecto terapéutico se hace evidente solo cuando el receptor se pone en resonancia (frecuencia vibratoria) con la bioinformación. Es esta capacidad específica de ser receptor de una bioinformación y no serlo de otra distinta, lo que permite que el receptor sufra una modificación por parte de esta. Solo es posible el efecto terapéutico exclusivamente para la frecuencia vibratoria específica tanto del medicamento como del campo bioenergético del organismo enfermo.

Finalmente, no podemos concluir este subcapítulo sin aclarar que la memoria del agua es nada más una parte del extraordinario fenómeno de la recepción, conservación y transmisión de la bioinformación de los medicamentos homeopáticos en esta. El resto lo constituye el soluto inicial, o sea, la tintura madre de la cual derivan las siguientes dinamizaciones, y sin la cual no sería posible ninguna acción curativa.

De la misma manera que si estamos en una excavación arqueológica y encontramos una huella digital en un objeto tocado por un ser humano, por ejemplo, en una vasija de una determinada época histórica que estemos estudiando. Esto nos hace pensar en la existencia de una persona capaz de producirla y no en un fantasma, ya que este último no tiene posibilidades de hacerlo pues no existe en el mismo plano físico que nosotros. La memoria del agua no se genera así mismo de un modo misterioso, lo hace siempre a partir del soluto inicial.

LA REPLICACIÓN DE LA BIOINFORMACIÓN DEL AGUA

Toda modificación de carácter físico requiere de un agente igualmente físico para producirla. Sin un agente productor, no hay efecto. Entonces, ¿cómo se puede explicar que la modificación en la estructura de los polímeros de agua posea por sí misma la capacidad de autorreplicarse de manera indefinida?

Llegando a este punto, nos enfrentamos a otro cuestionamiento en el que está en juego saber si la modificación del agua es causa o efecto. Está claro que es efecto, ya que la causa fue el soluto inicial antes que este desapareciera por efectos de la dinamización. Ahora bien, estamos ante el dilema de que cómo es posible que un efecto se pueda perpetuar a sí mismo. Cómo es que la modificación del agua tiene la capacidad de modificar otras moléculas de agua. La memoria del agua capta y conserva la información porque es efecto de esta, siendo de carácter pasivo o latente. Sin información no puede haber memoria. En conclusión: primero existe la información y luego su resultado que es la memoria. La memoria del agua no existiría sin la información del soluto.

Por otra parte, la información que se capta, guarda y conserva en el agua es de carácter energético y, aparte, es una energía no degradable. Esta característica hace que la dilución homeopática sea considerada un sistema dinámico donde se están produciendo constantemente transformaciones que van del polo del orden al polo del desorden y viceversa entre las moléculas del agua. Las moléculas ordenadas y desordenadas se intercambian. La bioinformación contenida en ellas hace el papel de un elemento que ordena y que no se pierde, ya que si no fuera así no podríamos explicar la constancia, cualidad que permite su conservación en el tiempo.

EL DESORDEN VIBRATORIO COMO LA CAUSA DE LA ENFERMEDAD

Dentro del marco teórico del nuevo paradigma que proponen la **física** cuántica y la medicina, sabemos que toda manifestación patológica, cualquiera que sea la forma de manifestarse, representa una pérdida del orden de la frecuencia vibratoria del campo bioenergético que constituye a un ser humano (cuerpo etérico), en el que está implícita la alteración de la información orgánica.

En consecuencia, si la enfermedad es desorden, la curación no puede ser más que la recuperación del orden perdido. Cualquier terapéutica que aspire a curar, debe basarse en proporcionar orden. En el caso de la Homeopatía, es mediante la información del soluto disuelto en agua (aun después de haber desaparecido por el proceso de dinamización) y conservado en la memoria de esta, que se logra un reordenamiento de la frecuencia vibratoria del campo bioenergético del organismo.

EXPLICACIONES TEÓRICAS DE LAS DILUCIONES ULTRAMOLECULARES

Sthepenson y Barnard publicaron algunos artículos en los que insinúan una teoría física sobre la acción de las diluciones ultramoleculares. Sugirieron que la fase del agua en la solución hidroalcohólica al 87 % toma una forma polimérica específica que refleja la configuración de las moléculas del soluto. Estas altas diluciones sacudidas representan polímeros isotácticos estereoespecíficos impresos en el disolvente por el soluto, con características que se reproducen a sí mismas en ausencia del soluto inicial. De modo que, como en la química molecular citoplásmica, la información contenida en el soluto puede reproducirse a sí misma independientemente de su acción química. Como este proceso también puede producirse en los fluidos celulares, proporciona una hipótesis para explicar la acción clínica de las altas diluciones dinamizadas, muy semejante con el concepto de antígeno-anticuerpo.

Con la dinamización se encontró un medio de separar el contenido estructural de una sustancia de los elementos químicos que se encuentran asociados en ella. Otros investigadores como Van Mansvelt y Amons, sugirieron que las modificaciones de la estructura del agua utilizada para las diluciones en serie del cloruro de mercurio permitían que la información pase de una dilución a la siguiente.

Otra teoría que refuerza las anteriores es la de Bridgman sobre la especificidad de la presión barométrica en las configuraciones de la cristalización del hielo en el agua. Este investigador encontró que el agua se cristaliza en una configuración particular según sea la presión barométrica, y que esta configuración se reproduce a sí misma, al fundirse el hielo y volverse a congelar a una presión más baja. Podemos concluir que las altas diluciones homeopáticas podrían investigarse mejor desde el enfoque de la físico-química en la relación soluto-solvente que desde un punto meramente doctrinario o axiomático como pudiera ser el concepto del poder dinámico o energético del medicamento

Desde hace muchos años se ha aceptado que una dosis mayor de medicina tiene mayor efecto, mientras que una dosis menor, tiene menor efecto. Este concepto resulta muy ambiguo ya que, en general, el efecto se aumenta diluyendo y sacudiendo la sustancia de acuerdo con las reglas de preparación de los medicamentos homeopáticos. Se ha intentado explicar este fenómeno en relación con la mayor fineza de la sustancia medicinal activa en las potencias más altas (debido a su mayor grado de trituración). Podría ser que, si la sustancia es más fina, ocupa una mayor superficie y, por consiguiente, el área de contacto entre el remedio y la persona que la ingiere es también mayor. Sin embargo, una teoría con mayor sustento y por lo tanto más aceptada es la de la sucusión del remedio en cada etapa de la dilución y que la fase del agua en el hidroalcohol es la portadora de la energía de las altas diluciones homeopáticas.

Se atribuye el acrecentamiento del poder del remedio por sucusión a la *transferencia física de energía al remedio.* Esta observación se vio apoyada por un experimento realizado en Inglaterra en el que se compararon dos vacunas contra la gripe. En la primera se usó como base una solución salina común, y en la segunda se utilizó una emulsión. La vacuna emulsificada actuó más poderosamente y por un período más prolongado que la preparación salina y con menos reacciones generales y locales. Una posible explicación del fenómeno es que la formación de una emulsión requiere, desde luego, de un aporte de energía física.

La acción bifásica de los medicamentos

La Homeopatía tiene un concepto dinámico de la salud y enfermedad, y entiende que el organismo es un sistema vivo, abierto, complejo, automático, autorregulable, autoestabilizante y con capacidad de adaptación. La enfermedad es una alteración de las secuencias funcionales de su estado normal; no es posible detectar la desviación misma, sino tan solamente los síntomas y signos provocados por dicha alteración. El conjunto de los síntomas es lo que nos da la clave de dichas desviaciones, y si lo que pretendemos es corregir la enfermedad, solamente nos queda la posibilidad de estimular el organismo para que este, por su propio esfuerzo, produzca las contrarregulaciones necesarias para devolverlos al estado de normalidad.

Las preguntas clave son: ¿cómo es posible que los medicamentos homeopáticos actúen como señal farmacológica para que el organismo contrarreaccione por sí mismo sin intervenir directamente, alterando a su vez secuencias funcionales orgánicas? ¿Qué es lo que hace de un medicamento homeopático una señal o una información y no una intervención farmacológica en el sistema?

En fisiología sabemos que todo fármaco representa un estímulo complejo: un antihipertensivo reduce la presión sanguínea y, paralelamente, también tiene diversos efectos colaterales, lo cual nos conduce a un efecto bifásico; tiene el efecto primario buscado y un efecto más o menos controlado, secundario, causado por los fenómenos compensatorios del organismo. La alopatía representa una intervención masiva de origen material en el sistema orgánico e intenta cuantificar y demostrar experimentalmente el efecto primario. No percibe que en esta tarea choca con obstáculos que no están dados por factores técnicos, sino por el organismo mismo que es un sistema independiente, al grado de que en casos individuales pueden ser sumamente desagradables; estos se definen como efectos secundarios.

La Homeopatía trabaja en forma distinta, se esfuerza por disminuir o eliminar la manifestación de los efectos primarios, ya que la dinamización separa el contenido material del contenido informático de una sustancia, por medio de esta técnica se separa la acción de una sustancia intervencionista primaria y alterante, de la fase secundaria de contenido informático y utilidad terapéutica.

Hahnemann mezcló los medicamentos con alcohol en una proporción de 1:100 y las agitó intensamente en cada paso de dilución. El medicamento así diluido volvía a ser disuelto en una proporción de 1:100, repitiendo esta secuencia hasta haber diluido 30 veces las sustancias en una proporción de 1:100. Tuvo la grata experiencia de que un medicamento dinamizado tiene un efecto tanto mayor como más diluido o dinamizado esté, y simultáneamente constató que los efectos colaterales desaparecieron.

El principio del medicamento dinamizado

Hahnemann observó que la dilución dinamizada obtenía un efecto secundario superior con una eliminación cada vez mayor de los efectos tóxicos primarios, y cuanto más dinamizado está un medicamento, tanto menor cantidad física de sustancias se encontrará en el mismo. Las potencias inicialmente se obtienen diluyendo una parte de la sustancia medicamentosa en 100 partes del excipiente (agua, alcohol o lactosa), posteriormente, se procede a mezclar y agitar exhaustivamente esta mezcla obteniendo la primera dinamización centesimal o CH. El número arábigo antes de la letra C mayúscula nos indica el número de diluciones efectuadas. Además de estas potencias se usan las dinamizaciones decimales indicadas con una letra D mayúscula o con una X mayúscula, estableciéndose una dilución en 10 en vez de 100, como en la centesimal. En una dinamización 30 CH, el fármaco ha sido diluido 30 veces en una relación de 1:100, de modo que su concentración final es de 1:100 a la menos 30.

Estadísticamente esto es muy difícil de aceptar dado que se ha superado el número de Avogadro, el cual define que un mol de una sustancia contiene 6.023 X 10 a la menos 23 moléculas. El número de Avogadro corresponde a una dinamización homeopática 12 CH o 24 D; a partir de dinamizaciones superiores, la solución ha dejado de tener toda sustancia activa. En las potencias menores, como 1 CH o 2 CH, es posible encontrar un efecto molecular. La 30 CH está dos veces por encima del número de Avogadro.

Este efecto paradójico ha enseñado a los investigadores homeópatas que, si se trata de un fenómeno especial, este no puede depender de las moléculas y sus efectos. *Aunque los medicamentos homeopáticos han dejado de contener moléculas del fármaco original, la experiencia demuestra que aun en estas condiciones son eficaces. Una posible explicación teórica podría ser que el factor decisivo no es la presencia física de las moléculas, sino la presencia de información sobre la misma.* El organismo sería engañado con una imagen del fármaco para que este reaccione como si estuviera en presencia del fármaco mismo. Es como si se estuviera exponiendo a la información contenida en este. Con la dinamización, se habría logrado la separación deseada de contenido y forma, de información y sustancia.

Hay dos teorías que pueden apoyar este concepto. La primera establece que con el proceso de dinamización se produce una transferencia de contenido informático desde las moléculas del fármaco hacia el disolvente, de modo que el disolvente contenga la información deseada y transmisible al organismo, aun en ausencia del fármaco. Este proceso puede ser interpretado como algún tipo de polarización del disolvente cuyas moléculas adquirirán algún tipo de orden nuevo. Esta nueva estructura quedaría registrada y se retransmitiría a posteriores diluciones. Se acepta que no es la presencia farmacológica de una molécula sino el orden lo que define su contenido informático.

Al diluir un fármaco, las moléculas del disolvente se convierten en portadoras de las acciones potenciales inherentes del fármaco. Si una de las altas dinamizaciones de un producto contiene un máximo de información sobre el medicamento, tendremos la señal farmacológica deseada para activar el organismo, aunque no esté presente la molécula.

La segunda hipótesis es la de que el organismo es sensible a este tipo de información. Podemos pensar en receptores capaces de reaccionar no solamente a la presencia cuantitativa de un fármaco, sino también a la imagen de su estructura. Falta por investigar si tenemos en el organismo otro tipo de receptores tan sensibles que pueden responder a estímulos infinitesimales del orden de los componentes de la luz, como en el caso de la retina que capta diversas longitudes de onda. Por lo tanto, el medicamento dinamizado no tiene efectos colaterales ya que no aporta sustancia activa, sino tan solamente la imagen informática del mismo. La potentización permite separar información y sustancia.

Diferencias entre las dinamizaciones bajas, medianas y altas

Los efectos clínicos de las potencias bajas, medianas y altas se fundamentan en diversas propiedades de las preparaciones. Las dinamizaciones bajas actúan a modo de estímulo químico umbral. En las potencias altas es muy difícil pensar en una acción directa del fármaco. En tales casos, se puede postular un efecto obtenido a través de la modificación estructural de los excipientes de la dinamización que no se basa en reacciones químicas. Entre ambos puntos se encuentran las potencias medias cuya acción fluctúa entre estímulos químicos umbrales y la memoria del solvente.

Una vez que la dilución del fármaco ha alcanzado un grado tal que podemos excluir un efecto químico-farmacológico, tendremos que pensar necesariamente en un efecto informático del medicamento. La clasificación fundamental de los fármacos dinamizados podría describirse de la siguiente manera:

- Preparados con acción química umbral (bajas).
- Preparados con acción informática de las moléculas del fármaco (medias).
- Preparados con acción informática de los medios de potenciación como los solventes (altas).

Cambios en el solvente durante los procesos de dinamización

Los disolventes utilizados durante el proceso de dinamización sufren modificaciones estructurales que constituyen, al mismo tiempo, elementos de transferencia de información. Podría decirse que es como una especie de acuñamiento del solvente. En cada etapa del proceso de dinamización se produce una transferencia de información de las moléculas del fármaco al solvente; el resto del medio de dinamización de la etapa anterior también transfiere su información al disolvente de la nueva etapa.

Cuando se trata de dinamizaciones altas, las pocas moléculas del fármaco que quedan no son suficientes para dejar su impronta informática al medio de dinamización y, por consiguiente, es la secuencia de disolvente a disolvente el que funciona como transmisor de información terapéutica.

La transmisión informática de acuñamientos estructurales de los medios de potenciación (solvente) no se efectúa de manera homogénea en las sucesivas etapas de dinamización conduciendo a mosaicos estructurales no idénticos y, a pesar de ello, el organismo percibe estas informaciones como propias del fármaco y responde terapéuticamente a ellas.

MODELOS BIOCIBERNÉTICOS PARA EXPLICAR LA CURACIÓN HOMEOPÁTICA

Dentro del cuerpo axiomático o doctrinario de la Homeopatía, que consta de ocho principios, el primero en revalorarse desde principios del siglo XX hasta la fecha fue el de la dosis mínima o infinitesimal una vez que se aplicó la constante de Avogadro-Loschmidt, el cual establece que la masa molecular no podía dividirse infinitamente ya que la lógica nos dicta que debe existir un límite. El concepto de lo infinitesimal sufre una transformación definitiva, ya que como hemos visto en líneas anteriores, las diluciones agitadas por arriba del número de Avogadro establecen al solvente como factor central de la actividad farmacológica, perpetuándose su efecto gracias a la memoria o acuñamiento de la solución hidroalcohólica.

La indiscutible evidencia de la fisicoquímica de las diluciones agitadas apareció a partir de 1988 con las aportaciones de Jacques Benveniste. Ya no son simples diluciones sucesivas de un soluto, sino que ahora son polímeros isostáticos, anulares, cristales líquidos o esferas de electrones solvatados.

La experiencia acumulada en más de 200 años nos indica que *el medicamento homeopático no actúa de manera directa, sino activando de manera indirecta una reacción curativa por parte del organismo.* Este hecho se fundamenta en los siguientes elementos:

El enunciado original de Hahnemann en su hipótesis de trabajo es, desde luego, cuestionable: Una sustancia que produce una serie de síntomas en el hombre sano a dosis ponderables, cura en el enfermo síntomas semejantes aplicada a dosis infinitesimales, es muy difícil aceptar que esta misma sustancia sea capaz de curar directamente a los enfermos; con toda seguridad, el propio organismo desarrolla una respuesta secundaria en un sentido terapéutico.

Asimismo, la peculiar naturaleza de medicamentos potencialmente tóxicos como el mercurio o el arsénico nos hacen dudar de su eficacia curativa si fueran administrados como tales; por el contrario, dañarían al organismo. Por consiguiente, resulta lógico que el organismo reaccione terapéuticamente si responde al contenido informático de la sustancia y no a la estructura química de la misma, proceso que solamente se logra con la potentización del fármaco.

La hipótesis es que el organismo posee un principio regulador, una central curativa que se activa ante el estímulo correcto de un fármaco dinamizado que actuará eficazmente en enfermedades distintas que afectan órganos, aparatos y sistemas diferentes como el medicamento constitucional.

La pregunta que siempre ha inquietado a los homeópatas contemporáneos es: ¿En dónde, en que células, tejidos, órganos o aparatos y sistemas se encuentra este principio regulador? Aunque faltan investigaciones que lo avalen, hipotéticamente puede hallarse en el sistema reticuloendotelial que comprende el tejido conectivo, la inmunidad celular, humoral y alérgica. El eje sistema nervioso central-sistema nervioso autónomo. En el código genético (activación-supresión de ADN-ARN). La sensibilidad biolectromagnética mediada por corriente directa, transmisión de biofotones y señales de agua, o el sistema de adaptación endócrino (síndrome general de adaptación).

Resulta evidente que no es uno sino varios los modelos biocibernéticos que explican el éxito de la Homeopatía en enfermedades de naturaleza distinta, como el colon irritable y la depresión. Con el desarrollo del concepto de psiconeuroinmunoendocrinología se ha descrito que el sistema nervioso central cuenta con canales de información y biorregulación para vigilar y controlar las diversas funciones neurovegetativas, neuroinmunes y neuroendocrinas mediante el eje hipotálamo-hipófisis. Otro mecanismo central involucrado en las funciones del organismo, es sin duda el eje ADN-ARN, que mantiene dichas funciones en la salud y durante la enfermedad. Se desconoce hasta hoy si lo hace durante el proceso curativo.

La biofísica médica y el factor electromagnético

En años recientes, los cirujanos ortopedistas han comenzado a usar dispositivos electromagnéticos de tratamiento conocidos como estimuladores de hueso para acelerar la reparación de fracturas óseas especialmente difíciles que no pueden sanar normalmente.

El estimulador ortopédico de hueso estimula energéticamente la formación de hueso nuevo y su reparación, transmitiendo su bioinformación mediante la pulsación de los códigos de sus campos electromagnéticos en una frecuencia muy específica. Los investigadores descubrieron que la frecuencia usada para irradiar los campos electromagnéticos en el sitio de la fractura tenía que ser tan preciso que una pequeña variación de esta cambiaría el mensaje llevado a los huesos, produciéndose una exagerada concentración de calcio en un sitio, lo que podría afectar la matriz ósea debido a un aumento en su reabsorción y, por ende, debilitar el resto de su estructura. En otras palabras, cualquier desviación leve en la energía del mensaje codificado no solamente dejaría de curar el hueso fracturado, sino que lo debilitaría y agravaría la situación.

En el caso de los estimuladores del hueso, el organismo acepta una señal electromagnética codificada en lugar de la señal bioquímica o eléctrica, pero con el uso de esta información bioenergética se puede instruir al tejido óseo para activar el proceso curativo. Este es un buen ejemplo de cómo una información puede existir no solamente como una señal química u hormonal, sino también como un mensaje vibracional codificado en forma de un campo electromagnético afinado a una frecuencia específica.

El Dr. Robert O. Becker y otros hicieron investigaciones en el campo de la regeneración celular y su relación con las corrientes eléctricas en el organismo, y fundaron la Biofísica médica. Su principal objetivo fue estudiar si los organismos vivos poseen medios de defensa además de la respuesta humoral y celular. Se enfoca en los patrones de polaridad eléctrica en animales enfermos, como la salamandra, ratas y conejos con parámetros controlados. Experimentó en seres humanos con fracturas en los que aplicó pequeñas dosis de electricidad y observó una aceleración del mecanismo de consolidación.

Si los medicamentos homeopáticos son considerados solventes polares reorganizados que generan un campo electromagnético, probablemente se comporten en forma semejante a las pequeñas dosis de electricidad usadas por el Dr. Becker en sus investigaciones sobre el aceleramiento de la consolidación en fracturas y puedan ser considerados dentro del campo de la Biofísica médica.

Este último descubrió que una corriente directa de semiconducción se activa cuando el organismo está lesionado, dicha corriente informa a otros órganos y estructuras sobre el daño producido y a su vez se estimula la activación de mecanismos de reparación o regeneración celular.

Lo que puede suceder con respecto a la acción de los medicamentos homeopáticos sobre el organismo es que se activa un sistema analógico electrónico primitivo y se fortalece el intercambio de información con el SNC; mecanismo indispensable en la homeostasis. Si el contacto con una vacuna activa la cibernética del sistema inmune, la dilución homeopática entra en contacto con el sistema analógico de semiconducción neural y el sistema nervioso central, activándose un circuito cibernético de retroalimentación durante la curación.

Las investigaciones del Dr. Becker favorecieron la hipótesis de un puente entre el bioelectromagnetismo y la bioquímica del SNC; se centró en la función de la semiconducción eléctrica durante la curación de las heridas, descubriendo un circuito cibernético biológico, y ofreció a la Homeopatía la línea de investigación que más puede explicar sus mecanismos de acción. Descubrió además el esquema básico de un sistema nervioso dual: un componente analógico primitivo que apareció tempranamente en la evolución de la especie humana, y un componente más sofisticado digital, por impulsos nerviosos, de origen filogenético más reciente.

CÓMO FUNCIONA LA HOMEOPATÍA (PROBABILIDADES)

CONOCIMIENTOS PRELIMINARES

1.- LA POTENTIZACIÓN

El primer acercamiento de la medicina homeopática parece contradictorio. Seguramente la experiencia nos dice que los enfermos de fiebre del heno expuestos a grandes dosis de cebolla añadieron los síntomas a la enfermedad y se sintieron peor que mejor. Los homeópatas están de acuerdo, pero con dos condiciones:

Primero, los síntomas deben casar estrechamente antes de que la cebolla tenga efectos terapéuticos, esto es enunciado en su ley del remedio más semejante e individual, el resultado efectivo provendrá del remedio más similar a la enfermedad, el cual cede a la dosis individual, entonces después de la agravación inicial de los síntomas la fiebre del heno estará notablemente mejor.

Segundo, si la dosis inicial de la cebolla está suficientemente diluida, habrá una leve agravación antes de la mejoría. De hecho, los homeópatas ven los grados de dilución en lo infinitesimal como una parte necesaria para la preparación de sus remedios. Esto es expresado en otro importante axioma para el tratamiento: la Ley de la dosis mínima. Es el estímulo mínimo necesario para producir una respuesta.

Dando una dosis única de la sustancia diluida, los homeópatas entonces esperan una reacción favorable. Una vez producido el mejoramiento deseado, dan una segunda dosis solamente si la mejoría se detiene. Es esta dilución de las medicinas homeopáticas la que ha sido el gran obstáculo para su mayor aceptación universal.

El proceso es conocido como potentización e involucra una secuencia progresiva de dilución y agitación rítmica denominada sucusión. En el primer punto, a una parte de la sustancia original son añadidas nueve partes de agua agitada rítmicamente. Esto es conocido como la primera dilución decimal o una parte en diez. Se toma una parte de esta y se añaden nueve partes de agua, se sucusiona nuevamente dándonos la segunda dilución decimal. Estas diluciones son conocidas como potencias y pueden ser repetidas un gran número de veces.

Las diluciones también son hechas sobre una escala centesimal o una parte en 100, produciendo la primera centesimal, segunda centesimal, etc. Es necesario solamente un poco de aritmética mental para que se aprecie que el procedimiento de dilución de este tipo (decimal o centesimal) dispersa la sustancia original rápidamente.

2.- EL LIMITE DE AVOGADRO

En la práctica, una clasificación conveniente de las diluciones es usada generalmente:

Potencias bajas: 1.ª a 30.ª decimal o 1.ª a 15.ª centesimal.

Potencias medias: 30.ª centesimal a 200.ª centesimal.

Potencias altas: arriba de la 200.ª centesimal.

Por lo tanto, las potencias bajas han sido al menos diluidas y todavía pueden contener las cantidades importantes de la droga original. Pero en la 12.ª centesimal o en la 24.ª decimal cuando es alcanzado lo que es conocido como el límite de Avogadro, en esta concentración es improbable que todavía esté presente en un litro de la preparación, para incluso una molécula sola de la droga original.

Todavía en el límite de Avogadro existe en el rango de potencias bajas, y los homeópatas aceptan esto, contrario a las expectativas que indican que el poder de las medicinas se incrementa cuando la potencia aumenta. Bajo este esquema, hay muy pocas dudas de que muchos pacientes tratados con potencias altas, no reciban nada más que agua.

3.- LAS DILUCIONES HOMEOPÁTICAS

Mientras la toxicidad de tales medicinas es obviamente muy baja, su eficacia ha sido gravemente cuestionada con las diluciones más altas que la 12.ª centesimal, pueden ser descartadas sobre los fundamentos farmacológicos como totalmente inertes. Todavía potencias en medio del rango de la alta dilución son del área de trabajo normal de la Homeopatía, y muchas curas sorprendentes han sido alegadas.

La primera y obvia respuesta es afirmar que la acción en los casos que evolucionan bien es simplemente placebo, y la medicina es eficaz solamente para el sugestionable y el crédulo. No por eso los homeópatas dejan de alegar curaciones con bebés, animales, pacientes inconscientes, aquellos con enfermedades contagiosas y con trastornos crónicos profundamente arraigados. Además, los juicios clínicos son impresionantes, así que la trama médica se complica.

4.- ENSAYOS CLÍNICOS INICIALES

Los homeópatas pioneros fueron todos alópatas entrenados, y una vez que estuvieron convencidos de la eficacia de las medicinas homeopáticas, no sintieron necesidad de demostrar algo a alguien, después de todo, tenían el entrenamiento de usar cualquier medicina que consideraran adecuada para sus pacientes. Era también conveniente hacer un poco de ruido sobre el posible uso de una medicina que ya era vista como sospechosa dentro de sus propios rangos. En todo caso, la mayor parte de su tiempo de investigación fue usado en experimentaciones para ampliar el rango de medicinas útiles conocidas para los juicios clínicos.

Por consiguiente, fue un evento de considerable magnitud sacar a la luz la efectividad de la Homeopatía en una epidemia de cólera en Europa en 1832, fue justamente una oportunidad. Por los acontecimientos observados por todos, los homeópatas tenían un porcentaje de rangos de recuperación más alto que los alópatas, y esto es constatado en París, en donde el precio de las medicinas homeopáticas contra el cólera incrementó en gran porcentaje. En Rusia (donde se originó la epidemia), el informe del cónsul general mostraba que, en 1270 de los casos tratados homeopáticamente, 1162 se recuperaron y solamente 108 murieron, teniendo un rango de mortalidad de tan solo un 10 %. Como contraste, la tasa de mortalidad con el tratamiento homeopático fue de un 60 a 70 %.

Luego del éxito de la Homeopatía, el interés de los médicos incrementó rápidamente, y antes de la próxima epidemia de Cólera en Europa en 1854 se fundó el Hospital Homeopático de Londres. Sus instalaciones fueron adaptadas por completo al tratamiento de víctimas de cólera y los resultados fueron impresionantes. El índice de mortalidad con tratamiento homeopático fue de un 16.4 % comparado con el tratamiento alopático que fue de un 51.8 %.

Cifras positivas similares fueron emitidas de mala gana en otros países. Las estadísticas detalladas para Gran Bretaña tuvieron que ser hechas por todos los hospitales y practicantes de la Homeopatía respecto al tratamiento y a los resultados en el cólera, y los totales enviados a los consejeros médicos británicos a su libro azul de las estadísticas.

Sin embargo, las cifras del hospital homeopático fueron omitidas deliberadamente y fueron dadas a conocer después de una considerable protesta. La razón oficial para la omisión era que la inclusión de las cifras homeopáticas daría un valor injustificable a una práctica empírica en contra del mantenimiento de la verdad y el progreso de la Ciencia.

Esta reacción prejuiciosa e intolerante para el éxito de la medicina homeopática es característica del obstáculo para comprender otros paradigmas, el cual ha frenado el avance de la ciencia por muchos siglos. La medicina ortodoxa en particular es bien conocida por su actitud cerrada en reconocer los cambios innovadores y los progresos de la investigación que no vengan de científicos destacados.

Incluso dentro de sus propios rangos, algunos de los más grandes innovadores como Lister, Jenner y Harvey sufrieron el ridículo y el ostracismo profesional sobre descubrimientos que más tarde fueron parte de los cimientos de la práctica médica. En reacción para el éxito de la Homeopatía, la medicina moderna ortodoxa se ha dedicado más a los juicios clínicos y ha dicho: "Dennos las variables y las pruebas controladas, y si son exitosas, aceptaremos la medicina".

El mejor de los ensayos clínicos controlados iniciales fue dirigido conjuntamente en Londres y Glasgow durante la Segunda Guerra Mundial para descubrir un método para la prevención y el tratamiento de las quemaduras por el gas mostaza. El gas mostaza a la 30.ª centesimal redujo el índice de quemaduras hondas y medianas en forma significativa. Los remedios rhus tox y kali bichromicum también dieron resultados importantes en el tratamiento.

5.- ENSAYOS CLÍNICOS RECIENTES

Los juicios más recientes fueron dirigidos en 1978 en el Hospital Homeopático de Glasgow, que ahora aparecen como una de las fortalezas en la investigación homeopática. Gibson y otros condujeron una comparación a doble ciego de un rango de remedios homeopáticos (combinados contra la imagen del síntoma individual), y compararon la respuesta de estos con los salicilatos y el placebo en el tratamiento de la artritis reumatoide. Ellos mostraron que los pacientes que recibieron remedios homeopáticos respondieron estadísticamente mejor que aquellos que recibieron salicilatos; además, 42 % del grupo homeopático podía interrumpir otro tratamiento durante el año.

Las objeciones para el juicio del método resultaron en una opinión más rígida del testimonio diseñado en 1980, donde a los pacientes les dieron un medicamento homeopático o un placebo, pero les permitieron continuar con sus drogas antiinflamatorias ortodoxas.

El grupo tratado con Homeopatía mostró una mejoría significativa, como se observó por el número de pruebas, comparado con los pacientes que recibieron placebo. Se notó que la Homeopatía era una alternativa más segura y no menos eficaz en las drogas actuales de segundo orden en el tratamiento de la artritis reumatoide.

6.- ENSAYOS CLÍNICOS CONTROLADOS

Uno de los más recientes ensayos clínicos e indudablemente el más controlado hasta la fecha, fue dirigido en 1986 en el Hospital Homeopático de Glasgow por el Dr. David Taylor Reilly, un alópata entrenado. La certeza de que las medicinas homeopáticas son placebo fue evaluada en una prueba de selección controlada a doble ciego y placebo. Los efectos de la preparación homeopática de polen de césped mezclados (a la 30.ª centesimal, no quedó ninguna molécula del polen original) fueron comparados con los del placebo en un total de 144 pacientes con fiebre del heno activa. Los pacientes tratados homeopáticamente mostraron una reducción estadísticamente significativa en síntomas valorados por ambos: pacientes y médicos. No hubo pruebas evidentes de que el placebo explicara la respuesta clínica a los remedios homeopáticos.

La publicación de este artículo en *Lancet*, posiblemente la revista médica más prestigiosa del mundo entero, demostró la profundidad de la penetración de la medicina homeopática en el mundo de la alopatía. La controversia que produjo demostró el título de la cristalización del cerebro de la comunidad alopática. Por fin aquí estaba la prueba evidente y muy confirmada en el ensayo doble ciego.

Aunque algunos de los más miopes sugirieron la posibilidad de que una nueva química y física habían nacido, la dependencia hacia la farmacología en el mundo alopático demostró su dominio. Las reacciones a las drogas son causadas por las moléculas que interactúan con componentes del cuerpo, esa es la idea; pero si ahí no hay moléculas de droga en una medicina, entonces no hay ninguna acotación al margen de la reacción de los efectos de placebo.

El experimento solamente fue para probar un placebo contra otro. El hecho de significancia estadística fue obtenido de uno de los placebos, aparentemente considerado sin consecuencia el cual indicaba que el asunto no podría ser un asunto científico en absoluto.

7.- EL SOPORTE FARMACOLÓGICO COMO LA BASE DE LA HOMEOPATÍA

Lógicamente, una de las primeras áreas para investigar el soporte de la Homeopatía es el área de la farmacología o la acción de las drogas. Y contrario a las expectativas, algunas sorpresas están apareciendo. Pregúntele a un farmacólogo acerca del efecto a bajas concentraciones de algunas sustancias comunes sobre organismos vivientes y la respuesta típica será que es muy pequeña o en cero. Pregúntele por algunas copias de seguridad teóricas y sin demora hallará y confrontará por sí mismo una de las herramientas farmacológicas del comercio, la curva dosis-respuesta. En resumen, la curva ilustra una de las reglas generales en el uso de las drogas: una dosis incrementada de una droga dará un efecto incrementado, mientras que una dosis baja dará un efecto reducido, y una dosis muy baja no dará ningún efecto en absoluto.

El área de la dosis de umbral es usualmente evitada farmacológicamente en la prueba antidoping por dos razones:

La primera es que la dosis umbral está bastante lejos del área del ED50, así que investigar esta área para la reacción de la droga es básicamente un desperdicio de tiempo. Pero la otra razón es más interesante. La dosis umbral es un área donde se obtuvieron resultados paradójicos y contradictorios no fácilmente explicados en términos convencionales. Otra vez, la respuesta fácil es simplemente que se evite en la experimentación. Pero la conclusión es que, por años, el farmacólogo ha oído hablar de los resultados extraños obtenidos en el área de la dosis umbral, sin embargo, ha decidido hacer caso omiso de esto. De hecho, se habían retractado inconscientemente del soporte ortodoxo para un campo completamente diferente en la medicina.

Es interesante que una de las leyes más antiguas de farmacología conocidas como la Ley de Arndt-Schulz, ya había expresado el efecto homeopático.

Formulada por Arndt en 1888 y repetida por Hueppe algunos años después, la ley inició el trabajo preliminar para lo que debía haber sido un desarrollo conjunto de la medicina alopática y homeopática en la centuria siguiente. Dice lo siguiente: "Para cada sustancia, pequeñas dosis estimulan; dosis medianas inhiben y dosis grandes matan".

La medicina alopática, con su énfasis sobre las dosis moderadas de drogas, trabaja en la parte inhibitoria de la escala. El resultado es visto típicamente en las medicinas inhibitorias producidas: antihistamínicos, antibióticos, antiácidos, inhibidores de la tos, etc., colocando las bases para el llamado 'efecto supresor de las drogas'.

Por otro lado, la medicina homeopática comienza al final de la curva estimulatoria y se mueve a la izquierda, en la extensión de dosis más pequeña y más pequeña. Hace énfasis en el balance de los mecanismos naturales del cuerpo y esto se ve en su filosofía de la regeneración natural del cuerpo, reconstruyendo su vitalidad, un concepto también en concordancia acerca del poder de la naturaleza.

El trabajo innovador de Boyd unió los mundos de Homeopatía y la Ley de Arndt-Schulz al comienzo de los años cuarenta con una serie de fuertes y controlados experimentos, y puso el escenario para investigar posteriormente con respecto a cómo podía trabajar la Homeopatía. Boyd trabajó con la enzima diastasa de la maltosa, la cual ya era conocida como inhibidor de las dosis fuertes de la sal cloruro de mercurio, y midió su velocidad en la hidrolisis del almidón.

También usó varias diluciones preparadas homeopáticamente a la 61 decimal donde no había probabilidad de que contuviera remanentes de la sal original, era prácticamente agua pura. También trabajó con agua destilada como control. Mostró que las dosis fuertes de cloruro de mercurio inhibían la actividad de la diastasa como es bien conocido, y al agua destilada no tuvo efecto. Pero también mostró con resultados estadísticamente significativos que el cloruro de mercurio a la 61 decimal aceleró la actividad de la diastasa.

Ahora este experimento tiene un número de ramificaciones además del soporte de la Ley de Arndt-Schulz. Si no había cloruro de mercurio a la potencia 61 decimal, debió haber reaccionado lo mismo que con agua destilada. Si, por otro lado, había una contaminación en el cloruro de mercurio de algún modo en la dosis de prueba, entonces la actividad de la enzima debía haber disminuido. Pero no lo hizo, incrementó. *Desde el punto de vista del laboratorio, las medicinas homeopáticas no solamente han demostrado funcionar de acuerdo a la Ley de Arndt-Schulz, además han modificado la acción de la enzima.*

8.- HORMESIS: EL NUEVO PROGRESO

Si buscamos la Ley de Arndt-Schulz en un texto moderno de Farmacología, si tenemos suerte encontraremos que se mencionó, pero que actualmente no existen referencias; no tiene caso discutir. No existe en los libros de texto desde que el interés de la alopatía se movió más lejos hacia la parte inhibitoria de la curva de Arndt-Schulz y cuando la curva de dosis-respuesta farmacológica evitó el área de la dosis umbral. Parecía que por sus orígenes prometedores el apoyo teórico para la Homeopatía había fallecido de muerte natural.

Sin embargo, recientemente, el soporte adicional para la medicina homeopática ha venido desde una dirección más extraña: el campo de la toxicología o la acción de los venenos. En 1960, los datos empezaron a acumularse gracias a los dos efectos que las sustancias venenosas tienen en los organismos vivientes. En dosis altas impidieron el metabolismo y, en última instancia, causaron la muerte como bien es conocido. Pero a bajas dosis ejercieron un efecto estimulante, una respuesta totalmente inesperada y no explicable por la ciencia médica corriente.

El rumbo de los acontecimientos cambió cuando los toxicólogos regresaron a examinar el nuevo fenómeno de la hormesis: el nombre dado al efecto estimulatorio de bajos niveles de sustancias generalmente venenosas. La Ley de Arndt-Schulz no había muerto, simplemente había reaparecido con un nuevo nombre.

Los resultados de la investigación están incompletos, pero la tendencia es ineludible. Evidencias de experimentos, tanto en humanos como en animales, muestran a la hormesis como un efecto ocurrido en todos los dominios biológicos evaluados con el apoyo creciente de la investigación. Se demostró que todas las sustancias (incluyendo pesticidas y carcinógenos), los cuales muestran un efecto inhibitorio en concentraciones altas, tienen un efecto estimulatorio en concentraciones bajas.

La investigación homeopática ha producido consistentemente resultados que indican la estructura básica de la curva de la Hormesis y la Ley de Arndt-Schulz. Pero la investigación va más lejos: cuando la sustancia drogal está progresivamente diluida, la reacción biológica alterna entre el estímulo y la inhibición, como por la curva gamma y delta de la hormesis. Este comportamiento periódico es llamado ritmicidad por los homeópatas, y representa alguno de los misteriosos fenómenos en el movimiento homeopático.

Pero un factor es establecido: cuando las diluciones se hacen extremas y la concentración de la droga se acerca a cero, la reacción biológica también desaparecerá a menos que la solución diluida sea sucusionada de acuerdo con la práctica homeopática tradicional. Las implicaciones de la hormesis son muy grandes y se merecen una historia propia, pero aquí, algunos puntos pueden dar futuras directrices.

Los pesticidas, los cuales son tóxicos para las plagas en altas concentraciones, pueden causar un incremento en su desarrollo en las concentraciones más bajas, como podría ocurrir en el agua de lluvia y sistemas colectores de río. El valor ecológico de su uso decaerá. Alguna sustancia que cause cáncer puede tener una acción anticancerígena usada en un rango de dosis baja. Algunas hierbas causantes de cáncer en altas dosis pueden ser protectoras contra el mismo cáncer usadas en bajas dosis, resultando apropiadas para el consumo humano.

¿CÓMO FUNCIONA LA HOMEOPATÍA?

Para el asunto de la aceptación médica de la Homeopatía resulta fundamental la clarificación de sus mecanismos de acción. En particular, ¿es un modelo que explica adecuadamente su eficacia clínica y el éxito de sus ensayos? En el desarrollo de un modelo factible, la idea de la investigación tiene claro el siguiente punto: dado que la medicina es eficaz incluso cuando puede ser demostrado que no hay probabilidad de que ninguna molécula quede en la dosis particular (debido a la dilución), luego entonces el efecto de la dosis debe estar en las propias moléculas del agua debido a que eso es todo lo que hay.

Podemos asumir que el agua misma no tiene efecto en este caso, ya que la dosis es pequeña y el fenómeno será siempre el mismo. La respuesta debe estar dentro de las moléculas de agua, y *la única posibilidad verdadera está en el tipo de energía que esa molécula ha almacenado.*

El almacenamiento de energía dentro de las moléculas en los sistemas biológicos está dentro del campo tanto de la biofísica como de la bioquímica. La Biofísica es un campo nuevo que se estableció desde aproximadamente veinte años. No está incluida aún dentro del currículo médico en las universidades, y solamente ahora está empezando a dejar su huella en las Ciencias Biológicas.

Entonces, la pequeña sorpresa es que el mundo médico establecido sabe poco de su existencia, a pesar de lo cual promete poder explicar en los próximos años la dinámica de las medicinas energéticas como la homeopatía, la acupuntura, la curación psíquica, espiritual y la radiónica.

PIONEROS DEL DESCUBRIMIENTO: LOS INVESTIGADORES FRANCESES

Después de muchos años de investigación en economía y pronósticos macroeconómicos, los investigadores franceses Conte, Berliocchi y Andras presentaron en su libro *Nueva teoría económica* una nueva teoría matemática conocida como la Teoría del Eter, y una nueva herramienta conocida como los movimientos contonianos. En los inicios de 1993, el equipo de Conte, Berliocchi, Lasne y Vernot aplicaron la misma técnica matemática en el campo de la Homeopatía. Formularon una representación matemática de los efectos de altas diluciones homeopáticas usando la teoría de los campos cuánticos.

En su libro *Teoría de las altas diluciones* ellos proveen los resultados de sus mediciones y los razonamientos para su interpretación. La teoría es innovadora, de alta tecnología y abre muchos campos nuevos. El modelo que ellos presentan también puede explicar después de mucho tiempo cómo trabaja la medicina homeopática.

Rolland Conte es un doctor en física aplicada con una extensa experiencia en economía y pronóstico macroeconómico y la fuerza inspiradora de los movimientos contonianos. Henri Berliocchi es un matemático con una brillante historia que proveyó la Teoría del éter y el modelo físico-matemático. Yves Lasne es doctor en Medicina y doctor en Ciencias quien proveyó la tecnología de detección e investigación metodológica basada en la medición de la resonancia magnética nuclear y la radiación beta. Gabriel Vernot es un ingeniero en computación quien trabaja en aplicaciones en el espacio aéreo, el cual proveyó el *software* dedicado a AAPDI.

Desde 1985, Lasne había repetido su trabajo preliminar mostrando pruebas de los cambios en el espectro infrarrojo de las soluciones homeopáticas y demostró la variación importante de los tiempos de descenso de T2 en estudios de resonancia magnética nuclear sobre el rango de las diluciones centesimales. También informó sobre pruebas de radiación provenientes de las muestras. Los movimientos contonianos analizados con resonancia magnética nuclear resultaron en radiaciones que empiezan en el rango de altas diluciones.

El análisis de rayos infrarrojos y de resonancia magnética nuclear produjeron un número conocido como frecuencia contoniana, incluso con datos que a primera vista no eran reproducibles o compatibles con otra experimentación. La frecuencia contoniana para un remedio es reproducible y da variables externas estables. Cada remedio tiene una frecuencia contoniana única que brinda un instrumento que puede medir la calidad y evaluar su eficiencia. En la historia de la manufactura de los medicamentos homeopáticos nunca se había contado con una herramienta que midiera los fenómenos. En la Ciencia basada en la Física Newtoniana se dice que, si algo no se puede medir, entonces no existe.

En esencia, el equipo francés propuso un modelo para la acción de la Homeopatía basada en la teoría clásica del quantum, una nueva teoría matemática y una herramienta estadística para unir datos teóricos y experimentales. Han producido la verificación experimental de su modelo sobre la base del trabajo de la resonancia magnética nuclear y las mediciones de radiaciones beta. El uso de las estadísticas contonianas ha dado resultados cuantificables.

PRINCIPALES TEORÍAS

1.- EL ALMACENAMIENTO DE ENERGÍA

Moléculas como el agua pueden almacenar la energía de diferentes maneras: por efecto cinético o por excitación y vibración electrónica. Algunos modos de almacenamiento pueden guardar más energía que otros, empezaremos por el modo más bajo el cual es la energía cinética o energía del movimiento. Una molécula almacena la energía cinética en virtud de su velocidad. Es este almacenamiento en gases y líquidos lo que causa la presión (como la presión atmosférica) por la colisión constante de las moléculas con superficies como nuestra piel, y también causa que el volumen de las reacciones químicas exista.

En la temperatura de la habitación, la energía contenida en esas moléculas es baja comparada con otros estados. Esto es incompatible con la medicina homeopática ya que la energía es modificada constantemente por la colisión y, por lo tanto, cualquier energía almacenada es degradada.

2.- LA EXCITACIÓN ELECTRÓNICA

En el rango máximo de la escala está la excitación electrónica, la cual es como el poder comprimido de los rayos láser y tiene una gran fuerza e intensidad. Si excitamos los electrones dando la vuelta a los componentes moleculares dentro de las órbitas más altas, la energía será almacenada. Si los dejamos caer juntos, un pulso de luz se encenderá. Podrían tener la fuerza suficiente y producir un agujero a través de una hoja de afeitar, cortar tejidos en una cirugía o parar un tanque del ejército dependiendo de qué moléculas fueron usadas y cuán enérgicamente fueron excitados los electrones.

Este procedimiento no es apropiado para la medicina homeopática porque los electrones excitados son inestables y se descompondrán en una fracción de segundo. Sin embargo, otro procedimiento como el almacenamiento vibratorio sería más adecuado para la Homeopatía.

3.- EL ALMACENAMIENTO VIBRATORIO

La energía vibratoria se encuentra a la mitad del camino entre el poder de las microondas y el poder destructor de los rayos láser. Aunque tiene un lugar aceptado en la Física como un medio de guardar energía, ha tenido una carrera accidentada en la ciencia médica debida a su asociación con el trance de los videntes, médiums, fenómenos físicos y percepción extrasensorial. La energía vibratoria se encuentra en las moléculas en los tres estados de la materia: sólido, líquido y gaseoso. Es responsable de los fenómenos como la expansión de los metales calentados y la transferencia de calor por la conducción.

El movimiento vibratorio de las moléculas incrementa cuando estas absorben energía y pueden reirradiar más tarde, generalmente con la participación de la zona infrarroja del espectro donde también se encuentra el calor. Está en el almacenamiento de energía vibratoria en las moléculas de agua durante el proceso de sucusión, en el cual la medicina homeopática pone muchas de sus esperanzas para dar una explicación científica de su mecanismo de acción.

Se propone que durante el proceso de colisión la energía vibratoria es cambiada entre la droga original y el agua, y que esta queda con la impronta vibratoria de la droga. Las sucusiones adicionales hacen la impronta más profunda, lo cual explica por qué las medicinas son vistas como más fuertemente activas cuando las diluciones incrementan. Además, se entiende que no es solamente la energía que está siendo guardada, la información es diferente de un remedio a otro dependiendo de la sustancia original, y con cada sustancia se deja una marca vibratoria diferente en la molécula de agua.

De este modo, la medicina homeopática es vista como portadora de información en el cuerpo cuando es tomada en forma de potencia, quizás como una instrucción biológica. Si las moléculas de agua fueran disociadas a la temperatura ambiental, cualquier energía vibratoria guardada se degradaría. Pero a 250° C, aproximadamente el 70 % de las moléculas de agua son incluidas en una estructura de enrejado hexagonal estable capaz de guardar mucha energía vibratoria antes de que se rompan.

Pero el almacenamiento de la energía vibratoria causa cambios estructurales, porque cualquier molécula que absorbe la energía cambiará su forma siempre. Así que una manera conveniente de decir si este modelo especial era correcto, fue revisando los cambios estructurales en el agua con medicamento homeopático. Con el paso de los años, un número de investigadores ha mostrado cambios estructurales en el agua que contienen las medicinas homeopáticas de alta y baja potencia.

Adicionalmente, fue mostrado que dos cosas pueden ocurrir para los cambios estructurales. Primero debe haber una droga original, es decir, no se puede hacer una medicina homeopática con agua sola. En segundo lugar, debe sucusionar el remedio cuando es diluido del modo rítmico utilizado tradicionalmente por los homeópatas. Solamente cuando estos dos procesos son incluidos, se verán los cambios estructurales.

De forma indudable, uno de los experimentos visuales más impresionantes para evaluar la posibilidad de los cambios estructurales fue descubierto recientemente involucrando los cristales de hielo. Las estructuras de cristal de hielo son muy buenos reflejos del estado de energía de los componentes de las moléculas de agua. Es por esta razón, por ejemplo, que nunca se encontrarán dos figuras de copos de nieve idénticos, porque cada uno es constituido bajo condiciones ligeramente diferentes.

En un experimento, diferentes potencias del remedio homeopático Pulsatilla fueron congelados a menos cien grados centígrados y fotografiados bajo luz polarizada para indicar cualquier cambio en la estructura del cristal de hielo. Los resultados fueron sorprendentemente hermosos y los cambios en el tamaño del cristal con el aumento de las potencias demostraron el incremento en el almacenamiento de energía vibratoria.

4.- EL MODELO CONTONIANO

Las bases físicas y matemáticas son presentadas usando la teoría clásica cuántica y la teoría del campo cuántico. Requieren de un fuerte respaldo en física y matemáticas para apreciar sus perspicacias. Las investigaciones informan que el modelo físico-matemático propuesto está de acuerdo con los resultados experimentales y responde a las polémicas levantadas por las consideraciones de las altas diluciones y la memoria del agua.

La base matemática provee una teoría para interpretar los fenómenos de la alta dilución usando matemáticas cuánticas. Involucra la teoría de los conjuntos, modelos probabilísticos y usa operadores matemáticos de un modo que provocaría vértigo. Involucra:

- El uso de números reales tan definidos dentro de la teoría de los conjuntos conocida como la teoría de Zermelo-Frenkel.
- En el manejo de la teoría cuántica clásica, otro axioma conocido como el axioma de la elección es usado además de la teoría de Zermelo-Frenkel.
- Es usado un axioma adicional conocido como el axioma de Solovay.
- Un modelo de números reales conocido como el modelo de Levy es usado conjuntamente con el axioma de Solovay, considerando el movimiento browniano de las moléculas de agua establecido en el modelo de la memoria del agua.
- Se introdujo un mecanismo general para interpretación de los datos conocido como mecanismo semiótico. Este mecanismo fue validado previamente por Berliocchi, uno de los autores dentro de la Teoría del éter.

Los axiomas del modelo contoniano

Como consecuencias de estas conclusiones, dos axiomas han sido formulados:

Axioma 1
El proceso de dilución-sucusión produce un efecto que puede ser medido directamente por experimentos físicos y biológicos.

Axioma 2
Se producirá un mensaje informativo solamente si al menos una sustancia existe en el disolvente al principio del proceso.

5.- EL MODELO FÍSICO

Dentro del modelo físico, dos teorías han sido propuestas y calculadas.

AGUJEROS BLANCOS

Sabemos que en la teoría general de la relatividad la curvatura del espacio-tiempo se calcula por medio de la ecuación de Einstein, que relaciona esta curvatura con la cantidad de materia presente. Un espacio curvo se puede describir matemáticamente, pero es imposible de visualizar o dibujar, a menos que el número de dimensiones sea dos, y para tener una imagen pictórica del espacio-tiempo curvo es conveniente considerar solamente una sección bidimensional de él. Se pueden representar solo aquellos sucesos que ocurren en un momento dado y en cierto plano espacial, como el plano de simultaneidad.

Se define al plano de simultaneidad como el conjunto de sucesos que ocurren en algún plano espacial al mismo tiempo. Este plano de simultaneidad puede existir en reposo o en movimiento.

Si lo que medimos está en reposo, se verá como un cuadriculado con puntos rojos señalando las variables o los elementos participantes, que pueden ser uno o más de uno. Si lo que medimos está en movimiento o acelerado, veremos sobre la cuadrícula una deformación en el centro. Como si una esfera de metal pesara demasiado y se estuviera hundiendo.

Supongamos que tenemos en una gran mesa a ocho jugadores de ajedrez. A cada uno de ellos se les da un cronómetro y los ocho relojes se sincronizan para medir el tiempo en forma exacta. En forma simultánea todos a las 16.00 horas en punto abren el juego adelantando un peón dos cuadros hacia delante en el tablero. En un inicio, si esto se graficara, se tendría un cuadrado bidimensional en donde estarían dibujados ocho puntos rojos. Estos puntos rojos representan un solo y sencillo acto en un determinado tiempo-espacio.

Pero si ahora pusiéramos en la misma mesa a 24 jugadores y cada uno moviera tres piezas del ajedrez en forma simultánea, esto representaría varios actos al mismo tiempo. Sería como dibujar una esfera masiva en lugar de un punto. Si esto fuera cierto, el observador vería una superficie de simultaneidad deformada, como si una esfera de acero estuviera sobre el centro de la cuadrícula empujando hacia abajo hasta hacer un hoyo si nos imaginamos que por debajo de la superficie de papel se forma un cono invertido cuya base es la superficie circular que dejó el hundimiento de la esfera de acero y una punta, denominada singularidad, término usado en física y que significa una ganancia de energía. Este fenómeno sucede cuando se relacionan entre sí masas aceleradas en su frecuencia vibratoria, con un determinado peso físico y fuerza de gravedad.

Este es el fundamento de la formación de hoyos negros en el espacio debido al colapso de la materia, y suceden cuando una estrella se desintegra, se produce un inmenso vacío que moviliza hacia su centro toda la materia que puede atraer por su fuerza gravitacional.

En el caso de los hoyos blancos, ocurre el mismo fenómeno, pero de dentro hacia fuera, toda la energía potencial que se encuentra dentro de la materia es expelida hacia el exterior. Evidentemente, este fenómeno no ocurre en forma simultánea, sino que obedece a un proceso físico de excitación sobre la materia.

Extrapolando ese fenómeno a la Homeopatía, es exactamente lo que sucede en el proceso de preparación de las diluciones cuando se dinamizan y pasan por el proceso mecánico de trituración, raspado, separación, dilución y sucusión.

La desaparición de las moléculas de la droga en el disolvente durante la dinamización provoca una singularidad conocida como dislocación. Desaparece la materia y se produce un quantum de energía. Lo más seguro es que no desaparezca la sustancia, sino que por el proceso de dinamización se acelere su frecuencia vibracional, al grado de que se comporte como una ola de energía. La singularidad ha sido considerada como una especie de agujero blanco, y puede ser concebido como un área muy pequeña pero muy energetizada de espacio resultante.

LA OLA REMANENTE

La aparición de una singularidad induce una ola que ha sido pensada como una ola remanente. Puede considerarse como un juego de ondas de una laguna cuando es lanzada una piedra. Una ola remanente es siempre creada cuando una partícula desaparece y deja un agujero blanco, y el número de olas remanentes es proporcional al número de partículas perdidas. Cuando uno continúa el lanzamiento en el mismo lugar y de un modo regular y espaciado, las olas producidas son de la misma fase y la intensidad aumenta.

Cuando son soltadas más piedras, las olas desaparecen dentro de cierto tiempo, y la energía de la ola es soltada despacio en el agua en forma de energía y calor. Esto puede ser medido usando equipo estándar como el espectrofotómetro de absorción infrarrojo, o con un espectrofluorómetro estándar en el cual se aprecia una diferencia de energía entre el estado basal y cuando la solución homeopática es bombardeada por un haz de electrones. Se produce una curva y posteriormente regresa al estado basal. La diferencia entre ambos estadios nos mide respectivamente la energía de la solución.

6.- TRANSFORMACIONES NUCLEARES

La aparición de un agujero blanco y de una ola remanente induce reacciones nucleares en el medio de una alta dilución. Las radiaciones beta producto de estas reacciones pueden ser detectadas. Hay cambios en la resonancia magnética nuclear y en los infrarrojos. La radiación beta se asocia con los electrones, mientras los rayos infrarrojos son comúnmente conocidos como 'calor'. En esencia, se propone inicialmente que las transformaciones nucleares en la probeta a temperatura ambiental y sin sucusionarse funcionan, aunque su eficiencia es baja.

EL MECANISMO DE TRANSFORMACIÓN NUCLEAR

Como previamente se propuso, la creación de un hoyo blanco resulta en una irradiación de las soluciones sucusionadas debido a un campo magnético del tipo neutrón producido por una ola remanente. En las diluciones más altas que el límite de Avogadro (por arriba de la 12.ª centesimal), no se crean más agujeros blancos. Ahora, la transmisión de la bioinformación a las diluciones más altas depende de la memoria del agua (ver el subcapítulo correspondiente).

Debido a la sucusión enérgica y al proceso de dinamización, los protones de la dilución homeopática son transformados en hiperprotones, los cuales son considerados como partículas virtuales que pueden desaparecer progresivamente dentro y fuera del tiempo-espacio; de ahí la gran dificultad para que estas puedan registrarse y medirse. También podrán aparecer como protones nucleares dentro de las singularidades de su comportamiento dentro del tiempo-espacio. Estos hiperprotones estabilizarán una parte de la estructura del diluyente (un efecto local) que podrá influir en la parte no material del diluyente (agua) cuando este ha desaparecido por el proceso de dinamización, aproximadamente al llegar a la 12.ª centesimal.

HIPERPROTONES

Por arriba del límite de Avogadro no se producen más agujeros blancos, pero hay un persistente estímulo del período de sucusión que permite la expansión del hiperprotón. Los hiperprotones son vistos como el eslabón perdido entre la Química y la Bioquímica. Son considerados como partículas en fase fuera y dentro del tiempo-espacio. Esta es la base de la teoría relativista y de los campos cuánticos de la teoría física de las interacciones de la materia-energía.

La expansión del hiperprotón produce los efectos de radiación sobre la materia circundante y reorganiza la estructura del solvente. Tal campo ha sido medido y es calculado por renormalización a través del número integral de Feynman. Los estudios de resonancia magnética nuclear demostraron una reorganización de la estructura del agua cuando se añadió una gota de la dilución anterior y se sometió a una sucusión energética.

7.- ESTUDIOS CON RESONANCIA MAGNÉTICA NUCLEAR

Los estudios de resonancia magnética nuclear muestran que la impregnación de gránulos de lactosa con preparaciones sucusionadas produce una transferencia eficaz, pero causan un desplazamiento de fase en la señal biológica principal. Esto quiere decir que bajo la acción de los rayos que inciden sobre el frasco de vidrio con los gránulos de lactosa impregnados, los electrones se excitan y alcanzan un mayor grado de vibración para después volver a las cifras basales. Si se miden las cifras iniciales y las consecutivas a la acción de la resonancia magnética nuclear, la diferencia nos dará el desplazamiento de fase.

El desplazamiento de fase dependerá de la naturaleza de la droga original y la potencia. La forma general de desplazamiento se comporta como un sinusoide. Para diluciones de sulphur alrededor de la 300 CH, el desplazamiento es de 1800. En contraste, la histamina muestra una fase de desplazamiento muy pequeña. Esto podría estar en relación con lo superficial o profundo del medicamento, o con la energía potencial contenida dentro de sus moléculas que la hace ser un medicamento pequeño o grande.

IMPACTO DE LOS FACTORES DEL MEDIO AMBIENTE EN LA OLA REMANENTE

Los cálculos de la frecuencia contoniana indican que la actividad específica de las altas diluciones es reproducible en cualquier momento si las siguientes variables externas son controladas:

- Temperatura.
- Luz.
- La cantidad de energía introducida en el proceso de sucusión.
- Las fases de la Luna.
- La fuerza gravitacional.
- Otras influencias externas como el ultrasonido.
- Algunas de esas conclusiones no son una sorpresa, ya que validan algunos asuntos conocidos por la profesión y la experiencia.
- La sensibilidad de las medicinas homeopáticas a la luz y a la temperatura es bien aceptada entre los profesionistas de la Homeopatía.
- Más sorpresiva es la sensibilidad a factores como las fases de la Luna y los cambios en el flujo geomagnético. Sin embargo, muchos homeópatas han mencionado que algunos remedios funcionan mejor en las fases especiales de la Luna.
- También se ha indicado que las medicinas homeopáticas no deben desplazarse ya que esto supone un cambio de lugar del campo magnético de la Tierra.
- También es digno de mencionar que la sensibilidad en la preparación de las altas diluciones por los cambios en el flujo geomagnético y el cambio continuo gravitacional fue pronosticado en el modelo físico por la apariencia de la antigravitación durante la emisión de las partículas beta.

La necesidad de preparar una medicina consistente en una máquina donde la velocidad de sucusión y la duración de la misma esté optimizado, ha conducido al desarrollo de diversas patentes de aparatos mecánicos de sucusión. Estas son las principales precauciones que hay que tomar en cuenta para evitar que las diluciones homeopáticas fallen en su acción terapéutica.

MODELOS POSTULADOS PARA LA POSIBLE ACCIÓN DE LAS SOLUCIONES HOMEOPÁTICAS

INTRODUCCIÓN

Llegamos al punto medular de las bases científicas de la Homeopatía: ¿Cómo actúan en el organismo las soluciones homeopáticas? A estas alturas resulta muy difícil responder a esta pregunta, debido a que con toda seguridad son varios los mecanismos y no solamente uno el que permite la biorregulación del organismo bajo la acción de un remedio dinamizado.

Para intentar responder con algunas hipótesis, es de vital importancia *no centrar la investigación únicamente en el modo de acción de los medicamentos, sino también estudiar las distintas naturalezas del hombre.* Bien sabemos que la más investigada por la Biología y la Medicina es a nivel físico. Se conocen a la perfección los distintos niveles de su organización: desde los átomos, moléculas, tejidos, órganos, aparatos y sistemas, hasta su estructura psicológica y las distintas teorías de la personalidad bajo las que se rige.

Sin embargo, la visión mecanicista newtoniana-cartesiana rechaza cualquier otra información acerca del hombre por considerarla no científica. Si se propone estudiar al hombre bajo otra óptica, inmediatamente se considera que se está más en el terreno de lo espiritual o lo esotérico que en el científico, y los proyectos se frustran. Pongamos por ejemplo el antiguo conocimiento de la Medicina y Filosofía Hindú la cual concibe al hombre como un complejo de distintas naturalezas, dentro de las cuales se encuentra el cuerpo físico, el cuerpo etérico, el cuerpo espiritual, etc., como revisamos anteriormente en el subcapítulo del nuevo paradigma de la medicina. Este conocimiento nos puede ayudar a elaborar una hipótesis interesante: es probable que el medicamento homeopático dinamizado en altas potencias actúe a nivel del cuerpo etérico y no del físico, como se había entendido hasta ahora.

De esta manera dejaremos de elucubrar en la probable existencia de receptores especiales de naturaleza no mecánica o química en la célula que responden a la acción de la bioinformación del medicamento, a pesar de que no exista ninguna molécula de la sustancia original en la dilución homeopática. Estos receptores nunca podrán ser demostrados por la sencilla razón de que no existen. Si por el contrario nos enfocáramos en demostrar la existencia del cuerpo etérico mediante una rigurosa investigación, podríamos tener bases para decir que los medicamentos homeopáticos actúan en este nivel y corrigen la frecuencia del campo bioenergético que nos rodea.

Esto conlleva un problema extra: desarrollar otra línea de investigación paralela a la de los modos de acción de los medicamentos homeopáticos que estudie y demuestre la existencia del cuerpo etérico como un campo bioenergético que tiene una frecuencia vibratoria tan alta que no puede ser visto con los sentidos físicos, pero que supuestamente es una copia del organismo biológico y que organiza su materia. Aunque ya existe un gran acercamiento con las investigaciones del físico ruso Kirlian, e inclusive ya se ha fotografiado el campo bioenergético del ser humano, aún no es suficiente para sustentarlo como otra naturaleza distinta a la del organismo biológico que conocemos. Pero por algo se empieza.

Estamos conscientes de que aún falta mucha investigación para demostrar la existencia del cuerpo etérico, y, sin embargo, debemos aceptar lo atractivo que sería que la Homeopatía actuara a ese nivel. Es más sencillo pensar que el medicamento realiza su labor terapéutica en este alto nivel de frecuencia vibratoria, y no andar buscando una fisiología oculta del organismo o unos receptores celulares fantasmas. No solamente eso, también se tendría que verificar si es cierto (como lo afirma la antigua teosofía hindú) que el cuerpo etérico está formado de una energía superior al cuerpo físico y que es responsable de su organización biológica. Prácticamente sería el equivalente a demostrar el principio vital hahnemanniano.

Existen varias hipótesis sobre el modo de acción de la Homeopatía. Algunas fueron elaboradas solamente con el respaldo de la doctrina (como la de la sustitución mórbida descrita en el parágrafo n.º 26 del Organon), mientras que otras han contado con el apoyo de los avances tecnológicos y científicos de nuestra época (como la de la transferencia de la bioinformación por parte de la memoria del agua). Es evidente que ninguna de ellas llena en su totalidad las expectativas de ser que explique por completo los diversos modos de acción. Sin embargo, vamos a describirlas con el objeto de que el estudiante de medicina y el clínico tengan elementos para comprender hasta qué punto se ha avanzado en el sentido de considerar a la Homeopatía como una ciencia o solamente como una doctrina médica.

A.- MODELO DE LA SUSTITUCIÓN MÓRBIDA

Se basa en la hipótesis de superponer a una frecuencia vibratoria A de determinada longitud, frecuencia, amplitud e intensidad, otra onda B de frecuencia semejante, pero de mayor intensidad con el objeto de desplazarla.

Según la doctrina clásica, solamente la selección correcta de un remedio homeopático particular causará cualquier efecto sobre el paciente en su totalidad. Debido a que los medicamentos homeopáticos están sumamente diluidos, no existe ningún efecto secundario cuando se toma el remedio incorrecto; simplemente no se produce ningún efecto secundario en absoluto, a menos de que se repita innecesariamente durante un determinado tiempo, fenómeno conocido como 'experimentación pura'.

Si el remedio correcto es seleccionado y la enfermedad es curada, se debe a que este provee al organismo de una forma sutil de energía que la fuerza vital necesita en la frecuencia exacta para provocar una reacción terapéutica en el padecimiento específico. Cabe mencionar que la condición fundamental para que se produzca el fenómeno de la curación es que entre los dos patrones vibratorios (enfermedad y medicamento) deberá existir una frecuencia muy semejante, pero la intensidad del medicamento deberá ser mayor para que el patrón vibratorio anormal sea desplazado por el nuevo estímulo vibratorio más fuerte.

El osciloscopio es un instrumento de medición electrónico para la representación gráfica de señales eléctricas que pueden variar en el tiempo. Es muy usado en electrónica de señal, frecuentemente junto a un analizador de espectro. Presenta los valores de las señales eléctricas en forma de coordenadas en una pantalla, en la que normalmente el eje X (horizontal) representa el tiempo, y el eje Y (vertical) representa intensidad.

Un ejemplo sencillo nos puede ayudar a entender el fenómeno de la sustitución. En un osciloscopio se puede graficar la imagen de una onda con una determinada longitud, amplitud, frecuencia e intensidad a la que denominaremos onda A. Si a la onda A le superponemos una onda B, en la cual modificamos únicamente la intensidad, observaremos un cambio en la imagen del osciloscopio por demás curiosa. La onda A empieza a difuminarse hasta que deja de verse, y en su defecto aparece la onda B. La hipótesis nos dice que la onda B (de mayor intensidad), desplaza a la onda A y esa es la razón por la que dejamos de apreciar la onda A en la pantalla del osciloscopio.

Si extrapolamos este razonamiento al ser humano y al fenómeno salud-enfermedad, nos queda más claro que la frecuencia vibratoria anormal representa el desequilibrio y el padecimiento. Cuando a esta se le opone una frecuencia vibratoria semejante pero más fuerte (representada por el medicamento), en teoría la primera es sustituida por la segunda, la cual prevalece, es decir, el estado de enfermedad regresa al estado de la homeostasis.

Esta es la primera hipótesis propuesta por Hahnemann, y fue válida en su época mientras no se produjeron avances tecnológicos y científicos que permitieron sustentarla y demostrarla de manera experimental. En nuestro siglo XXI existen los recursos y elementos teóricos aportados por la Mecánica Cuántica que forman parte del nuevo Paradigma de la Medicina y que nos facilitan la búsqueda de otras hipótesis más recientes basadas en este nuevo modelo.

B.- MODELO DEL ESTADO DE ENTROPÍA-NEGUENTROPÍA DE LOS SISTEMAS VIVOS

El electromagnetismo es una rama de la Física que estudia y unifica los fenómenos eléctricos y magnéticos que ocurren en el Universo y en el hombre. Describe los fenómenos físicos en los cuales intervienen cargas eléctricas en reposo y en movimiento y los efectos que estas producen sobre las sustancias sólidas, líquidas y gaseosas. El ser humano en el aspecto físico, está formado por millones de átomos y está rodeado de campos electromagnéticos que le otorgan una polaridad a sus células y tejidos.

A su vez, gracias a las aportaciones de la Mecánica Cuántica sabemos que la materia que nos conforma tiene una dualidad de comportamiento, ya sea como onda o como corpúsculo, lo que produce una cierta inestabilidad o principio de incertidumbre según el cual el movimiento de las partículas físicas nunca puede predecirse con absoluta certeza.

Estos principios de la Mecánica Cuántica nos hacen pensar que el ser humano puede pasar de un momento a otro y de manera impredecible del estado de equilibrio (entropía) al estado de desequilibrio (neguentropía), es decir, del estado de salud al estado de enfermedad.

El estado neguentrópico aplicado a la medicina se conoce como cualquier estado de la frecuencia vibratoria de un sistema viviente que se encuentra alejado del estado de equilibrio. Muchos estados neguentrópicos serán en forma sencilla estados transitorios camino al equilibrio. De hecho, el fenómeno de la vida como tal es un perpetuo estado de entropía-neguentropía. La tendencia natural de las partículas es a conservar el estado de equilibrio de sus cargas y movimientos, sin embargo, si ocurre algún fenómeno que las desequilibre momentáneamente, tarde o temprano la tendencia de la entropía como estado equilibrado se impondrá.

Veamos algunos ejemplos del estado neguentrópico aplicado en la medicina: cuando un enfermo hospitalizado sufre un paro cardiorrespiratorio, el corazón que empezó a fibrilar, perdió el estado de equilibrio y, por ende, el voltaje para que el corazón continuara con sus funciones mecánicas de bombear la sangre. El fenómeno eléctrico de cardioversión que le aplicaron los médicos proporcionó la carga eléctrica necesaria para que retornara al ritmo sinusal normal. El paro cardiorrespiratorio se comportó como un estado neguentrópico. La carga aplicada significó el estímulo necesario para el retorno al estado de entropía o equilibrio.

Si un individuo padece severos vómitos y diarrea en forma simultánea por un determinado proceso infeccioso y llega a desarrollar un desequilibrio hidroelectrolítico (estado neguentrópico), mediante la administración de los antibióticos necesarios, además de líquidos y electrolitos por vía endovenosa, logrará restaurar su homeostasis (entropía).

No es ningún misterio que los mecanismos de biorregulación del organismo siempre tienden a mantener la homeostasis (entropía) en forma espontánea (el llamado *Vis medicatrix* hipocrático), cuando el tipo de enfermedad es de naturaleza superficial y autolimitada (estado neguentrópico). Cuando la enfermedad es causada por un estado lesional o irreversible, el organismo no puede por sí mismo regresar al estado de entropía y entonces se mantiene el estado neguentrópico de manera permanente, constituyéndose en una enfermedad crónica.

Otro aspecto relevante que hace posible el estado de entropía-neguentropía es el que se refiere a la resonancia. La resonancia se produce cada vez que se establece una relación entre frecuencias (una de las frecuencias es igual a un múltiplo entero de la otra). Las frecuencias y sus resonancias son elementos fundamentales para comprender el comportamiento de los sistemas dinámicos como el cuerpo humano. No solamente es necesario recuperar la energía que hace falta para regresar al estado de entropía, sino también que esta esté en resonancia con el sistema afectado.

De un modo semejante pero aplicado a la acústica tenemos el ejemplo más claro en la música. Si deseamos afinar un piano, lo primero que hará el especialista será afinar la tecla del *do* principal guiado por un diapasón. Enseguida lo hará con cada una de las 52 teclas correspondientes del instrumento. Cuando haya terminado podrá tocar una determinada tecla que vibrará de acuerdo a su frecuencia y producirá una nota musical. Si el piano quedó correctamente afinado, la octava alta o baja que corresponda a la tecla que tocó vibrará sin que la haya tocado con los dedos. Este sencillo fenómeno físico se debe a la resonancia que existe entre la tecla percutida y su octava.

Lo mismo sucede con el organismo: este es una especie de piano. Si le proporcionamos la frecuencia vibratoria adecuada representada por el medicamento, y este entra en resonancia con el patrón vibratorio anormal representado por la enfermedad, entonces se afinará y volverá al estado de salud.

La teoría de la energía homeopática indica que los seres humanos son algo como los electrones de un átomo. Los electrones dentro de un átomo habitan revestimientos de energía en dominios espaciales los cuales son conocidos como orbitales. Cada una de esas posiciones orbitales tiene cierta frecuencia y características energéticas dependiendo del tipo y peso molecular del átomo. Para excitar o cambiar de lugar un electrón al siguiente orbital superior, uno necesita repartir su energía a una frecuencia específica. Solamente un quantum de los requerimientos energéticos exactos puede hacer que el electrón salte a un orbital más alto.

Esto es también conocido como el principio de resonancia en el cual los osciladores afinados solamente aceptan energía en una frecuencia estrecha de banda. A través del proceso de resonancia, la energía propiamente dicha de la frecuencia puede excitar al electrón para moverse a un nivel energético más alto en sus órbitas alrededor del núcleo. Los seres humanos pueden ser semejantes a los electrones en que sus subcomponentes energéticos habitan diferentes modos vibracionales que podríamos llamar órbitas de salud y órbitas de enfermedad.

Para el ser humano, cuyos sistemas energéticos están en una órbita de enfermedad, solamente la fuerza sutil de la frecuencia correcta será aceptada para cambiar el cuerpo a una nueva órbita o al estado de salud estable. Los remedios homeopáticos son capaces de entregar el quantum de energía sutil necesaria para el organismo a través de la inducción de un tipo de resonancia. Esta inyección de energía etérica mueve el sistema de un modo vibracional de enfermedad al modo orbital de la salud. La frecuencia energética homeopática reforzada es la probable razón detrás de la exacerbación inicial de los síntomas observada por los médicos cuando el remedio propiamente dicho es prescrito.

A los pacientes se les da una potencia de energía sutil a una frecuencia específica que ayudará a que sus cuerpos resuenen en el modo necesario, en el sentido de devolver sus sistemas a un estado de equilibrio o de salud. El modo vibracional saludable aumentado por el remedio causa los síntomas exagerados de la enfermedad que son experimentados por el paciente durante la crisis de curación.

A modo de conclusión mencionaremos que, de acuerdo con la teoría de la resonancia en Homeopatía, los medicamentos dinamizados simplemente proveen la frecuencia energética que el cuerpo necesita para sanar. De este modo se pasa de un estado de neguentropía (enfermedad) a uno de entropía (salud).

C.- MODELO DE LA INFORMACIÓN BIOLÓGICA ENERGÉTICA CIFRADA Y EL CUERPO ETÉRICO

Está constituido básicamente por dos componentes: la información del medicamento y el sitio donde actúa este —que es como una especie de nube de electrones que nos rodea—, posee una altísima frecuencia vibratoria y conforma un gran campo bioenergético conocido como 'el cuerpo etérico'.

La información es la disposición a actuar de una determinada manera en presencia del receptor adecuado en un sistema viviente, ya sea de naturaleza física, química o biológica. Una condición básica para que esta información se transmita es que esté en el lugar idóneo, sea un sitio físico o una frecuencia vibratoria correcta.

El medicamento homeopático es información cuando se establece una relación de resonancia con el sitio en donde hará su efecto terapéutico; es decir, en el gran campo bioenergético que nos rodea (cuerpo etéreo). La segunda condición para que actúe es que el estado molecular del solvente (en este caso, el agua) se encuentre en estado de energía neguentrópico, es decir, lejos del equilibrio termodinámico y que se comporte como un polímero inestable, por efecto del proceso de dinamización y sucusión.

La información no puede pasar del soluto al solvente sin el proceso de dinamización, y esta no puede expresarse porque se encuentra en estado latente y en el mayor grado de entropía (equilibrio) como agua simple y no como un medicamento capaz de transmitir una información. Esta es la razón por la que las altas potencias homeopáticas tienen mayor poder terapéutico, ya que se encuentran en un alto estado neguentrópico (lejos del equilibrio), son más inestables molecularmente y transmiten la bioinformación más enérgicamente.

La teoría de la bioinformación en la Homeopatía no ve al cuerpo solamente como un conjunto organizado de células, tejidos y órganos, ni como una red biológica de energía, sino además como un complicado sistema de procesamiento de información, una clase de biocomputadora que usa información codificada para regular muchos componentes de sus subsistemas.

Muchos piensan acerca del proceso de información en el cuerpo humano en términos de impulsos eléctricos moviéndose rápidamente a través de las células nerviosas del cerebro. También describen que los impulsos se desplazan a lo largo de los trayectos nerviosos que conectan el cerebro y los sistemas corporales.

Las células nerviosas transmiten una forma de bioinformación eléctrica que comunica los mensajes entre el cerebro y el cuerpo. Esas señales nerviosas bioeléctricas nos ayudan a pensar, a movernos y a expresar nuestra propia creatividad, y simultáneamente regulan los órganos, músculos y los sistemas corporales que nos ayudan a curarnos. Nuestro flujo sanguíneo también lleva otros tipos de señales de bioinformación codificada en forma de hormonas, péptidos y otras sustancias que llevan los mensajes químicos y transmiten órdenes de un lado a otro entre el cerebro, los órganos y las glándulas del cuerpo.

En los últimos veinte a treinta años, los científicos han descubierto que *la información biológica usada para regular la actividad de los distintos sistemas del cuerpo existe como señales físicas codificadas, por ejemplo, las biomoléculas de las hormonas y los neurotransmisores*, pero también en la forma de códigos energéticos. También han observado que esos códigos energéticos de información podrían provocar las mismas reacciones celulares que los códigos moleculares. Como ejemplo podríamos citar que las células de nuestros huesos se comunican entre sí mediante señales químicas y eléctricas.

Si existe alguna interrelación entre el remedio y el paciente, no es únicamente la energía proveniente del fármaco para revitalizar el sistema, en realidad es una forma de información biológica energética cifrada o bioinformación que otorga al cuerpo las instrucciones para su proceso de curación.

La prueba de estimulación de los basófilos es otro ejemplo que refuerza el modelo de la información energética cifrada: no es necesaria la presencia física de la molécula en el receptor de membrana para que la célula realice determinada función, esto apoya aún más la hipótesis de que el organismo responde a señales químicas, eléctricas o electromagnéticas, como vimos en el subcapítulo anterior.

La prueba de estimulación de los basófilos fue usada para estudiar los efectos de las diluciones homeopáticas en un estudio algo polémico publicado en la prestigiosa revista científica *Nature* hace aproximadamente veinte años.

Algunos preparados de cultivos de basófilos fueron observados bajo el microscopio mientras se añadían alérgenos en dosis moleculares convencionales y en diluciones homeopáticas. Cuando fueron añadidas altas dosis moleculares de alérgenos a los basófilos, estos fácilmente liberaron sus gránulos de histamina. Pero cuando después se agregaron diluciones homeopáticas progresivamente más altas de los mismos alérgenos a la preparación microscópica, los resultados para liberar la histamina fueron igualmente eficaces.

Las investigaciones en distintos laboratorios internacionales encontraron que las altas diluciones de alérgenos homeopáticos con al menos una o dos moléculas de este pudieron provocar la liberación de histamina en forma semejante a las soluciones de alérgeno en concentraciones altas. Una de las explicaciones de este experimento es que las diluciones progresivamente más altas del alérgeno, casi carente de cualquier molécula, todavía poseen la memoria de este en el agua. El hecho de que las altas diluciones pueden provocar efectos celulares observables, podría constituir una validación de los efectos de la Homeopatía.

Con los modelos de la estimulación de los basófilos y el desarrollado por el Dr. Becker y sus colaboradores acerca de la estimulación del crecimiento del hueso en el caso de fracturas, queda más claro el modelo biocibernético de acción de la Homeopatía. Este es un caso que ilustra cómo el organismo puede introducir y usar distintas clases de lenguajes bioinformacionales para provocar las mismas reacciones de curación celular. Ya sea que las señales sean transmitidas en forma química, eléctrica o electromagnética, el cuerpo responde.

El segundo componente de este modelo es precisamente el sitio en donde actúa esta bioinformación, es decir, el cuerpo etérico. De acuerdo con los conceptos de la mecánica cuántica y la teoría de la dualidad de la luz (onda-corpúsculo), se puede considerar que la materia de la que está hecha el cuerpo físico es luz congelada o densificada. A partir del cuerpo físico, los distintos cuerpos sutiles, entre ellos el cuerpo etérico, se estructuran por vibraciones u ondas más veloces que la luz.

Este molde energético también es el vehículo de la información que determina su desarrollo, así como los datos estructurales que dirigen la reproducción y reparación de los tejidos después de una enfermedad o lesión. Esta información inteligente contenida en el campo bioenergético es la que da origen a la organización de las células, tejidos y órganos. Muchas enfermedades tienen sus comienzos en bloqueos energéticos en el cuerpo etérico y más tarde se manifiestan como patología orgánica en el cuerpo físico.

Según la física clásica, todas las moléculas de un sólido (en este caso, el cuerpo físico) pueden vibrar, y la amplitud de sus vibraciones están directamente relacionadas con la temperatura. En teoría, todas las energías de vibración son posibles y la energía térmica del sólido se convertiría en una forma continua de radiación electromagnética mientras se le suministre energía; es decir, mientras el organismo se nutra y esté vivo. Esto quiere decir que mientras existimos, estamos vibrando en forma continua y emitiendo ondas electromagnéticas en paquetes o quantums. De hecho, sabemos que toda acción fisiológica en el organismo está precedida de una actividad eléctrica y que esta genera a su vez un campo magnético. El resultado es un campo electromagnético cuyas cargas pueden ser medidas.

Si revisamos estos conceptos, la posible existencia de un cuerpo etérico o campo bioenergético está cada vez más lejos de ser considerado únicamente como un conocimiento de índole metafísica o esotérica y más cerca de ser científico. Es precisamente aquí en donde la dilución homeopática interacciona con el campo bioenergético. Dada su altísima frecuencia vibratoria es más probable que sean las altas potencias las que dejen sentir su influencia, y las bajas potencias lo hagan en el nivel más bajo de organización y vibración, es decir, en el cuerpo físico.

D.- MODELO DEL INCREMENTO DE LA CINÉTICA DE ELIMINACIÓN O ABSORCIÓN DE UNA SUSTANCIA

La capacidad que tienen los medicamentos homeopáticos en altas diluciones para acelerar la eliminación de una sustancia orgánica e indeseable para el organismo, o la rápida absorción de una bioinformación necesaria para mantener la homeostasis, ha sido demostrada plenamente. En el primer caso se trata de cualquier estado de desequilibrio metabólico en el cual existe aumento de una sustancia en estado molecular que no es adecuada para el cuerpo. La dilución homeopática de la misma sustancia incrementa la velocidad de eliminación de la que está en estado molecular, procedimiento que de otro modo sería más lento si se produce únicamente por la propia capacidad reactiva del cuerpo. Vale decir que este efecto se observa mejor cuando la sustancia ha sido previamente administrada en los animales de experimentación, con el objeto de comprobar cómo la misma sustancia, pero dinamizada, la elimina.

Por ejemplo, se han intoxicado ratas con cantidades mínimas de arsénico (para evitar su muerte) y se han añadido soluciones de arsénico dinamizadas para observar su efecto. Los resultados fueron por demás interesantes: se puso en evidencia una actividad significativa por arriba del efecto placebo, además de la disminución de la concentración sanguínea, en orina y heces del veneno en el animal. Se ha repetido el experimento con soluciones que también se sucusionan y el resultado inclusive se ha incrementado.

En esencia, la intoxicación en un organismo por una sustancia dañina produce una desviación de un estado de salud indicado por un vector y un desplazamiento de fase (estado inicial, estado alterado y nuevamente estado inicial). El tratamiento del padecimiento por intoxicación se trata con una alta dilución del remedio correctamente elegido o con la misma sustancia dinamizada la cual contrarresta el desplazamiento de fase, restaura al organismo a su vector original y a un estado de salud.

Pongamos otro ejemplo del aumento de la cinética de eliminación de una sustancia. El fármaco cimetidina, comúnmente conocido como tagamet, es un medicamento usado para tratar la hiperacidez gástrica, ya que funciona como una especie de antihistamínico especializado. Cuando se toma por vía oral, se une a los receptores de histamina del estómago encargados de la liberación normal de ácido. Al bloquear los receptores de histamina del estómago, reduce la producción de ácido. También se une a los receptores de histamina de los basófilos. Estos son ricos en gránulos de histamina y vierten su carga en el interior de la circulación sanguínea cuando una persona alérgica se pone en contacto con determinados alérgenos.

Una de las vías por las que las reacciones alérgicas pueden ser simuladas fuera del cuerpo es marcando la sangre de una persona alérgica, extrayendo los basófilos mediante una solución especial y observándolos bajo el microscopio cuando se agregan varias soluciones de alérgenos a la preparación. Sin embargo, si los basófilos son previamente tratados con bloqueadores de histamina, como el tagamet, antes de ser añadidos los alérgenos, ningún gránulo de histamina sería liberado como respuesta al estímulo nocivo de este.

Pero cuando se usan diluciones homeopáticas de tagamet en los basófilos previamente tratados, de todos modos, la histamina se libera debido al desplazamiento del tagamet molecular por el dinamizado, ¿cómo se logra este fenómeno? Puede deberse a alguna otra forma de mensaje codificado, un mensaje no molecular, quizá una fuerza vibratoria que la configuración del tagamet grabó en el agua de los basófilos. El tagamet homeopático podría transmitir el mismo mensaje a los receptores de histamina de los basófilos, ya que en concentración molecular este fue eliminado.

Por otra parte, este modelo de aumento de la cinética de eliminación de una sustancia también se puede hacer con un medicamento semejante a esta en el sentido experimental patogenésico. En el campo de la toxicología y la Homeopatía se han hecho investigaciones sobre la acción de fósforo sobre la producción de hepatitis experimental con tetracloruro de carbono en ratas. La selección del medicamento se basó en la alta frecuencia de su empleo en el tratamiento de hepatitis viral, así como su afinidad por la célula hepática, su gran semejanza reaccional, clínica e histológica entre las lesiones hepáticas producidas por las intoxicaciones con fósforo y tetracloruro de carbono.

Después de haberse producido la hepatitis experimental, se tomaron muestras del hígado de las ratas y se observaron al microscopio antes y después de la administración del medicamento. Los resultados mostraron una notable mejoría de las lesiones producidas por el tetracloruro de carbono bajo la acción del fósforo dinamizado. Por el mismo mecanismo también se puede obtener un incremento en la velocidad de absorción de una bioinformación necesaria para restaurar el equilibrio de un sistema viviente. Para investigar esta hipótesis fue estudiado el efecto de las diluciones de tiroxina sobre la metamorfosis de formas larvarias de la rana de césped. El objetivo era estudiar el efecto de la tiroxina en el crecimiento de las extremidades. Cuando se añadió tiroxina diluida y sucusionada al entorno acuático se pudo impedir o acelerar el desarrollo larval de las patas delanteras, dependiendo de la dilución.

La hipótesis central sugiere que cuando el preparado de tiroxina se sincroniza con el organismo larval, la tiroxina diluida y sucusionada actúa como un reforzador del crecimiento y desarrollo para la transformación de dos patas del estado inicial al estado final de cuatro patas. Cuando la preparación de tiroxina no está en resonancia bioenergética con el desarrollo larval de la rana, la metamorfosis se inhibe. También se notó que los diferentes efectos fueron producidos en el organismo, dependiendo de si las soluciones fueron sucusionadas o no. Cuando tal interacción no ocurre, simplemente la dilución no tiene impacto sobre el organismo. La especificidad de la dilución sucusionada-diluida tiene lugar solamente cuando existe una afinidad en la frecuencia vibratoria tanto del medicamento como del organismo desequilibrado, y esta actúa en el sentido de acelerar la eliminación o la absorción de una sustancia indeseable o necesaria para el organismo.

El proceso fisiopatológico de muchas enfermedades deja como consecuencia un estado de intoxicación celular, y todos sabemos que el organismo tiene la necesidad de eliminar dichas toxinas, con mayor razón si se trata de un padecimiento infeccioso en el que la administración de antibióticos prácticamente no soluciona las recidivas que se presentan con cierta frecuencia. Aprovechando los conceptos básicos de este modelo de acción de la Homeopatía, nos vienen a la memoria los nosodes y, especialmente, los autonosodes. Si pensamos en la fiebre tifoidea en la que prevalece la memoria inmunológica para la *Salmonella tiphy* y existen recidivas del cuadro después de cierto tiempo aun con la administración de antibióticos, la administración de *tifoidinum* podría tener muy buenos resultados.

E.- MODELO DE LA FUNCIÓN DE UNA ENZIMA Y SU SEMEJANZA CON EL MEDICAMENTO HOMEOPÁTICO

Este modelo está lejos del terreno de la mecánica cuántica y dentro del ámbito de la cinética enzimática, sin embargo, resulta interesante la posibilidad de que exista una semejanza entre el modo como actúa una enzima y cómo podría hacerlo un medicamento homeopático.

Desde el punto de vista bioquímico, sabemos que lo que hace una enzima propiamente es reducir la energía de activación necesaria para desencadenar una reacción en la célula y ser un catalizador de sus funciones.

Es evidente, como hemos visto en subcapítulos anteriores, que la bioinformación que contienen los medicamentos homeopáticos regula la función celular aun en ausencia de receptores especiales debido a la energía contenida en el solvente (agua), la cual se comporta como un polímero debido a su estado neguentrópico (lejos del equilibrio que dicta la entropía) y, por lo tanto, molecularmente inestable. En el caso de la dilución homeopática, esta almacena la bioinformación en un estado de latencia, y para pasar al estado activo requiere ser ingerida por el paciente.

Una vez que el medicamento ingresa al tubo digestivo entra en contacto con la totalidad del organismo a través del espacio extracelular y los capilares. En el sentido químico, este espacio extracelular está constituido por una red de complejos polímeros de carbohidratos, aminoácidos, sales minerales, proteínas estructurales y demás. En el mismo instante en que entra en contacto con el espacio extracelular, inicia su acción. Su comportamiento es muy semejante en el sentido metabólico a lo que hace una enzima altamente especializada, como si fuera la enzima que activa a la totalidad de las enzimas del cuerpo tanto a nivel intracelular como en el extracelular. Haciendo la diferencia entre una enzima portadora de una orden química limitada, el medicamento homeopático realizaría una acción mucho más compleja debido a la bioinformación contenida en el solvente; es como si activara y coordinara un gran número de enzimas en varias partes del cuerpo.

La pregunta que acude en forma inmediata a nuestra mente es: ¿será posible que actúe como una enzima diluida o prácticamente inexistente? Como hemos visto en este capítulo de los modelos propuestos para la acción de la Homeopatía, sabemos que así es. Sin embargo, es muy probable que si repasamos nuestros libros de Bioquímica y recordamos cómo realiza su función una enzima, podríamos entender más fácilmente cómo es que lo hace el medicamento.

Las enzimas son moléculas de proteína que tienen la capacidad de facilitar y acelerar las reacciones químicas que tienen lugar en los tejidos vivos, disminuyendo el nivel de la energía de activación propia de la reacción. A su vez, la energía de activación es el valor de la energía que es necesario aplicar (en forma de calor, electricidad o radiación) para que dos determinadas moléculas colisionen y se produzca una reacción química entre ellas. Las enzimas no reaccionan químicamente con las sustancias sobre las que actúan (sustratos) ni alteran el equilibrio de la reacción, solamente aumentan la velocidad con que estas se producen, actuando como catalizadores.

He aquí la primera semejanza con el medicamento homeopático. La bioinformación contenida en el solvente no se mezcla con las moléculas implicadas en determinadas reacciones químicas celulares, ya que no existen receptores especiales para ellas; su influencia electromagnética solamente facilita y acelera la velocidad de dichas reacciones al ahorrar la energía química necesaria para su activación.

Las enzimas participan en el metabolismo en el sentido anabólico como catabólico, además de funciones importantes como el almacenamiento y uso de la energía. Lo interesante es que cada enzima es capaz de promover solamente un tipo de reacción química, y el compuesto sobre el cual actúa se denomina sustrato. Por lo tanto, cada enzima tiene su sustrato, y esto nos da una especificidad. De esto se deriva que las interacciones que se establecen entre la enzima y el sustrato para formar el complejo son de diversa índole en cada caso en particular, de acuerdo con la estructura del sustrato y del sitio de unión en la enzima.

La segunda semejanza resulta clara: el medicamento homeopático actúa únicamente cuando existe una resonancia de frecuencia vibratoria entre la bioinformación en estado neguentrópico disuelta en el solvente dinamizado (agua) y la frecuencia vibratoria alterada en el cuerpo etérico que rodea al organismo físico y que representa el estado de enfermedad.

Continuando con el estudio de las características de las enzimas podemos mencionar que, como todos los catalizadores, aceleran notablemente la velocidad de una reacción química y cumplen con las siguientes cualidades:

1) Son efectivas en cantidades muy pequeñas.

2) No sufren modificaciones irreversibles durante la catálisis. Luego de la reacción enzimática, las moléculas de enzima que reaccionaron son indistinguibles de las que no lo han hecho.

3) No afectan la posición de equilibrio de la reacción que catalizan. El estado inicial y el final es el mismo, solamente que se llega al equilibrio mucho más rápidamente.

4) Su naturaleza proteica determina una estructura compleja: la primaria es determinada por la secuencia de aminoácidos, la secundaria está determinada por los plegamientos de sus cadenas peptídicas principales, la estructura terciaria la constituye el arreglo espacial de las cadenas principales y secundarias. La cuaternaria es una asociación de subunidades de proteínas por medio de enlaces no covalentes. Las dos últimas estructuras tienen un alto nivel de neguentropía, lo que le confiere una gran cantidad de información. Además, las enzimas requieren estar hidratadas para que funcionen en un nivel óptimo, y un requisito para ser solubles en el agua. De este modo pueden transmitir una gran cantidad de información a los distintos sustratos.

Estas últimas cualidades bioquímicas de las enzimas evidencian otras tantas semejanzas con el medicamento homeopático: son efectivas aun en cantidades pequeñas. Como bien sabemos, después de la 12.ª centesimal en el medicamento homeopático, prácticamente no existe ninguna molécula de la sustancia original del soluto. De tal suerte que actúan, más que por su peso molecular, por la bioinformación que contienen. No puede sufrir modificaciones durante la catálisis debido a que no se mezcla con las moléculas participantes en la reacción química ni tampoco afectan su equilibrio en la reacción ya que únicamente la regulan en el sentido de aumentar su velocidad, y de este modo actúan en el mismo sentido terapéutico del organismo.

Es evidente que en el solvente dinamizado no existen estructuras primarias o secundarias. Pero, así como las enzimas tienen un alto grado de complejidad y capacidad para ligar moléculas de agua y esta solubilidad le permite entrar en contacto directo con los sustratos y hacer sus funciones, el medicamento homeopático se comporta como un polímero de agua solvatada con un alto nivel de neguentropía y, por lo tanto, como un excelente medio para transmitir bioinformación y regular al organismo enfermo.

A su vez, esta bioinformación procede de las patogenesias (estudio experimental de las sustancias en el hombre relativamente sano), alterando su funcionamiento enzimático de la siguiente manera: al entrar en contacto con la sustancia dinamizada, el organismo reacciona y compensa las alteraciones pasajeras del estado de salud inicial dando como resultado la producción de síntomas. La información de la sustancia coincide con la información del conjunto de algunas enzimas encargadas de catalizar ciertas funciones y, al interactuar con ellas, provoca la sintomatología en el sujeto mientras este ingiera la dilución homeopática.

Existe otra razón más profunda para que exista resonancia entre la información de la sustancia experimental y las enzimas del organismo. Esta hipótesis es de orden genético (de los genes que codifican las enzimas). Se piensa que la información de los medicamentos no solamente actúa sobre las enzimas del organismo, sino que también tiene cierta influencia en sus genes.

El genoma se activa, enseguida lo hacen las enzimas e inmediatamente después se producen los síntomas. Podría suceder que la información de la dilución entre en resonancia con alguna parte del gen que dirige al organismo (en estado de salud o de enfermedad) y entonces se produzca el efecto en el funcionamiento de la enzima correspondiente. Hay que recordar que los conceptos anteriores pertenecen a la acción de las patogenesias y tienen lugar mientras se tome el medicamento.

Ahora bien, ¿cómo podría producirse el fenómeno de curación en el sujeto enfermo siguiendo este modelo? La hipótesis nos dice que la información de la dilución homeopática al entrar en resonancia con la información grabada en el genoma y las enzimas del órgano u órganos afectados y al ser ambas semejantes, se produce en estos un mayor nivel de neguentropía (desequilibrio) y lógicamente una mayor tendencia homeostática posterior del organismo a regresar al nivel de entropía (equilibrio); desde luego, cuando la enfermedad es curable.

Otra hipótesis basada en la Físico-Química nos dice que la dilución homeopática como portadora de bioinformación durante su paso por el organismo sufre reacciones físicas producto de la interacción con las enzimas digestivas, lo que a su vez desencadena otro posible modo de acción fundamentado en la liberación de quantums de energía necesaria para restablecer el equilibrio.

Con base en los resultados experimentales que muestran la estructura de las medicinas homeopáticas y a los disolventes que el cuerpo identifica como masas específicas; los sistemas de peroxidasas actúan sobre estos y los destruyen, lo cual puede explicar otro posible modo de acción. El sucesivo ataque enzimático por los que las medicinas homeopáticas pasan por el organismo puede causar actividad de protones pulsados en la frecuencia y la amplitud acorde a su dilución. Estos impulsos como de ola podían iniciar las reacciones a nivel central siempre y cuando hubiera concordancia con el sustrato.

Por lo tanto, una solución diluida-potentizada de una sustancia en particular sería el origen o generador de la información codificada, el potentizador sería el proceso de sucusión o agitación mecánica y, la clave, los protones del agua. El protón sería el medio o la transferencia para la materia viviente. El mensaje sería transformado en impulsos de protones por las peroxidasas del organismo. Luego, entonces, la señal sería detectada por el sustrato, y de acuerdo con su resonancia (frecuencia vibratoria) podría o no provocar un efecto.

En este modelo, por más que el mensaje esté decodificado por las enzimas, si no existe un nivel de resonancia con el sustrato, no ocurre nada. En todo caso, cualquier medicina homeopática tendría su mensaje descifrado sin que necesariamente se observe un efecto fisiológico. Puede haber posibles modificaciones de la señal original por sustancias extrañas, los cuales son capaces de modificar su efecto.

Por ejemplo, cuando la medicina entra en contacto con la peroxidasa salival, puede ser que la señal se mezcle con la captación de los protones como consecuencia de la presencia en la boca de ciertas sustancias. De tal manera que el modo de administración debe ser tomado en cuenta en la receta médica.

Desde luego, aun con lo expuesto anteriormente, no podemos afirmar que ya se tiene una teoría que satisfaga todas las interrogantes que se han planteado los científicos para poder explicar los mecanismos de acción de la Homeopatía. Pero lo que sí queda claro, es que en la explicación de los mismos tendrá más peso la opinión de los físicos que de los propios médicos, debido a que los procesos de dinamización llevan a las diluciones potentizadas a un nivel energético en el cual la transferencia de información pasa del solvente a la siguiente fase del solvente dinamizado.

Explicar dichos procesos, escapan a la comprensión del médico debido a su complejidad, pero no a la del físico quien puede explicarlo auxiliado con la resonancia magnética nuclear y otros métodos basados en los avances tecnológicos y científicos de nuestra época.

F.- MODELO DE LA TEORÍA ÁCIDO-BASE DE STEWART

Como hemos visto en un subcapítulo anterior, al hablar de la memoria del agua, esta es el fundamento físico-químico de la vida, de manera que cualquier cambio que se produzca en ella repercute necesariamente en la célula. Su capacidad de ionización para formar iones de hidrógeno y/o hidroxilos (formación de ácidos y bases) es una faceta muy estudiada y a su vez misteriosa de su fisiología.

La teoría del balance ácido-base implica la apertura de un nuevo horizonte en la comprensión de los eventos fisicoquímicos que ocurren en los organismos vivos, y a su vez amplían las posibilidades de entender mejor los modos de acción de la Homeopatía.

Los ácidos han sido empleados por el hombre desde hace muchos años, pero no es sino a finales del siglo XIX cuando se desarrollaron las teorías para explicar su composición y sus mecanismos de acción. Los químicos de esa época los definieron por su capacidad para donar o recibir protones.

Actualmente existen otras teorías basadas en las reacciones que ocurren en sistemas específicos de los solventes y no tanto en las reacciones químicas de los propios ácidos o bases. Por ejemplo, en cuanto a los componentes químicos del agua (H_2O), esta se divide en el catión H3-O+ y en el anión OH-, esta separación es resultado de añadir o sustraer un protón.

Para un determinado solvente, un ácido se define como una sustancia que incrementa la concentración de cationes (H3-O+), y que disminuye la concentración de aniones (OH-). Una base se entiende como la sustancia que incrementa la concentración de aniones (OH-) y que disminuye la concentración de cationes (OH-).

Si se usa el agua como solvente, un ácido se define como una carga eléctrica negativa que produce una mayor disociación en el agua de H+, mientras que una base se define como una carga positiva que produce una mayor disociación en el agua de OH-. La Teoría de Stewart se basa en esta definición de solventes. Propone que el comportamiento y concentración de ciertos iones y moléculas en un medio acuoso está determinado por la acción de las Leyes de la Química sobre el balance de las cargas eléctricas en las soluciones acuosas.

La primera Ley es sobre la conservación de las masas, y establece que la cantidad de sustancia se mantiene constante a menos que sea añadida, removida, generada o destruida. La segunda Ley es sobre la acción de las masas y establece que toda sustancia incompletamente disociada alcanza un equilibrio de disociación. La tercera Ley es sobre la electroneutralidad, y establece que la suma de los iones cargados positivamente debe ser igual a la suma de los iones cargados negativamente. Con las aportaciones de este investigador contemporáneo que estudia principalmente el efecto del soluto sobre el solvente, se crea el clima necesario para elaborar otra hipótesis sobre los modos de acción de la Homeopatía.

Aplicando la Teoría de Stewart a la fisiología del binomio soluto-solvente, se sabe que cada soluto presenta cargas eléctricas que atraerán cargas opuestas de moléculas de agua en su cercanía, creando esferas de hidratación (solvatación). Además de este efecto se produce una disociación del agua en iones hidroxilo e hidrógeno. Un alto porcentaje de sustancias que tienen una actividad biológica en el cuerpo están rodeadas por estas esferas de hidratación. Su estructura química presenta cargas eléctricas hacia afuera, las cuales entran en contacto con otras moléculas del organismo igualmente hidratadas. Si recordamos la importancia del agua en nuestra fisiología y el alto porcentaje de esta en la constitución de nuestro cuerpo, podremos entender cómo prácticamente todas las reacciones químicas se llevan a cabo entre moléculas hidratadas.

Otra parte de la Teoría de Stewart nos señala que el agua también se considera un soluto, ya que su naturaleza dipolar tiende a formar cristales a temperaturas biológicas y esta característica le otorga la capacidad de donar iones de hidrógeno o hidroxilo para mantener el principio de electroneutralidad química que revisamos con anterioridad.

Según el investigador mexicano Dr. Carlos U. Haubi Segura, basándose en la Teoría de Stewart y en el método de dinamización de los medicamentos homeopáticos, el agua del solvente rodea las moléculas del soluto de la tintura madre, produciendo un cascarón de moléculas con cargas opuestas coordinadas con las cargas propias de la molécula original.

Con la dilución y sucusión continua, los solutos originales son desprendidos de sus cascarones originales. Se forman nuevos cascarones y, posteriormente, estos son eliminados de la dilución dinamizada. En forma simultánea los cascarones se llenan con moléculas de agua que se acomodarían químicamente a las cargas eléctricas del cascarón; se producen cristales de agua con cargas eléctricas externas idénticas a la molécula original de la tintura madre, pero compuestas de agua. Como podemos observar, esta teoría está muy vinculada a la de la memoria del agua como medio de transmisión de la bioinformación de los medicamentos homeopáticos que revisamos en un subcapítulo anterior.

Este proceso físico-químico nos hace pensar en el modo como probablemente se podría transmitir la bioinformación original del soluto: mediante cargas electromagnéticas rodeadas de moléculas de agua una vez que el soluto original desapareció por el proceso de dinamización. Lo sorprendente del caso es que, además, el agua que contiene la bioinformación (que ahora es un polímero solvatado) serviría como soluto o como una especie de molde para la siguiente dinamización, y así sucesivamente. Resulta claro que todo esto sonaría a un argumento de ciencia-ficción que haría reír a un científico ortodoxo si no se contara con las evidencias mostradas por las investigaciones del agua congelada y su formación de cristales del Dr. Emoto, además de las contribuciones de otros científicos contemporáneos en el área de la cristalografía. Desde luego, aún queda bastante camino por recorrer para demostrar el modo de transmisión de la información de las dinamizaciones al organismo enfermo.

CONSIDERACIONES FINALES

A pesar de todos los adelantos tecnológicos y científicos en nuestro siglo XXI, no podemos decir que tenemos los elementos suficientes para afirmar que ya sabemos con exactitud cómo actúan los medicamentos homeopáticos en el ser humano, por la sencilla razón de que hasta ahora solamente se han propuesto hipótesis.

Si hacemos un balance desde un punto de vista objetivo, podemos observar que el mayor porcentaje de investigaciones se inclinan hacia la investigación de la naturaleza de las diluciones homeopáticas, lo cual ha provocado (y seguirá provocando) polémicas entre los ardientes defensores del modelo mecanicista cartesiano-newtoniano y los pocos adeptos al nuevo paradigma de la medicina basado en las aportaciones de la mecánica cuántica.

Los primeros defienden hasta con su vida la idea de que todo lo que existe en el Universo tiene que ser medido y demostrado, de lo contrario, no existe, y como no se puede ver, pasa al ámbito de lo esotérico y lo místico. Los segundos conciben un modelo diferente de la realidad basado en las hipótesis de que la energía y materia puedan ser intercambiables, de que la materia tenga un doble comportamiento como onda-corpúsculo, y la posibilidad dc que esta sea en última instancia una especie de quantums de luz congelada o a muy baja frecuencia vibratoria.

Mientras los partidarios del viejo y nuevo paradigma de la medicina siguen discutiendo, son pocos los investigadores (descontando al Dr. Burr y al Dr. Kirlian, entre otros) que han dedicado sus esfuerzos a investigar la posibilidad de que el hombre esté constituido por otras naturalezas o niveles de organización.

Es aquí donde puede estar la clave para avanzar un poco más en la comprensión de los modos de acción de la Homeopatía: inclinar más la balanza hacia el polo de la naturaleza del hombre en lugar de dedicar todos los esfuerzos únicamente en querer explicar cómo actúan las diluciones.

De todos los modelos propuestos en este subcapítulo, el único relacionado con las posibles naturalezas del hombre es el del cuerpo etérico, conocido desde la antigüedad, principalmente en la filosofía hindú. Como contraparte a dicho modelo está el muy conocido paradigma del organismo como lo conocemos hasta la actualidad: su constitución biológica basada en la anatomía, fisiología y bioquímica de sus tejidos.

Si queremos explicar la acción de los medicamentos homeopáticos en esos niveles de organización, tendríamos que buscar unos receptores misteriosos en la célula para entender que aun sin la presencia física de la molécula, los tejidos pueden responder a la bioinformación de las diluciones. Está claro que habría que desarrollar un modelo de investigación para probar la existencia de dichos receptores.

Si, por el contrario, pensamos que tal vez existan otros niveles de organización del cuerpo humano que aún no se han podido demostrar (como el cuerpo etérico), podría ser más sencillo pensar que las diluciones homeopáticas producen una resonancia de su frecuencia vibratoria semejante a la del campo bioenergético alterado, provocan un nivel adecuado de neguentropía (desequilibrio) y, finalmente, gracias al retorno a la entropía (equilibrio), se produce un nuevo orden vibratorio o estado de salud. El gran problema es que el cuerpo etérico no se ha podido demostrar. Para la ciencia contemporánea simplemente no existe, ya que no puede verse.

Ha habido al menos dos acercamientos: la Fotografía Kirlian y el Holograma del Rayo Láser con la investigación basada en la fotografía de la hoja de una planta. A pesar de hacerle un corte circular, en el hueco sigue apareciendo una pequeña imagen completa de la hoja, lo que demuestra que las pequeñas partes contienen la información completa del todo. Desafortunadamente no existen suficientes trabajos en esta área y es precisamente esta línea de investigación la que más debe fortalecerse para acercarnos un poco más a una explicación científica más sólida de cómo es que actúa la Homeopatía en el organismo.

Finalmente, después de haber descrito algunos de los posibles modos como podrían hacer su efecto los medicamentos homeopáticos, podemos establecer las siguientes conclusiones:

1.- No existe un modo único de acción de la Homeopatía.
2.- Aún no se han postulado la totalidad de las hipótesis de sus modos de acción y es muy posible que en el futuro se encuentren más modelos.
3.- Las distintas hipótesis deben estar respaldadas por investigaciones basadas en el enfoque cuantitativo de la investigación, el cual utiliza las Matemáticas, Física, Mecánica cuántica, Físico-química, Biofísica,

entre otras disciplinas, además del enfoque cualitativo que utiliza historias de vida como testimonios para comprobar la eficacia de los medicamentos. De este modo estaremos en el terreno de la Ciencia y no nos quedaremos únicamente en el ámbito de la doctrina médica, propia de la Homeopatía clásica.

4.- La combinación de los modelos descritos del modo de acción de los medicamentos nos acercarían a una explicación más satisfactoria de lo que puede ocurrir, a diferencia de tomar en cuenta solamente a uno de ellos, por más atractivo que parezca.

En la actualidad (2015), no son suficientes las explicaciones derivadas de los axiomas doctrinarios que fueron útiles en la época de Hahnemann, (en la cual no se contaban con los adelantos tecnológicos que ahora se tienen). Tampoco sería prudente juzgarlo ya que simplemente le tocó vivir en esos tiempos, si no, por el contrario, tendríamos que reconocer su genio para deducir los principios doctrinarios de la Homeopatía basado principalmente en su inmensa capacidad de observación y deducción.

Estamos en pleno siglo XXI, y si queremos darle seriedad y profesionalismo a nuestra práctica diaria además de que la Homeopatía sea más aceptada por la medicina científica, debemos investigar a fondo los mecanismos de acción de los medicamentos homeopáticos y el posible estado físico-químico de las altas diluciones, para de una vez por todas demostrar que la Homeopatía tiene bases científicas sólidas. Aún nos falta mucho, pero con las investigaciones publicadas en los últimos cincuenta años, se ha dado el primer paso.

TEORÍA DE LAS ALTAS DILUCIONES

La teoría de las altas diluciones comprende varios aspectos confusos que han acompañado a la Homeopatía a lo largo de los años y que sería conveniente tratar de explicar para después postular su posible efecto haciendo alusión a protocolos de investigación, aprovechando los avances tecnológicos y científicos de nuestra época. Para nuestros fines, y de un modo totalmente arbitrario y hasta divertido, llamaremos a cada uno de estos puntos oscuros de la teoría de las altas diluciones como un 'enigma'.

PRIMER ENIGMA: EN LAS ALTAS POTENCIAS, ENTRE MENOS MATERIA, MÁS ENERGÍA

El primero de ellos se refiere a un algoritmo que por su incongruencia ha causado grandes polémicas entre los científicos y los farmacólogos: entre más alta es la potencia (menor masa del soluto original), es mayor su energía, y entre más baja es la potencia (mayor masa del soluto original), es menor su energía.

SEGUNDO ENIGMA: CUÁL ES EL ESTADO FÍSICO DEL MEDICAMENTO HOMEOPÁTICO EN ALTAS POTENCIAS

El segundo enigma es su posible estado físico: ¿cómo se comporta una dilución homeopática? ¿Como un simple líquido? ¿Como un gas? ¿Acaso como una solución verdadera? Todos sabemos que las dinamizaciones homeopáticas son líquidas, ya sea para prescribirse disueltas en agua o para impregnar glóbulos de lactosa; sin embargo, su comportamiento físico está lejos de ser únicamente un líquido simple. Ya iremos viendo conforme avancemos en el tema de que una alta potencia es algo mucho más complejo.

TERCER ENIGMA: EN QUÉ NIVEL ACTÚAN LAS ALTAS POTENCIAS, Y SU CAPACIDAD PARA MOVER ESTADOS MÓRBIDOS CRÓNICOS

El tercero está relacionado con el nivel de organización en donde actúan. Desde la Homeopatía clásica nos preguntamos lo siguiente: ¿Las altas potencias actúan en la parte más compleja y de más alta frecuencia vibratoria que es la mente del hombre? ¿Son capaces de mover estados mórbidos crónicos? Otra enseñanza típica de los grandes maestros de la Homeopatía es que, a mayor cronicidad del padecimiento, más alta es la potencia, aunque si revisamos los trabajos de la Dra. Rima Handley sobre la práctica clínica de Hahnemann en sus últimos años de vida en París, el Maestro también usó altas potencias en padecimientos agudos. Desde luego que el uso de las altas potencias en padecimientos agudos seguirá causando polémica debido a la diferencia entre la escuela norteamericana de posología (Kent, Dunham, Tyler) que todos hemos aprendido y las últimas prescripciones del propio Hahnemann. En fin, como quiera que sea, pensemos que las altas potencias actúan más en el área psíquica y tienen un mayor poder terapéutico que las bajas. Es posible que al final de este subcapítulo sepamos cuál es la razón.

CUARTO ENIGMA: LAS ALTAS POTENCIAS ACTÚAN GRACIAS A SU NIVEL DE RESONANCIA

El cuarto enigma está muy relacionado con la mecánica cuántica (es quizá el más atractivo de ellos). ¿La Homeopatía actúa solamente porque aporta la energía necesaria para restaurar el equilibrio? ¿Lo hace porque encuentra una resonancia en la frecuencia vibratoria del órgano afectado e impone un nuevo orden vibratorio y, por lo tanto, saludable? ¿La bioinformación que contiene resuena en cierta frecuencia vibratoria? ¿Está únicamente suspendida como un coloide? Antes de intentar dar respuesta a estas interrogantes es de vital importancia establecer lo que contiene una alta dilución homeopática, ya que, sin duda, nos facilitará el camino para encontrar las posibles soluciones a los enigmas.

EL CONTENIDO DE LAS ALTAS POTENCIAS HOMEOPÁTICAS

¿Qué contiene una alta dilución homeopática? Si hasta aquí hemos comprendido las bases científicas de la Homeopatía, de algo estamos plenamente seguros: las altas potencias no contienen materia. En un inicio fueron portadoras de moléculas del soluto original, pero debido al proceso de dinamización, a partir de la 12.ª centesimal la dilución es ahora un polímero de agua que contiene bioinformación proveniente del soluto, pero en forma de átomos de hidrógeno y oxígeno con cargas electromagnéticas en su periferia, como una especie de cascarones que guardan la memoria de la sustancia madre (ver el modelo de la Teoría Ácido-Base de Stewart).

No solamente contienen bioinformación, sino que, además, esta resuena. En términos generales, la resonancia se produce cada vez que hay una relación de frecuencias (cuando una de ellas es un múltiplo entero de la otra), como una oscilación de gran amplitud causada por un estímulo periódico relativamente pequeño. Las frecuencias dependen de las variables dinámicas y adquieren valores diferentes en diferentes puntos del espacio de la fase de reposo y de actividad, es decir, entre una dinamización y la siguiente. Esto quiere decir que el proceso de dinamización hace vibrar en mayor grado la bioinformación contenida en el agua cuando se sucusiona que cuando está en reposo. Otro punto clave para entender lo que contienen las diluciones es el estado neguentrópico en el que se encuentran sus moléculas.

En física clásica se conoce la neguentropía como al estado en que se encuentra un sistema molecular aislado mientras esté alejado del equilibrio. Por el contrario, la entropía es el estado de equilibrio de las moléculas (por sus enlaces covalentes y su orden químico). Se sabe que algunos estados neguentrópicos son estados transitorios con tendencia al equilibrio; también se conoce que bajo ciertas condiciones este desequilibrio molecular puede tener una mayor duración, aunque tarde o temprano regrese al nivel de entropía.

Una dilución homeopática no es en absoluto tan simple como el agua, ya que después del proceso de dinamización el solvente que alguna vez contuvo materia está lejos del equilibrio y adquiere nuevas propiedades en las que los movimientos de spin de sus electrones y los niveles de su frecuencia vibratoria desempeñan un papel esencial: se vuelven mucho más activos y por consiguiente inestables, entrando de lleno a un estado neguentrópico.

Un factor determinante, al menos para entender el funcionamiento de las altas potencias, es la duración del estado neguentrópico. Se supone que en un sistema dinámico en desequilibrio hay un tiempo determinado en el que hay una posibilidad de que algo en estado de latencia se dispare; entre más duración tenga, es más fácil que ocurra. En nuestro caso, un movimiento de la energía bioinformática que estimula al organismo hacia la restauración de la salud, aumenta. Un ejemplo sería el modo como actúan las potencias en la escala centesimal hahnemanniana: penetran profundamente y tienen una gran duración en tiempo (tanto en su acción experimental como la terapéutica).

En lo que respecta a la manifestación de la actividad de la dilución o al cese de esta, se ha establecido que en condiciones de desequilibrio (neguentropía) se manifiesta, y en estado de equilibrio (entropía) se queda en estado latente. Si esto lo extrapolamos al método de sucusión en el proceso de dinamización o a agitar el medicamento antes de tomarlo, podemos entender su importancia como método para incrementar el poder físico de la bioinformación contenida en la dilución, especialmente para pasar de una potencia a la siguiente hasta llegar a las altas dinamizaciones.

Ahora bien, para aquellos que crean que no existe nada en las altas potencias, la demostración de su actividad electromagnética se ha demostrado por distintos métodos. Uno de ellos es la fluorescencia. Esta consiste en incidir radiaciones electromagnéticas de longitud de onda adecuada sobre moléculas orgánicas. Se produce una diferencia de potencial entre el estado electrónico basal hasta llegar a un estado electrónico excitado. La molécula, para perder el exceso de energía absorbida y volver al estado basal, lo hace emitiendo un fotón que puede ser cuantificable. De este modo se puede medir la energía contenida en una solución.

Aun en ausencia total de moléculas, existe algo de naturaleza física en el remedio homeopático; se ha probado la presencia de radiaciones electromagnéticas cuya frecuencia corresponde al infrarrojo en una dilución 30.ª **D que está por arriba del límite de** Avogadro y, por lo tanto, ya no existe ninguna molécula de la sustancia original. Algunos investigadores observaron que las radiaciones emitidas por remedios homeopáticos en glóbulos de lactosa son capaces de producir diversas figuras fotografiables en un campo electromagnético alterno de 2,500 ciclos por segundo. En conclusión, las altas potencias contienen bioinformación en un alto nivel de frecuencia vibratoria, lo que les otorga un estado inestable o neguentrópico.

Si sabemos lo que contiene una alta dilución homeopática, es más sencillo tratar de resolver los enigmas y no perdernos en especulaciones basadas en la Física clásica, la Mecánica cuántica o la Biofísica. Lo que deseamos es fundamentar la acción de las altas potencias y no saturarnos con numerosas teorías. Intentaremos dar respuestas coherentes.

ENTRE MENOS MATERIA, MÁS ENERGÍA

Si recordamos la teoría de los hoyos blancos que nos dice que al sufrir inestabilidad molecular producto de su excitación (aceleración) la materia hace que toda su energía potencial sea expelida al exterior, proceso que en

Física se conoce como dislocación, podremos comprender que entre más veces sea dinamizada la dilución (al pasar de una potencia a la siguiente) desarrollará mayor energía.

En las altas potencias la transferencia de información no química es el único mecanismo posible de su acción, y esto supone que la información del medicamento homeopático está localizada en la secuencia de los campos magnéticos de una cadena de dipolos eléctricos formada por moléculas de agua que rodean el cascarón de la información original del soluto.

Otra cualidad de las altas potencias, producto del mayor número de dinamizaciones con respecto a las bajas o medias, es la llamada coherencia, que son moléculas en movimiento coordinado inmersas en ondas electromagnéticas con fases relativas bien definidas y cuyo movimiento colectivo determina una polarización del agua cada vez mayor. Dichas moléculas, en muy alta frecuencia vibratoria, contienen la energía suficiente para permanecer estables durante más tiempo. Dependiendo del campo electromagnético del soluto original, tales diluciones desarrollan una estructura y vibración específica en forma de conglomerados o clústeres.

El procedimiento para liberar dicha bioinformación latente en el soluto hasta antes de superar el número de Avogadro, y posteriormente en la solución hidroalcohólica solvatada cuando ya no existen moléculas, se hace por medio de la trituración y la dilución. En la medida en que se aplica la energía cinética para formar los clústeres o conglomerados de moléculas en alta frecuencia vibratoria y mayor estabilidad, las fuerzas electromagnéticas que los atraen y adhieren se intensifican, haciéndolos cada vez más estables. Este proceso biofísico se incrementa en la medida en que aumenta la potencia de la dilución homeopática.

Por otra parte, la trituración de lactosa mezclada con la tintura madre en el mortero de porcelana produce un choque entre superficies materiales. Esto produce una elevación de temperatura local debido a la excitación de los electrones en sus órbitas, como puede observarse por los chispazos que produce (fenómeno que se apreciaría mejor si al hacerlo apagamos la luz del laboratorio de farmacia). La pequeña elevación de la temperatura implica un aumento de velocidad de translación de las moléculas y, por ende, un incremento cuántico en la rotación molecular.

Se dice que las altas potencias hechas por trituración contienen un mayor grado de energía que las realizadas por dilución. Existe una razón: el choque entre superficies originado por la trituración es, desde el punto de vista del cambio de la presión que se produce en la superficie del material, mucho más fuerte que el originado por la sucusión o la agitación, ya que en estas el choque solamente es debido al peso del líquido que cae, mientras que en la trituración existe una fuerza activa (la de la mano que la produce).

En lo que respecta a las diluciones, existen dos tipos: las que están por debajo del número de Avogadro y las que están por encima de él, y desde luego presentan algunas diferencias. Las primeras (por debajo de la 12.ª C) **todavía conservan moléculas de soluto, las segundas (por arriba de la 12.ª C)**, no. Ambas actúan exclusivamente por la bioinformación que poseen, por lo tanto, la cantidad de información aumenta con la dilución, y este fenómeno físico explica la mayor efectividad de la alta potencia.

Al avanzar en la escala de diluciones, se conserva siempre una pequeña parte de las microestructuras del agua con la información, que permanece estable y puede incrementar gracias al fenómeno de la sucusión. Cada vez que la dilución se agita mecánicamente, el período de oscilación de las moléculas de agua se duplica y hace posible una mayor formación de microestructuras y potencialmente una mayor cantidad de información capaz de actuar en el organismo enfermo.

Se ha observado que este aumento de la cantidad de información no es continuo de una dilución a la siguiente, sino que se produce por saltos (la razón aún se desconoce). Es posible que este fenómeno pudiera explicar las preferencias de la escuela Kentiana de usar potencias que van de la 6.ª **C, 30.ª C, 200.ª C, Mil centesimal etc.**, precisamente en el orden en el que han mostrado una mayor actividad terapéutica.

Como podemos observar, en nuestra época contamos con una tecnología de punta para demostrar que entre menos materia hay en la dilución, existe una mayor energía o bioinformación en forma de clústeres o conglomerados de moléculas de agua con la carga eléctrica y frecuencia vibratoria específica y estable. Así lo ratifican los trabajos del investigador norteamericano Shui Yin Lo, quien auxiliado con la espectroscopia ultravioleta ha mostrado clústeres que se autorreplican en ausencia del soluto original.

Este investigador ha empleado algunos métodos para determinar las propiedades y estructura de los clústeres:

Su fuerza electromotriz se midió al colocar en el agua de una alta potencia homeopática dos electrodos de acero inoxidable idénticos y midiendo su potencial, el cual dio aproximadamente 10 milivolts. Por supuesto que las lecturas de los milivolts variarán dependiendo de la potencia y del medicamento. El mismo método en agua simple no dio ninguna lectura. Con diluciones homeopáticas, el espectrofluorómetro detecta fluorescencia y se manifiestan picos bien definidos y totalmente medibles. Con el agua simple no se detecta ninguna fluorescencia.

En forma semejante, con la resonancia magnética nuclear se miden los cambios en el arreglo del flujo de la nube electrón-protón, y en la alta dinamización homeopática se aprecian picos que evidencian la energía de los clústeres, los cuales no aparecen cuando se mide el agua simple.

Definitivamente, el proceso de dinamización y sucusión continua y progresiva para llegar a la frecuencia vibratoria correspondiente a una alta potencia, desarrolla en esta mucho más energía en la medida que la materia proveniente del soluto es dislocada (según la teoría de los hoyos blancos). Uno de los primero postulados de la mecánica cuántica es precisamente que la masa sometida a un proceso de aceleración puede transformarse en energía; y a su vez, si esta baja en gran medida su frecuencia vibratoria, puede llegar a tener las características físicas de la materia. Por lo tanto, en las altas potencias, mientras **más alta es la dilución, la masa molecular del soluto disminu**irá y la energía (bioinformación contenida en este) aumentará.

CUÁL ES EL ESTADO FÍSICO DEL MEDICAMENTO HOMEOPÁTICO EN ALTAS POTENCIAS

El probable estado físico del medicamento homeopático siempre ha sido un enigma, ya que detrás de su apariencia líquida y transparente su comportamiento biofísico es más complejo de lo que parece. Los médicos homeópatas siempre nos hemos preguntado si las altas potencias se comportan como un líquido, como un gas u otro estado físico intermedio. Para empezar a entender la complejidad de la física de las partículas de las altas potencias, primero tenemos que definir lo que es una dilución.

La dilución está compuesta por dos partes. La primera es el soluto que se ha empleado al inicio de su preparación (tintura madre). La segunda es la bioinformación que se encuentra en el solvente (agua) y que ha sido obtenida por el proceso de dinamización.

En física clásica, cuando se habla de sistemas dispersos se refiere a conjuntos heterogéneos de sustancias sólidas, líquidas y gaseosas que, en partículas finamente divididas, se hayan repartidas unas en el seno de las otras. Luego, entonces, para saber en dónde colocar el medicamento homeopático (como un sólido, líquido, gas u otro estado de la materia) es prioritario hablar del tamaño de las partículas orgánicas disueltas en el líquido.

Según el tamaño de las partículas de la fase dispersa, los sistemas dispersos se dividen en suspensiones, coloides y soluciones verdaderas. Si el diámetro de la partícula es mayor que 0.1 micra, se consideran como suspensiones. Si el diámetro de la partícula de la fase dispersa está entre 0.1 y 0.005 de micra, se denomina coloide. Finalmente, si el diámetro de las partículas de la fase dispersa es de 0.0001 de micra o menor, se denomina soluciones verdaderas.

Las suspensiones son inestables, el tamaño de las partículas de la fase dispersa hace que por gravedad se precipiten, y esta inestabilidad molecular termina con su vida media (no hay que olvidar que las suspensiones de los medicamentos pediátricos, por ejemplo, tienen que agitarse antes de ser empleadas).

Los coloides poseen energía proveniente de la gran división de la materia, lo que implica un gran desarrollo de las superficies de las interfaces causada por la mutua repulsión entre ellas ya que tienen la misma carga eléctrica y, por lo tanto, se repelen. Contienen pequeñas micelas y están eléctricamente cargadas. Si disminuye el tamaño de las micelas, aumenta la superficie y, por consiguiente, la cantidad de cargas.

Finalmente, las soluciones verdaderas desarrollan las siguientes propiedades: dializan y difunden, atraviesan todos los filtros, conservan transparencia y homogeneidad en toda su masa, ejercen presión osmótica, presentan aumento del punto de ebullición y disminución del punto de congelación, no son sedimentables, no presentan el fenómeno de Tyndall, las partículas que las integran no deben ser vistas con la ayuda del microscopio ni pueden ser separadas.

Lo sorprendente de las altas potencias homeopáticas en solución líquida es que cuando alcanzan un grado de dinamización suficiente, se comportan en forma muy semejante a los gases perfectos: se expanden y pasan a través de diminutos orificios o superficies porosas como, por ejemplo, las membranas celulares, gracias a que la fuerza de cohesión de sus moléculas es menor que las fuerzas de repulsión y dicha cualidad otorga mayor espacio entre estas (como en los gases).

Las soluciones verdaderas tienen una característica biofísica que las hacen únicas: forman una gran cantidad de iones, ya que sus moléculas se disocian en átomos y producen cargas eléctricas.

Está claro que en la medida en que avanza el proceso de dinamización hacia las altas potencias, el soluto original va siendo diluido progresivamente y la materia orgánica contenida es dislocada. El estado neguentrópico resultante de las moléculas solvatadas de agua deja grandes espacios entre ellas, lo que le da un comportamiento biofísico muy semejante al gas. En la alta dilución no existe materia, sino un conglomerado de clústeres o moléculas de agua con iones, producto de las muy altas frecuencias vibratorias desarrolladas por el proceso de dinamización y sucusión. Si existieran moléculas del soluto original, la dilución no podría expandirse y atravesar las pequeñas estructuras del organismo. Detrás de la apariencia líquida de una alta dilución homeopática en realidad se oculta un estado biofísico muy semejante a un gas.

EN QUÉ NIVEL ACTÚAN LAS ALTAS POTENCIAS Y POR QUÉ SON ÚTILES EN LOS ESTADOS MÓRBIDOS CRÓNICOS

Para comprender más fácilmente en qué lugar podrían actuar las altas potencias, es indispensable conocer los niveles de organización del hombre. Hasta donde sabemos, la fisiología del ser humano está conformada por niveles de organización, los cuales a su vez están determinados por grados de menor a mayor complejidad de acuerdo con su función. Podemos comenzar citando al más sencillo, como el átomo, y, posteriormente en forma sucesiva, la molécula, la célula, el tejido, el órgano, el aparato y sistema, para terminar con la personalidad como entidad integradora.

Todavía existe otro nivel de organización que está incluso más allá del plano psíquico que es el aún no demostrado cuerpo etérico, que según las pocas investigaciones realizadas existe en un plano físico de alta frecuencia vibratoria, invisible al ojo humano, pero con cualidades para organizar y dirigir las funciones del organismo.

A partir de las experiencias de muchos años de práctica clínica de los pioneros de la Homeopatía y de sus seguidores, se sabe que el sitio donde actúan las altas diluciones es fundamentalmente el plano psíquico. También tenemos que averiguar, apoyados por las investigaciones en materia de la física de las partículas y la mecánica cuántica, cuál es la razón por la que las altas potencias tienen mayor capacidad para remover los estados mórbidos crónicos.

Si recordamos brevemente el procedimiento por el cual se llega a las altas diluciones, podremos comprender por qué actúan en la mente, considerando esta como el nivel de organización más alto y especializado del hombre. El agua simple sin dinamizar es prácticamente un conjunto azaroso de moléculas que carecen de toda organización específica. El proceso de dinamización progresiva con la bioinformación proveniente del soluto hasta obtener una alta dilución la convierte en un sistema organizado de moléculas con cargas eléctricas persistente y estable en el tiempo, con una altísima frecuencia vibratoria que genera a su vez un campo electromagnético.

En la fase final de la dilución y sucusión, una vez que se ha dejado en reposo, se está en equilibrio térmico con su medio ambiente y retorna al nivel de entropía (equilibrio), pero el sistema ya no es igual que al principio, sino que ahora existe un orden diferente en el sentido cualitativo. De una determinada dilución (por ejemplo, de la 150.ª centesimal a la 151.ª centesimal), se observa que esta última presenta un mayor ordenamiento y persistencia de sus cargas eléctricas que la primera, y por consiguiente más información. Este fenómeno físico se produce con cada aumento de potencia, por lo que nos podríamos imaginar la enorme cantidad de bioinformación contenida en una dilución a la diez mil centesimal hahnemanniana.

También es pertinente aclarar que no estamos hablando en forma exclusiva de cantidad de bioinformación concebida como algo aritmético (20 unidades es mayor cantidad que 5), sino más bien en otro sentido. El proceso de dinamización del solvente desarrolla una frecuencia vibratoria cada vez más alta en la medida en que se va elevando la potencia de la dilución, ya que su movimiento da lugar a ondas, oscilaciones o vibraciones, las cuales son un medio idóneo para la transmisión de información.

Estudiemos ahora el nivel de organización general del organismo. Todos sabemos que la materia se manifiesta por medio de partículas y ondas electromagnéticas. Cada una de nuestras células transmite y recibe bioinformación por medio de ellas, constituyendo un medio de comunicación del cuerpo. También se han postulado diversas hipótesis sobre las formas de comunicación interorgánicas. En los últimos 25 años los investigadores en biología celular y biología molecular reconocen la participación del sistema psíquico, nervioso, inmune y endócrino en la forma como se comunican todas nuestras células y tejidos.

Por medio de estos sistemas, las órdenes llegan de una fuente emisora hasta todos los receptores de nuestro organismo para cumplir determinada acción fisiológica. La velocidad en la que se realizan dichas acciones es variable dependiendo de los tejidos del organismo, y depende de muchos factores: del tipo de neurona, si es mielínica o amielínica, si es de transmisión lenta o rápida, si la secuencia de polipéptidos es la correcta o si la estructura química de las aminas del neurotransmisor es bioquímicamente la adecuada, etc.

A través de los impulsos nerviosos cuya velocidad de transmisión es de determinados metros por segundo es posible obtener una rápida respuesta: por ejemplo, si estamos explorando los reflejos y golpeamos con el martillo neurológico por debajo de la rodilla, obtendremos en forma inmediata el reflejo rotuliano, lo mismo que si acercamos un objeto a los ojos, el movimiento de los párpados como respuesta refleja es extraordinariamente rápido. Si estamos estudiando el llenado capilar de los dedos de la mano, sucede un fenómeno semejante; la velocidad a la que viaja la sangre para llenar el lecho ungueal es de unos cuantos segundos.

Los ejemplos anteriores nos dan una idea de la velocidad de transmisión de impulsos nerviosos como respuesta a un estímulo mecánico (el golpe del martillo de exploración o la presión mecánica de los dedos del médico sobre los dedos del enfermo para observar el llenado capilar) cuando se trata de una sola orden y con un cierto grado de complejidad.

Imaginemos ahora la velocidad a la que se transmiten las emociones y los pensamientos y el grado de complejidad que tiene el sistema nervioso central para procesar e integrar tal vez cientos de impulsos en forma simultánea y de origen distinto: algunos provienen de los receptores de la piel y los músculos como los encargados de transmitir la posición del cuerpo, la sensación de fatiga, frío o calor.

Otros tienen su origen en el sistema límbico y son una respuesta directa de adaptación a la diversidad de estímulos del medio ambiente y de nuestra vida cotidiana, como la ansiedad, la cólera, el miedo o la tristeza. La lógica nos dice que el nivel de organización más complejo y especializado con el que cuenta el hombre es indudablemente el sistema nervioso, que es el encargado de filtrar, jerarquizar y ordenar todos los cientos o miles de estímulos y respuestas simultáneas que procesamos como resultado de la interacción con nuestro Universo y con nuestros semejantes.

Nadie se ha propuesto medir la velocidad a la que se transmiten los pensamientos o los sentimientos, pero con seguridad es extraordinariamente rápida. Y no hablemos solo de la velocidad de transmisión, sino del consiguiente nivel de complejidad para ejecutar en forma simultánea varias acciones. Se dice que el hombre pasa las 24 horas de un día sintiendo, pensando y haciendo, además de realizar cientos de funciones más en forma simultánea.

Aunque parezca que estamos hablando de ciencia ficción, tal complejidad de datos informativos solamente podría realizarse en el sistema nervioso central, particularmente en el área psíquica, en fracciones de segundo si la transmisión ocurriera casi con la velocidad de la luz, o sea, únicamente a través de ondas electromagnéticas y no mediante moléculas que contienen neurotransmisores y que necesariamente van a hacer su efecto en determinados receptores de membrana. Tal parece que el viejo modelo mecanicista de la llave y la cerradura es cada vez menos eficiente para explicar los fenómenos electrofísicos suscitados por la acción de las altas potencias homeopáticas en el nivel de organización mental.

Aun con los testimonios de cientos de médicos homeópatas a favor de la eficacia de las altas potencias en padecimientos funcionales de índole psíquica, aún faltan investigaciones sólidas para respaldar la hipótesis de que las altas potencias actúan en el nivel de organización psíquico. Lo que podemos decir a nuestro favor es que si consideramos la extraordinaria velocidad y complejidad con la que nuestro cerebro realiza cientos de acciones de transmisión-recepción en forma simultánea, como para pensar que es casi la velocidad de la luz, sería más lógico pensar que lo hace mediante ondas electromagnéticas de una altísima frecuencia y no con las pesadas moléculas de neurotransmisores que tienen que actuar necesariamente en un determinado y específico receptor de membrana.

En forma paralela, el modelo teórico que podría actuar a este nivel sería una alta dilución homeopática en un estado neguentrópico (inestabilidad de sus cargas electromagnéticas) que diera como resultado una muy alta frecuencia vibratoria y pudiera transmitir la bioinformación terapéutica a la prodigiosa velocidad y complejidad con la que funciona nuestro sistema nervioso.

Aún nos queda otra pregunta: ¿Las altas potencias son las más útiles para los estados morbosos crónicos? Desde los tiempos de los pioneros de la Homeopatía, y especialmente con las aportaciones del gran maestro de la escuela norteamericana, el Dr. James Tyler Kent y sus seguidores como el Dr. Carrol Dunham, se ha postulado que las enfermedades crónicas responden mejor a las altas potencias. Estamos hablando desde luego de la escala centesimal hahnemanniana, ya que ambos maestros no tuvieron acceso a la *6.ª edición del Organon del Arte de Curar* y no conocieron la escala cincuentamilesimal.

A partir de las investigaciones de la Dra. Rima Handley sobre los últimos 13 años de la vida de Hahnemann en su estancia en París, se sabe que empleó potencias altas de la escala centesimal en los trastornos agudos.

Seguramente por la observación de la evolución clínica de sus pacientes, descubrió su capacidad para resolver tanto problemas agudos como crónicos. Independientemente de la escuela que hayamos seguido en la prescripción de las altas potencias (la de Hahnemann en sus últimos años, o la muy conocida de Kent en el orden ascendente de 6.ª C, 30.ª C, 200.ª C, MC o 10 MC), un hecho nos queda claro: las altas potencias tienen más energía cuántica o electromagnética y, por lo tanto, mayor capacidad para resolver problemas de salud, ya sea de carácter crónico o agudo.

Extrapolando esta observación clínica al terreno de la mecánica cuántica, es prioritario tratar de explicarlo. Si estamos de acuerdo con los postulados anteriormente referidos acerca de las posibilidades de cómo actúa la Homeopatía, resulta que la cantidad de información aumenta con la dilución, y este fenómeno físico explica la mayor efectividad de las altas potencias.

Cada vez que la dilución se agita mecánicamente y a su vez se escala hacia una potencia más alta (por ejemplo, de la 199.ª C a la 200.ª C), el período de oscilación de las moléculas de agua se duplica, la frecuencia vibratoria por segundo se incrementa, hace posible una mayor formación de microestructuras ionizadas y potencialmente una mayor cantidad de información capaz de actuar en el organismo enfermo.

Como un mero ejercicio de imaginación, pensemos lo siguiente: si concebimos a la enfermedad crónica como un obstáculo para lograr la homeostasis, prácticamente como un bloque de granito cada vez más pesado en la medida en que el padecimiento tiene más tiempo de desarrollo, resulta lógico que el estímulo energético que debemos emplear para removerlo y facilitarle al organismo el camino hacia la salud debe ser inversamente proporcional al peso del bloque de granito; la potencia será más alta mientras **más pesada** sea la piedra.

LAS ALTAS POTENCIAS ACTÚAN GRACIAS A SU NIVEL DE RESONANCIA

La resonancia es un fenómeno físico que se produce cada vez que hay una relación entre frecuencias, y es una condición indispensable para la transmisión de la información. De acuerdo con la mecánica ondulatoria, la absorción y la emisión de la luz se deben a la resonancia. En un sistema de partículas en interacción, como podría concebirse al medicamento homeopático y al organismo enfermo, la aproximación al equilibrio es posible gracias a la resonancia.

Si representamos la enfermedad como una frecuencia vibratoria desordenada con un determinado patrón energético, y al medicamento como otra frecuencia vibratoria, pero como un múltiplo de la primera, concluimos que entre las dos existe una resonancia. En este caso, la bioinformación del medicamento resuena con la frecuencia de la enfermedad y, por ser de mayor intensidad, la desplaza, ya que las resonancias conducen a un acoplamiento entre movimientos moleculares mediante correlaciones entre las frecuencias vibratorias.

Para entender este concepto pongamos un sencillo ejemplo: la guitarra es un conocido instrumento y posee 6 cuerdas. La 5.ª cuerda está afinada en el tono de la y tiene una vibración de 540 ciclos por segundo. Cuando percutimos la cuerda con el dedo, su vibración provoca que se formen en el aire que nos rodea unas ondas sonoras que son registradas por nuestros tímpanos. Si hacemos vibrar un diapasón a 540 ciclos por segundo y ponemos el objeto en la tapa del instrumento, la quinta cuerda vibrará sin que la hayamos tocado físicamente. Esto quiere decir que ambos cuerpos (la cuerda de la guitarra y el diapasón) han entrado en resonancia.

En conclusión, nuestro organismo puede alterarse o retornar nuevamente al equilibrio por el principio de la resonancia. La influencia que tienen estas ondas sobre nuestro organismo depende de ciertos factores como la amplitud, la frecuencia y el tiempo que dura nuestro cuerpo vibrando en determinada frecuencia. El resultado de la combinación de estos tres factores y la interacción con el gran número de vibraciones del Universo que nos rodea es un campo electromagnético que está alrededor de nuestro cuerpo físico y que tiene determinada frecuencia vibratoria. Cada organismo posee su campo electromagnético particular y una resistencia específica a la influencia de las partículas que nos rodean.

Por otra parte, si no hay resonancia entre el patrón vibratorio anormal y su respectiva frecuencia vibratoria representada por la enfermedad y el patrón vibratorio del medicamento, sería prácticamente imposible que se pudiera transmitir la bioinformación de este **último al organismo en estado de des**equilibrio. No es la resonancia por sí misma, sino el medio por el cual se transmite la bioinformación lo que produciría la transformación de las moléculas de agua simple en estructuras moleculares complejas y con un código específico destinado a corregir el patrón vibratorio anormal del cuerpo enfermo.

La resonancia o relación física entre las frecuencias vibratorias de las partículas del medicamento y el campo electromagnético que nos rodea es la condición que permite la transmisión de una determinada bioinformación específica que estimula la reactividad del cuerpo hacia el estado de salud. Es algo semejante a lo que ocurre cuando el diapasón de metal se pone en la tapa de la guitarra y la 5.ª **cuerda vibra y suena sin que haya sido manipulada.**

Se han realizado algunas investigaciones con respecto al uso de la frecuencia exacta del estímulo físico necesario para reparar un tejido dañado. Recordemos los trabajos del cirujano ortopedista e investigador norteamericano Dr. Becker en relación con la reparación de las fracturas usando estímulos electromagnéticos específicos.

Él con su equipo de trabajo descubrieron que la frecuencia usada para irradiar los campos electromagnéticos en el sitio de la fractura tenía que ser tan preciso, que una pequeña variación de esta cambiaría el mensaje llevado a los huesos, produciéndose una exagerada concentración de calcio en un sitio, lo que podría afectar la matriz ósea debido a un aumento en su reabsorción, y debilitar el resto de su estructura. En otras palabras, cualquier desviación leve en la energía del mensaje codificado no solamente dejaría de curar el hueso fracturado, sino que lo debilitaría y agravaría la situación.

Otro aspecto de la teoría de la resonancia nos indica que los seres humanos son algo semejante a los electrones de un átomo. Los electrones dentro de un átomo habitan revestimientos de energía en dominios espaciales, los cuales son conocidos como orbitales.

Cada una de esas posiciones orbitales tiene cierta frecuencia y características energéticas dependiendo del tipo y peso molecular del átomo. Para excitar o cambiar de lugar un electrón al siguiente orbital superior, uno necesita repartir su energía a una frecuencia específica. Solamente un quantum de los requerimientos energéticos exactos puede hacer que el electrón salte a un orbital más alto.

Este es un concepto que se puede entender mejor bajo la óptica de la electrónica. A través del proceso de resonancia, la energía propiamente dicha de la frecuencia puede excitar al electrón para moverse a un nivel energético más alto en sus órbitas alrededor del núcleo. Los seres humanos pueden asemejarse a los electrones en que sus subcomponentes energéticos habitan diferentes modos vibracionales que podríamos llamar órbitas de salud y órbitas de enfermedad.

Para el organismo cuyos sistemas energéticos están en una órbita de enfermedad, solamente la fuerza sutil de la frecuencia correcta será aceptada para cambiar el cuerpo a una nueva órbita o al estado de salud estable. Los remedios homeopáticos son capaces de entregar el quantum de energía sutil necesaria para el organismo a través de la inducción de un tipo de resonancia entre la bioinformación que es transmitida de la alta dilución hacia el campo electromagnético que nos rodea, corrigiendo su frecuencia vibratoria.

ALGUNAS INVESTIGACIONES SOBRE LAS ALTAS DILUCIONES

LAS APORTACIONES DEL DR. YVES LASNE

De acuerdo con el investigador francés Yves Lasne, autor de trabajos experimentales sobre las altas diluciones homeopáticas, dicha teoría es realmente un trabajo multidisciplinario, ya que sería muy difícil explicarla por un solo modelo de investigación. No es solamente la yuxtaposición de varios campos científicos: matemáticas, física, físico-química o biofísica, también implica una interrelación coherente de todas estas disciplinas. Para este autor, resulta un enigma científico que durante doscientos años se hayan obtenido resultados terapéuticos usando preparaciones que aparentemente no contienen ingredientes activos, por lo que decidió investigar.

Junto con su equipo de trabajo propusieron un modelo teórico y la validación experimental de las soluciones diluidas-sucusionadas usada en el marco terapéutico de la doctrina homeopática. Las mediciones fueron llevadas sobre un gran rango de soluciones diluidas-sucusionadas preparadas bajo diferentes situaciones fisicoquímicas sobre líquidos biológicos humanos, líquidos biológicos animales (provenientes de gatos, caballos, vacas y serpientes), extractos de órganos y cultivos celulares.

Los métodos teóricos aplicados están basados en la recopilación científica de la teoría del éter, la teoría relativista de los campos cuánticos y de lo movimientos contonianos. Los métodos experimentales fueron los comúnmente usados: la resonancia magnética nuclear, especialmente calibrada para percibir en el agua la señal estable alrededor de 9000 microsegundos, y computadoras de pantalla líquida centelleante.

Las diluciones sucusionadas fueron elaboradas de acuerdo con los principios clásicos: la máquina de sucusión imprimió exactamente la misma energía en cada dilución en particular. Finalmente, también fueron usados diversos equipos convencionales: dispositivos ultrasónicos, generadores de campos magnéticos, incubadores, refrigeradores, pipetas automáticas, etc.

El Dr. Yves Lasne, autor principal de la teoría, comenta que su interés en el tema se deriva del poder sorprendente y la rapidez de los remedios homeopáticos en casos crónicos donde a menudo las medicinas homeopáticas han fallado. Esta fue una razón por la que Yves Lasne empezó a estudiar la curación homeopática.

A comienzos de 1982 se codeó con colegas especializados en varios campos de la investigación, lo que les permitió el acceso a dos nuevos métodos curiosos: la resonancia magnética nuclear y la espectrofotometría infrarroja. En mayo de 1983 compró algunas soluciones hidroalcohólicas homeopáticas comerciales de lavéndula y ioduro de potasio usados para algunas investigaciones tentativas. Los dos métodos anteriores le permitieron diferenciar estas soluciones comerciales de agua y alcohol mucho más allá de la 5.ª CH; luego, entonces, fuera de las discrepancias de las señales obtenidas por el espectrofluotómetro entre la serie de soluciones de sustancias diferentes y entre las diluciones diferentes de la misma sustancia, todo salió correctamente. Al evaluar las mismas soluciones repetidamente, fue observada la misma perseverancia de la diferencia de señal. Por fin fueron vistas estas dos maneras de acercarse al fenómeno.

Reproducibilidad y precisión de las preparaciones homeopáticas

Propuso un protocolo a una firma industrial en el campo de la Homeopatía a lo largo de la siguiente línea experimental: de cuatro lotes diferentes de agua (a, b, c, d) prepararon 4 sustancias en diluciones hahnemannianas: Agua sola (E), Sulphur (S), Histamina (H), Ioduro de potasio (IK).

Las diluciones 1:100 fueron primeramente dinamizadas y potentizadas, por ejemplo, sucusionadas en el matraz. Esta sucusión se hizo antes de cada nuevo paso en la dilución con el propósito de que la extensión de la 1.ª a la 30.ª centesimal fuera cubierta, en otras palabras, el rango de dilución fue desde la tintura madre hasta la 30.ª. Aclaremos que en el protocolo del Dr. Lasne se empleó la técnica de dilución centesimal hahnemanniana (de frasco a frasco) y no el método korsakoviano de usar un mismo frasco, por lo que las equivalencias cambian.

La resonancia magnética nuclear es un fenómeno físico que refleja la susceptibilidad para campos magnéticos presentados por algunos núcleos atómicos. Con magnetos y olas de frecuencias de radio, los estados de alteración de sus núcleos pueden ser obtenidos. Esta acción producida puede ser comparada con el empuje dado a una partícula que está en alto y después gira cuando es lanzada. Del mismo modo en que el momento que toma una partícula que está en la cima para llegar al fondo es inversamente proporcional a la fuerza de rozamiento que actúan sobre ella; el tiempo tomado por un núcleo excitado para regresar a su estado basal es función del medio ambiente del núcleo.

El momento llamado de relajación se mide por la diferencia entre dos estadios: el primero es el estado basal del protón H1 de la dilución homeopática en estado de reposo (T1). El segundo, es el grado de excitación logrado después de ser sometido a las olas de una determinada frecuencia de radio emitidas por el aparato, (T2). El parámetro seleccionado para evaluar las diferentes preparaciones homeopáticas fue el protón H1 T2 tiempo de relajación magnética que es del orden de alrededor de dos segundos bajo la prevalencia de las condiciones experimentales. Después de una fase de aprendizaje y una búsqueda para los datos óptimos que reunieran las condiciones, los datos obtenidos reproductibles fueron del orden de un 2 %. Esto fue hecho bajo la supervisión del físico especialista en Resonancia

Magnética Nuclear J.C. Duplan, director del centro de la Universidad de Lyon para espectroscopia hertziana

Cada una de las 96 muestras fue estudiada cinco veces en su estado de equilibrio térmico que bajo las condiciones seleccionadas tomó 15 minutos cada una. Por lo tanto, cuando las soluciones tuvieron que conservarse fueron guardadas en la oscuridad en un refrigerador a +8° C, todos los tubos fueron seleccionados al azar para el análisis.

Se vio que el agua diluida consigo misma no dio una importante desviación significativa de T2 en la próxima dilución. Si hubo resultados con las otras tres sustancias de la investigación —las cuales fueron sometidas a diferentes grados de dilución-sucusión (sulphur, histamina y ioduro de potasio)—, estas se distinguieron del agua gracias a la evolución de su T2.

Este análisis de datos dio resultados inequívocos: los datos coleccionados sobre cada una de las cuatro sustancias preparadas con agua del mismo lote fueron significativamente diferentes: las diluciones de agua homeopática son diferentes de cualquier azufre, histamina o ioduro de potasio, sulphur es diferente a la 3 CH que, a la 4 CH, al igual que histamina a la 15 CH que a la 30 CH.

Por otro lado, diluciones en particular de una sustancia de preparados diferentes son comparables, por ejemplo: ioduro de potasio preparado con el agua del lote a es comparable con la del lote b (reproductibilidad).

Influencia de la potentización

En el procedimiento de preparación homeopática, la potentización está sistemáticamente asociada con la dilución. Para ilustrar su influencia sobre los datos coleccionados fue creado el siguiente experimento: la solución de una sustancia homeopática fue tomada en la 1:100, luego, entonces, se efectuaron dos mediciones de T2; una antes de la potentización y otra después. Este experimento fue repetido con diluciones diferentes de sustancias diferentes. Las conclusiones se presentaron como pares de datos coleccionados antes y después de la potentización. Hubo una diferencia importante en T2 entre las mediciones provocadas antes y después de una sucusión.

Una prueba de correlación estadística indicó una diferencia importante en el tiempo de descanso después de la potentización excepto para el agua diluida en sí misma, ya que esta no contenía la influencia electromagnética del soluto original. Esto demuestra experimentalmente que la dilución y sucusión movilizan una mayor cantidad de energía, aumenta la velocidad de translación de los protones y se produce un incremento cuántico en la rotación de los mismos, todo lo cual fue captado por el resonador magnético nuclear pudiendo establecerse una diferencia entre el tiempo basal (T1) y el tiempo de relajación (T2).

LAS APORTACIONES DEL DR. PFEIFFER

Los trabajos experimentales del investigador suizo Dr. Pfeiffer están basados en la cristalización de las sustancias solubles y en la observación del efecto que se produce en su estructura física cuando se añaden altas potencias homeopáticas. Los experimentos de física clásica nos enseñan que las sustancias solubles cristalizan de un modo característico y la presencia de impurezas modifica su modo de cristalización influyendo en su apariencia y estructura física.

Por ejemplo, si se añade un 0.05 % de plomo al oro, este aumenta su ductilidad al grado de convertirse en un oro demasiado blando para poder trabajarse en la manufactura de diversas joyas. Durante el crecimiento de cristales, el agregado molecular reproduce un patrón estructural típico para cada sustancia. Si a este sistema homogéneo de partículas se añaden elementos extraños, se introducen cargas eléctricas de más, lo cual afecta la tendencia natural de agregación de los enlaces covalentes de las moléculas originales y se modifica su estructura física.

Este investigador realizó trabajos experimentales con soluciones puras de cloruro de cobre, el cual forma patrones de cristalización con una tendencia a la estabilización si las condiciones ambientales no varían. Si introduce impurezas, por ejemplo, de otro metal, observa que las desviaciones del patrón de cristalización dependen del material que adicione, pero en todos los casos, su estructura se modifica.

Decide entonces incluir dinamizaciones homeopáticas en sus cristalizaciones y observa un fenómeno interesante: al aumentar la potencia se percata que el patrón de cristalización se torna sumamente frágil y por consiguiente susceptible de modificar su estructura física. La alteración de la cristalización del cloruro de cobre ocurrió con dinamizaciones altas y no bajas en donde existe la posibilidad de que, si son inferiores al número de Avogadro, por su peso molecular, intervengan en la modificación de su estructura en forma más directa.

Las conclusiones a las que llegó el Dr. Pfeiffer son por lo más interesantes: una alta potencia muestra características desconcertantes con respecto al modelo newtoniano mecanicista clásico, tiene una mayor energía para modificar la estructura física de cristalización del cloruro de cobre. La lógica nos dice que si fuera una baja potencia (con moléculas del soluto original) la que se añadió a la solución química, esperaríamos una modificación de la estructura física general por las cargas eléctricas de las moléculas de la sustancia ajena, pero no fue así.

Esta observación corrobora todo lo que hemos mencionado en este capítulo: una alta potencia no tiene materia, es portadora de un estado de entropía negativa (neguentropía) en las cargas eléctricas de las moléculas de agua del solvente, lo que le otorga una muy alta frecuencia vibratoria proveniente del soluto original, suficiente para influir y mover físicamente la estructura molecular de los cristales de cloruro de cobre, hacerlos más frágiles y susceptibles de ser modificados.

No nos cansaremos de insistir en que *el futuro de la Homeopatía depende, en gran medida, (además de su difusión y práctica de acuerdo a la Doctrina clásica y la Clínica integral) de la investigación de sus modos de acción, y aún estamos muy lejos de lograrlo*. Finalmente, con los modelos teóricos expuestos hasta aquí, queda demostrado que el modo como se comunican las células de nuestro organismo no depende en forma exclusiva de señales químicas y de receptores específicos, sino que se abre la posibilidad de que exista otro medio: la transmisión de la bioinformación del soluto dinamizado al campo energético del organismo enfermo por medio de ondas electromagnéticas.

La distancia para lograr la plena demostración experimental del efecto de las altas potencias homeopáticas es todavía muy lejana, sin embargo, se ha avanzado un poco con las investigaciones realizadas sobre el tema en los últimos años. Mantengamos la esperanza en que los investigadores del futuro lo consigan, y los homeópatas del presente sigamos trabajando en ello.

BIBLIOGRAFÍA

Ancarola, Ricardo, *Fundamentos de teoría homeopática*, España, Miraguano ediciones, 1995.

Arntz William; Betsy Chasse y Vicente Mark, ¿¡Y tú qué sabes?!, Argentina, Kier, 2007.

Ávila Baray, Héctor Luis, *Introducción a la metodología de la investigación*, México, edición digital, 2000.

Bijarro Hernández, Francisco, *Desarrollo estratégico para la investigación científica*, México, Universidad Autónoma de Tamaulipas. Edición digital Eumed, 1996.

Bastide, Madeleine y Agnés Lagache, *Is similia principle related to the arndt-schultz law and hormesis?*, Amsterdam, Paper presented at the 53 congress of the international homeopathic medical language, 1998.

Bunge, M., *La investigación científica: su estrategia y su filosofía*, Argentina, Ariel, 1984.

Belon, Philippe, *Investigación en homeopatía*, Francia, Editions Boiron, 1999.

Benveniste, J., *Human basophil degranulation triggered by very dilute antiserum against IgE*, Estados Unidos, Nature, 333: 816-818, 1988.

Bernbeck, Stefan, *Homeopatía: una terapia básica*, **México,** Editorial Propulsora de Homeopatía, 1991.

Bukowsky, John y Jeffrey Lewis, *Hormesis and health: a little of what you fancy may be good for you*, Estados Unidos, Southern medical journal, vol. 93, n.º 4, pp.125-132, 2000.

Callinan, Paul, *Homoeopathy: how does it work?*, Australia, Medicine Review, 2002.

Capra, Fritjof, *El punto crucial, ciencia, sociedad y cultura naciente*, Argentina, Editorial Troquel, 1988.

Coulter, Harris, *Ciencia homeopática y medicina moderna*, España, Plenum Simillimum, 1995.

Ernst, E., *Una revisión sistemática de revisiones sistemáticas de la Homeopatía*, Inglaterra, British Journal of Clinical Pharmacology, 54 (6): 577-582, 2002.

CONTE, Rolland; Henri BERTOCCHI, Yves LASNE y otros, *Theory of high dilutions and experimentals aspects*, Estados Unidos, Polytechnica, París, Paperback, 1996.

DÍAZ ALERSI, Ramón, *Medicina, ciencia y medicina basada en la evidencia*, Revista Electrón Biomed., 2: 36-45, 2004.

DIAMOND, John, *Complementary, alternative and western medicine*, Estados Unidos, editorial Medicine, 1988.

DIETERICH HEINZ, Steffan, Nueva guía para la investigación científica, décima reimpresión, México, Editorial Planeta Mexicana, 2001.

EMOTO, Masaru y Jurgen FLIEGE, *El poder curativo del agua*, España, Obelisco, 2005.

GRAY, Hill, *La física del agua dinamizada*, en *Homeopathy: science or myth?*, [HTML document].

GERBER, Richard, *Medicina vibracional*, España, Robin book, 1988.

GIBSON, Sheyla y Robin GIBSON, *Homeopatía para todos*, **México, Grijalbo**, 1993.

GÓMEZ G., Elena, *El hombre y sus cuerpos, el cuerpo físico y el doble etérico*, [HTML document].

HACYAN, Shahen, *Un viaje por los hoyos negros y blancos*, [HTML document].

GUAJARDO BERNAL, Germán, *La Homeopatía y el método*, Mexicali Baja California, Talleres gráficos de Laredo, 2004.

HERNÁNDEZ SAMPIERI, Roberto; Carlos FERNÁNDEZ COLLADO y Pilar BAPTISTA LUCIO, *Metodología de la investigación*, 5.ª edición, México, Editorial McGraw-Hill, 2010.

HERNÁN GEBAUER, Gabriel, ¿Qué es la resonancia? Una nueva teoría acerca de las diluciones homeopáticas, [HTML document].

HERNÁN GEBAUER, Gabriel, *El aporte de Poncairé, una nueva teoría acerca de las diluciones homeopáticas*, [HTML document].

HERNÁN GEBAUER, Gabriel, *El estado neguentrópico, una nueva teoría acerca de las diluciones homeopáticas*, [HTML document].

HERNÁN GEBAUER, Gabriel, *El papel de las propensiones y las resonancias, una nueva teoría acerca de las diluciones homeopáticas*, [HTML document].

HERNÁN GEBAUER, Gabriel, *Introducción, una nueva teoría acerca de las diluciones homeopáticas*, [HTML document].

HERNÁN GEBAUER, Gabriel, *La neguentropía y el orden, una nueva teoría acerca de las diluciones homeopáticas*, [HTML document].

Hernán Gebauer, Gabriel, *La entropía y la segunda ley de la termodinámica, una nueva teoría acerca de las diluciones homeopáticas*, [HTML document].

Hernán Gebauer, Gabriel, *La preparación de las diluciones homeopáticas, una nueva teoría acerca de las diluciones homeopáticas*, [HTML document].

Hernán gebauer, Gabriel, *La relación entre información y energía, una nueva teoría acerca de las diluciones homeopáticas*, [HTML document].

Hernán Gebauer, Gabriel, *La resonancia como medio de transmisión de la información, una nueva teoría acerca de las diluciones homeopáticas*, [HTML document].

Hernán Gebauer, Gabriel, *La visión crítica a la homeopatía, una nueva teoría acerca de las diluciones homeopáticas*, [HTML document].

Hernán Gebauer, Gabriel, *La visión del médico homeópata, una nueva teoría acerca de las diluciones homeopáticas*, [HTML document].

Hernán Gebauer, Gabriel, *Las diluciones y las potencias, una nueva teoría acerca de las diluciones homeopáticas*, [HTML document].

Hernán Gebauer, Gabriel, *Las microestructuras acuosas y la cantidad de información, una nueva teoría acerca de las diluciones homeopáticas*, [HTML document].

Hernán Gebauer, Gabriel, *Las resonancias de poncairé, una nueva teoría acerca de las diluciones homeopáticas*, [HTML document].

Hernán Gebauer, Gabriel, *Las resonancias y la difusión del caos, una nueva teoría acerca de las diluciones homeopáticas*, [HTML document].

Hernán Gebauer Gabriel, *Las resonancias y la irreversibilidad una nueva teoría acerca de las diluciones homeopáticas*, [HTML document].

Hernán Gebauer, Gabriel, *Nuevo examen a la preparación de las diluciones homeopáticas, una nueva teoría acerca de las diluciones homeopáticas*, [HTML document].

Hernán Gebauer, Gabriel, *La homeopatía, las enzimas y la información, introducción*, [HTML document].

Hernán Gebauer, Gabriel, *La homeopatía, las enzimas y la información, ¿qué es información?*, [HTML document].

Hernán Gebauer, Gabriel, *La homeopatía, las enzimas y la información, el estado neguentrópico y la expresión de la información*, [HTML document].

Hernán Gebauer, Gabriel, *La homeopatía, las enzimas y la información, la disposición y la probabilidad*, [HTML document].

Hernán Gebauer, Gabriel, *La homeopatía, las enzimas y la información, la especificidad como manifestación de la información*, [HTML document].

HERNÁN GEBAUER, Gabriel, *La homeopatía, las enzimas y la información, las patogenesias y la información*, [HTML document].

HERNÁN GEBAUER, Gabriel, *La homeopatía, las enzimas y la información, curación por el semejante*, [HTML document].

HERNÁN GEBAUER, Gabriel, *Las posibilidades improbables y la información. red científica*, [HTML document].

LÓPEZ SECO, Jorge, *El spin del electrón como soporte de la energía homeopática*, [HTML document].

LÓPEZ SECO, Jorge, *Una teoría magnético-informática sobre los efectos de los remedios homeopáticos*, [HTML document].

MICOZZI, Marc S., *Fundamentos de medicina alternativa y complementaria*, España, Editorial Paidotribo, 2000.

MUSCARI TOMAIOLI G.; F. ALLEGRI, R. MIALI y otros, *Observational study in quality of life in patients with headache, receiving homeopathic treatment*, Inglaterra, British Homeopathic Journal, 90: 189-197, 2001.

POITEVIN, Bernard, *Introducción a la homeopatía, bases experimentales y científicas*, México, Nueva editorial homeopática mexicana, 1992.

RAMÍREZ GONZÁLEZ, Alberto, *Metodología de la investigación científica*, Colombia, Pontificia Universidad Javeriana.

RILLY y otros, *Is evidence for homeopathy reproducible?*, Estados Unidos, The Lancet, 344: 1601-1606, 1994.

ROSAS LANDA, Vicente y Ramón Efrén RODRÍGUEZ MARTÍNEZ, *Trabajos de investigación y divulgación realizados en la escuela nacional de medicina y Homeopatía del IPN*, **México**, Editorial Arte y Cultura, 2001.

RODRÍGUEZ, Luis y Iradia LOEZA, *La información científica en la homeopatía*, [HTML document].

ROSICH, Carlos, *Homeopatía y método científico*, [HTML document].

RUBELLUS, Petrinus, *Fotografía Kirlian*, [HTML document].

RUSSI, Alejandro Omar, *Registros akáshicos*, [HTML document].

SAHNI, S., *Homoeopathy: a science or placebo?*, Homoeopathy clinica and research center. SOLÓRZANO DEL RÍO, **Héctor**, *La Homeopatía y algunos de sus fundamentos*, [HTML document].

STEARNS, Guy B. y Edgar E. EVIA, *Sobre las bases físicas de la homeopatía*, [HTML document].

TOVAR LICONA, Jaime, *Conceptos actuales y mecanismo de acción de los medicamentos homeopáticos*, [HTML document].

Vázquez Contreras, Edgar, *Conceptos básicos sobre cinética enzimática*, Instituto de química UNAM, [HTML document].

Vázquez Contreras, Edgar, **¿Cómo funciona una enzima?**, Instituto de química UNAM, [HTML document].

Venturino, Walter, *Las bases científicas de la homeopatía*, [HTML document].

Capítulo IV

Homeopatía: medicina de la persona

LA HOMEOPATÍA Y EL ENFOQUE PSICOSOMÁTICO

INTRODUCCIÓN

La medicina psicosomática es una concepción de la medicina cuyo principal fundamento es que el Hombre funciona como un todo. Su mente y cuerpo están fusionados, no pueden separarse pues están interconectados y son interdependientes. Como ciencia básica tiene como objetivo la observación e interpretación de las relaciones entre estados, procesos y acontecimientos psicológicos y biológicos, tal como son influenciados y modificados por el entorno que rodea al sujeto, tanto en la salud como en la enfermedad.

Como orientación médica, la medicina psicosomática surge como una clara reacción a las tendencias reduccionistas de la medicina, como la filosofía del dualismo cartesiano, la cual consideraba a la mente y al cuerpo como entidades separadas.

En base al concepto holístico del hombre postulado por la medicina psicosomática, el cuerpo es una red interconectada por diferentes sistemas de información y energía. Mediante las investigaciones recientes en neurofisiología se sabe que el hemisferio cerebral izquierdo es especialista en la transducción lingüística verbal del pensamiento y el discurso analítico; por otra parte, el hemisferio derecho es especialista en la transducción holística, metafórica, la imaginación y la expresión de las emociones.

Entre la mente y el cuerpo está el hipotálamo y el sistema límbico, que a su vez se comunican con el sistema endocrino e inmune. El sistema neuroendocrino se comunica con el sistema inmune con un lenguaje bioquímico, que es un sistema interno no cognitivo y, por tanto, subconsciente.

Todo esta interacción es posible mediante la acción de sustancias diversas como los péptidos, citoquinas, neurotransmisores y hormonas que son recibidos por receptores en todas las células de nuestro organismo, pero sobre todo, por las células inmunitarias.

Las neuronas son capaces de producir hormonas y citoquinas; el sistema endocrino, además de producir hormonas, también puede producir neurotransmisores y citoquinas, y el sistema inmune, además de producir múltiples citoquinas, puede producir, *in situ,* en el órgano necesitado, neurotransmisores y hormonas. De esta manera, estos tres sistemas actúan siempre, permanentemente, aunque no nos demos cuenta con nuestra parte mental consciente.

Los términos *psicosomático* y *somatopsíquico* fueron utilizados, respectivamente, por primera vez, por Johann Christian Heinroth (1773-1843) en 1818, y por Maximilian Jacobi (1775-1858) en 1822. Georg Groddek (1866-1934) es considerado el padre de la medicina Psicosomática, estaba convencido de que la distinción entre el cuerpo y la mente era únicamente de orden verbal, ya que ambos elementos constituyen un todo único y, por lo tanto, negaba que hubiera enfermedades somáticas y psíquicas.

Debido a la clara influencia que tuvo René Descartes en el inicio y desarrollo del positivismo en la medicina, desde hace siglos se sigue separando al ser humano en mente y cuerpo. De hecho, los psiquiatras y psicólogos se hacen cargo de la patología mental únicamente, y los internistas, cardiólogos, gastroenterólogos y demás especialistas se encargan de tratar solamente el cuerpo.

Debido a la complejidad del ser humano desde el punto de vista biológico y lo extenso de su anatomía y fisiología, estamos conscientes de que es un poco más cómodo dividirlo en cuerpo y mente para su estudio. Sin embargo, esta división conceptual, aunque es práctica, no contempla al hombre en forma holística. Este punto de vista genera confusiones: ya no sabemos si el enfoque psicosomático alude a que los factores psicológicos tienen influencia sobre la aparición de las enfermedades, a la presencia de factores psicológicos y síntomas físicos, pero sin evidencia de daño orgánico (trastornos somatoformes) o la coexistencia de factores psíquicos con un sustrato orgánico.

Cualquiera de las tres posturas podría ser válida, sin embargo, lo más relevante del caso es que el ser humano considerado como una unidad indivisible, cuando se enferma, lo hace en forma simultánea y muestra alteraciones en todos sus niveles: desde dolores localizados, molestias generales como fiebre, escalofríos, debilidad, disminución del apetito, hasta llegar inevitablemente a presentar cambios en el plano psíquico y expresar emociones como tristeza, miedo, cólera, preocupación, etc. Luego, entonces, independientemente de las posturas enunciadas con anterioridad, damos por sentado que todas las enfermedades son psicosomáticas.

TEORÍAS GENERALES DE LA EMOCIÓN Y SU RESPUESTA CORPORAL

En la mayoría de los estados emocionales podemos percibir cómo se altera nuestro organismo: aumenta la frecuencia cardiaca, manos y pies fríos o calientes, sudoración, resequedad de boca y garganta, vértigo, náuseas, malestar general, etc. Las emociones intensas prácticamente son inseparables de la activación de los sistemas músculo-esquelético y sistema nervioso vegetativo.

Nuestro cuerpo refleja las emociones de muchas maneras: en la mímica facial, la postura, el color de la piel, la tensión muscular, los reflejos, etc. El rostro humano, que es difícil de ocultar, es una fuente de información rápida. Las expresiones faciales están mediadas por un conjunto de músculos, dos nervios craneales (el V par trigémino, el VII par facial) y diversas vías del sistema nervioso central.

Existen manifestaciones características para el enojo, la tristeza, la felicidad, el miedo, la repugnancia, la sorpresa o el desdén, sin embargo, con la gran biodiversidad de manifestaciones individuales humanas, se pueden combinar las posturas de los diversos músculos de la cara, como el frontal, orbicular de los párpados, temporal, cigomático, bucinador de los labios, mandibular, etc. Este contexto abre la posibilidad de que prácticamente todas las emociones pueden percibirse.

Se han realizado muchas investigaciones en las que un individuo expresa muchos cambios en respuesta a diversos estados emocionales estando conectado a distintos dispositivos electrónicos de gran precisión que miden el ritmo cardiaco, la presión arterial, las contracciones musculares, la vasodilatación o contracción de los vasos sanguíneos, la resistencia de la piel o la sudoración de palmas o plantas de manos y pies. Varias teorías han tratado de explicar el estrecho vínculo entre los fenómenos psicológicos subjetivos (emociones) y la actividad de los órganos viscerales controlados por el sistema nervioso autónomo.

Teoría de James-Lange

La más antigua es la que propusieron el psicólogo norteamericano William James y el médico danés Carl Lange. Sugirieron que las emociones que experimentamos tienen su origen en cambios corporales. Según su teoría, tenemos miedo porque percibimos la actividad corporal desencadenada por estímulos concretos. La relación entre el estímulo desencadenante y lo que sentimos determina el componente básico de la relación emoción-sensación corporal.

Si las impresiones captadas por nuestros sentidos no poseyeran la capacidad de estimular el sistema nervioso autónomo, vagaríamos por la vida con total desinterés. Tendríamos experiencias variadas, pero sin que nos causaran miedo, aversión, cólera, alegría o tristeza.

Según el enfoque de esta teoría, los pasos subsecuentes entre la percepción de un estímulo potencialmente dañino y la respuesta del organismo son los siguientes:

- Estímulo nocivo.
- Percepción/interpretación (peligro).
- Activación del sistema nervioso autónomo, (signos y síntomas).
- Emoción concreta experimentada (miedo).

Esta primera teoría enfatiza que la emoción (miedo) es resultado de la percepción psíquica de los cambios corporales del sistema nervioso autónomo. Al sentir aumento de la frecuencia cardiaca, palpitaciones, náusea, ansiedad, resequedad de boca, sudor en manos, etc., la conciencia de los cambios corporales produce la emoción. Dicha postura es eminentemente fisiológica y reduccionista en el sentido de la causa-efecto. Ante un estimulo dañino (causa), el organismo dispara una respuesta bioquímica y el resultado (efecto) es la percepción del miedo.

Teoría de Cannon-Bard

Tiempo después, los fisiólogos norteamericanos Walter Cannon y Philip Bard estudiaron las relaciones entre el sistema nervioso autónomo y las emociones. Según estos autores, los cambios autonómicos que acompañan a las emociones intensas se parecían mucho tanto si la emoción experimentada era cólera, miedo o sorpresa, lo cual nos indica especificidad. Las reacciones corporales en su conjunto son una respuesta de emergencia de un organismo a una situación súbitamente amenazadora. De este modo, la función de la emoción es ayudarnos a hacer frente a un cambio en el entorno.

- Estímulo nocivo.
- Percepción/interpretación (peligro).
- Activación del sistema nervioso autónomo, (signos y síntomas)
- Emoción concreta experimentada (miedo).
- Respuesta corporal y experiencia emocional simultáneas.

La teoría enfatiza que la respuesta bioquímica del organismo es semejante incluso si se trata de emociones diferentes; es decir, los neurotransmisores producidos como reacción al estímulo nocivo son semejantes (por ejemplo, epinefrina y nor-epinefrina).

El segundo postulado, y quizá el más importante, es que la respuesta corporal y la experiencia experimentada como emoción son simultáneas. Dicho enfoque refuerza la tesis central de la Homeopatía como la medicina del hombre. Según la postura holística, el ser humano es una unidad indivisible.

Nos enfermamos en su totalidad y no por partes, primero la mente y luego el cuerpo o viceversa, aunque algunas escuelas ortodoxas apoyadas en el psicoanálisis freudiano enfatizan hasta la necedad que siempre y en todos los casos los síntomas mentales son casi lo único que hay que tomar en cuenta como el criterio más importante para la prescripción del medicamento. Si somos objetivos nos podríamos preguntar: ¿estamos haciendo lo correcto?

Si continuamos con esta práctica seguiremos fraccionando al hombre y no lo veremos como un todo, ya que, salvo que sea un padecimiento psiquiátrico en el que predominen los síntomas mentales, no tenemos que prescribir siempre por los síntomas mentales, sino por la totalidad de los síntomas (generales y particulares). Más adelante nos ocuparemos de este asunto.

¿CÓMO CONCIENTIZAMOS LA ENFERMEDAD?

PERCEPCIÓN DE LOS SÍNTOMAS

La enfermedad provoca cambios en las sensaciones y funciones corporales en donde un sujeto puede percibirse a sí mismo o por quienes le rodean. Puede darse cuenta de que orina con más frecuencia, tiene palpitaciones o aumento en la frecuencia cardiaca, tiene sensación de entumecimiento o ha notado edema en alguna parte de su cuerpo. Otros individuos pueden observar cambios en su apariencia corporal, como pérdida de peso, palidez, temblores, fatiga fácil, etc. La enfermedad se considera una alteración del tejido, órgano, aparato y sistema, mientras que el trastorno es lo que experimenta la persona.

Sabemos que existen muchos estímulos distintos que compiten por recibir nuestra atención en todo momento. Luego, entonces, ¿porqué algunas sensaciones son más prominentes que otras? Esto se debe a que la mayoría de los síntomas funcionales son transitorios y pasan antes de que les demos demasiada importancia. A menos de que sean persistentes y vayan en aumento, acudimos al médico.

Los signos corporales son sensaciones físicas que pueden ser, o no, síntomas de una enfermedad. Por ejemplo, sudar es un signo, pero no traduce patología, sobre todo si el individuo está haciendo ejercicio o está sometido a una temperatura ambiental elevada.

Los signos y síntomas que se perciben con más frecuencia son los siguientes:

Intensos y perturbadores (no puede ver con claridad, tiene un vértigo intenso que le impide caminar, no puede respirar porque siente un intenso dolor punzante en el tórax).

Raros o novedosos: tienen más probabilidad de ser un indicio de gravedad. Por ejemplo, hormigueo intenso en algún lado de la cara, sensación de que le aprietan el corazón, fuerte zumbido en los oídos parecido a la sirena de una ambulancia que le impide escuchar con claridad, etc.

Persistentes: si el signo o síntoma persiste más de la cuenta a pesar del manejo farmacológico, con seguridad inquietará más al paciente y hará que busque ayuda de un profesional.

Los que son resultado de una enfermedad crónica: padecer una enfermedad crónica aumenta la percepción de otros síntomas ajenos al área afectada. Es como si el organismo estuviera más sensibilizado.

Diferencias individuales que afectan a la percepción de los síntomas

Las mismas señales corporales pueden ser percibidas o no como síntomas en función de distintas variables individuales como el sexo, el estado emocional o los rasgos de personalidad.

Se ha sugerido que las mujeres crecen con una mayor disposición a prestar atención y percibir las señales corporales y los síntomas. Es muy probable que la diferencia fundamental con respecto al hombre sea, por supuesto, en el umbral al dolor. Soportan mucho más el dolor que el hombre (baste, por ejemplo, el proceso del parto). Además, se cree que las mujeres se quieren más, ya que por estadística acuden con mucha más frecuencia al médico que los varones.

Las emociones

El estado de ánimo es crucial en la percepción de la enfermedad. Los individuos que tienen un estado de ánimo positivo suelen considerarse más sanos y en general presentan menos síntomas. Por el contrario, los individuos negativos refieren más síntomas, son más susceptibles a enfermarse y presentan pesimismo con respecto a su pronóstico.

La ansiedad y la depresión pueden aumentar la percepción de los síntomas debido a sus efectos sobre la atención: el individuo se reconcentra en sí mismo y atiende muy poco a las demandas del exterior. El afecto negativo puede incluir una serie de emociones, como tristeza, enojo y miedo, e influye grandemente en la percepción, interpretación y expresión de los síntomas ya que prestan una excesiva atención y exageran el significado y las repercusiones de los síntomas percibidos.

Es el caso del paciente excesivamente ambicioso, que trabaja en exceso, siempre con impaciencia e irritabilidad. Después de padecer un infarto presta mucho más atención a sus estados internos con el fin de detectar en una etapa temprana los signos de un nuevo episodio.

Afrontamiento cognitivo-conductual de la enfermedad

Se ha demostrado que la forma en que los individuos piensan y responden a los estímulos externos e internos influye sobre la percepción de los síntomas. Los individuos con Personalidad tipo A son impacientes, ambiciosos, agresivos, abusan de los estimulantes, trabajan en exceso y manejan automóvil siempre a la defensiva y en forma suicida, perciben con menos claridad sus síntomas debido a que su atención está más dedicada a su vida desenfrenada. Si alguien les comenta que deberían ser más prudentes, los sujetos con este perfil de personalidad no hacen caso porque no quieren sentirse con debilidad de carácter.

La edad del sujeto y su influencia sobre la percepción de los síntomas

Existen algunas diferencias muy marcadas en cuanto a la edad del individuo y la relación con los signos y síntomas como señales de enfermedad. Los individuos mayores, en general tienen una mayor sensibilidad debido a que han soportado la carga de muchas enfermedades crónicas como hipertensión, diabetes, artritis, depresión o cáncer.

En el caso de los niños, el poco desarrollo del lenguaje dificulta la percepción de los síntomas. El llanto o la hiperactividad son interpretadas por los adultos como indicadores de síntomas de enfermedad, aunque no siempre es así. Los niños en ocasiones lloran para llamar la atención de sus padres o juegan en exceso o duermen poco porque tienen demasiada energía. Lo más indicado en este caso es buscar una causa precisa antes de administrar un tratamiento.

Esquemas cognitivos de las enfermedades

Las representaciones sobre la enfermedad son concepciones organizadas de enfermedades concretas adquiridas a través de experiencias personales anteriores, de familiares, o influenciadas claramente por los medios masivos de comunicación.

El esquema cognitivo que se forme en la mente del paciente tendrá una clara influencia en la enfermedad, sobre todo si este tiene un afecto negativo, como en los neuróticos o hipocondriacos, y en muchos casos, puede agravarla. Las molestias pueden ser de carácter vago e impreciso, o amplio y muy detallado. Es el caso del enfermo hipocondríaco cuya gastritis quedó grabada en su memoria. Si ahora presenta síntomas vagos como molestia en el abdomen, inmediatamente piensa que es nuevamente una gastritis y que en cualquier momento presentará un grave sangrado de tubo digestivo.

Características de las representaciones de la enfermedad

Las representaciones de la enfermedad se conforman en el momento en que el paciente experimenta un síntoma o lo etiqueta en un diagnóstico. En primer lugar las identificamos por sus síntomas concretos. Por ejemplo: si tengo aversión a la luz, olores y ruidos fuertes, tengo un intenso dolor de cabeza con náusea y vómito, veo puntitos negros y tengo deseos de cerrar los ojos y descansar: tengo migraña.

En segundo lugar, percibo las consecuencias: si no voy a trabajar, me va a regañar mi jefe, es probable que me descuenten el día, ¿qué pasaría si se enoja tanto y me despiden? En tercer lugar, trato de identificar la causa: me tomo la presión arterial, la glucosa, busco posibles focos de infección (no sea que el dolor de cabeza sea provocado por una sinusitis o una cisticercosis).

Identifico el período de tiempo desde el inicio de los síntomas: agudo o crónico. Si ya he tenido antes un evento semejante puedo inclusive vaticinar cuándo me van a pasar las molestias. Finalmente, percibo si mi capacidad reactiva puede con la enfermedad por sí sola, si me puedo automedicar o necesito acudir al médico.

INTERPRETACIÓN DE LOS SÍNTOMAS

Los síntomas son algo más que etiquetas para los distintos cambios que se producen en el cuerpo. Además de que corresponden a las clasificaciones médicas de las enfermedades, también pueden influir en la forma en que pensamos, sentimos y nos comportamos. Las experiencias previas, la cultura, las creencias y las representaciones de las enfermedades influirán en la interpretación de los síntomas. Llegando a este punto, cuando percibimos una sensación física o mental podemos preguntarnos qué nos conduce a interpretar que estamos enfermo cuando los síntomas que experimento encuadran en un modelo de enfermedad que tengo almacenado en la memoria.

Tener una historia particular de determinados síntomas o una experiencia concreta, genera supuestos sobre el significado y las consecuencias de algunos síntomas. Por ejemplo, un síntoma extraño tiene más probabilidades de ser interpretado como un síntoma potencialmente grave que un síntoma común. Veamos un ejemplo, el dolor agudo punzante en la fosa iliaca derecha seguido de adormecimiento en la pierna nos hace pensar con rapidez en una probable apendicitis. A diferencia de si tenemos una sensación de pesadez postprandial localizada en el hipogastrio, la relacionamos con un proceso de digestión pesada.

El tipo de personalidad es otro punto importante dentro del proceso de interpretación de los síntomas, ya que cada individuo le da un matiz especial. Es bien sabido que individuos arrogantes, despreocupados, temerarios y con una actitud de gusto por los retos, tienden a minimizar los síntomas, pues en el fondo se creen superiores a los demás y es obvio que no se van a dejar vencer tan fácilmente, sobre todo si está en juego su prestigio. Existe una clara tendencia a no darles importancia a las molestias y a creer que no les pasa nada aunque sean síntomas potencialmente graves. Su orgullo les hace no mostrar debilidad ante los demás. Acuden al médico prácticamente cuando están muy grave.

Por el contrario, los individuos obsesivos, hipocondríacos o ansiosos, que se preocupan con facilidad y que por su propia fragilidad se enferman con mayor frecuencia, estarán siempre pendientes de sí mismos y tensos ante cualquier molestia nueva, lo cual interpretarán como si fuera un padecimiento grave.

CONCLUSIONES

Finalmente hemos puntualizado las diversas teorías sobre la emoción y su respuesta corporal. Estudiamos la manera como llegamos a concientizar la enfermedad (percepción e interpretación de los síntomas) para terminar por aceptar que todas las enfermedades son psicosomáticas por el hecho de manifestarse en el ser humano como una totalidad. Pasemos ahora a considerar las principales escuelas y enfoques de la Medicina Psicosomática.

PRINCIPALES ESCUELAS Y ENFOQUES DE LA MEDICINA PSICOSOMÁTICA

ESCUELA NORTEAMERICANA

Está representada por los investigadores: Dunbar, Alexander, Deustch, French, Weiss y English.

Se caracteriza por la búsqueda de perfiles psicológicos correspondientes a las enfermedades que consideran clásicamente psicosomáticas: Asma bronquial, úlcera péptica, colon irritable, hipertensión arterial, neurodermatitis, artritis reumatoide y tirotoxicosis.

El objetivo principal de esta escuela es establecer para cada padecimiento patrones de comportamiento y reacciones al estrés que han sucedido a lo largo de toda la vida del enfermo. Se establecen los puntos de la historia clínica que deben enfatizarse en la biopatografía del paciente:

- Herencia.
- Traumatismos obstétricos.
- Accidentes.
- Enfermedades de la infancia.
- Traumas emocionales durante la infancia.
- Medio ambiente familiar.
- Rasgos emocionales de los padres.
- Relaciones interpersonales y familiares.

Dicha metodología permite establecer las correlaciones entre dichas enfermedades y algunos perfiles psicológicos. La postura central de este enfoque postula que a lo largo de la vida los trastornos orgánicos se asocian a determinados conflictos psíquicos inconscientes.

Cuando ocurre una crisis emocional en el individuo, el órgano asociado al detonante emocional produce los signos y síntomas que pueden ser percibidos por el paciente y el médico. Esta asociación patológica se fusiona en la mente y el cuerpo de manera inconsciente. Si posteriormente alguno de los elementos es estimulado, el ser humano reaccionará y se expresará como una unidad.

Esta orientación intenta comprender las enfermedades no como procesos locales aislados, sino como una interacción entre los órganos y su expresión psíquica, es decir, mientras el lenguaje con el que se expresa el organismo son los dolores, la fiebre y las diversas molestias, la parte psíquica se queja mediante las emociones. Ambos lo hacen de forma simultánea.

Debido a que las funciones de la personalidad constituyen las más elevadas actividades de coordinación del organismo, esta postura estudia la participación de la personalidad-organismo en los procesos patológicos.

Alexander, uno de los investigadores más importantes de esta escuela, delimitó tres conceptos básicos para la investigación en medicina psicosomática: la psicogénesis, la conversión y la especificidad.

Psicogénesis

Son las distintas respuestas fisiológicas resultado de excitaciones en el sistema nervioso que pueden ser estudiadas mediante métodos psicológicos debido a que son percibidas subjetivamente bajo la forma de emociones, ideas o deseos. Es el clásico ejemplo del efecto del miedo, la ira, alegría o tristeza sobre el organismo.

Durante la psicoterapia el paciente, en el momento de la confrontación que hace el terapeuta sobre su principal conflicto emocional, puede reaccionar ante el recuerdo traumático con expresiones faciales, como abrir mucho los ojos, comenzar a sudar, moverse en el asiento, respirar más rápido, tensar los músculos, llorar, abrazarse como intentando protegerse de algo amenazante como expresión del miedo. O bien, elevar la voz, señalar al terapeuta o hacia un punto indefinido, sufrir hiperemia en la cara, elevar los hombros y crispar los puños, respirar agitadamente o levantarse de su asiento como expresiones de la ira.

Influencia de las emociones en la fisiología corporal

El autor establece tres categorías principales de procesos fisiológicos que pueden ser influenciados por factores psicológicos:

a) La conducta voluntaria que funciona a base de motivaciones y es adaptativa.

Por ejemplo: si un individuo se queda sin trabajo y posteriormente encuentra un empleo de velador de una empresa cuyo contrato es por seis meses, al principio sufrirá de estrés ya que no estaba acostumbrado a laborar de noche. Se quejará del cansancio propio del cambio de turno, dolores musculares, disminución o aumento del apetito, constipación intestinal o evacuaciones pastosas según la ansiedad que le provoque dicho estado, cefalea, vista cansada, irritabilidad, fotofobias, disminución leve del peso corporal, etc.
Obviamente, su organismo poco a poco se irá adaptando ya que su principal motivación es tener un ingreso económico.

b) Las catarsis expresivas como fenómenos de descarga que alivian las tensiones emocionales específicas.

Por ejemplo, el llanto natural que tienen todas las mujeres ante conflictos que rebasan su capacidad de tolerancia y que les deja una gran impotencia para resolverlos. Imaginemos a una mujer joven en una relación de pareja bien establecida, pero que es llevada a escondidas de su madre ya que a esta no le simpatiza el novio. Toda esta situación le produce un estrés permanente ya que teme sobremanera el momento en que la descubran y le impidan seguir con su pareja.

Se queja de ansiedad continua, cefalea, insomnio, dolores musculares difusos, cansancio, llanto fácil, irritabilidad, disminución de la memoria. Durante la psicoterapia, cuando le cuenta el conflicto a la terapeuta, la mujer llora y se siente comprendida; acepta que sus madre no va a cambiar ni a ceder en que siga dicha relación, y busca una posible solución cuando decida enfrentarse a la autoridad materna y quiera defender su postura. Todo ello representa un importante desahogo de su tensión y un alivio de sus molestias.

c) Las respuestas vegetativas a estados emocionales que contribuyen a superar condiciones adversas del organismo

Por ejemplo, si un sujeto sufre un asalto a mano armada con agresión física para robarle su automóvil, el miedo agudo provocará aumento de la secreción de epinefrina y nor-epinefrina debido al estrés, con el consiguiente aumento de la tensión arterial y frecuencia cardiaca, hiperventilación, vasoconstricción periférica, aumento de consumo de oxígeno en el músculo cardiaco y músculo-esquelético, sudoración, palidez de tegumentos, angustia, miedo a morir, etc.

Todo este mecanismo es básicamente de adaptación al estrés y puede ser dañino si el conflicto que lo produce no desaparece o se atenúa.

La conversión

Es un proceso que Alexander distinguió del resto de las afecciones psicosomáticas. La enfermedad representativa es la histeria y es, desde luego, una enfermedad más grave. La histeria pertenece a la patología de la expresión involuntaria y caótica de un conflicto emocional bien estructurado: los músculos estriados son los órganos blancos, mientras que los conflictos inconscientes afectan las funciones vegetativas y los músculos lisos.

Posterior a un conflicto emocional detonante se deriva la angustia incontrolada, la hiperventilación, las contracciones musculares severas, el adormecimiento de la cara o las extremidades, la pérdida de control de las emociones con la sensación de que el enfermo una vez que empieza a alterarse no puede parar, además de que no puede ver, no siente la mitad izquierda de su cuerpo o no puede caminar.

La especificidad

Se refiere a la característica observada producto de múltiples experiencias de que diferentes estados emocionales poseen un síndrome vegetativo específico.

Tomemos como ejemplo la ira y la alegría. Aunque son emociones que difieren en cuanto a su origen (la alegría se deriva de un factor detonante placentero y la ira de un factor no placentero) comparten algunas expresiones somáticas: en ambas existe dilatación de la pupila, hiperventilación, rubicundez, tensión muscular, aumento del volumen de la voz, tensión muscular, movimientos corporales aumentados, llanto, etc.

Este proceso traduce, a su vez, una serie de mecanismos bioquímicos en cuanto al predominio del sistema nervioso autónomo y su respectiva respuesta fisiológica. Dichos síntomas vegetativos son producto de la actividad del sistema nervioso simpático y parasimpático: si predomina la actividad del simpático, se relaciona con actividad de adaptación para afrontar demandas del exterior; por ejemplo, aumento de la demanda de sangre y oxígeno en músculo cardíaco y estriado, liberación de catecolaminas para enfrentar el peligro o bien huir de él, etc. Si predomina el sistema nervioso parasimpático, el individuo activa los circuitos de la energía para el control de su ambiente interno y prácticamente deja de relacionarse con el conflicto proveniente del exterior.

Relaciones entre el perfil de personalidad y las enfermedades

La investigadora Helen Dunbar postuló que las experiencias traumáticas en la primera infancia son decisivas para el desarrollo del carácter y, por consiguiente, para el modo de enfrentar los retos del medio ambiente.

Estudió a pacientes que habían sufrido accidentes físicos y comprobó la existencia de un perfil de personalidad en los sujetos. En ellos predominaba la impulsividad, el desorden y el deseo de tener aventuras, les habían ocurrido accidentes más frecuentemente que a otras personas y tenían una clara tendencia al autocastigo.

Otro ejemplo es la personalidad del paciente cardiópata: trabajan en exceso para lograr una posición elevada con buenos ingresos, es excesivamente ambicioso, irritable, padece insomnio crónico, es poco tolerantes al fracaso y abusa del alcohol, café y estimulantes.

ESCUELA PSICOSOMÁTICA DE PARÍS

Está representada por los investigadores Pierre Marty, Michel de M'uzan y Michel Fain. Esta escuela surge ante la dificultad diagnóstica y terapéutica que presentaron algunos pacientes que no encuadraban en el marco de la conversión histérica o en la neurosis y que presentaban cefaleas, dolor lumbar persistente, asma y alergias.

El perfil psicológico de estos pacientes se caracteriza por una incapacidad para expresar sus conflictos psíquicos. Al hallarse privados de esta posibilidad, drenan en el cuerpo dicha energía negativa y la transforman en algo material y orgánico en un proceso llamado somatización. Según los autores de la escuela francesa, la causa de la patología psicosomática surge de un desamparo afectivo de una madre narcisista que promueve un vacío psicológico con el niño. Al no ser atendidas las necesidades indicadoras de sus deseos, el bebé las paraliza y produce respuestas corporales patológicas. Por otra parte, el proceso de somatización conlleva una fijación somática previa a la fijación mental.

Por ejemplo, una niña de 11 años con este perfil acostumbrada a no manifestar sus emociones, sufre regaños constantes del padre o de los maestros de su escuela, y asocia, posterior a este estrés, una molestia en la garganta con la sensación de que se le estrecha y le impide respirar, cada vez que le llamen la atención, en lugar de llorar y protestar manifestando su enojo, se paraliza emocionalmente y es incapaz de expresar este conflicto emotivo. Luego, entonces, cada vez que se estrese sentirá la molestia casi en forma automática.

Un conflicto que no puede expresarse a nivel mental, iniciará una regresión somática en la cual al enfermo ya no le interesa el significado del mismo, sino que simplemente lo expresará por la vía del cuerpo. A largo plazo, la insuficiencia para expresar las emociones en estos individuos se manifestará como una depresión esencial sin objeto, culpabilidad consciente en donde el sentimiento de baja autoestima se orienta hacia la esfera somática.

Si un paciente manifiesta una cefalea crónica y ya se han descartado causas orgánicas, bajo este enfoque se podría traducir como una dificultad para pensar, como un miedo a la realización verbal del pensamiento.

EL EFECTO PATÓGENO DEL ESTRÉS

La palabra fue empleada por primera vez dentro de un contexto científico por el fisiólogo norteamericano Walter Cannon, quien descubrió la influencia de los factores emocionales en la secreción de adrenalina. Desarrolló el concepto de reacción de lucha o huida ante amenazas inesperadas. Denominó homeostasis a los procesos fisiológicos encargados de mantener las constantes vitales y estrés a todo estímulo susceptible de provocar una reacción de lucha o huida.

Cuando se hace frente a un peligro inminente o a una gran amenaza, el efecto típico es una respuesta de activación fisiológica: boca seca, palidez de tegumentos, aumento de la frecuencia cardiaca y la presión arterial, respiración acelerada, etc. Esta respuesta inmediata libera adrenalina, lo que permite una respuesta rápida consistente en salir huyendo y luchar contra la amenaza.

Este síndrome de lucha o huida es adaptativo porque permite respuestas rápidas ante el peligro, pero *también puede ser dañino* porque perturba el funcionamiento emocional y fisiológico, y en caso de prolongarse puede causar la muerte. La liberación prolongada de adrenalina y noradrenalina disminuye la función inmunológica celular, aumenta el ritmo cardiaco y la presión arterial, y puede provocar arritmias e infarto.

Existe otro término más reciente llamado resiliencia para describir la capacidad de resistir a las tensiones o impactos del medio ambiente sobre el organismo.

Hans Seyle, otro fisiólogo canadiense, estudió los procesos fisiológicos asociados a sobrecargas de mayor duración potencialmente nocivas para el organismo y definió el estrés como la respuesta inespecífica a estímulos tanto psíquicos como físicos que provocan adaptación fisiológica o patológica.
Describió el síndrome de adaptación general con las siguientes etapas:

1. Reacción de alarma.
2. Estado de resistencia, en el que se alcanza idealmente la adaptación.
3. Estado de agotamiento.

Comprobó que en el caso de que la exposición al estresor se prolongara, aparecían signos de agotamiento donde los animales sometidos al experimento, tras denodada resistencia, abandonaban y dejaban de responder, incluso antes del agotamiento de los recursos fisiológicos, cayendo en un estado descrito como *desesperanza*.

El ejemplo de esta reacción es la respuesta de lucha huida. En la reacción inicial describió un aumento de la secreción de norepinefrina por parte de la médula adrenal y un aumento de los glucocorticoides por parte de la corteza adrenal. Seyle reconoció que la activación de los sistemas fisiológicos podía tanto proteger al organismo como ocasionarle daño.

Los mediadores primarios del estrés son las hormonas del eje hipotálamo-hipófisis-glándulas suprarrenales, las catecolaminas y las citocinas. Los mediadores al estrés pueden tener un efecto protector o un efecto nocivo, dependiendo del patrón temporal de las secreciones.

Resulta esencial conocer cómo interactúa un evento estresante o traumático con la disposición individual para dar cierto resultado, que puede ir desde adaptarse y mantener el equilibrio hasta ciertos límites, o evolucionar hacia una enfermedad psicosomática.

Se ha demostrado que la intensidad de la reacción fisiológica frente a un estímulo determinado no depende solamente de la intensidad de este, sino de la forma en que es percibido y evaluado. Esto quiere decir que todos los seres humanos les adjudicamos un matiz emocional personal a las respuestas de nuestro organismo ante los diversos factores desencadenantes de estrés.

La predisposición genética al estrés

Diversos estudios señalan que existe una predisposición genética que torna a las personas más vulnerables al efecto del estrés. Por ejemplo, para la aparición de depresión, puede depender de una variación en el gen transportador de serotonina. De esta manera, los conceptos de vulnerabilidad y resiliencia tienen necesariamente un componente genético.

Los factores ambientales que actúan en momentos clave del desarrollo pueden modificar la respuesta del eje hipotálamo-hipófisis-glándulas suprarrenales frente al estrés. En especial los índices altos de estrés en las fases tempranas del desarrollo pueden sensibilizar de por vida la respuesta del eje.

Esta programación temprana de la respuesta del sistema nervioso central al estrés juega un papel importante en el individuo sensibilizado, ya que en el futuro, si se enfrenta a otra situación estresante, se dispara la respuesta bioquímica con una mayor intensidad, y este proceso, lejos de ayudarlo, le ocasiona un daño orgánico.

Estrés psicológico e inmunidad

Se han relacionado con frecuencia la reducción o alteración de la función inmunitaria con la vivencia de eventos virales estresantes. ¿Cómo podemos determinar si las emociones y el estrés afectan aumentando la susceptibilidad a las enfermedades infecciosas? Algunas investigaciones sugieren que la competencia del sistema inmunológico disminuye durante la depresión y aumenta el riesgo de adquirir infecciones de vías aéreas superiores, por ejemplo. También se observan alteraciones en la inmunidad en personas con duelo por la muerte de un ser querido, especialmente la pareja.

Otro modo de evaluar el impacto del estrés en el sistema inmune es buscando factores psicológicos detonantes en enfermedades que tengan relación con conflictos emocionales severos, seguidos de trastornos autoinmunes como la artritis reumatoide, trastornos en la glándula tiroides y esclerosis múltiple, entre otras.

En estudios de observación de la función inmunológica durante situaciones de divorcio, se apreciaron descensos en la función inmune así como aumento en la tasa de mortalidad.

Estrés y enfermedades cardiovasculares

Las enfermedades cardiovasculares se van desarrollando a medida que pasa el tiempo como respuesta a una serie de factores, y básicamente al estrés como factor detonante. En situaciones de estrés agudo, la activación del sistema nervioso simpático provoca un mayor gasto cardiaco y hace que los vasos se contraigan. Si de fondo existe un proceso de arterioesclerosis, disminuye la irrigación al miocardio pudiendo llegar a un infarto. El estrés también activa la liberación por parte del sistema nervioso simpático de ácidos grasos en el flujo sanguíneo, que si no se utilizan para consumir energía, son metabolizados por el hígado y convertidos en colesterol.

Además, la liberación de catecolaminas durante el proceso de estrés aumenta la agregación plaquetaria, lo que aumenta el riesgo de producción de trombos provocando una oclusión arterial en el corazón o en el cerebro.

Relación del estrés con el cáncer

El estrés puede afectar la mutación de las células tumorales enlenteciendo el proceso de reparación de las células por sus efectos en el sentido de una disminución de la activación hormonal y la liberación de glucocorticoides, o por la las influencias sobre la baja en la producción de linfocitos por parte del sistema inmunológico.

Algunos investigadores han establecido relaciones entre el cáncer de mama y la supresión de la cólera en las pacientes a lo largo de toda la vida. Otras emociones relacionadas con el estrés son el miedo, resentimiento o rencor crónico, así como la frustración. En otros estudios se ha hallado una relación entre el cáncer y la existencia previa de depresión crónica.

La influencia de los factores psicológicos en el curso del cáncer se ha explorado en estudios de la reactivación de la enfermedad después de un largo período de letargo. La reactivación de la enfermedad habitualmente sigue a un período de estrés grave. La eficacia del sistema inmunológico en los estados de estrés está disminuida, y esta circunstancia aumenta la susceptibilidad a agentes detonantes del cáncer, como los virus.

ENFOQUE NOSOLÓGICO ACTUAL DE LAS ENFERMEDADES PSICOSOMÁTICAS

En la actualidad, la Clasificación Internacional de las Enfermedades (CIE) y el DSM4 incluyen las reacciones al estrés dentro de los grupos de trastornos neuróticos secundarios a situaciones estresantes y afecciones somatomorfas (signos y síntomas sin causa orgánica conocida).

En el síndrome general de adaptación, Seyle comprobó que la activación de la corteza suprarrenal es secundaria a la reacción psicológica del sujeto frente a un estímulo desagradable y no necesariamente al estímulo en sí, o sea que es la interpretación de un estímulo como nocivo lo que determina la activación del eje simpático médulo-adrenal y del eje hipofiso-cortico-adrenal.

La secreción de catecolaminas desempeña un papel fundamental en la regulación general del organismo y actúa como regulador del comportamiento, de la secreción neuroendocrina y del sistema circulatorio. También a nivel central se ve aumentada la secreción y metabolismo de diversas sustancias neurotransmisoras, fundamentalmente por inhibición y activación de la MAO.

En el proceso de evaluación de los estímulos participan variables de personalidad, mecanismos defensivos y de control, los cuales tienen la función de minimizar o eliminar el daño, real o anticipado. Los procesos de control dependen tanto de las actividades cognoscitivas como de los patrones conductuales aprendidos.

El enfoque de la enfermedad psicosomática como una patología de adaptación al estrés se funda en las relaciones existentes entre el ambiente, las circunstancias sociales, los cambios vitales y el desencadenamiento de determinadas enfermedades. Los hechos que son aceptados en general como etiopatogénicos son los siguientes:

1) Estímulos ambientales (excesivos, especiales).

Si el organismo está sujeto a estímulos excesivos, por ejemplo estrés laboral en donde la persona afectada trabaja demasiado y es hostigada por el jefe o los compañeros de oficina, no descansa lo necesario ni se alimenta adecuadamente, termina enfermándose. Lo mismo sucede, aunque en menor grado (hasta que se adapta), cuando en su vida diaria acontece una variación en sus labores cotidianas. Por ejemplo cuando desarrolla una labor distinta a sus capacidades y en la que se le exige una gran responsabilidad, igualmente se estresa.

2) Constitución, predisposición genética.

Todos sabemos que ninguna persona reacciona de igual manera a las exigencias de la supervivencia diaria. De acuerdo a nuestra constitución, predisposición genética y, desde luego, personalidad, reaccionamos en forma individual a los retos de la vida diaria. Ante un mismo estímulo estresante, las personas reaccionan de modos distintos. Unas lo toman con calma mientras otras presentan ansiedad exagerada.

3) Experiencias tempranas y aprendizaje previo.

Las experiencias traumáticas tempranas prácticamente cambian la vida de un sujeto. Si en la niñez o adolescencia sufre experiencias desagradables, se modifica sustancialmente la vida de una persona. Si un niño, por ejemplo, sufre abuso sexual, pierde a alguno de sus padres o vive con una familia en calidad de adoptado, aprende que la vida es difícil, ya que experimenta abandono, soledad y sufrimiento. Si esta experiencia se graba en su mente, posteriormente ya de adulto, cuando sea exigido en un empleo lucrativo y de gran responsabilidad, su reacción estará matizada por lo que aprendió de su experiencia temprana.

4) Recursos personales frente a la agresión.

Si nos enfrentamos a una situación de emergencia o de un gran reto, saldremos de este evento exitosamente o, por el contrario, fracasaremos, dependiendo de nuestro equipo biológico y de nuestra actitud positiva o negativa. Si tenemos coraje y no nos damos por vencidos, podemos adaptarnos y seguir adelante o, por el contrario, no tenemos el temple necesario, el reto rebasa nuestra capacidad de adaptación y, en consecuencia, nos enfermamos

5) Condición socioeconómica.

La probabilidad de tener un trabajo más lucrativo que nos permita sobrevivir aumenta cuando la persona está más capacitada profesionalmente, tomando en cuenta que uno de los principales problemas que genera estrés es la falta de recursos económicos. Aunque no es determinante para responder ante las exigencias del medio ambiente, sí es importante y nos brinda una mayor seguridad el hecho de contar con mayores recursos económicos.

Estos factores actuarían solos o combinados sobre diversas estructuras orgánicas (neuronales, metabólicas, bioquímicas y estructurales) que producirían los consiguientes cambios patológicos que en su conjunto son considerados como la enfermedad psicosomática.

PRINCIPALES SÍNDROMES PSICOSOMÁTICOS

En términos generales, los síndromes psicosomáticos tienen etapas más o menos definidas: el grado más superficial correspondería a la manifestación emocional trivial, eventual y sin mayor complicación. En un grado más profundo relacionado con una mayor cronicidad se ubican los trastornos funcionales, como respuestas elaboradas del organismo a una represión o conflicto de las emociones que buscan una expresión somática. Si la represión emocional sigue y se enlaza con los rasgos negativos del carácter, la herencia y el modo de vida, evolucionan a síndromes psicosomáticos lesionales. Es entonces cuando hablamos de verdaderas enfermedades psicosomáticas.

APARATO DIGESTIVO

Manifestaciones clínicas detonadas por emociones

- Anorexia.
- Bulimia.
- Náusea y vómito.
- Dolores cólicos en abdomen.
- Constipación intestinal-evacuaciones diarreicas.
- Dolores rectales.

Trastornos funcionales

- Depresión con anorexia severa.
- Ansiedad con apetito exagerado y obesidad.
- Gastritis.
- Intestino irritable.
- Dispepsia.
- Hemorroides.

Síndromes lesionales

- Enfermedad acido-péptica (úlcera gastroduodenal).
- Rectocolitis hemorrágica.

APARATO RESPIRATORIO

Manifestaciones clínicas detonadas por emociones

- Suspiro.
- Disnea ocasional y autolimitada.
- Tos seca o productiva.
- Sensación de cosquilleo o polvo en la horquilla esternal.
- Respiración entrecortada.
- Voz apagada.
- Sensación de garganta estrecha.

Trastornos funcionales

- Angustia.
- Opresión torácica.
- Disnea severa.
- Disnea asmatiforme.
- Disfonía, afonía.
- Tartamudez.

Síndromes lesionales

- Asma aguda o crónica.
- Status asmático.
- Tuberculosis pulmonar.

APARATO CARDIOVASCULAR

Manifestaciones clínicas detonadas por emociones

- Taquicardia pasajera y eventual.
- Palpitaciones pasajeras y eventuales.
- Disminución de la presión arterial pasajera y muy eventual.
- Elevación de la presión arterial pasajera y muy eventual.
- Temor de que algo va a pasar.
- Ansiedad.

Trastornos funcionales

- Taquicardia persistente.
- Palpitaciones persistentes.
- Dolor en área precordial.
- Lipotimias.
- Vértigo.
- Angustia y sensación de muerte inminente.

Síndromes lesionales

- Enfermedad coronaria.
- Infarto del miocardio.
- Hipertensión arterial crónica.
- Taquicardia paroxística supraventricular.

APARATO LOCOMOTOR

Manifestaciones clínicas detonadas por emociones

- Tensión muscular.
- Molestias articulares vagas y ocasionales.
- Temblores musculares ocasionales.
- Hipotonía muscular.
- Calambres.
- Escalofríos.

Trastornos funcionales

- Lumbalgia persistente.
- Fatiga crónica.
- Dolores articulares persistentes con aumento de volumen ocasional y que responden bien a los analgésicos.
- Sensación de rigidez muscular con dificultad para iniciar el movimiento.
- Calambres del escritor.
- Lumbalgia mecano-postural.

Síndromes lesionales

- Poliartritis crónica.
- Artritis reumatoide.
- Periarteritis escápulo-humeral.

PIEL Y TEGUMENTOS

Manifestaciones clínicas detonadas por emociones

- Palidez de tegumentos.
- Rubicundez de tegumentos.
- Prurito ocasional y autolimitado.
- Sudoración aumentada.
- Carne de gallina.

Trastornos funcionales

- Placas eritematosas.
- Prurito intenso y persistente.
- Hiperestesia cutánea.
- Hipoestesia cutánea.
- Urticaria.
- Neurodermatitis.
- Alergias.

Síndromes lesionales

- Eczemas.
- Dermatitis atópica.
- Psoriasis.
- Pénfigo.

SISTEMA ENDOCRINO Y METABOLISMO

Manifestaciones clínicas detonadas por emociones

- Fluctuaciones de la glicemia: laxitud, fatiga repentina.
- Poliuria ocasional motivada por ansiedad.
- Hormigueo en extremidades.
- Baja ocasional de la tensión arterial.
- Aumento ocasional de la tensión arterial.
- Palidez de tegumentos.
- Rubicundez de tegumentos.

Trastornos funcionales

- Ovarios poliquísticos.
- Síndrome metabólico.
- Hipoglicemia recurrente.
- Síndrome de resistencia a la insulina.

Síndromes lesionales

- Diabetes mellitus.
- Hipertiroidismo.
- Hipotiroidismo.
- Obesidad.

Finalmente, es necesario enfatizar que la medicina psicosomática ha representado un avance notable en la interpretación fisiológica de los fenómenos vitales y en el conocimiento de la patogenia de muchas enfermedades al demostrar la influencia y correlación recíproca existente entre lo orgánico y lo psíquico, lo mismo en el estado de salud que en el de enfermedad. Sin embargo, por la biodiversidad y complejidad de los casos de la clínica diaria, no se puede abordar al paciente desde una única perspectiva.

El abordaje terapéutico tiene las dificultades propias de los modelos múltiples, además de las consideraciones prácticas. Sin embargo, hay una convergencia entre los diversos modelos, ya que todos ellos reconocen algunos elementos comunes. Entre ellos está la importancia de la herencia, el papel de las experiencias y las relaciones tempranas en la regulación de las respuestas adaptativas y el estudio del rol del estrés y el trauma como factores que pueden llevar, si no se resuelven en su momento, a procesos patológicos.

ENFOQUE PSICO-NEURO-INMUNO-ENDOCRINO

La psico-neuro-inmuno-endocrinología es la rama de la medicina que tiene por objeto el estudio de las relaciones entre los cuatro sistemas de control y autorreguladores que tiene el organismo humano: el psicológico, el neurológico, el inmunológico y el endocrinológico.

Se nutre de las teorías de los Sistemas (Von Bertalanfy) y del Caos con una concepción muy especial de la fisiología humana: el organismo se comunica mediante complejas redes de comunicación multidireccionales, con mecanismos de retroalimentación positivos y negativos donde se busca el orden bajo el aparente desorden, eliminando la postura reduccionista de la causa única-efecto único.

Es una disciplina que aglutina a investigadores de numerosas especialidades médicas, tales como neurociencias, inmunología, fisiología, farmacología, psiquiatría, psicología, ciencias de la conducta, reumatología y enfermedades infecciosas. Se encarga de estudiar las interacciones entre el sistema inmunitario, la conducta, el sistema nervioso central y el sistema endocrino.

La comunicación entre sus componentes es posible gracias a la participación de distintos tipos de comunicación molecular, a la manera de lenguajes: el sistema nervioso y la mente se comunica mediante neurotransmisores, el sistema inmune mediante interleucinas y el endocrino mediante las hormonas.

De hecho, las citoquinas, neuropéptidos, neurotransmisores y hormonas se pueden sintetizar en cualquiera de los tres sistemas implicados (cerebro, hipófisis, tejidos glandulares y células del sistema inmune). Todos los órganos que forman este sistema tienen receptores específicos para las diferentes sustancias biológicas que permiten la interrelación de los sistemas relacionados.

El sistema límbico, paralímbico y la hipófisis son las estructuras encargadas de la exteriorización de las distintas emociones como respuesta primaria ante la agresión de los distintos factores patógenos. Se expresan mediante el sistema nervioso central y periférico, mediante neurotransmisores y neurorreguladores como los péptidos hipotalámicos, enterohormonas y citoquinas. El hipotálamo se encuentra conectado con la neocorteza y con el sistema inmune, produce factores de liberación que regulan en forma inhibitoria o estimulatoria la liberación de hormonas hipofisarias, las que a su vez regulan a las hormonas periféricas. De esta forma se interrelacionan y regulan las conductas efectoras (endocrinas) con los estímulos viscerales (SNA) y/o emocionales.

Principales interacciones neuroendocrinas

Numerosos estudios dan testimonio de la integración del sistema inmune y neuroendocrino.

1) Las hormonas y neurotransmisores se unen a receptores específicos de las células del sistema inmune y regulan su actividad.

2) Las citoquinas pueden actuar sobre las células del sistema neuroendocrino modificando sus funciones.

3) Hormonas liberadas por el hipotálamo y los antígenos actúan sobre los linfocitos y favorecen la liberación de neuropéptidos modificando la actividad del sistema neuroendocrino.

4) Algunas células del sistema nervioso producen péptidos parecidos a las citoquinas y pueden modular la función de las células del sistema inmunitario.

Estas interacciones van en ambas direcciones: el cerebro influye en las respuestas del sistema inmunológico, y las células de este y sus productos afectan a las actividades cerebrales. Cuando el organismo se enfrenta a una situación crítica, echa a andar una serie de complejos mecanismos de autorregulación que persigue fundamentalmente un proceso de adaptación. Las situaciones emergentes son muy variadas, van desde una discusión familiar, una situación de enojo por el tráfico de la ciudad, hasta una enfermedad aguda o crónica. La respuesta del sistema inmune varía ante un estrés agudo y ante un estrés crónico. Las situaciones crónicas tienden a debilitar la respuesta inmunológica, mientras que la fase aguda tiende a activarla.

Cuando finalmente nuestra respuesta de adaptación del organismo es rebasada y nos enfermamos, se producen los siguientes hechos: la conducta de enfermedad no es solamente la disminución en la capacidad para reaccionar al medio externo como respuesta frente a un peligro, sino también participa la motivación como recurso propio de la personalidad del individuo. El cómo vivimos nuestra enfermedad es determinante: si somos positivos, no nos rendimos y continuamos luchando hasta más no poder o, en su defecto, si predomina el afecto negativo, claudicamos y nos abandonamos a nuestra suerte.

En el caso de padecimientos inflamatorios o autoinmunes, la respuesta coordinada del sistema psico-neuro-inmuno-endocrino le avisa al cerebro que debe cambiar sus prioridades, ahorrar energía y luchar contra el evento patógeno. Esta es la misma respuesta coordinada frente a distintas señales de peligro.

También existen mecanismos para atenuar la respuesta inflamatoria y evitar que se active más allá de lo necesario en una fase aguda y provoque un daño. En muchas enfermedades crónicas, la activación prolongada de la respuesta inflamatoria puede ocasionar síntomas depresivos y cambios cognitivos.

ENFOQUE PSICO-NEURO-INMUNO-ENDOCRINO Y HOMEOPATÍA

De todos los paradigmas que existen acerca del hombre y sus procesos patológicos, sin duda el que más se acerca al modelo salud-enfermedad que postula la Homeopatía es el psico-neuro-inmuno-endocrino.

La idea central es que todos los seres humanos cuando nos enfermamos lo hacemos en su totalidad y expresamos una serie de signos y síntomas en todos los niveles y en forma simultánea. Luego, entonces, es de suma importancia que entendamos al paciente como persona y en forma holística (como un todo indivisible).

Este enfoque integrador del cuerpo humano como una totalidad vital aporta bases científicas para la práctica de una medicina humanística en la que se conceptúa al enfermo como persona y no como una amalgama de tejidos y órganos. Ya no tendremos una visión parcial y reduccionista, pues veremos al enfermo reunido en sus manifestaciones biológicas, psíquicas y sociales.

Las diversas escuelas o enfoques del modelo psicosomático aportan elementos válidos, y de todas ellas (Escuela Norteamericana y Psicosomática de París) se han adoptado los más relevantes para configurar la que actualmente tiene la Homeopatía como sistema médico-terapéutico.

Desafortunadamente aún está vigente el modelo de la Medicina Positivista-Cartesiana, y está claro que la Homeopatía no cabe o no se adapta a dicho paradigma, de tal manera que el enfoque psico-neuro-inmuno-endocrino es prácticamente el más semejante a sus ideales y le cae como anillo al dedo.

¿CÓMO DEBEMOS INTEGRAR LA PSICONEUROINMUNOENDOCRINOLOGÍA Y LA HOMEOPATÍA?

El ideal que podemos alcanzar en nuestra práctica diaria cuando integramos ambos enfoques es recordar siempre los siguientes puntos:

—El concepto de psico-neuro-inmuno-endocrino es el único que nos permite ver al paciente como una persona.

Independientemente de que la emoción sea resultado de la percepción psíquica de los cambios corporales o que la experiencia corporal y emocional sean simultáneas, debemos entender que cuando nos enfermamos, lo hacemos en su totalidad y no por partes. Como comentamos anteriormente: el lenguaje de protesta de la mente son las emociones, y el del cuerpo son las molestias físicas.

—La percepción e interpretación interna de los síntomas está matizada por muchos factores dentro de los que destacan, en primer lugar, el perfil de la personalidad. En este punto converge la medicina psicosomática y el principio doctrinario homeopático de individualidad morbosa: Todos nosotros sentimos y expresamos la enfermedad en forma personal.

—Tomar en cuenta la influencia de las experiencias de vida traumáticas, sobre todo en la infancia, la interrelación con el medio ambiente, el nivel socioeconómico, las relaciones interpersonales, etc.

—Recordar que el perfil de la personalidad es determinante, en el caso del papel de la sugestión, en la percepción de la gravedad de los síntomas. Por ejemplo, el hipocondríaco da por hecho que tiene la enfermedad en cuanto encuadra los síntomas en su memoria con una experiencia parecida. Basta recordar los síntomas mentales del medicamento del fósforo.

—Percibir el proceso de enfermedad como una serie de acontecimientos integrados y no en forma separada: Ante uno o varios factores desencadenantes, el organismo reacciona en forma individual y simultánea a nivel emocional y orgánico (siente ansiedad, miedo, cólera, dolores musculares o articulares, aumento de la tensión arterial, escalofríos, fiebre, rubicundez o palidez de tegumentos, sudoración de manos, resequedad de labios, etc.). Todas estas molestias en su conjunto representan la totalidad sintomática de la que habla Hahnemann en el parágrafo n.º 6 del Organon.

—No olvidar que en la expresión sintomática no siempre se da el fenómeno causa-efecto, en este caso, siempre el llanto como una respuesta catártica debido a que existe una variedad de pacientes que se caracteriza por una incapacidad para expresar sus conflictos psíquicos. Al hallarse privados de esta posibilidad, drenan en el cuerpo dicha energía negativa y la transforman en algo material y orgánico en el proceso llamado *somatización*.

En la Materia médica tenemos bastantes ejemplos de este proceso: la sensación de incapacidad para pasar la saliva (bolus histericus) de ignatia, o los dolores reumáticos que presenta el paciente de staphysagria después de una vejación (lo que los antiguos médicos denominaban reumatismo bilioso). Tomar en cuenta en todos los casos el efecto patógeno del estrés y ser consciente de que existe una predisposición genética que torna a las personas más vulnerables al efecto de este. Algunos individuos son más preocupados que otros y se enferman con más frecuencia ya que son poco tolerantes al estrés. Recordemos algunos perfiles de personalidad con esta falla en la adaptación, como *calcárea carbónica, arsenicum album, Nux vómica, Silicea terra, Ignatia amara, Argentum nitricum*, etc.

En toda enfermedad psicosomática existen tres etapas más o menos definidas:

1.- El grado más superficial correspondería a la manifestación emocional trivial, eventual y sin mayor complicación.

2.- En un grado más profundo relacionado con una mayor cronicidad se ubican los trastornos funcionales, como respuestas elaboradas del organismo a una represión o conflicto de las emociones que buscan una expresión somática.

3.- Si la represión emocional sigue y se enlaza con los rasgos negativos del carácter, la herencia y el modo de vida, o bien existe una patología orgánica de base, entonces evolucionan a síndromes psicosomáticos lesionales. Es entonces cuando hablamos de verdaderas enfermedades psicosomáticas.

¿LOS SÍNTOMAS MENTALES SON SIEMPRE LOS MÁS IMPORTANTES?

Este es el momento de reflexionar acerca de una práctica muy establecida dentro de la Homeopatía y que no siempre es la adecuada. Esta es la idea preconcebida de que siempre los síntomas mentales son los más importantes.

Si tomamos en cuenta que en la totalidad de los casos de la clínica diaria se presentan síntomas mentales (las quejas de la mente como reacción ante los factores desencadenantes), muchas veces en nuestra obsesión por cumplir la ortodoxia en la Homeopatía, inmediatamente queremos darle la máxima importancia. Es probable que estemos equivocados.

No hay que olvidar que en el proceso de la experimentación pura, los sujetos expresaron síntomas mentales producto de la acción de la energía del medicamento en ese nivel de organización. Esto no quiere decir que en todos los casos se presentaron síndromes psicofísicos. En muchas ocasiones fueron síntomas aislados; simplemente estimularon el área psíquica. En el caso de los grandes policrestos constitucionales es diferente. Aquí los síntomas mentales sí correspondieron a verdaderos síndromes psicofísicos, es decir, al perfil de personalidad.

No nos cansaremos de insistir que en un estado agudo por supuesto que se producen síntomas mentales, pero si son aislados y no guardan relación con los síntomas generales y particulares a modo de una imagen integradora de la persona, la importancia de estos es trivial.

Deberíamos preguntar los síntomas mentales como resultado del malestar agudo; es decir, si el motivo de la consulta se reflejó en el área psíquica. Sin ser conscientes de ello, preguntamos casi siempre el perfil de personalidad crónica que correspondería al medicamento constitucional. Evidentemente cometemos el error de mezclar los síntomas mentales producto del estado agudo con el perfil de personalidad correspondiente al estado crónico.

Los síntomas mentales cobran cada vez más importancia cuando se presentan en trastornos funcionales, como una verdadera respuesta psicosomática integrada; por ejemplo, la risa y llanto involuntario de ignatia junto con la sensación de bolus histericus, el hormigueo o adormecimiento en las extremidades simultáneamente con la falta de control de sus emociones, como es el caso de la paciente histérica. Los trastornos por vejación (dolores musculares, náusea y vómito de contenido gastrobiliar, dolores cólicos en abdomen) que presenta el individuo que por semejanza requiere staphysagria, etc. En estos casos existe una relación más estructurada psique-soma, ya que se trata de trastornos funcionales en donde se expresan simultáneamente emociones y molestias físicas.

En donde definitivamente los síntomas mentales cobran la mayor importancia es cuando ponen en peligro la vida, como los deseos de suicidio o cuando expresan un verdadero trastorno psiquiátrico, como la esquizofrenia paranoide con ideas de desconfianza, daño y referencia, (como el caso de lachesis o hyosciamus), en un trastorno delirante con ideas de que es el mesías que viene a redimir al mundo (como el caso de veratrum album), o cuando expresan un daño orgánico cerebral (como la lentitud en el aprendizaje o la severa disminución en la memoria de baryta carbónica), etc.

Los síntomas mentales muy bien definidos también representan una verdadera enfermedad psicosomática de carácter orgánico como en el caso del hipertiroidismo, en el que la terrible ansiedad, la taquicardia, agitación psicomotriz, pérdida de peso, hambre canina y la intolerancia al calor son el resultado de los altos niveles de la hormona tiroidea en el organismo. Recordemos uno de los medicamentos más semejantes al caso como es el iodum metallicum.

Es fácil deducir que si buscamos síntomas mentales los encontraremos aunque no sean relevantes o no formen una imagen integradora de la persona. Quizá el principal argumento para no darles importancia si no la tienen es la siguiente: Si nos creemos el cuento de que todas las enfermedades se generan en la mente y luego se manifiestan en el cuerpo, seguimos fragmentando al ser humano como en el paradigma positivista-cartesiano y no lo estamos integrando bajo el concepto psico-neuro-inmuno-endocrino.

Es oportuno quitarnos el vicio de querer siempre prescribir por los síntomas mentales y no por la totalidad de las manifestaciones en todos los niveles de organización si queremos realmente concebir y aplicar la Homeopatía como una medicina de la persona. No es nuestro deseo minimizar o quitarle la importancia que tienen los síntomas mentales como indicador seguro en la mayoría de los casos para la prescripción del medicamento, simplemente considerar al cuerpo como un todo y no olvidar darles la importancia a todos los síntomas. Como enunció el Dr. Antonio Damasio, la mente es una función del cuerpo y no debemos actuar como si el resto del organismo estuviera separado y sus manifestaciones clínicas tuvieran menos importancia que las generadas en la mente.

CONCEPTO DE PERSONA Y PERSONALIDAD

La persona es definida como un ser racional y consciente de sí mismo, poseedor de una identidad propia. El ejemplo obvio (y para algunos el único) de persona, es el ser humano. También es definida como un ser social dotado de sensibilidad (al igual que el resto de los animales) junto con la inteligencia y la voluntad propiamente humanas. En psicología, el concepto de persona designa a un individuo humano concreto, abarcando todos sus aspectos tanto físicos como psíquicos para definir su carácter singular y único.

La psicología humanista considera que cada persona posee de manera innata un potencial de crecimiento o desarrollo de sí mismo orientado hacia metas positivas, como la armonía, el amor o la alegría. Además es considerada en sí misma como un sujeto independiente y plenamente responsable de sus actos, sin plantearse causas subyacentes, como hacen los modelos conductistas o psicodinámicos. Solo podemos comprender a una persona cuando nos podemos situar en su lugar para percibir el mundo desde ella misma.

La Homeopatía adopta de la psicología humanista el concepto de persona. De esta manera podemos entenderla de la siguiente forma: como un ser viviente perfectamente integrado en sus distintas áreas (intelectual, emocional, corporal y espiritual) en clara oposición a la visión dicotómica mente cuerpo de la postura newtoniana-cartesiana. Para los homeópatas, la persona es una totalidad en la que se interrelacionan factores físicos, emocionales, ideológicos y espirituales formando un ser real y no solamente la suma de sus partes.

De este modo no diseccionamos al hombre ni separamos aspectos de su organismo, de su mente o sus emociones; vemos un ser compuesto por estos tres elementos y tomamos en cuenta cada uno de sus aspectos ya que tienen influencia en el resto de ellos. Según este concepto dinámico, la persona está dotada de todas las potencialidades necesarias para su completo desarrollo, en contraste con otros modelos que lo consideran como un ente incompleto, víctima de sus instintos o inexorablemente predeterminado por su biogenética.

En este aspecto, la psicología humanista resulta revolucionaria con respecto a los modelos conductistas, ya que deja una puerta abierta a la posibilidad de una autocuración, puesto que considera que todos somos capaces de cambiar y de iniciar un proceso de sanación guiados por los propios poderes reactivos del organismo.

A diferencia de otros modelos de la persona, el trabajo con el síntoma no es eliminarlo, sino escucharlo para comprender su significado y su tendencia morbosa. El síntoma como tal es una reacción holística de la persona ante la agresión de los múltiples factores patógenos a los que está expuesto el hombre y, a su vez, una señal que nos está hablando de cuál es el problema de fondo. No se trata de acallar este mensaje, sino de descifrar su mensaje para que nos conduzca a la raíz del problema.

En conclusión: la persona como la concibe la psicología humanista y la Homeopatía es la conjunción de Espíritu, Mente y Cuerpo unidos como un principio vital, y no una serie de elementos tan separados como ocurre con el modelo newtoniano-cartesiano. Inclusive están tan delimitados que existen especialistas dedicados a resolver los problemas de cada uno de ellos: al sacerdote o al filósofo se le han asignado los problemas del espíritu; al psiquiatra o al psicólogo, los de la mente, y las enfermedades del cuerpo las termina tratando el internista, el cirujano o el cardiólogo.

En lo que respecta a la personalidad, somos conscientes de que no existe una definición única, ya que es muy difícil describirla en una forma rígida y absolutista. Sin embargo, se acepta que cada persona posee unas características que la diferencian de otras y que definen su forma de comportarse. Debido a su carga genética y a la interacción con el medio ambiente, los individuos se comportan de manera distinta ante los mismos estímulos.

La personalidad es una variable individual que constituye a cada persona y la diferencia de cualquier otra, determina los modelos de comportamiento, incluye las interacciones de los estados de ánimo del individuo, sus actitudes y motivaciones, de manera que cada persona responde de manera diferente ante las mismas situaciones.

La capacidad pensante y de lenguaje que poseen los seres humanos les permiten una transmisión cultural, una comunicación y una capacidad de reflexionar sobre sí mismo, por consiguiente, cada reacción o comportamiento individual en una determinada situación responde a un amplio grupo de factores o fuerzas confluyentes.

La personalidad está formada por características innatas más la acumulación de experiencias y acciones recíprocas entre el ser humano y su medio. Todas estas características se ponen de manifiesto cuando el individuo se relaciona con su entorno. Por lo tanto, podemos concluir diciendo que la personalidad es un concepto de naturaleza multidimensional, con muchos elementos que interaccionan.

CARACTERÍSTICAS DE LA PERSONALIDAD

La personalidad es el sello distintivo de cada ser humano y está formada por la combinación de rasgos y cualidades distintos. De tal modo que podemos distinguir una serie de características:

Es consistente:

- Puesto que la personalidad es un rasgo distintivo de cada persona, esta permanece relativamente estable a lo largo del tiempo influyendo en su comportamiento. Esto no evita que el individuo pueda cambiar su comportamiento debido a factores ambientales o a las necesidades experimentadas en determinados momentos.

Es diferenciadora:

- La personalidad permite identificar a cada individuo como un ser único. Esta característica se traduce en las distintas reacciones que pueden tener las personas ante un mismo estímulo. La personalidad es única por ser el resultado de una combinación de factores internos.

Es evolutiva:

- Aunque la personalidad es un rasgo consistente, puede variar a largo plazo por la interacción con el medio, por las experiencias vividas por el individuo o, simplemente, a medida que el sujeto va madurando.

Es no predictiva:

- La personalidad es una compleja combinación de características y comportamientos que hacen muy difícil la predicción de la respuesta de los individuos ante la multitud y variabilidad de los factores tanto internos como externos.

TEORÍA DE LOS RASGOS

Los rasgos son características y cualidades que existen en la persona cuyas respuestas a diversos estímulos revelan su organización básica de la personalidad. A través de los rasgos se reconocen las diferencias entre las personas así como las variaciones en la vida de cada una como resultado de la forma como enfrenta las condiciones sociales y ambientales.

El desarrollo de las capacidades del ser humano está estrechamente ligado con saber superar las dificultades, con no perder el ánimo cuando hay fracasos, trabajar de una manera específica que nos lleve a la acción y al logro de la meta. En este sentido, los rasgos de la personalidad son la fuente de energía que nos impulsa a la acción.

Los rasgos se pueden clasificar en:

a) Rasgos comunes:

Incluyen el comportamiento social y los comparten todos o la mayoría de los individuos.

b) Rasgos diferenciales o singulares:

Son los que corresponden a un individuo en particular.

c) Rasgos superficiales:

Son los que están ligados a factores fisiológicos y temperamentales.

Esto quiere decir que todos poseemos rasgos comunes de comportamiento, como el saludo a las personas conocidas, el comportamiento cuando asistimos a una reunión social o la actitud cordial que tenemos cuando nos presentan a una persona que no conocemos.

Los rasgos singulares son los relacionados con nuestra individualidad morbosa, es decir, el modo como reaccionamos en nuestra totalidad a determinados estímulos y que no tienen nada en común con otros individuos. Por ejemplo, la fiebre, los escalofríos, la lateralidad del cuerpo afectado, los deseos y aversiones alimenticias, el tipo de dolor, etc.

Los rasgos superficiales son los que están ligados a nuestro temperamento y a nuestra fisiología. Estos rasgos fueron descritos desde hace muchos años por Hipócrates, Kreschtmer o Sheldon, y tienen que ver con las tipologías. Por ejemplo, las características físicas y mentales que presentan los individuos melancólicos, sanguíneos, biliosos, etc.

En la conformación de la personalidad podemos hablar de rasgos o características en cuatro órdenes: somáticas, las cuales tienen que ver con el desarrollo físico o corporal del individuo. Cognoscitivas: las relacionadas con las facultades intelectuales. Afectivas, tienen que ver con las relaciones sentimentales que establece el individuo con los demás miembros de su núcleo social, y Volitivas que se refieren a las que lo motivan para conseguir un fin.

Nuestra relación con el medio se da a partir de la forma en que actuamos sobre él, de tal manera que el desarrollo de capacidades y habilidades involucran la participación de todos nuestros rasgos y el resultado final es que conseguimos o fracasamos en el logro de nuestras metas.

En lo que respecta a la voluntad, es quizá el más sobresaliente de nuestros rasgos de personalidad ya que participa como una fuerza dirigida intencionalmente en la mayor parte de nuestros logros personales y sociales. A pesar de que el destino del hombre está predeterminado por circunstancias que no puede controlar, la postura de la psicología humanista y de la Homeopatía sostiene que el hombre tiene la facultad de decidir a pesar de las condiciones adversas, ya que posee potencialidades innatas que solamente tiene que aprender a manejar.

En el caso de su salud, cuando el individuo enfermo realmente quiere sanar (si su caso es potencialmente curable), tiene la capacidad de iniciar un proceso terapéutico mediante la participación de la Homeopatía y la psicoterapia, como elementos biorreguladores del organismo, los cuales actúan en el mismo sentido que su capacidad curativa natural.

EL CONCEPTO DE NOSOTROS MISMOS

Un aspecto muy importante de nuestra personalidad es la forma que nos vemos a nosotros mismos y al mundo que nos rodea. Dos personas diferentes pueden interpretar la realidad de forma distinta. Por ejemplo: si dos sujetos observan un bosque, una de ellas puede percibirlo como un lugar lleno de peligros potenciales y no desea adentrarse en él, mientras que la otra lo percibe como un lugar muy agradable y manifiesta deseos de explorarlo.

Las personas reaccionan al mundo de acuerdo a su modo de percibirlo. La personalidad determina ese modo de ver el mundo y de vernos a nosotros mismos, pero al mismo tiempo, la manera de vernos influye en nuestra personalidad. Por ejemplo: si varias personas le dicen a un niño que es muy inteligente, es muy probable que piense de sí mismo que lo es; mientras que si le dicen lo contrario, llegará a considerarse una persona estúpida.

La percepción de nosotros mismos y de los demás suele estar relacionada. Por ejemplo, a veces atribuimos a los demás rasgos de personalidad que nos pertenecen a nosotros. Este elemento es muy importante para los psicoterapeutas, quienes durante su práctica clínica suelen presentar el fenómeno de la transferencia el cual consideran un error, ya que no separan lo que es propio de ellos de lo que pertenece al paciente.

CUANDO EL AUTOCONCEPTO Y LA REALIDAD NO COINCIDEN

Es normal que haya cierta distorsión entre autoconcepto y realidad, algunas personas se ven como lo que son y otras no logran visualizarse. Cuando este desajuste es muy grande se produce una psicopatología. Si un individuo que se cree capaz de mantener un férreo autocontrol en situaciones de emergencia, lo pierde y se bloquea, habrá una incongruencia bastante grande entre su autoconcepto y la realidad debido a que su comportamiento no ha estado de acuerdo con su autoconcepto.

Dicha incongruencia tratamos de eliminarla, ya sea cambiando el autoconcepto para ajustarlo a la realidad o distorsionando la realidad para adaptarla al autoconcepto. En el segundo caso, es frecuente que se produzca un trastorno patológico de la personalidad.

PSICOPATOLOGÍA Y TRASTORNOS DE PERSONALIDAD

Las personas que se resisten a ajustar su autoconcepto a la realidad tienen mayores probabilidades de padecer algún tipo de psicopatología. Una forma de ser demasiado rígida e inflexible está menos dispuesta a hacer los ajustes necesarios. Resulta claro cómo la personalidad ejerce una gran influencia en la existencia de problemas emocionales. La mayoría de los sujetos con trastornos psicológicos tienen dificultades cuyo origen está, al menos en parte, en ciertas características de su personalidad. Por ejemplo, las personas deprimidas se ven como individuos sin valor a los que nadie quiere; suelen dar más énfasis a los acontecimientos negativos que a los positivos.

Los trastornos de personalidad son exageraciones de forma de ser normales. Las personas muy seguras de sí mismas, con una gran confianza y autoestima alta, pueden acabar siendo unos narcisistas si estos rasgos se exageran hasta desvincularse de la realidad.

PSICOTERAPIA Y DESARROLLO PERSONAL

El desarrollo personal consiste en potenciar nuestras propias aptitudes de acuerdo con nuestra forma de ser; aprender a utilizar esas cualidades de forma constructiva y equilibrar los distintos aspectos de uno mismo de forma que trabajen al unísono y no de forma contradictoria. Un aspecto importante de la Psicoterapia (cualquiera que sea) consiste en ayudar a las personas a conocer el concepto que tienen de sí mismas, observar objetivamente la realidad, y ajustar ambos elementos de tal manera que no se produzcan incongruencias. La terapia produciría un cambio en el autoconcepto que diese lugar a un cambio en el comportamiento.

LA PERSONALIDAD SANA

La personalidad psicológicamente sana y equilibrada tiene las siguientes características:

- Es flexible. Se trata de personas que saben reaccionar ante las situaciones y ante los demás de diversas formas. Poseen un repertorio amplio de conductas y utilizan una u otra para adaptarse a las exigencias de la vida, en vez de comportarse de un modo rígido e inflexible.
- Llevan una vida más variada y realizan diversas actividades en vez de centrar su vida alrededor de un mismo tema.
- Son capaces de tolerar las situaciones de presión y enfrentarse a ellas, sin venirse abajo ante las dificultades y contratiempos.
- Su forma de verse a sí mismas, al mundo y a los demás se ajusta bastante a la realidad.

Como podemos ver, la persona, como la contempla la psicología humanista y la Homeopatía, no forma parte de un concepto rígido y simplista como lo quiere ver el marco teórico newtoniano-cartesiano, básicamente formado por las entidades mente-cuerpo a las cuales concibe de forma separada. Bien sabemos que los seres humanos somos más que la suma de nuestras partes, y *si queremos aprender y ejercer la Homeopatía como es debido, nuestra primera tarea es cambiar nuestra actitud frente a los enfermos y dejar de verlos como un conjunto de tejidos, órganos o aparatos y sistemas; o como una serie de números en los expedientes de sus historias clínicas, como estamos a acostumbrados a ver en los hospitales e instituciones médicas, y contemplarlos a través de la empatía como lo que en realidad son: seres humanos como nosotros que expresan padecimientos que involucran a toda su persona y que acuden a nosotros en busca de ayuda profesional.*

BASES BIOLÓGICAS DE LA PERSONALIDAD

Ya que la Homeopatía con su modelo vitalista-humanista concibe al hombre como una persona y no solo como un conjunto de órganos, es indispensable estudiar las bases biológicas de la personalidad debido a que el fármaco dinamizado no solamente tiene un efecto terapéutico a nivel orgánico, sino que también influye y modifica los procesos relacionados con el pensar, sentir y actuar del individuo, pues en última instancia somos una unidad indivisible psicosomática susceptible de expresar signos y síntomas propios del proceso morboso, así como de reaccionar al estímulo terapéutico del fármaco dinamizado.

La personalidad es una entidad compleja que presenta una multitud de facetas. Sin perder de vista que los seres humanos actuamos siempre en forma unitaria, las emociones, el intelecto y la voluntad se refieren a funciones parciales del organismo; y la unidad y totalidad de una persona no puede entenderse en función de una simple suma de partes. La personalidad es un concepto inclusivo que expresa a la vez la totalidad y la individualidad del hombre.

En sus definiciones de la personalidad, algunos psiquiatras y psicólogos destacan elementos que son comunes a todos los seres humanos y rasgos que son netamente individuales. Incluyen predominantemente aspectos corporales, otros los excluyen y se refieren en forma exclusiva a los aspectos psíquicos. En este punto, es útil diferenciar la conducta de la personalidad, ya que frecuentemente confundimos ambos términos. Todos los actos de nuestra vida diaria pueden constituir nuestra conducta; sin embargo, como respuesta a los múltiples estímulos del medio ambiente podemos cambiar nuestra conducta y la forma como nos comunicamos con los demás y permanecer siendo los mismos; lo que permanece a pesar de las variaciones externas es la Personalidad.

Otro término que a menudo nos confunde es el carácter. Sus raíces grecolatinas significan esculpir o grabar lo que equivale a algo que permanece o perdura y que es un modo habitual y ordinario de comportarse pero que está ligado a procesos neuroendocrinos y metabólicos lo cual indica una estructura interna.

La personalidad está determinada por la herencia y el ambiente. Cada persona recibe una dotación genética que es variable de un individuo a otro y nos provee de potencialidades para un desarrollo característico del ser humano, siendo aparte el punto de partida de las diferencias individuales. En la personalidad hay componentes comunes a todos los seres humanos, pero cada ser humano es diferente a los demás, tiene un modo peculiar de ser, sentir, pensar y actuar. Ese modo de ser es función de su personalidad.

Algunos componentes de la personalidad como la inteligencia, la sensibilidad y la flexibilidad tienen una base genética al igual que la disposición del temperamento, como tener una respuesta pasiva o explosiva ante un determinado estímulo. Este aspecto lo observamos todos los días en nuestra práctica clínica. La carga genética puede facilitar que algunas personas sean más pasivas e inclinadas a la reflexión o a las fantasías que otros que prefieren la actividad y que se muestran más osados o ambiciosos en su vida.

Otros componentes de la personalidad dependen más de determinantes sociales entendidos como factores de carácter estimulante o restrictivo que actúan desde el exterior, como son los valores, las metas, los estímulos y las prohibiciones. La educación y la formación temprana que proporcionan tanto la escuela como los padres son, indudablemente, muy importantes, ya que desde un principio nuestras potencialidades innatas están sujetas a las fuerzas moduladoras del medio ambiente. La dotación genética provee las bases biológicas y los límites tanto del desarrollo somático como del psicológico, pero la forma en que nuestras potencialidades son moldeadas depende en gran medida de nuestra experiencia de vida.

NEUROQUÍMICA

El sistema nervioso funciona gracias a las células que lo integran. Las teorías modernas sobre el funcionamiento del cerebro enfatizan el hecho de que este órgano opera gracias a los circuitos eléctricos que se forman entre sus células y a la manera como los impulsos eléctricos viajan a través de dichos circuitos.

La neuroquímica del cerebro es posible gracias a un fenómeno de naturaleza eléctrica y bioquímica denominado 'sinapsis'. Todas las funciones a nivel psíquico dependen de la integridad del sistema nervioso central y periférico. Los pensamientos, emociones y patrones de conducta dependen de la síntesis, almacenamiento y liberación de distintos neurotransmisores. De tal manera que si abordamos el estudio de la personalidad es importante repasar los fundamentos de la neuroquímica del cerebro.

Sinapsis

Las sinapsis permiten a las neuronas del sistema nervioso central formar una red de circuitos neuronales que son de suma importancia en los procesos biológicos a través de los cuales se conecta y se controla todos los sistemas del organismo. Las sinapsis deben transmitir el impulso eléctrico y ser capaces de alcanzar el umbral necesario para estimular otra neurona.

El umbral de activación de una neurona está determinado por la interacción compleja de varios elementos: la información genética de la persona, sus condiciones físicas (si esta enfermo o sano, en estado de alerta, dormido, etc.), y el medio ambiente que le rodea. Los dos tipos de sinapsis son los siguientes:

Sinapsis eléctricas

En estas se transmiten iones de una célula a otra a través de uniones o hendiduras.

Sinapsis químicas

El impulso nervioso se transmite por medio de sustancias químicas llamados neurotransmisores.

Los impulsos viajan en una sola dirección, por lo que en cada conexión habrá una terminal presináptica, otra postsináptica y, entre ambas, una brecha sináptica. En la terminal presináptica existen organelos que producen las sustancias necesarias para la transmisión del impulso. En la terminal postsináptica hay receptores capaces de reconocer el neurotransmisor y transmitir el impulso en la segunda neurona. A su vez, sus organelos producen inhibidores de las sustancias transmisoras del impulso eléctrico de tal manera que la sinapsis no se mantenga permanentemente excitada.

NEUROTRANSMISORES

Los neurotransmisores son aquellas sustancias químicas que genera nuestro cerebro y que cumplen la función de mensajeros. Es decir, se encargan de transmitir las señales de una neurona a otra. Estas señales se conocen como impulsos nerviosos. Dicho proceso se da por medio de la sinapsis, que es un pequeño espacio entre la membrana presináptica y la membrana postsináptica, en donde los neurotransmisores se dispersan por la hendidura sináptica para completar la transmisión de mensajes biológicos por medio de impulsos.

El cerebro pesa alrededor de 1,100 y 2,000 g y contiene 100 billones de neuronas. La neurona promedio tiene hasta 10,000 sinapsis. Al menos un tercio de este complejo sistema está dedicado al funcionamiento de la conducta. Los neurotransmisores se pueden clasificar como neurotransmisores excitadores e inhibidores. Los primeros tienden a despolarizar la célula postsináptica, mientras que los inhibidores hacen lo contrario.

Se sintetizan y almacenan en las vesículas sinápticas, posteriormente se liberan en la brecha sináptica. Cuando alcanzan a la otra célula, activan al receptor. Ahí se inician las acciones del segundo mensajero. Finalmente se inactiva el neurotransmisor, ya sea por degradación química o por reabsorción en las membranas para no sobreexcitar a otra neurona.

Es importante mencionar que algunos de los neurotransmisores pueden ser aminas biógenas endógenas. Es decir, se forman a partir de la degradación de las moléculas biológicas, como los aminoácidos y las proteínas. Su principal función es la neuromodulación.

Los neurotransmisores están subdivididos en tres grandes tipos: aminas biógenas, aminoácidos y péptidos. Aminas biógenas: dopamina, noradrenalina, adrenalina, serotonina, acetilcolina e histamina. Cada una de ellas sigue un proceso de síntesis, almacenamiento, liberación, recaptación e inactivación.

Entre los aminoácidos neurotransmisores es muy importante el ácido gamaaminobutírico (gaba) que tiene una acción inhibidora, y el glutamato que tiene una acción excitadora. De los neurotransmisores péptidos el más importante en el control del dolor es la endorfina.

A mayor presencia de un neurotransmisor en la sinapsis, mayor estimulación de los receptores, los cuales frenarán la liberación del neurotransmisor y viceversa; si un neurotransmisor está en pocas cantidades, los receptores no se estimulan, lo que incrementará la producción del neurotransmisor.

Un detalle interesante que enfatiza el principio homeopático de la individualidad morbosa es que el número y características tanto de los receptores presinápticos como de los postsinápticos pueden variar, por lo que su efecto también puede ser distinto aunque la cantidad de neurotransmisores en la sinapsis sea la misma.

El uso de los diferentes tipos de neurotransmisores permite regular de muchos modos distintos la manera en la que se van activando unos u otros grupos de células nerviosas. Por ejemplo, cierta ocasión puede requerir que los niveles de serotonina bajen y los de dopamina suban, y eso tendrá una consecuencia determinada en lo que ocurra en nuestra mente. Así, la existencia de la gran variedad de neurotransmisores permite hacer que el sistema nervioso cuente con una amplia gama de comportamientos, lo cual es necesario para adaptarse a un entorno que cambia constantemente.

Cuando un neurotransmisor actúa sobre un receptor puede producir cambios en los canales de iones de la membrana con los consiguientes cambios de potenciales postsinápticos, tanto excitatorios como inhibitorios. Por lo tanto, la neurotransmisión no es un fenómeno inespecífico, sino que está organizado de una manera determinada y muy compleja con una gran diversidad de posibilidades.

Funciones de los principales neurotransmisores

Dopamina

Es un neurotransmisor inhibitorio ya que bloquea la tendencia de la siguiente neurona a disparar impulsos. Está fuertemente asociada con los mecanismos de recompensa en el cerebro, distintas drogas como la cocaína, el opio, la heroína y el alcohol promueven la liberación de dopamina. En cuanto a las alteraciones de este neurotransmisor, se ha demostrado que en la esquizofrenia se liberan grandes cantidades de dopamina en los lóbulos frontales. La falta de dopamina en las áreas motoras del cerebro es la responsable de la Enfermedad de Parkinson.

Epinefrina o adrenalina

Es una hormona secretada en situaciones de alarma por las glándulas suprarrenales. Pertenece al grupo de las catecolaminas y estimula fundamentalmente al sistema nervioso simpático produciendo los siguientes efectos: aumenta la concentración de glucosa en sangre, aumenta la tensión arterial, aumenta el ritmo cardiaco, dilata las pupilas, aumenta la frecuencia respiratoria, entre otros.

Norepinefrina

Además de ser un neurotransmisor, también es una hormona que actúa en las células endocrinas. Está vinculada con la puesta en alerta del sistema nervioso simpático. También produce un aumento en el ritmo cardiaco y la tensión arterial. Provoca intensa vasoconstricción en la piel (palidez), mucosas y área esplácnica incluida la circulación renal. Inhibe algunas funciones del tubo digestivo, dilata las pupilas.

Serotonina

Existe una estrecha relación entre este neurotransmisor con las emociones y el estado de ánimo. Si bajan sus niveles, se produce la depresión que puede llegar al suicidio y se tienen problemas para el control de la cólera. Las personas que padecen trastorno obsesivo-compulsivo también tienen niveles bajos. Otros efectos que dependen de su baja producción son el aumento del apetito y los trastornos del sueño. También tiene un papel importante en los procesos de la percepción. Algunos alucinógenos como el LSD funcionan adhiriéndose a los receptores de serotonina en las vías perceptivas.

Histamina

Básicamente es un potente vasodilatador que aumenta la permeabilidad capilar. Favorece la contracción del músculo liso y aumenta la secreción gástrica. Si existen niveles elevados, se produce taquicardia.

Acetilcolina

Estimula la contracción de los músculos estriados y lisos. Participa en la preparación del sueño MOR (movimientos oculares rápidos). Existe un vínculo muy estrecho entre los niveles de acetilcolina y la enfermedad de alzhéimer.

Acido Gamma amino butírico

Es otro neurotransmisor inhibitorio. Actúa como un freno de los neurotransmisores excitatorios que producen ansiedad. Los sujetos con niveles bajos de Gaba tienden a sufrir trastornos de ansiedad. Si los niveles llegan a ser demasiado bajos, existe la posibilidad de que aparezcan crisis convulsivas.

Glutamato

Es un neurotransmisor excitatorio y está ampliamente distribuido en el sistema nervioso central, tiene una estrecha relación con la memoria. Lo paradójico es que diversos estudios han revelado que grandes cantidades de glutamato dañan en forma irreversible a las neuronas, produciendo un efecto neurotóxico.

Endorfina

Su estructura es muy similar a los opiáceos y tiene efectos similares: básicamente reduce el dolor e intensifica el placer y la sensación de bienestar.

También reduce la frecuencia cardiaca, la tensión arterial y el metabolismo en general.

No hay que olvidar que, a pesar de que cada uno de los tipos de neurotransmisores pueda estar asociado a ciertas funciones en el sistema nervioso (y, por lo tanto, a ciertos efectos a nivel psicológico), no se trata de elementos con intenciones y un objetivo rígido a seguir, de modo que sus repercusiones en nosotros son puramente circunstanciales y dependen del contexto.

Dicho de otro modo, los neurotransmisores tienen los efectos que tienen porque nuestro organismo ha evolucionado para hacer de este intercambio de sustancias algo que nos ayude a sobrevivir al permitir la coordinación de diferentes células y órganos del cuerpo. Reducir el comportamiento de un ser humano a la existencia de tipos de neurotransmisores es caer en el error de un reduccionismo excesivo, dado que el comportamiento no surge espontáneamente del cerebro, sino que aparece a partir de la interacción entre el ser vivo y el entorno.

Repercusión clínica de la alteración en la producción o funcionamiento de los neurotransmisores

En muchos trastornos psiquiátricos se han sugerido alteraciones de uno o varios sistemas de neurotransmisión como factores relacionados con la fisiopatología del trastorno. Por ejemplo, en los trastornos del estado de ánimo hay alteraciones del sistema serotoninérgico y del noradrenérgico. También han sido implicados, aunque en menor escala, el dopaminérgico y el colinérgico. En las manifestaciones generales de ansiedad se ha implicado el sistema gabaérgico.

En la esquizofrenia se han identificado alteraciones del sistema dopaminérgico y en menor grado el sistema serotoninérgico. Lo más probable es que en la fisiopatología de un trastorno mental estén implicados varios sistemas de neurotransmisión.

Métodos auxiliares para la detección de síndromes orgánicos cerebrales

Existen diversas técnicas para detectar alteraciones orgánicas cerebrales que se puedan relacionar con alteraciones clínicas dentro de área de la psiquiatría. El prototipo de estas es el *electroencefalograma*, el cual recoge la actividad eléctrica de las neuronas además de identificar a pacientes con daño cerebral grave o muerte cerebral. El estudio de los *potenciales evocados* permite explorar la integridad de los sistemas sensoriales primarios, ya que registran la actividad neuronal en respuesta a estímulos internos o externos.

Otras técnicas desarrolladas han sido el mapeo cerebral mediante sistemas de electroencefalograma computarizado y la magnetoencefalografía, en la que se registra la actividad magnética resultante de la actividad bioeléctrica de cerebro. Dentro de las técnicas de neuroimagen, la tomografía axial computada y la resonancia magnética nuclear y la tomografía por emisión de positrones son métodos auxiliares muy exactos en la detección de alteraciones orgánicas.

Papel de la genética en las alteraciones mentales

Queda muy claro que algunos trastornos mentales tienen una predisposición familiar. Se han aplicado diversas estrategias y métodos para medir la importancia de la genética en los trastornos mentales. En el estudio de los factores genéticos se distinguen dos vertientes: los modelos genéticos de transmisión que subyacen en cada trastorno mental y, por otro lado, el diseño de los estudios genéticos.

Los modelos mendelianos o de gen único principal en los que se supone que un único gen es responsable de la transmisión de un rasgo, no se ha podido demostrar de una manera evidente para los trastornos mentales. Los modelos que se consideran como más válidos son los multifactoriales o poligénicos, en los que están implicados dos o más genes a cuyos efectos se pueden agregar factores ambientales.

Por lo tanto, la probabilidad de manifestar el trastorno es un efecto acumulativo de muchos factores de riesgo, tanto poligénicos como ambientales. En lo que respecta al diseño de la investigación, la hipótesis es que en las familias de los individuos afectados por un trastorno se encontrará una mayor proporción de individuos con la patología objeto del estudio que las que se halla en las familias de personas sanas o en la población general.

En este tipo de estudio no es posible distinguir entre herencia y ambiente, dado que los miembros de una familia comparten el mismo ambiente. Por ello se utilizan otros tipos de estudios para demostrar la presencia del factor hereditario, como el estudio en gemelos diseñado para estudiar la frecuencia en que ambos gemelos (monocigotos o dicigotos) padece el trastorno. Si un solo gen fuera el responsable de la enfermedad, ambos gemelos monocigotos deberían de padecer el trastorno, lo cual no se ha podido demostrar plenamente.

En algunos trastornos mentales se observa una clara participación de factores genéticos, mientras que en otros, los resultados no son concluyentes. Entre los trastornos en los que se ha demostrado una contundente participación genética están algunas formas de demencia, la esquizofrenia, los trastornos bipolares, los trastornos depresivos, el trastorno obsesivo-compulsivo, las crisis de angustia así como la ansiedad en general. Otros trastornos en que las pruebas no son concluyentes son los de los trastornos delirantes, algunos tipos de fobia, trastornos somatoformes, alcoholismo y algunos tipos de trastornos de la personalidad.

Aun con el avance de la biología molecular, la expresión genética de una célula no es un atributo estable ni rígidamente determinado, ya que la expresión de los genes está constantemente modulada e influenciada por estímulos fisiológicos y del exterior, por lo tanto, mecanismos fisiológicos o acontecimientos ambientales pueden influir en la expresión genética de la célula. Todos los conceptos anteriores deben ser tomados en cuenta a la hora de determinar el papel de la genética como un factor decisivo en la expresión de un trastorno mental, y no olvidar la influencia indudable del medio ambiente en el inicio y desarrollo de los trastornos mentales y de la personalidad y del papel de la Terapéutica Homeopática en su control y tratamiento, dependiendo de su naturaleza funcional/dinámica u orgánica y, desde luego, de su etapa evolutiva.

NOCIÓN DE NORMALIDAD PSÍQUICA

Este tema no es fácil de tratar ya que es habitual hablar de lo normal o de la norma y caer en el terreno de la ideología. Es más adecuado plantear los diferentes criterios existentes que pretenden delimitar la normalidad.

Normalidad como salud

El punto de partida es el criterio médico de normalidad, el cual supone la ausencia de síntomas y en el cual se distingue claramente entre salud y enfermedad. El problema de este criterio es que se pueden pasar por alto algunos trastornos que implican problemas de relación inter o intrapersonal, como las psicopatías sin síntomas clínicos aparentes o la neurosis de carácter en las que el sujeto tiene un mal control de su vida instintiva y afectiva que lo hace estar constantemente con tensiones internas resultado de no lograr armonizar sus deseos muchas veces reprimidos con las normas dictadas por su conciencia y con la realidad externa. El neurótico no tiene una buena imagen de sí mismo y no se acepta porque no es capaz de identificarse con el personaje que todos intentamos representar para constituir el ideal de nuestro yo.

Normalidad como promedio

Parte de un criterio en el que lo normal es lo que aparece con mayor frecuencia. También acusa algunas deficiencias, como no discriminar o matizar las anormalidades que por exceso o deficiencia se sitúan en los extremos de la campana de Gauss (por ejemplo, los superdotados y los oligofrénicos). No se aclara la esencia de la normalidad ni los límites de la salud y enfermedad.

Este enfoque se relaciona con el criterio sociológico en el que la idea de salud está ligada con la adaptación social y con la reacción que el individuo provoca en la sociedad. No es posible interpretar los síntomas clínicos sin conocer la sociedad donde estos aparecen. Otro riesgo de este enfoque es someter lo normal a las modas sociales que cambian con el tiempo y puede llevar a planteamientos irracionales, como suponer la frigidez como normal y la masturbación como una alteración generadora de graves consecuencias psicofísicas.

También se puede cometer el error de considerar anormales a todos los sujetos que, por motivos personales, religiosos o políticos, se apartan de la media social. Es evidente que el criterio sociológico no es suficiente, aunque participe para poder definir la normalidad o la anormalidad psíquica. La apreciación de la salud o enfermedad mental podría resultar menos rígida si la idea de norma se pudiera sustituir por la de normativa (estimación de la relación interpersonal con el entrevistador), la cual es distinta, resulta más humanista y, con esto no nos limitamos exclusivamente al concepto de la norma estadística, solo medible a través de los porcentajes; aun dentro de la exactitud de estos, no es posible olvidar que el estudio de la personalidad en el ser humano implica siempre el concepto de lo individual.

Normalidad funcional

Se basa en el concepto psicológico dinámico según el cual la normalidad supone un equilibrio armónico de los diferentes constituyentes de la esfera psíquica, lo que conforma un criterio psicodinámico que implica la capacidad o incapacidad de manejar adecuadamente los distintos procesos psíquicos inconscientes. Existe otra variante según la cual la normalidad de un sujeto se puede juzgar por las características de su desarrollo personal y las finalidades que se propone (proyecto de vida).

Nuevamente, este criterio nos muestra algunas dificultades, como creer que la salud psíquica es algo muy difícil de alcanzar ya que son muy pocas las personas que tienen un equilibrio psíquico y son capaces de actuar con seguridad y soltura en el manejo de su propia vida emocional. Otro riesgo es profundizar objetivamente en algo tan ambiguo como el terreno de lo inconsciente. Aun así, este criterio puede ser más seguro que los precedentes en la medida en que nos permite introducir el análisis clínico y, por lo tanto, esclarecer los límites entre lo normal y lo patológico, en los casos en que la expresión de los síntomas no corresponde a la normativa médica clásica o a la fría estadística.

Normalidad subjetiva

Este criterio implica una valoración del propio individuo con respecto a su estado de salud; es decir, qué tan consciente o inconsciente es el paciente de su propia patología, no dejándose influir por la opinión de los demás. La limitación de esta clasificación estriba en que algunos tipos de patologías como la psicosis o las demencias precisamente se caracterizan por una escasa o ausente conciencia de sus trastornos. En las neurosis así como en las enfermedades psicosomáticas y la depresión, los pacientes son plenamente conscientes de sus síntomas aunque no puedan controlarlos y, por lo tanto, caen dentro de este punto de vista.

Normalidad como proceso de vida

Considera la conducta normal como resultado final de la interacción de mecanismos y fuerzas psicológicas y sociológicas que actúan sobre el sujeto durante su existencia. Supone una valoración constante de la dinámica psíquica que permite acceder al estudio de la conducta desde una perspectiva más amplia, poniendo énfasis especialmente en los cambios o procesos que se han producido en el ciclo vital del enfermo y que han modificado profundamente su existencia, al grado que podemos identificar con facilidad los factores desencadenantes de algunas patologías psíquicas. Ejemplo de ello son los trastornos emocionales consecutivos a pérdidas afectivas, económicas, de status social, agresiones físicas o abusos sexuales, los cuales en conjunto modificaron en un sentido patológico la vida del sujeto.

Conclusiones

Es muy difícil enfocar la normalidad psíquica desde un criterio operativo sin correr el riesgo de excluir al individuo, ya que en su basta biodiversidad presenta una amplia gama de rasgos de personalidad, algunos considerados normales y algunos patológicos. Cabe destacar que lo anormal no es necesariamente patológico, sino que más bien viene marcado por la desviación media de la norma correspondiente a la totalidad del grupo de referencia. Esto es, si el mayor porcentaje de las personas tienen un comportamiento considerado como normal y un sujeto se aparta de la media del grupo social estudiado, en un sentido de carencia, exceso o perversión con respecto a la personalidad de la mayoría, se puede considerar como portador de una anormalidad psíquica.

Lo normal se delimita desde el ámbito de la esfera sociocultural y únicamente indica un proceso de adaptación adecuada al contexto social. La naturaleza de un fenómeno o personalidad patológica no viene dado por su anormalidad o desvío de la norma, sino porque bajo tal fenómeno o conducta subyacen mecanismos que restringen su libertad entendida como un modo de enriquecer su existencia y mejorar sus relaciones interpersonales e intrapersonales. Un individuo que padece una depresión crónica o una fobia no podrá vivir con plenitud y desarrollar sus potenciales humanos mientras esté limitado por dicho trastorno. La enfermedad adquiere, así, el carácter de obstáculo o impedimento para la libre expresión del espíritu humano.

Por otra parte, surge la duda de si existen sociedades sanas frente a sociedades enfermas, y tanto la Historia como la Sociología nos han demostrado que pueden existir sociedades paranoicas, megalomaníacas o competitivas (como la occidental), que favorezcan pautas anormales de interacción entre el individuo común que busca sobrevivir económica y socialmente en un medio ambiente con un alto grado de desempleo, inseguridad pública, polución atmosférica, etc., lo cual la conduce a un modo desequilibrado de vivir y, por ende, a favorecer las neurosis, las enfermedades psicosomáticas y los trastornos de la personalidad tan comunes en nuestros días.

Se puede decir que el término enfermedad psíquica corresponde a los trastornos psicóticos cuya naturaleza y desarrollo se apartan cuantitativa y cualitativamente de la norma, y la normalidad psíquica a la estructura dinámica, integradora de rasgos somáticos, emocionales, cognitivos y conductuales que nos permite estar en constante adaptación a los estímulos del medio ambiente y responder a ellos de la forma más adecuada sin enfermarnos.

MODELOS DESCRIPTIVOS Y PRINCIPALES MODELOS DE LA PERSONALIDAD

Hay dos formas principales de aproximarse al hecho de que la persona no es un agregado de partes, sino una organización y un todo, y que hay diferencias individuales que tienden a permanecer a través del tiempo y de los cambios en las situaciones. Una forma es descriptiva y la otra dinámica.

Modelos descriptivos

La doctrina de los temperamentos es el intento más antiguo de abordar la personalidad. El temperamento es visto como una infraestructura de la personalidad e íntimamente ligada a los aspectos biológicos. Con Galeno, la doctrina de los temperamentos se convirtió en el primer modelo descriptivo. Se consideró que los cuatro elementos de la naturaleza están representados en el hombre por cuatro humores: sangre, bilis, bilis negra y linfa, y se consideró que la normalidad y la salud resultaban de un equilibrio de los cuatro componentes. El predominio de uno u otro era la causa de las enfermedades. De acuerdo con esta teoría, el temperamento corresponde a características morfológicas, fisiológicas y psicológicas e implica la predisposición a las enfermedades.

Autores contemporáneos aseguran que, si bien es cierto que los individuos nacen con diferencias biológicas en su organismo, es más importante conocer las variaciones en sus constituyentes bioquímicos, niveles hormonales y actividades secretorias, ya que estas diferencias influyen desde un principio en su interacción con el medio ambiente.

Una tipología más conocida es la de Kretschmer, en la cual define a la enfermedad mental como la exageración de una tipología normal. Define cuatro tipos puros: el pícnico-ciclotímico, el leptosómico-esquizotímico, el atlético-viscoso y el displásico.

Otra tipología actual y muy útil es la de Sheldon, quien describió tres tipos que relacionó con el desarrollo de las tres capas embrionarias: los tipos ectomórfico, mesomórfico y endomórfico. Las tipologías anteriores responden a una necesidad de delimitar y clasificar las variedades de personalidad y postulan que en la personalidad hay relaciones entre las esferas morfológicas, fisiológicas y psicológicas.

Principales modelos dinámicos

Estos modelos están íntimamente relacionados con el concepto de personalidad como el conjunto permanente de tendencias que orientan las formas individuales de sentir, pensar y actuar.

Sigmund Freud y el psicoanálisis

Para Sigmund Freud, el cuerpo es la única fuente de la conciencia. Nada ocurre al azar ni mucho menos los procesos mentales de la persona. Todos los pensamientos y todas las conductas poseen un significado. El consciente no es más que una pequeña parte de la mente. El inconsciente y el preconsciente son los otros elementos de la conciencia; son menos accesibles y, por lo tanto, se les ha estudiado menos. Se denomina inconsciente a un proceso psíquico cuando su presencia se infiere de sus efectos. Por ejemplo, en el caso del niño que sufre y teme por la posible separación de sus padres e inicia con enuresis (proceso inconsciente), la cual refleja el miedo a perderlos y además es un modo de protestar y de llamar la atención de estos. El preconsciente forma parte del inconsciente, siendo la sección que contiene los recuerdos de la persona. Las pulsiones no determinan el resultado de un acto.

Según Freud, las dos pulsiones básicas se definen como sexual (propicias a la vida) y agresiva o destructiva (que inducen a la muerte). La estructura de la personalidad se compone del ello, del yo y del superyó. *El objetivo primordial de la psique es mantener un nivel aceptable del equilibrio dinámico que mantiene el placer como un modo de disminuir la tensión.*

El principal objetivo del psicoanálisis es fortalecer el yo, liberarlo de las exigencias del superyó y *aumentar su capacidad para integrar materiales reprimidos u ocultos del pasado de la persona.* Propuso una definición psicosexual de las etapas del desarrollo: la persona atraviesa primero por las etapas anal, oral y fálica. Los problemas relacionados con la fase edípica se presentan durante la etapa fálica. Después viene un período de latencia, hasta que se inicia la etapa genital.

En el análisis, los sueños se emplean como instrumento para recuperar materiales alojados en el inconsciente. No son considerados como aleatorios o accidentales, se consideran como *una forma de colmar los deseos insatisfechos.* La angustia representa uno de los mayores problemas de control de la psique. *Cuando las amenazas contra el cuerpo o la mente no se enfrentan directamente, se ponen en marcha mecanismos de defensa como la negación, la racionalización o la sublimación.*

El concepto de flujo de energía ocupa un lugar central en las teorías de Freud, ya que vincula los conceptos del inconsciente, el desarrollo psicológico, la personalidad y la neurosis. Las respuestas a la tensión son mentales y físicas, ya que la energía libidinal se deriva de la energía física y las pulsiones básicas se originan en fuentes somáticas.

En principio, no somos animales racionales ya que somos gobernados por poderosas fuerzas emocionales las cuales brindan vías para liberar la tensión, permiten apreciar el placer y sirven para mantener algunos recuerdos fuera del ámbito de la conciencia. El papel del terapeuta consiste en establecer el mejor nivel posible del funcionamiento del yo, recordar, reconstruir y reintegrar los materiales inconscientes, de forma tal que la vida sea más plena y satisfactoria.

Carl Gustav Jung y la psicología analítica

Para Jung, el inconsciente colectivo es el centro de todos los materiales psíquicos *que no tienen por origen la experiencia personal.* Se extiende a todas las culturas y a todas las épocas. Es una entidad psicológica innata que confiere estructura al desarrollo individual y *contiene la herencia de la evolución espiritual de la especie humana.* El establecimiento y el fomento de la relación entre los procesos conscientes e inconscientes son indispensables para alcanzar la plenitud y la totalidad individuales.

La individuación es el proceso de desarrollo personal hacia la plenitud. Comprende el inicio de una conexión entre el yo y el self, así como la integración de diversas partes que componen la psique. El yo es el centro de la conciencia, mientras que el self ocupa el centro de todo el aparato psíquico incluyendo los procesos conscientes e inconscientes.

Según dicho autor, el pensamiento, el sentimiento, la sensación y la intuición son las cuatro funciones psicológicas básicas. Se experimentan ya sea de manera introvertida o extravertida. La función superior es más consciente y presenta un grado de desarrollo más avanzado. La función inferior es la más primitiva y menos consciente. Esta última función también sirve como vía de acceso al inconsciente. La combinación de las cuatro funciones da por resultado un enfoque completo para vivir en el mundo.

El inconsciente personal se compone de recuerdos olvidados, experiencias reprimidas y percepciones subliminales. El contenido del inconsciente colectivo no se origina en la experiencia personal; se trata de un fenómeno universal de todas las épocas y de todas las culturas. Es posible observar imágenes arquetípicas en muchas culturas y a lo largo de numerosas eras históricas apoyadas en la existencia de los mitos, el folclor y las leyendas en todo el mundo.

Para Jung, las principales estructuras de la personalidad son arquetipos: la persona, el yo, la sombra, el ánima, el *animus* y el self. Los símbolos constituyen la forma básica de expresión del inconsciente. Al igual que los procesos inconscientes, los símbolos adoptan dos formas: individual y colectiva. La psique tiene un impulso innato hacia la plenitud, de ahí que todos tendemos al desarrollo individual; la gama total de la conducta y el pensamiento humanos contienen datos de experiencias espirituales. Las contribuciones más significativas de Jung a la psicología son el reconocimiento de la importancia psicológica de los símbolos y el análisis detallado de sus interpretaciones.

Alfred Adler y la psicología individual

Las contribuciones fundamentales de Adler a la psicología moderna son la importancia de los factores no sexuales en el ambiente, el concepto de unicidad de la personalidad, el papel del poder y la agresión en el comportamiento, y el complejo de inferioridad. Enfatizó la unicidad de la persona, la importancia de comprender esta unidad y el contexto de sistema social. La psicología individual se centra en las relaciones entre el ambiente y el individuo y no en la dinámica psíquica. Los intentos del individuo por compensar su inferioridad orgánica o sus sentimientos de inferioridad tienen como resultado los progresos y logros de la humanidad.

El proceso evolutivo de adaptación consciente al entorno es el fundamento de la lucha del individuo por la perfección o por dominar el ambiente. La meta de superioridad o perfección motiva a los individuos sanos a buscar la mejora y el crecimiento continuos. Convertirse en un ser humano valioso es el objetivo de las personas. La ley suprema de la vida es evitar el deterioro de la autoestima. Los problemas psicológicos y emocionales deben ser considerados y tratados en el contexto de las metas y el estilo de vida que se manifiesta en cada rasgo o síntoma. La creatividad y la capacidad de formular tanto las metas como las formas de alcanzarlas está en el centro de las personas.

En el fondo de cualquier estilo de vida mal adaptado o neurótico está el sentimiento resultante de fracaso e inadaptación. Toda neurosis es un intento por despertar el sentimiento de competencia y sobreponerse a los sentimientos de inferioridad. La neurosis aísla al individuo, obstaculiza su funcionamiento social y su capacidad de resolver problemas cotidianos. Para Adler, es más significativo comprender las consecuencias del comportamiento que centrarse en la experiencia interna. Para hacer conciencia no se requiere únicamente la comprensión intelectual, sino también que la comprensión se convierta en acción constructiva.

Fritz Perls y la teoría gestáltica

Según Perls, el análisis de las partes nunca ofrece la comprensión del todo, ya que este consta de las partes más las interacciones e interdependencias de ellas. Es necesaria una descripción directa del individuo para comprender su experiencia del mundo, ya que el mundo es inseparable de su experiencia personal. En la terapia gestáltica, cualquier aspecto de la conducta puede verse como una manifestación del todo. Se obtiene información de lo que se hace, de los movimientos, la entonación, lo que se piensa o lo que se dice. La importancia de comprender descriptivamente la experiencia centra la atención en entender cómo y no por qué ocurren las cosas.

De acuerdo con la postura gestáltica, los sueños son mensajes sobre situaciones inconclusas, lo que no hacemos, lo que estamos perdiendo en nuestra vida y cómo evitamos y nos disociamos de partes de nosotros mismos. En este enfoque, los sueños se actúan, se traen nuevamente a la vida como si sucedieran ahora. Se destaca en forma principal el papel del aquí y del ahora en lugar de los hechos del pasado, la energía de las emociones y la necesidad y utilidad de un estilo más confrontativo.

Para Perls, la división que muchos psicólogos hacen de la mente y el cuerpo es arbitraria y equivocada, pues consideró que el ser humano opera como una totalidad y abordó la personalidad en términos que subrayan la unidad y no la división en partes. Creía en la sabiduría del organismo y pensaba que la persona sana y madura era capaz de apoyarse y regularse. En el aspecto terapéutico ayudó al paciente a incrementar el grado de su conciencia y a entrar en contacto directo con el mismo y con el mundo. Nuestro cuerpo es una representación directa de lo que somos. Al observar nuestros gestos más obvios (postura, respiración, movimientos), podemos aprender mucho de nosotros mismos.

El enfoque gestáltico no examina el pasado de recuerdos o traumas, sino que pide al paciente que se haga consciente de su experiencia presente.

Los restos de los conflictos no resueltos del pasado surgirán como parte de la experiencia actual. Cuando estas situaciones incompletas aparecen, el paciente las vuelve a experimentar con el objeto de concluirlas y asimilarlas al presente. El proceso de crecimiento consiste en ampliar la conciencia personal, mientras que el principal factor psicológico inhibidor del crecimiento es negarse a ser consciente.

Wilhelm Reich y la psicología somática

Reich fue el fundador de la psicología somática y de la psicoterapia corporal, también fue el precursor de las terapias actuales que abordan la vida emocional del cuerpo. Enfatiza en la unidad de cuerpo y mente, incluye al cuerpo en el dominio de la psicoterapia y aporta el concepto de la coraza del carácter. Reich fomentó la liberación de las emociones atrapadas en la coraza muscular trabajando directamente con el cuerpo, así como con el material psicológico. Las defensas del carácter difieren de los síntomas de la neurosis en que se experimentan como parte de la personalidad, en tanto que los síntomas de la neurosis aparecen como elementos ajenos a la psique, como carentes de sentido e incluso patológicos.

La coraza muscular es un mecanismo de protección que impide la libre expresión de las emociones y restringe el flujo de energía. Puede ser psicológica o física y es un obstáculo muy importante para el crecimiento. Se divide en siete segmentos compuestos de músculos y órganos con funciones expresivas relacionadas. Los segmentos se centran en los ojos, la boca, el cuello, el pecho, el diafragma, el abdomen y la pelvis. Forman siete anillos horizontales en ángulo recto con el torso y la columna vertebral. Para disolver la coraza, el terapeuta hace que el paciente acumule energía en el cuerpo mediante inhalaciones profundas, manipula directamente los músculos tensos de manera constante y mantiene a lo largo del proceso terapéutico tanto la cooperación como la comunicación con el paciente.

Reich se oponía a la separación de las emociones, el intelecto y el cuerpo. Postulaba que el intelecto es en realidad una función biológica y tiene una carga de energía tan fuerte como cualquiera de las emociones.

Abraham Maslow y la psicología transpersonal

Según Maslow, se debe investigar a las personas más creativas y maduras con el fin de estudiar la plenitud que puede conseguirse mediante la salud y la madurez psicológica. En la jerarquía de necesidades, se deben satisfacer los requerimientos fisiológicos (hambre, sed, sueño, sexo, etc.) antes que las necesidades psicológicas. Las necesidades psicológicas básicas son de seguridad (estabilidad, orden), amor (sentido de pertenencia), estima (respeto de sí mismo, reconocimiento), y autoactualización (desarrollo de las capacidades). Las necesidades emanan y se basan en las necesidades anteriores.

El modelo de la jerarquía de necesidades indica que el conductismo, el psicoanálisis, la psicología humanística y la psicología transpersonal tienen un lugar y una relevancia propios, ninguno de estos enfoques es mejor que el otro. La privación de las necesidades básicas (incluida la necesidad de autoactualización, así como los requerimientos fisiológicos) pueden generar neurosis e inadaptación. La única forma de prevenir o curar estas últimas es satisfaciendo dichas necesidades.

Cuando las personas no utilizan sus talentos y capacidades ni experimentan la autoactualización, pueden sentirse frustradas aun cuando satisfagan todas las demás necesidades. Todas las personas autoactualizadas dirigen sus energías a una causa o vocación. El compromiso con algo más grande que uno mismo, así como la buena realización de las tareas que se escojan, constituyen dos requisitos del crecimiento interior. Las principales características de las personas autoactualizadas son la capacidad para el trabajo arduo, el valor, la creatividad y la espontaneidad.

Son ocho las conductas que identifica Maslow para alcanzar la autoactualización: la concentración, las opciones de crecimiento, el conocimiento de sí mismo, la honestidad, la capacidad de juicio, el autodesarrollo, las experiencias cumbres y la supresión de los mecanismos de defensa del yo.

La búsqueda de la autoactualización no comienza hasta que el individuo se libera del dominio de las necesidades inferiores, como las relacionadas con la seguridad y la estima. La búsqueda de necesidades superiores representa por sí misma un indicador de salud psicológica. La motivación para el crecimiento es menos básica que los impulsos fisiológicos o las necesidades psicológicas de seguridad, estima, etc. La autoactualización puede verse impedida por las influencias negativas de ciertas experiencias, así como por los mecanismos interiores que separan al individuo de su yo interno.

Las defensas del yo son obstáculos interiores que se oponen al crecimiento. Tomar conciencia de ellos y percibir con claridad su operación, representa el primer paso para superarlos. Además, es conveniente reducir al mínimo las distorsiones que generan dichos obstáculos. Para Maslow, cuando las experiencias cumbres alcanzan grados intensos, la percepción del yo se disuelve hasta transformarse en la conciencia de una unidad más grande.

La psicología transpersonal reconoce la importancia de los aspectos trascendentes de la experiencia humana. Maslow denomina a este nivel de conciencia 'la cuarta fuerza de la psicología occidental', después del conductismo, el psicoanálisis y la psicología humanista.

Skinner y el conductismo radical

Skinner creía que solamente se puede estudiar la conducta. A diferencia de la vida interior, la conducta es observable, mensurable y perceptible con instrumentos de acopio de datos. Si la conducta observable es la base para definir el self, entonces se vuelve innecesario hablar del funcionamiento interior de la personalidad. Skinner concibió diversas maneras de observar, medir, predecir y comprender la conducta. Sentía desconfianza hacia las explicaciones subjetivas, mentales, intermediarias o ficticias, lo cual lo condujo a basar sus ideas en la conducta observable de los animales y de las personas. Su propuesta descansa en la acumulación de datos conductuales mensurables y en experimentos cuidadosos de laboratorio.

Su efecto sobre la sociedad y la psicología creció cuando se extrapolaron sus datos en teorías que rebasaban las fronteras de la investigación en animales. En vez de considerar a los individuos como agentes creadores e iniciadores, sostuvo que los antecedentes genéticos y ambientales controlan la conducta de las personas. Creía que era posible predecir los actos futuros a partir de la observación de los pasados, y que es un error explicar la conducta usando términos como libertad, hombre autónomo, voluntad o creatividad.

Concluyó que se puede ejercitar casi cualquier conducta natural en un ser humano o un animal para que se presente con mayor frecuencia y mayor fuerza en cualquier dirección que se elija. Las consecuencias positivas o negativas controlan o regulan la conducta. Si se tiene el suficiente conocimiento de reforzadores anteriores, es posible explicar la aparición de cualquier conducta.

La velocidad con la que se aprende una nueva conducta aumenta con el reforzamiento continuo, y el aprendizaje mejora cuando se refuerza la respuesta correcta. Para Skinner el crecimiento personal atañe a la capacidad de aumentar el control beneficioso de nuestro medio y reducir las condiciones adversas. Según los conductistas, el síntoma es la enfermedad, no la manifestación de una enfermedad, y se debe tratar directamente.

Carl Rogers y la perspectiva centrada en la persona

Sus puntos de vista siempre conservaron su humanismo y optimismo. En la terapia centrada en la persona, esta debe actuar como la fuerza motriz de la relación terapéutica y no a la inversa. Las personas se definen a sí mismas mediante la observación y la evaluación de sus propias experiencias. Las realidades constituyen asuntos privados a los que solamente pueden acceder los propios individuos. El self es un proceso continuo, no algo inmutable y estable. Rogers pensaba que las personas son capaces de crecer y desarrollarse de manera personal y que tales cambios positivos constituyen una progresión natural y esperada.

El self ideal impide la salud y el desarrollo personales en la medida en que difiere del self real o actual. Cuando la discrepancia es demasiado grande, la persona experimenta insatisfacción, malestar y neurosis. La tendencia a la salud o a la autoactualización forma parte de la naturaleza humana y es un importante factor de motivación en los individuos. Los términos congruencia o incongruencia denotan el grado de equilibrio entre la comunicación, la experiencia y la conciencia.

En una situación de mucha congruencia, las observaciones de una persona externa y las propias observaciones coinciden. Casi todos los síntomas que se describen en los textos de psicopatología se entienden mejor a la luz del concepto de la incongruencia. Cuando la persona adquiere conciencia de la incongruencia entre el concepto de sí misma y la experiencia, hay un movimiento natural hacia la resolución de tal discrepancia. Cuatro elementos básicos constituyen el fundamento de las relaciones fructíferas y significativas: compromiso continuo, expresión de las emociones, resistencia a desempeñar papeles específicos y capacidad para compartir la propia vida interior.

Según Rogers, el individuo sano tiene conciencia de sus emociones, ya sea que las exprese o no. Cuando estas no se incorporan a la conciencia, se distorsiona la percepción y las reacciones a la experiencia que dio origen a dichas emociones. La persona en proceso es un individuo que funciona plenamente. Al gozar de libertad para responder y experimentar sus propias respuestas a las diferentes situaciones, dicha persona dirige sus energías a una autoactualización constante.

En la terapia centrada en la persona, es la persona la que decide el rumbo que ha de tomar la relación médico-paciente, a fin de resolver sus propios dilemas con una intervención mínima por parte del terapeuta. Para él, la comprensión empática es un elemento fundamental para percibir con precisión las emociones del otro; elemento indispensable en el ciclo de corrección y enriquecimiento personales que sirven para superar obstáculos y propiciar el crecimiento psicológico.

PSICOLOGÍA HUMANISTA: MODELO MÁS SEMEJANTE A LA HOMEOPATÍA

En la década de los cincuenta y sesenta, apareció en los Estados Unidos la psicología humanista como tercera fuerza junto al psicoanálisis y al conductismo. La inmigración de muchos psicólogos y psicoanalistas europeos durante el dominio nazi fue un gran estímulo para la revolución cultural y humanística que empezaba en dicho país. Para muchas personas estaba claro que el rápido desarrollo técnico no podía continuar imparable de esta forma sin poner en peligro la importancia del individuo en su totalidad.

A raíz de este problema se intensificó la preocupación por las cuestiones filosóficas y surgió un gran interés por la filosofía existencialista que en Europa estaba iniciando y que todos los psiquiatras de algún modo habían adoptado. La filosofía existencialista centra su atención en el análisis y descripción rigurosa de la existencia o modo de ser del hombre en el mundo (existencia individual), esta existencia se asigna únicamente a las personas y no a las cosas.

La tesis fundamental del existencialismo es que la existencia procede de la esencia, es decir, el hombre no posee una esencia como algo determinado, sino que la va construyendo durante su existencia a través de su libertad.

Algunos exponentes sobresalientes de esta corriente de pensamiento son:

- Soren Kierkegaard.
- Martin Buber.
- Kart Jaspers.
- Martin Heidegger.
- Jean Paul Sartre.
- Kart Goldstein.
- Erich Fromm.
- Fritz Perls.
- Charlotte Buhler.
- Ruth Cohn.
- Kart Rogers.

En esa época se vincula el espíritu democrático y el humanismo con la reforma económica del *new deal* y la filosofía existencialista, así como la fenomenología, para dar forma a la nueva corriente psicológica.

LA NATURALEZA DEL SER HUMANO

El estudio del ser humano puede ser realizado desde muy diferentes ángulos y perspectivas complementarias entre sí. Dentro de estas diferentes vertientes se encuentra la de Newton, la cual concibe al hombre en esencia como una tabla rasa en la que no hay nada escrito, plasmada posteriormente por fuerzas externas a sí misma. En sus escritos de Teología acepta dos mundos: el natural y el sobrenatural. El primero está regido por leyes físicas, y el sobrenatural, al cual pertenece el hombre, está gobernado por un cuerpo diferente de leyes.

Los discípulos del célebre físico inglés Le Mettrir redujeron aún más el concepto del hombre relegándolo al de hombre máquina; intentó reducir los fenómenos psíquicos a los fenómenos de las leyes fisicoquímicas que rigen en el organismo.

Andrew Locke concibe la mente humana como una realidad compuesta de partículas (las ideas) que existen en un espacio y tiempo determinado y que se funden, amalgaman o cambian por la acción de fuerzas exteriores a ellas mismas.

Charles Darwin veía al hombre no como una masa inerte, sino como un organismo autopropulsado, con sus propias metas, implícitas o explícitamente establecidas, que se ajustan a un ambiente que también ha seleccionado él mismo de alguna manera.

En contraste a estos modelos de la naturaleza del hombre, la psicología humanista surge como un intento para abrir la vida interior del hombre con el objetivo de liberar sus potencialidades y lograr su máxima autorrealización. El ideal del hombre sería que fuera capaz de manejar ideas espontáneas, que fuera menos hostil, que tuviera confianza en sí mismo y que no tuviera que recurrir al pasado.

Es decir, que en la medida en que se hace consciente de sí mismo y del entorno, es capaz de entender lo que le pasa cuando sufre trastornos de la personalidad y es capaz de sentir la necesidad de cambiar. El hombre que es estudiado a través de la psicología humanística, no es un ser abandonado a los designios de su destino fatalista, sino que está en situación de elegir y decidir los cambios en su conducta que lo lleven a autorrealizarse, no toma el papel pasivo, sino que ahora tiene la posibilidad de confrontar su situación patológica real y poder modificarla.

Mientras que el psicoanálisis considera al ser humano determinado por instintos y tendencias predeterminadas genéticamente, y el conductismo concibe al hombre como un sistema de estímulo-respuesta, a la psicología humanista le importa el ser humano y cómo estimular sus potenciales para que llegue a su autorrealización.

Así como la Homeopatía tiene un concepto dinámico del hombre, de su enfermedad y su curación, la psicología humanista tiene un nuevo enfoque de la personalidad del hombre, tanto en sus procesos psicodinámicos, como en la génesis y desarrollo de sus enfermedades. Tanto así que la Homeopatía toma de la psicología humanista los elementos principales de la entrevista con el objeto de hacer empatía con el enfermo y, a través de este proceso, percibir los síntomas mentales con mayor claridad.

Aunque ya no es labor del médico homeópata, sino más bien del psicoterapeuta, es posible que manteniendo la dinámica de la entrevista en el aquí y ahora, al paciente le sea más fácil concientizar su problema y desarrollar la necesidad de cambiar para empezar a resolverlo.

PRINCIPIOS DE LA PSICOLOGÍA HUMANÍSTICA

1.- En su condición de ser humano, el hombre es más que la suma de sus componentes, además de la importancia que tienen sus funciones parciales.
2.- La existencia del ser humano se consuma en el seno de las relaciones humanas. Lo peculiar del hombre es que su existencia está ligada a las relaciones interhumanas.
3.- El hombre vive de forma consciente y esa es la base para la comprensión de la experiencia humana.
4.- El ser humano está en situación de elegir y decidir. Cuando un hombre vive conscientemente, no tiene por qué permanecer en el papel pasivo del espectador. Mediante sus decisiones puede variar su situación vital.
5.- El ser humano vive orientado hacia una meta, hacia un objetivo que forma la base de su identidad, lo cual lo distingue de otros seres vivientes.
6. La psicología humanista confiere más importancia al sentido y significación de las cuestiones que al procedimiento metódico. Iría contra sus principios si descuida las relaciones de la existencia humana para favorecer la metodología.
7.- Parte de que todo saber tiene una importancia relativa y sugiere que aprovechemos las infinitas posibilidades de nuestra creatividad para ampliar nuestro conocimiento.

La psicología humanista tiene el objetivo central de abrir al ser humano la posibilidad de redescubrir su propia personalidad y su autenticidad personal mediante una confrontación con toda la amplitud de experiencias de la existencia humana.

Puede definirse como la tercera fuerza del campo general de la psicología (las otras dos son la teoría psicoanalítica y la conductista). Estimula las capacidades y potenciales humanas que no tienen lugar en la teoría psicoanalítica ni en la conductista, como la creatividad, el amor, el crecimiento interno, la autonomía, la responsabilidad y la salud psicológica. Los escritos de Rogers, Perls, Maslow, entre otros, contienen estos principios básicos. La psicología humanista también influyó en la medicina y, por lo tanto, en la terapéutica homeopática, ya que su idea principal es estimular el ideal de un hombre sano; rescatar sus potencialidades en lugar de tener como modelo de sus investigaciones al individuo enfermo.

PRINCIPALES TEORÍAS

Dentro de la disciplina psicológica de este modelo, el desarrollo del estudio de la personalidad se ha caracterizado por una atención cada vez mayor a la relación existente entre la teoría y la conceptualización. Durante el período de su infancia, el individuo posee los siguientes atributos: el marco de su referencia interna es su experiencia, actualiza su organismo, reacciona ante su realidad de acuerdo con lo que conoce. Además, el individuo se porta como un todo organizado y su experiencia va acompañada de un proceso continuo de valoración.

Una vez que existe la capacidad de simbolizar, se da cuenta de que existe y de que actúa describiéndose como experiencia del yo. La interacción entre el organismo y su medio ambiente da como resultado una conciencia de que forma parte del campo de la experiencia total. El hombre a lo largo de su existencia va satisfaciendo necesidades y se va cubriendo de una gran experiencia, lo que lo lleva a una tendencia constante de actualización.

Las condiciones del proceso terapéutico dentro de la psicología humanista se fundamentan con el contacto entre dos personas:

a. El cliente en desacuerdo interno, de vulnerabilidad o angustia.
b. El terapeuta con un estado de acuerdo interno, que experimenta aceptación positiva incondicional y comprensión empática con el cliente.

El proceso de la terapia

El cliente expresa más sus sentimientos de modo verbal y no verbal. El terapeuta está sensibilizado mediante la empatía para observar si existe congruencia o incongruencia entre lo que el paciente dice y lo que expresa su mímica corporal. Sus sentimientos deben de referirse cada vez más a su yo. Durante este proceso, el cliente deja de expresar cada vez más la idea de que su padecimiento se debe al destino, a su mala suerte o a la participación de terceras personas; deja de culpar a los demás y se concentra en su yo.

Distingue los objetos de sus sentimientos y de sus percepciones; se va dando cuenta en forma paulatina de que su estado de confusión disminuye en la medida en que distingue a las personas relacionadas con sus sentimientos, percibiendo la relación que tienen estas con su estado actual. Sus sentimientos se refieren cada vez más al estado de desacuerdo que existe entre su experiencia y su noción del yo. Es consciente en mayor medida de la incongruencia que existe entre su propia percepción y las experiencias que causaron su sufrimiento.

Siente el desacuerdo interno y experimenta ciertos sentimientos deformados o no confesados, con lo cual su imagen del yo cambia. Mediante la confrontación con su estado emocional alterado, comienza el proceso de cambio interno o reacomodo de su yo. Por lo tanto, empieza a formarse un acuerdo y una reorganización, por lo que el cliente siente una captación positiva incondicional.

Efectos de la terapia sobre la personalidad y la conducta

El cliente evoluciona hacia un estado de acuerdo interno, logra percepciones más realistas y objetivas; el resultado de todo este cambio es que su funcionamiento psíquico mejora notablemente logrando un mayor acuerdo entre su yo y la experiencia, se percibe como el centro de la valoración y ya no deforma sus experiencias, se ve a sí mismo como más flexible, creador y consciente de su potencial autorregulador.

INFLUENCIA DE LA PSICOLOGÍA HUMANÍSTICA EN LA HOMEOPATÍA

La psicología humanista influye en la terapéutica homeopática fundamentalmente en el proceso de la entrevista. Enriquece a la clínica ya que nos permite manejar toda la información que el paciente nos vierte desde un punto de vista holístico, pudiendo hacer consciente al enfermo de lo que le pasa, sin separar la mente del cuerpo y dando importancia a los síntomas y signos característicos del padecimiento.

La entrevista no solamente tiene el objeto de recabar la información de las molestias, además, implica una labor del homeópata para que el enfermo contacte con sus síntomas y toda su situación con la finalidad de que se le cree la necesidad de cambiar su modo de vida para poder sanar. Una disposición nueva en el individuo, con un cambio en sus actitudes, remueve un obstáculo a la curación que significa un modo de vida antinatural, y facilita la reacción dinámica del remedio homeopático.

Características de la Homeopatía que la hacen ser humanista

- No dañar.
- Curar en lo posible.
- Respetar y estimular la respuesta natural del organismo y de la persona.
- Tiene una posición de no intervención. El médico homeópata no invade al organismo ni dirige en forma arbitraria la respuesta natural de este.
- El médico humanista cree que cualquier persona tiene la capacidad de autorregulación.
- El médico humanista se considera un servidor de la naturaleza, una persona que facilita la reactividad vital del organismo mediante la acción dinámica del remedio homeopático.
- La terapéutica homeopática estimula las propias capacidades curativas del enfermo que le permiten adaptarse al medio ambiente y a no enfermarse.

Cómo logra la Homeopatía ser humanista

El médico homeópata logra ser humanista en la medida en que durante la entrevista consiga los siguientes puntos con respecto al enfermo:

1.- Hacer consciente a la persona del significado de la enfermedad

El individuo enfermo, para tener mayores posibilidades de curación, tiene que ser consciente de que su padecimiento obedece a una predisposición morbosa heredada además de ser el resultado de su modo de vivir: sus relaciones interpersonales con la familia y el trabajo, su nutrición y el medio ambiente en el que se desarrolla influyen en su salud, y si no son modificados, su enfermedad va a persistir.

2.- Que se dé cuenta de que tiene un potencial de curación en sí mismo

El hombre está acostumbrado a depender de los medicamentos alopáticos a toda hora y en todo momento. De hecho, se automedica, principalmente con analgésicos, antibióticos y ansiolíticos. Es necesario cambiarle la creencia de que toda ayuda terapéutica viene del exterior aun sin ser necesaria, como en las molestias iniciales de los padecimientos agudos. El médico homeópata puede contribuir a un mejor efecto terapéutico cuando le crea consciencia al paciente de que tiene en sí mismo un potencial de curación, y que esto es posible gracias a su fuerza vital, que puede ser estimulada por un remedio dinamizado y volverlo al equilibrio. En la medida en que sea consciente de sus propias potencialidades curativas, va a depender cada vez menos de los remedios alopáticos.

3.- Se tiene que responsabilizar de los cambios de su cuerpo y de su mente

Todo lo que hacemos con nuestra vida nos influye para conservar nuestra salud o para enfermarnos, y un punto necesario es responsabilizarnos de ello y no echarle la culpa de lo que nos pasa a la mala suerte o a los demás. El paciente debe ser estimulado a cambiar su modo de vida para poder sanar.

4.- Autorrealización

Cada persona tiene el potencial de realizarse de forma individual, es decir, todos tenemos un sentido, un fin y un objetivo en nuestras vidas, para lo cual planeamos con una intención definida todas nuestras actividades. Para algunos, lo más importante es la realización económica; para otros, la realización profesional o de pareja o como padres, etc. Lo importante de este punto es que pensemos qué queremos alcanzar en nuestra vida, qué significado tiene todo lo que hacemos y para qué lo hacemos. De esta manera podemos autorrealizarnos.

EL HUMANISMO EN LA PRÁCTICA HOMEOPÁTICA

A diferencia de las demás corrientes de la psicoterapia moderna en las que el papel del clínico es directiva, el psicoterapeuta humanista tiene el objetivo de estimular en el paciente una actitud más dinámica y no la actitud tradicional de esperar que todo lo haga el médico, y que lo aconseje de la mejor manera posible para la resolución de sus problemas. Si el paciente ve en el terapeuta solo una especie de consejero, es evidente que percibirá su problema desde un punto de vista externo y esperará que sus problemas se solucionen con el tiempo sin poner nada de su parte para hacerlo.

Uno de los postulados del humanismo es que el mundo y sus relaciones en esencia no cambian y, por lo tanto, el hombre es el que está obligado a cambiar desde su interior para poder trascender. Con la intención de hacer práctico el postulado anterior, el psicoterapeuta humanista no toma partido ni sugiere cómo debe ser la vida del paciente; hace una terapia no directiva, con la intención de ayudarle a descubrir la necesidad de cambio, motivar su conciencia y su responsabilidad para resolver sus problemas de un modo dinámico.

El dilema entre ser psicoterapeuta u homeópata

Cuando el médico homeópata aprende psicología humanística y se profundiza en ella, se encuentra ante el dilema de si ser psicoterapeuta o continuar ejerciendo la terapéutica homeopática. Ejercer las dos es una labor titánica y muy compleja, ya que además de prescribir el remedio estamos obligados a trabajar una hora más con la psicoterapia. Lo anterior no es práctico, sobre todo desde el punto de vista económico para el paciente y desde el punto de vista del tiempo para el médico.

La mejor opción es seguir siendo homeópata ya que nuestra formación académica es de médico. Sin embargo, esta condición no nos debe limitar para obtener elementos de psicoterapia humanista que nos ayuden a que el resultado terapéutico sea mejor y logremos establecer una relación humana más cálida. Si percibimos que el enfermo requiere psicoterapia, podemos sugerirle que busque un psicoterapeuta. En nuestra experiencia, la combinación de Homeopatía con psicoterapia da mucho mejores resultados que cuando se reciben por separado.

Desde luego, es importante entender que no todos los pacientes tienen la madurez psicológica como para aceptar la ayuda profesional, por varios motivos: sus prejuicios personales ya que no se consideran enfermos mentales, por carecer de los medios económicos o por simplemente argumentar que no tienen tiempo. Como quiera que sea, es deber del médico homeópata sugerirle la participación del psicoterapeuta y enfatizar las ventajas que esto podría representar en la evolución de su caso.

La actitud del médico homeópata humanista ante el paciente

Además de prescribir el remedio más semejante a su padecimiento en la escala, potencia, frecuencia de repetición y modo de administración, el médico debe buscar los siguientes puntos:

1.- Ayudar a motivar la conciencia del paciente

- Su labor consiste en *ubicar su problemática (dónde está y en qué consiste).* En muchas ocasiones, el enfermo acude a nosotros con una idea muy vaga de lo que realmente le pasa, le es difícil ubicar sus problemas. Solamente manifiesta una sensación de incomodidad, impotencia o frustración y sus consiguientes síntomas físicos.
- La tarea inmediata es *hacer que ubique y haga conciencia de su padecimiento.* Es el ejemplo clásico de aquel paciente que padece insomnio, poca resistencia al trabajo, se distrae fácilmente, se le olvidan las cosas y además refiere cefalea opresiva de localización temporal, digestión pesada y dolores articulares difusos.
- A primera vista podría parecer un caso complicado por lo difuso de sus manifestaciones; sin embargo, si preguntamos cómo le va en el trabajo y con su familia, y nos cuenta que en ambos casos su situación es muy difícil, enseguida ubicamos que los síntomas son resultado de su estilo de vida.

- La primera pregunta que debemos hacerle es si se da cuenta de que sus síntomas son resultado de su modo de vivir. Ya que mientras no modifique en la medida de sus posibilidades su comportamiento, los síntomas podrán disminuir o desaparecer momentáneamente con alguna medicina, pero estará muy lejos de la posibilidad de curarse.

2.- Crearle la necesidad cambiar

- En la medida en la que el paciente concientice y afronte sus problemas se irá generando una actitud diferente con respecto a ellos: ya no es la acostumbrada actitud pasiva e indolente que antes tomaba (a ver si con el tiempo las cosas se componen desde el exterior), ahora empieza a sentir una auténtica necesidad de cambio.
- Siguiendo el ejemplo anterior, si realmente el paciente desea sanar, se va a ver en la necesidad de cambiar sus hábitos, quitarse responsabilidades y presiones para poder tener posibilidades de sanar. Si logramos despertar el cambio desde el interior del paciente sin tener una actitud directiva, estamos estimulando realmente su crecimiento interno.

3.- Que se responsabilice de sus acciones

- El hombre siempre ha tenido la tendencia de culpar a Dios, a su familia o a los demás de su mala suerte o de sus enfermedades. Aun reconociendo que la familia y las condiciones socioeconómicas puedan influir en el desarrollo de su vida, todos tendemos a no querer responsabilizarnos de nuestro actos.
- Para el paciente es más fácil creer que los remedios obran de forma milagrosa y para eso nos están pagando, que tratar de responsabilizarse de sus actos. El enfermo del primer ejemplo querrá seguir con su ritmo de vida y que se le curen sus síntomas sin involucrarse en su padecimiento, y mucho menos tomar en ello ninguna responsabilidad.

TERAPIA CENTRADA EN LA PERSONA (CARL ROGERS)

Su método terapéutico parte de la hipótesis central de que el individuo posee en sí mismo medios para la autocomprensión y para el cambio del concepto de sí mismo, de las actitudes y del comportamiento autodirigido.

La característica básica es que el individuo busca su propio yo, y con la ayuda de nuestros propios recursos se logran cambiar las actitudes y conductas. Todo esto dentro de la atmósfera proporcionada por el terapeuta que permite finalmente lograr la auto-actualización. La terapia rogeriana no presupone una personalidad especial ni talentos superiores, sin embargo, se requiere de ciertas características:

1.- Empatía. Como una correcta percepción del marco de referencia de los demás con las cosas subjetivas y los valores personales que van unidos, además de participar en sus experiencias en la medida en que la comunicación verbal y no verbal nos lo permita. En términos más sencillos, es la capacidad de ponerse verdaderamente en el lugar del otro, de ver el mundo como el otro lo ve.

Es de esta manera como un terapeuta empático comunica una especie de sensibilidad hacia las necesidades, sentimientos y circunstancias, ya que refleja la significación personal del cliente. Este tipo de relación puede existir solamente si el terapeuta es capaz, de manera profunda y genuina, de adoptar estas actitudes.

2.- Congruencia (autenticidad). Esta se elabora a partir de la experiencia práctica y su representación en la conciencia del individuo; significa que los sentimientos experimentados por el terapeuta son accesibles para él, que es capaz de vivirlos y, en relación con otro individuo, de comunicarlos si fuese oportuno. Significa que el terapeuta entra en un encuentro personal directo con su cliente, un encuentro de persona a persona, sin negar su personalidad. Cuanto más capaz sea el terapeuta de escuchar sin rechazo lo que ocurre dentro de sí, cuanto más capaz de vivir sin temor la complejidad de sus sentimientos, tanto mayor será su congruencia.

3.- Aceptación positiva incondicional. Es el respeto por el cliente como ser humano, siendo un sentimiento positivo que aflora sin reservas ni evaluaciones y que implica no juzgar. Cuando este proceso se logra entre terapeuta y cliente, hay más probabilidades de que este último cambie y se desarrolle de manera constructiva.

4.- Madurez emocional. Es la capacidad de participar en la tarea del cambio de otra persona sin tener la tentación de modelar dicho cambio según la imagen de sí mismo. Es también la capacidad de presentarse como persona a las necesidades del individuo con conflictos, comprometido con la búsqueda de sí mismo, ya que presupone un compromiso de la personalidad entera.

5.- Comprensión de sí mismo. Este es el resultado de un proceso de crecimiento sociopsicológico semejante al tipo de terapia que se esfuerza por poner al servicio del cliente. Quiere decir que el psicoterapeuta tiene la necesidad de comprenderse a sí mismo como persona para, a su vez, tener posibilidades reales de percibir el sufrimiento del cliente y estrechar los lazos de la empatía.

La atmósfera en la que se llevará a cabo la relación persona-persona debe estar impregnada de seguridad y de calor, ya que sin estas condiciones es difícil que esperemos un cambio positivo en el cliente.

CARACTERÍSTICAS DEL TERAPEUTA CENTRADO EN LA PERSONA

Las destrezas básicas son las siguientes:

- Contar con una empatía precisa.
- Establecer un clima de confianza y armonía.
- Ser auténtico dentro de la comunicación con el cliente.
- Respeto, considerando al cliente como único y autodeterminado.
- Ser concreto en las respuestas que se le darán al cliente.
- Contar con sentimientos específicos.
- Confrontar al cliente con lo que dice.
- Ayudar al cliente a autoexplorarse.

Una de las actividades del terapeuta rogeriano es el reconocimiento y la aclaración de los sentimientos asociados con la afirmación del cliente, la respuesta característica de este enfoque se indica con el nombre de reflejo. Reflejar consiste en resumir, interpretar o acentuar la comunicación, manifiesta o implícita por el cliente. La finalidad de este tipo de respuesta es satisfacer las condiciones necesarias y suficientes de la terapia, además de facilitar la toma de conciencia de la experiencia vivida por el cliente, ya que los problemas psicológicos que enfrenta este se deben en gran medida a una simbolización o representación defectuosa de lo que realmente siente.

Es típico que no se empleen expresiones tranquilizadoras ni interpretaciones en la terapia centrada en el cliente, ya que se supone que el reconocimiento del sentimiento y la aceptación acompañante son en sí mismas tranquilizadoras. Además, debe transmitirse tranquilidad mediante el tono de voz, expresión facial y actitud general del terapeuta.

Este enfoque ha proporcionado una alternativa a las formas psicoanalíticas tradicionales de terapia, y al hacerlo ha ofrecido otra perspectiva de autodeterminación y dirección interna en lugar de los impulsos e instintos biológicos característicos del psicoanálisis ortodoxo.

No quiere decir que el único modelo de psicoterapia útil sea este. Desde luego, todos sabemos que existen varias corrientes de psicoterapia y que dependiendo del problema que presente cada paciente deberá elegirse la que sea más conveniente. Sin embargo, insistiremos en que es la que más se adapta al marco teórico de la Homeopatía en el sentido de que, al igual que esta última, el cliente es capaz de dirigir su propio proceso terapéutico de un modo no intervencionista. Es precisamente en donde se observa una gran semejanza con la Homeopatía.

LA PSICOTERAPIA ROGERIANA ADAPTADA A LA HOMEOPATÍA

Como hemos visto anteriormente, se basa en los principios del humanismo. El objetivo de estudiarla es básicamente que, a través de la empatía, logremos percibir con mayor profundidad la nitidez de los síntomas mentales, además de crear un ambiente de calidez humana entre el paciente y el médico. Está fundamentada en los siguientes puntos:

Ser simple

- Debido a que el terapeuta no tiene una actitud directiva hacia el enfermo; el paciente es el que marca el ritmo y no el médico. De él tiene que partir el trabajo interno al ritmo que le dicten sus posibilidades biológicas y hablar del o los problemas que quiera tratar en cada sesión.

Ser suave

- No poner al paciente contra la pared obligándolo a confrontar sus problemas de una manera demasiado crítica: respetar sus tiempos y no hostigarlo. De todos modos, no podemos tratar en una sesión todos sus problemas y curarlos de raíz. Es más conveniente que el paciente escoja el síntoma más notable y nos hable de él; dejarle tareas para que en la siguiente sesión valoremos sus avances.

Que sea un proceso dinámico

- Cuando trabajamos con los síntomas característicos, un logro nos tiene que llevar a otro, es decir, eslabonamos de una consulta a otra los resultados obtenidos.
- Observamos cómo se da cuenta, vemos cómo reacciona. Hablamos de las personas allegadas a sus problemas. Le preguntamos si realizó la tarea que le dejamos la vez anterior. Si contesta negativamente, hacemos una pausa para no forzarlo demasiado y, posteriormente, reiniciamos el proceso donde se quedó. Si contesta en forma positiva, tratamos de eslabonar un logro con el otro para que no se pierda la continuidad de su progreso.

Que sea rápido

- Al paciente no es conveniente darle demasiadas pausas para que piense si se concientiza y responsabiliza de sus problemas. El terapeuta debe preguntar lo siguiente: Y tú qué piensas hacer; qué solución le piensas dar al problema. El enfermo puede argumentar que realmente no lo sabe y que le es muy difícil solucionarlo. El terapeuta puede sugerir suavemente que en realidad el problema no es imposible de solucionar y que su participación es la mejor solución, ya que las demás personas involucradas en el conflicto pueden o no cambiar (por experiencia, la segunda posibilidad es la más frecuente).

Que sea permanente

- Cuando percibimos que el paciente logró un cambio y no queremos que este se pierda, es razonable reforzarlo, no quitar el dedo del renglón. Si resolvió parcialmente un problema podemos hacerle notar que ya logró algo, pero puede lograr más sin perder lo anterior si se decide y pone en ello todo su empeño. El paciente nos debe marcar el tiempo sin que nosotros lo forcemos, respetando sus decisiones.

- Un modo de lograr la permanencia en los cambios logrados es dialogar con su problema, lo cual implica reforzar continuamente la conciencia del mismo. Si platicamos con nuestro problema como si fuera una persona y nos escuchara, estamos reforzando nuestra decisión de cambio, y nuestros logros serán permanentes.

Que sea eficaz

- Existen varias escuelas de psicoterapia breve que nos ofrecen resultados a mayor o menor tiempo. Lo que debemos preguntarnos es cuál es nuestra intención terapéutica. Debido a que no somos psicoterapeutas sino homeópatas, debemos aplicar una psicoterapia que nos ayude a concientizar, motivar la necesidad de cambio y responsabilidad del paciente para con sus problemas. De todas ellas (Jung, Maslow, Rogers, Fromm, Perls y Virginia Satir) las más útiles y eficaces para nuestros propósitos son la terapia centrada en la persona, la terapia sistémica y la psicoterapia Gestalt.

Cuatro elementos importantes en el quehacer homeopático adaptados de la terapia de Rogers

Empatía

- Lo primero que debemos hacer es promover la empatía, facilitar y enriquecer la relación médico-paciente tratando de sentir y pensar como el otro.

La predisposición mórbida

- Hacer consciente la predisposición mórbida con el paciente, observar, junto con él, las tendencias morbosas que ha heredado, insistir qué es lo digno de curar, la parte a cambiar.
- En el individuo psórico, insistir en que no puede ir por la vida con esa lentitud como tortuga siempre retardado en su expresión, siempre

cargando con su minusvalía y ansiedad. En el individuo sycósico resaltar que no puede ir chocando por la vida con su habitual apresuramiento y ambición desmedida; con su continua laboriosidad, sin poder concentrarse en los momentos importantes de la vida. En el individuo syphilítico insistir en que no puede continuar destruyendo a otros y a sí mismo, con su violencia e insatisfacción permanente que solo lo conducen a enfermarse cada vez más.

- Finalmente, convencer al enfermo que lo más importante y digno de hacer en su vida es disminuir la carga miasmática y darle una mejor calidad de vida.

El remedio constitucional.

- La constitución morbosa heredada, solamente puede ser tratada cuando prescribimos el remedio de fondo o constitucional, y nuestro principal deber una vez que hemos resuelto los problemas agudos es prescribirlo para lograr que los estados agudos se espacien y sean cada vez menos intensos, lo cual nos hace vislumbrar una posible curación.

Lograr la concientización del síntoma principal

- Así como lo hacemos en la clínica diaria con el propósito de seleccionar el remedio más similar, ahora hacemos que el paciente tome conciencia del síntoma como una tarea fundamental para lograr los objetivos que describimos anteriormente. Escogemos el síntoma prioritario y le dejamos tareas a realizar: qué se necesita hacer para resolverlo.

Objetivos del enfoque humanista

- Intentar estar en el problema del enfermo sin ser el enfermo.
- Sentir y vivir lo del otro *como si lo hubiéramos vivido y sentido nosotros.*

El núcleo principal de la patología

- Todos nosotros tenemos un núcleo principal de patología que frecuentemente nace en nuestra infancia. Lo que nos toca oír cuando estamos frente el enfermo son sus experiencias, vivencias, sentimientos, emociones y expresiones de su padecimiento que corresponden, a su vez, con los registrados en las materias médicas.

- Si el trauma ocurrió en la infancia, nos corresponde concienciar en el enfermo la necesidad de resolverlo como adulto y no anclarnos en un pasado que ya no existe y que nos impide vivir en el presente.

Después de revisar el concepto de persona y personalidad, las bases biológicas de la personalidad, la neuroquímica, los modelos de la personalidad y el papel fundamental de la psicología humanística en la Homeopatía, queda suficientemente claro que la insistencia de los médicos homeópatas clásicos en enfatizar la importancia de los síntomas mentales como la guía más segura para encontrar el remedio más semejante al padecimiento, no es ninguna necedad.

Resulta contundente por las investigaciones en neurofisiología, que el sistema nervioso puede alterarse por variaciones mínimas en la cantidad o funcionalidad de los neurotransmisores, dando como resultado desde alteraciones funcionales de la personalidad hasta severos trastornos orgánico-cerebrales, sin embargo, *no hay que dejar a un lado la participación del resto del organismo* y sí darle importancia a los síntomas mentales, pero sin perder de vista la totalidad de síntomas de origen funcional u orgánico en otras áreas del cuerpo para hacer una prescripción sobre la persona que incluye el binomio mente-cuerpo.

Así como se ha demostrado experimentalmente que los trastornos del sistema nervioso se fundamentan en alteraciones de los neurotransmisores, las patogenesias de los remedios homeopáticos han producido en el hombre relativamente sano síntomas semejantes a los padecimientos de la personalidad, por lo que no dudamos que sean eficaces, sobre todo cuando son de naturaleza funcional y no orgánica o irreversible.

A su vez, es importante resaltar que el medicamento homeopático solo no logra en muchas ocasiones modificar positivamente la personalidad del enfermo, y se hace indispensable pensar en aplicar un tipo de psicoterapia breve como la terapia centrada en la persona, la psicoterapia sistémica o la psicoterapia Gestalt, ya que no son tan directivas o intervencionistas y solo ayudan a estimular la tendencia curativa natural del organismo.

También nos preguntamos qué puede pasar en los casos de traumas profundos o procesos psicopatológicos crónicos en donde se requiere un tratamiento más directivo y prolongado; sin duda que el tipo de enfoque más efectivo podría ser el psicoanálisis freudiano o la corriente cognitivo-conductual, por lo que no debemos olvidar que si pensamos en auxiliarnos de algún tipo de psicoterapia o es necesario derivar al enfermo a un profesional del área, lo haremos de forma individualizada, ya que no todos los trastornos de la personalidad pueden resolverse con un mismo tipo de psicoterapia.

BIBLIOGRAFÍA

ABAGNANO N., *Diccionario de filosofía*, **México**, Editorial Fondo de Cultura Económica.

BENIGNO FREIRE, José, *Psicología de la personalidad*, [HTML document], 1996.

CANDEGABE Marcelo e Ida DESCHAMPS, *Bases y fundamentos de la doctrina y la clínica médica homeopáticas*, Argentina, Editorial Kier, 2002.

CORTES, Natalia, *Los trastornos psicosomáticos y el síndrome de colon irritable*, [HTML document]].

DE SCHEPPER, *Luc, Hahnemann revisited a textbook of classical homeopathy for the professional*, Estados Unidos, Full of life publishing, 2002.

CASTILLO MERCADO, Antonio, *Rasgos afectivos volitivos*, [HTML document].

EGAN, Gerard, *El orientador experto: un modelo para la ayuda sistemática y la relación interpersonal*, España, Grupo Editorial Iberoamérica, 1982.

FADIMAN, James y Robert FRAGER, *Teorías de la personalidad, México*, Editorial Oxford, 1999.

FRIEDRICH, D., *Diccionario de psicología*, España, Editorial Herder, 1994.

HANDLEY, Rima, *Procesos emocionales*, España, Editorial Plaza-Janés, 1996.

EY, Henry; P. BERNARD y Ch. BRISSET, *Tratado de psiquiatría*, España, Editorial Masson, 1996.

GRISANTI, Marcela, *La unidad mente-cuerpo-espíritu y la medicina*, [HTML document].

GOLDMAN, Howard, *Psiquiatría general*, México, Editorial Manual Moderno, 1998.

JUNG C., *La psicología de la transferencia*, **México**, Editorial Planeta, 1985.

KÖHLER, Gerhard, *Manual de Homeopatía, fundamentos y aplicación*, España, 1990.

MAC KINNON, R., *Psiquiatría clínica*, **México**, Editorial Manual Moderno, 1988.

Martínez López, Francisco, *Juan Rof Carballo y la medicina psicosomática*, [HTML document].

Márquez Lemus, Liliana, *La tercera fuerza: La psicología humanista*, [HTML document].

Muñoz Hernández, Ana, *La personalidad*, [HTML document].

Oseguera Anguiano, Jorge, *Diplomado Modular de Homeopatía, apuntes*, México, 1995.

Quitmann, Helmut, *Psicología humanista, conceptos fundamentales y trasfondo filosófico*, España, Editorial Herder, 1989.

Rogers, Carl, *El proceso de convertirse en persona: mi técnica terapéutica*, España, Paidós, 1992.

Rogers, Carl, *El poder de la persona*, México, Editorial Manual Moderno, 1980.

Rosenzweig, Mark; Arnold Leiman y Marc Breedlove, *Psicología biológica*, España, Editorial Ariel, 2000.

Salama Héctor y Rosario Villarreal, *El enfoque Gestalt una psicoterapia humanista*, México, Editorial Manual Moderno, 1992.

Sánchez Ortega, Proceso, *Apuntes sobre clínica integral hahnemanniana*, México, Biblioteca de Homeopatía de México Ac, 2003.

Sokkegui, Roberto, *Bosquejo de la medicina psicosomática*, [HTML document].

Spagnuolo de iummato, Ana, *Medicina psicosomática*, [HTML document].

Uribe Restrepo, Miguel, *Modelos conceptuales en medicina psicosomática*, [HTML document].

Vallejo Ruiloba, A., *Psiquiatría y psicopatología*, España, Editorial Masson, 1999.

Vithoulkas, George, *Las leyes y principios de la Homeopatía en su aplicación práctica*, España. Paidós cuerpo y salud, 1997.

Zepeda Herrera, Fernando, *Introducción a la psicología*, México, Editorial Pearson Prentice Hall, 2008.

Capítulo V

Doctrina homeopática

INTRODUCCIÓN

La doctrina como un conjunto de opiniones adoptadas por una escuela, supone una reunión de conocimientos y de observaciones recopilados y expuestos por un maestro o por una escuela. Debe tener un principio rector del cual emanen en forma natural y necesaria los principios secundarios. Este principio, en el caso de la Homeopatía, es el dinamismo vital, que es su paradigma central. Para que una doctrina tenga peso y trascienda a través de los años, es preciso que todas sus partes se encadenen, sostengan y relacionen entre sí constituyendo una unidad perfectamente formada.

Además, es indispensable establecer la diferencia entre sistema y doctrina, ya que no puede haber confusiones entre uno y otra. Un sistema es una teoría formada *a priori* por la imaginación, y no deducida del conjunto de hechos de los que se compone una ciencia, no puede ser comprobado, pasa fácilmente de moda al ser desplazado por otro más novedoso y tiene pocas posibilidades de trascender. El ejemplo lo tenemos en la historia de la medicina si recordamos a los sistemáticos del siglo XVIII, como Brown, quien construyó un sistema terapéutico empleando solamente tintura de láudano (opio) mezclada con vino, la cual usaba para tratar casi todas las enfermedades conocidas, lo cual fue una mera suposición ya que no estableció los principios científicos que la sustentaran ni por observación ni por experimentación con enfermos. Lo mismo pasó con Broussais, médico francés contemporáneo de Hahnemann, quien postuló el sistema basado en la creencia de que todas las enfermedades se originaban de una fiebre interna localizada en el tubo digestivo, y que el único tratamiento era a base de períodos prolongados de ayuno, aplicación local de sanguijuelas en el abdomen y la ingesta de agua azucarada para desintoxicar al organismo y librarlo de la fiebre interna.

En cambio, la doctrina acepta el conjunto de hechos que son obtenidos de la más rigurosa observación, lógica y experimentación, buscando en estas últimas las bases para la descripción y comprobación de sus reglas. La doctrina acepta los resultados experimentales y clínicos, conformando proposiciones perfectamente unidas entre sí, comprueba en forma constante sus postulados, no pasa fácilmente de moda y trasciende en el tiempo. Por ejemplo: la doctrina homeopática está constituida por ocho principios. Natura morborum medicatrix, ley de semejantes, experimentación pura, individualidad morbosa. individualidad medicamentosa, dosis mínima adecuada, principio vital y la teoría de las enfermedades crónicas.

Estos principios lógicos y relacionados entre sí constituyen el marco teórico de la Homeopatía, cuyo eje central es la comprensión de la persona en estado de salud y enfermedad. Esto significa que el hombre posee una capacidad natural para curarse por medio de medicamentos dinamizados y previamente experimentados en el hombre relativamente sano, empleando el principio de semejanza: una sustancia aplicada en estado molecular provoca ciertos síntomas que, a su vez, puede curar si se usa en estado dinamizado, siempre y cuando la sintomatología sea semejante. Así mismo, la persona tiene un modo peculiar de sentir y expresar sus enfermedades y necesitará un medicamento que cubra sus síntomas característicos en la potencia mínima adecuada para iniciar o continuar un proceso curativo. En estado de salud o de enfermedad, está conformado por un principio vital que le permite funcionar con todos los atributos de un ser viviente, pensante y perfectamente organizado; característica que está condicionada por la influencia de un estado morboso constitucional heredado y heredable que le confiere una susceptibilidad para enfermarse.

A continuación, revisaremos los ocho principios doctrinarios que sustentan la Homeopatía.

NATURA MORBORUM MEDICATRIX

Este principio tomado del *Corpus Hipocraticus*, traducido en forma literal significa que "la naturaleza es el médico de las enfermedades", sin embargo, el concepto no es tan simple como parece. El primer punto es esclarecer lo que significa la naturaleza. Algunos filósofos presocráticos —como Tales de

Mileto, Pitágoras, Heráclito y Parménides— elaboraron la noción de physis o naturaleza. Para ellos, la physis es principio genético y fundamento real de todo el Universo, y fue considerada una ley natural que mantiene el orden en el mundo. "La physis hace siempre lo que debe hacer".

De acuerdo con estas ideas, el médico debe ser un servidor de la naturaleza, ayudarla en el sentido de la curación y no entorpecer sus funciones. El concepto de salud-enfermedad que tenían los médicos hipocráticos era que el organismo se componía de un número indefinido de humores y la enfermedad se producía cuando uno de ellos se aislaba y no se cocía como los demás. La curación la efectuaba el propio organismo a través de la cocción y evacuación del humor crudo en forma de desechos. Las técnicas terapéuticas consistieron en dietas, ejercicio, baños calientes, fomentos y laxantes para promover su cocción y evacuación. Durante el curso de la enfermedad, el calor natural del organismo cuece el humor crudo y lo hace aceptable al organismo. Se producía una crisis y la curación del enfermo, o una lisis y el aniquilamiento.

Para los médicos griegos estaba claro que el proceso que mantiene la vida es el mismo que supera la enfermedad, y que son los propios poderes reactivos del organismo la primera línea de defensa contra la enfermedad. Desarrollaron una aguda capacidad de pronóstico como una técnica para entender la enfermedad cuando es vista como un proceso que tiene un comienzo, un intermedio y un final. Basándose en esto, el médico puede ayudar a la physis en su lucha contra la enfermedad.

Hipócrates fue el primero en intuir que el restablecimiento de la salud se debía a la fuerza curativa de la naturaleza. Cuando no sabía qué tenía el enfermo y no podía ayudarlo, aconsejaba la prudencia y la espera. Prefería no dañarlo al administrarle remedios de propiedades desconocidas; prescribía medidas higiénico-dietéticas y esperaba la reacción.

Observó que había algo en el organismo que se defendía y reaccionaba en contra del agente hostil a la vida. Llegó a la conclusión de que era la naturaleza la que en realidad curaba todos los padecimientos. Desde luego, los médicos debemos conocer y respetar este aforismo. Nada de lo que podamos hacer a nuestros enfermos puede realizarse olvidando esta fuerza curativa de la naturaleza. Siguiendo el pensamiento hipocrático: Los síntomas son la única fuente que tiene el médico para conocer la enfermedad y estos deben ser interpretados en función de lo que revelan acerca de la lucha entre la vitalidad y la enfermedad; el tratamiento debe basarse únicamente en lo que se pueda obtener por observación sensorial. El propósito de la terapia era promover la cocción y la crisis, ya que este es el procedimiento natural del organismo para curarse.

VIS MEDICATRIX NATURAE

Fue enunciado por Thomas Sydenham (1624-1689). Significa todo lo que el cuerpo hace en forma intencionada a su favor para restablecer la salud. Vis significa 'vía' o 'vector'. Todos sabemos que el vector tiene una dirección, un tamaño, una longitud y una intensidad o fuerza, y que puede ser usado para significar movimiento intencionado. Mientras, el *Natura morborum medicatrix* es un enunciado hipocrático y se refiere al concepto general basado en que la naturaleza es el médico de las enfermedades, el *Vis medicatrix naturae* hace mención a un principio específico e individual, a un mecanismo de defensa o reacción ante determinado factor etiológico que amenace la integridad psicofísica del individuo.

Tenemos múltiples ejemplos del *Vis medicatrix naturae*: cuando alguien enferma, reacciona ante el factor desencadenante con fiebre, malestar general, estornudos, rinorrea, dolor de garganta, astenia y adinamia, hiporexia, apatía, etc. Dichas manifestaciones individuales son señales de reacción en un intento para estimular los mecanismos biorreguladores del organismo y restaurar la homeostasis.

También puede observarse en los procesos de cicatrización en caso de una herida u osteosíntesis (en el caso de una fractura), en los que el organismo responde a la necesidad de mantener el equilibrio. Finalmente, lo percibimos en la mejoría que se prolonga por meses y a veces por años después de administrar el medicamento más semejante al caso.

El Corpus Hippocraticum y el Natura morborum medicatrix

La revisión del *Corpus hippocraticum* nos dará una idea más exacta del aforismo *Natura morborum medicatrix.* En el siglo V a. C., a Hipócrates se le atribuyen una serie de escritos médicos llamados en conjunto *Corpus hippocraticum,* los cuales forman una colección de cerca de setenta escritos que tratan sobre la medicina de su época: cirugía, medicina interna, higiene, terapéutica, etc. Estos trabajos fueron escritos durante un período de cuatro siglos. Hipócrates solamente escribió algunos de ellos y el resto los recopiló. Cada grupo de escritos representaba, por así decirlo, una escuela de pensamiento médico, ya que, autores anteriores o contemporáneos a él, contribuyeron con sus escritos a defender sus ideas médicas. Básicamente son cuatro, y de estos se destacan dos, principalmente, porque en ellos podemos observar la evolución del aforismo *Natura morborum medicatrix* a través de los siglos, apreciándose un paulatino olvido de este y una cada vez mayor participación activa por parte del médico en el tratamiento de las enfermedades.

Grupo I

Incluye los aforismos, el régimen de las enfermedades agudas sobre las epidemias (primera y tercera parte) y sobre el pronóstico. La terapéutica se basaba en la doctrina de los semejantes. Se destacan los siguientes puntos:

- El organismo se compone de un número indefinido de humores y la enfermedad consiste en el aislamiento de alguno de estos dentro del organismo.
- La curación se hace en forma natural a través de la cocción y evacuación en forma de orina sudor, esputo y materia fecal.
- El tratamiento consiste en dietas, ejercicios, baños calientes, fomentos y laxantes para promover su cocción y evacuación.
- La sintomatología es localizada, pero siempre afligiendo a todo el cuerpo. Durante el curso de la enfermedad, el calor natural del organismo cuece el humor crudo y lo hace aceptable mediante una crisis, la cual puede ser exitosa (se recupera la salud) o ser un fracaso (se produce la muerte del individuo).
- La enfermedad no es algo diferente de la salud ya que, el proceso que mantiene a la salud, es el mismo que supera la enfermedad.
- El enfoque de este grupo establece que son los propios poderes reactivos del organismo la primera línea de defensa contra la enfermedad.
- Los síntomas son la única fuente que tiene el médico para comprender la enfermedad y estos deben ser interpretados en función de lo que rebelan acerca de la lucha entre la vitalidad del organismo y la enfermedad.
- El tratamiento debe basarse únicamente en lo que se pueda obtener por observación sensorial.
- El propósito de la terapia es promover la cocción y la crisis, ya que este es el procedimiento natural del organismo.
- Cada enfermo tiene un modo individual de cocer los humores crudos y, por consiguiente, los tratamientos se hacían de modo individual.

- En la esencia de este grupo hipocrático podemos advertir la gran semejanza que tendrá siglos después con el marco teórico de la Homeopatía.

Grupo II

Incluye la terapéutica, la cirugía y enfermedades de la mujer, entre otros escritos. La terapéutica se basaba en la doctrina de los contrarios. Incluía los siguientes puntos:

- Se prescribían pocos remedios porque redujeron la gran variedad de síntomas a solamente unos cuantos. No les interesaba la forma particular de sufrir del paciente.
- Se buscó una causa precisa de la enfermedad, en vez de ayudar a la naturaleza en su lucha para cocer los humores.
- Oponían a la fuerza curativa un remedio que tuviera la cualidad contraria. En vez de ser la naturaleza la que cura, es el médico quien lo hace.
- Surge una nueva clase de médicos que desprecia el lento proceso de cocción de los humores del enfermo, prefiriendo el tratamiento rápido por medio de los contrarios.
- El conocimiento de la enfermedad va más allá de lo que se percibe con los sentidos. Surge el conocimiento abstracto de las causas de la enfermedad. El médico especula sobre lo que ocurre en el organismo, ya que no toma en cuenta los síntomas del enfermo.
- Prescriben tratamientos que nada tienen que ver con lo que los sentidos perciben.
- El enfoque de este grupo establece que el médico es superior a la naturaleza curativa.
- Se dejan de respetar y obedecer las Leyes de la Naturaleza que se verifican en el organismo, para imponer medidas terapéuticas directivas.
- Existe la noción de que la enfermedad es algo material y distinto del organismo, a la que hay que expulsar por todos los medios.
- Fragmentan al cuerpo en pedazos y lo tratan en forma parcial, con teorías y remedios especulativos. El propósito del diagnóstico médico es descubrir una causa material.
- En la esencia de este grupo hipocrático podemos advertir la gran semejanza que tendrá siglos después con el marco teórico de la alopatía.

El Natura morborum medicatrix como principio homeopático

Hahnemann comprendió el principio hipocrático en el sentido de que toda acción terapéutica está supeditada necesariamente a la respuesta de la naturaleza curativa, además de que este debe adaptarse a las condiciones individuales de cada enfermo. Evidentemente, la observación hipocrática tiene un valor relativo, no absoluto, ya que no siempre la naturaleza hace lo correcto. Cuando la naturaleza es muy débil en la lucha que sostiene contra el factor desencadenante, es imprescindible la intervención del médico, y este debe proporcionarle el estímulo energético del remedio en el sentido de la curación natural.

Otras veces, la naturaleza actúa en forma totalmente equivocada. En lugar de aliviar al enfermo, su estado se complica y se produce la muerte. Es entonces cuando el médico debe colocar a la naturaleza en la vía del equilibrio y no dejarla en su evolución natural destructiva. En otros casos, la naturaleza marcha por la vía normal, pero con mucha lentitud y vacilación; el médico puede acelerar la curación administrando el remedio adecuado. En todos los casos, debemos aprender que contamos con un aliado en la curación del enfermo, y este es su poder reactivo natural.

Hahnemann no se quedó cruzado de brazos ante los inexorables designios de la physis hipocrática, no se contentó con permanecer como espectador frente al combate entre la naturaleza y los agentes hostiles a la vida; tomó acciones directas para estimular la capacidad reactiva del organismo por medio de los medicamentos homeopáticos. Comprendió, posteriormente, que el estado morboso constitucional determina en la naturaleza del organismo una predisposición a padecer. Percibió que la naturaleza, en ocasiones, se comporta en forma ciega, y que lo mejor es no imitarla.

Hipócrates le dio al Natura un poder absoluto sobre el organismo, debido más bien a la postura ideológica de sus tiempos en el sentido de respetar los designios divinos; la respetó por no poder intervenir en forma tan directa y la comprendió como un mandato divino e inexorable. En sus aforismos comentaba que hay que abstenerse de lo imposible, no actuar cuando la enfermedad parece ser mortal, por un inexorable decreto de la physis. Esta posición es entendible dadas las condiciones de la medicina de su época en la que no se contaba con los adelantos científicos y tecnológicos con que se cuenta hoy.

Hahnemann le da un poder relativo. Reconoció su existencia y la respetó como primera intención natural del organismo para restaurar el equilibrio; se percató de sus limitaciones cuando es incapaz de vencer a una predisposición mórbida determinada por la herencia. Intervino en forma directa y sumó los esfuerzos instintivos de esta con un remedio dinamizado, contribuyendo a la restauración de la salud.

El Natura morborum medicatrix / Vis medicatrix naturae en la actualidad

Cuando reflexionamos acerca de lo que debe entenderse con el concepto de Naturaleza, frecuentemente caemos en el error de confundir la expresión física de la naturaleza con la naturaleza en sí misma.

La expresión física de la naturaleza se refiere al medio ambiente en el que vivimos: el aire que respiramos, la tierra que habitamos, las montañas, los mares y todo lo que nos rodea.

La naturaleza en sí son todas las leyes que permiten la vida en un ecosistema; en este caso, nuestro planeta. Dichas leyes, que están relacionadas con la física, química, físico-química, termodinámica, biología, geología, astronomía, etc., permiten que nuestro mundo se encuentre dentro de un sistema solar con un sol que le proporciona el calor y la emisión de rayos ultravioleta necesarios para el fenómeno de la fotosíntesis, que exista un movimiento de rotación y traslación del planeta, que haya una atmósfera, concentración de oxígeno y otros gases que permiten el desarrollo de los seres vivos, que haya cadenas ecológicas para la manutención del hombre, que sea posible el ciclo del agua, etc.

La especie humana se encuentra dentro de este gran ecosistema, cuyo desarrollo filogenético y ontogenético le ha permitido desarrollar mecanismos de adaptación para su supervivencia y comunicación con el medio ambiente que le rodea. Entre ellos, se encuentra uno muy importante, el *sistema* neuroinmunoendocrino, el cual juega un papel fundamental en la homeostasis. Mediante este sistema, el hombre puede percibir todos los estímulos de su micro y macroambiente y regular las respuestas a estos.

Dentro de ciertos límites, estas respuestas son, básicamente, dos: la adaptación y la conservación de la salud, o la inadaptación y la aparición de la enfermedad. Cuando el individuo es afectado por algún o algunos factores etiológicos, combinados con la predisposición genética heredada, se rompe el equilibrio bio-psico-social y aparece la enfermedad, la cual se manifiesta en todos los niveles: físico, mental y espiritual.

En forma inmediata, se desencadena la primera respuesta reactiva a cargo del sistema neuroinmunoendocrino en un intento de restaurar el equilibrio psicofísico. Este sistema es el que postuló hace siglos Hipócrates y al cual denominó *Natura morborum medicatrix*, y que Hahnemann retomó posteriormente como el primer principio de la doctrina homeopática.

Al igual que en la época de la medicina hipocrática, sabemos que en nuestra época, la respuesta del sistema neuroinmunoendocrino puede resultar suficiente cuando se trata de un padecimiento superficial y autolimitado, e insuficiente cuando se trata de una enfermedad degenerativa, congénita, traumática, infecciosa o autoinmune. En el segundo caso, siempre es recomendable intervenir por todos los medios farmacológicos, quirúrgicos, de rehabilitación u otros para tratar de darle a la persona una mejor calidad de vida.

En todos los casos, el médico debe comprender los mecanismos que emplea el organismo para restablecer el equilibrio y actuar a favor de ellos, potenciando su *natura morborum medicatrix* o capacidad natural de curación. La comprensión de esto evita el concepto milagroso o de panacea que todos tenemos de algún fármaco o de alguna terapéutica.

No debemos olvidar que toda acción terapéutica va a depender de la respuesta curativa natural del organismo y que esta, en el momento de la enfermedad, se encuentra deficiente, exagerada o distorsionada, por lo cual hay que intervenir para contribuir a restaurar, hasta donde nos sea posible, sus mecanismos homeostáticos.

El sistema de regulación psico-neuro-inmuno-endocrino del organismo

La interacción entre la mente, el sistema nervioso y el sistema inmunitario constituyen el eje de nuestra capacidad de adaptación en la interacción de nuestro organismo con el complejo mundo que nos rodea. Es indudable que el entorno repercute en todos nosotros, y la respuesta a sus múltiples estímulos es, desde luego, individual, debido a nuestra carga genética y a los modelos de vida que hemos aprendido, por consiguiente, todos los seres humanos interpretamos, sentimos y vivimos nuestro mapa conceptual de vida en forma particular.

El concepto original e hipocrático del *Natura morborum medicatrix* es, indudablemente, un concepto holístico e integrador del hombre con su Universo. De acuerdo con esto, todos los fenómenos que nos rodean están interconectados, interrelacionados y son, a su vez, interdependientes. Si el Universo es una red dinámica de patrones de energía, la división del mundo que hace el modelo mecanicista-newtoniano es en base a objetos y sucesos separados, en el cual el hombre se encuentra aparte de lo que le rodea; como un mero espectador y no como parte integrante del mundo.

Para poder integrar el *Natura Morborum Medicatrix-Vis Medicatrix Nature* dentro del sistema regulador psico-neuro-inmuno-endocrino como modelo salud-enfermedad contemporáneo, debemos entender al hombre y a su mundo de una manera holística, en el que no hay partes, sino un todo relacionado con su entorno. El observador no está separado de lo observado, está inmerso en el mundo que observa, y su sola presencia lo modifica.

Actualmente, el médico debe comprender al hombre como una unidad indivisible compuesta de cuerpo, mente y espíritu. Cada estímulo del medio ambiente y su respectiva respuesta repercuten en los sistemas de interacción, equilibrio, autorregulación y autocuración del individuo, por lo que cualquier acto terapéutico debe tomar en cuenta el aspecto físico, psicológico, espiritual y ambiental como elementos que forman un todo y no pueden ser separados.

A su vez, el organismo como una unidad requiere los siguientes elementos para mantener su estado de homeóstasis: interconexión e intercomunicación de todas sus células mediante mensajes físicos, químicos, eléctricos, magnéticos, cuánticos, entre otros. Mantener la temperatura y el pH dentro de los rangos aceptados como normales, niveles óptimos de absorción de nutrientes y excreción de sustancias tóxicas a través de los sistemas circulatorio, digestivo y renal. Una gran capacidad de adaptación a los cambios internos y externos resultante de la interacción con los múltiples estímulos provenientes del medio ambiente y de las constantes respuestas del sistema psíquico, nervioso, inmune y endocrino.

MECANISMOS DE AUTOCURACIÓN Y PROTECCIÓN

Los siguientes son algunos de los múltiples mecanismos de autocuración y protección que el organismo ha desarrollado a lo largo de miles de años de su evolución ontológica y de su interacción con el mundo que le rodea.

- La homeostasis.
- Reflejos medulares.
- Reparación de lesiones en los tejidos.

- Neutralización y expulsión de tóxicos y cuerpos extraños.
- Regeneración celular.
- Las vías extrínsecas e intrínsecas de coagulación.
- La hipertrofia y la hiperplasia como mecanismos de compensación de la célula ante cambios en las constantes metabólicas.
- La respuesta general de adaptación al estrés.
- Las vías del dolor como mecanismo de alarma y conservación de la homeostasis.
- La respuesta inmune celular y humoral.
- La producción de endorfinas como medio de analgesia natural.

FACTORES CONDICIONANTES PARA LA EXPRESIÓN DE LA ENFERMEDAD

A su vez, existen múltiples factores en el medio ambiente capaces de romper el equilibrio homeostático y provocar la aparición de las enfermedades.

- Cambios ambientales bruscos o inesperados que sobrepasan la capacidad de adaptación del organismo.
- Déficit o excesivo aporte de nutrientes en forma continua que dañan directamente el metabolismo basal del organismo, provocando alteraciones nutricionales y sus consecuencias en los distintos sistemas de regulación endocrinos, lo cual provoca desnutrición, avitaminosis, obesidad, hipercolesterolemia, hipertrigliceridemia o diabetes mellitus.
- Alteraciones en la integridad de la piel y mucosas como barreras protectoras, con lo cual se facilita el desarrollo de infecciones.
- Interrupción o alteración en las reacciones bioquímicas de la célula: alteraciones en el núcleo, las membranas, los procesos enzimáticos y metabólicos.

La consecuencia de la ruptura de la homeostasis es la respuesta holística del organismo llamada 'enfermedad', la cual siempre es individual y depende de muchos factores, entre ellos, la interpretación cognitiva que el individuo le dé al estímulo, siempre matizada por factores culturales y sociales.

Muchos de los padecimientos de nuestra época son resultado de la influencia de múltiples tóxicos que contaminan el medio ambiente y que provocan un gran número de respuestas alérgicas primarias como respuesta inmediata a la agresión a nuestra inmunidad. De hecho, la respuesta de adaptación de nuestro organismo es más lenta que la rápida aparición de nuevos alérgenos en el aire, agua, y alimentos.

Uno de los más claros ejemplos de la acción homeostática del sistema de regulación psico-neuro-inmuno-endocrino contemporáneo, y equivalente al *Natura morborum medicatrix-Vis medicatrix* de la Homeopatía es, sin duda, la respuesta al estrés. Este último se podría definir como la reacción individualizada de tensión psicosomática que aparece como respuesta a determinados estímulos psíquicos y ambientales. El proceso de adaptación al estrés puede ser normal o patológico dependiendo de la carga genética del individuo.

La respuesta normal de adaptación al estrés aumenta el rendimiento metabólico del individuo ante cualquier estímulo que amenace su integridad como, por ejemplo, agresiones físicas o ambientales. Una vez controlada la situación, o cuando se elimina o desaparece el factor estresor, los niveles sanguíneos de neurotransmisores, enzimas y hormonas que provocan la respuesta de adaptación regresan a la normalidad y se restablece la homeostasis.

Por el contrario, si la respuesta de adaptación es ineficaz, exagerada o distorsionada, se convierte en un verdadero obstáculo para la restauración del proceso normal de homeostasis o salud. Sobre todo cuando este proceso fisiopatológico se prolonga en un círculo vicioso, puede provocar daños severos en diversos órganos y consolidarse como la base para el desarrollo de una enfermedad crónica-degenerativa.

En ambos casos se produce una adaptación central cuyo mecanismo consiste en facilitar circuitos neuronales adaptativos e inhibir circuitos no adaptativos; todo esto genera un estado de alerta, ansiedad y analgesia. También se produce una adaptación periférica con activación del eje hipotálamo-hipófisis-adrenal y sistema simpático, produciendo cambios sistémicos a nivel cardiovascular, respiratorio, muscular y metabólico con el propósito de incrementar el gasto energético para resolver el estado crítico y disminuir algunas funciones vegetativas de mantenimiento.

Es sumamente completa la respuesta holística del organismo ante un determinado factor patógeno externo o interno con el fin de adaptarse a los nuevos parámetros bioquímicos y metabólicos resultantes de la agresión al organismo.

La estimulación del sistema simpático adrenal aumenta la producción de noradrenalina y adrenalina, lo cual prepara al organismo para enfrentarse al estímulo agresor, ya sea como confrontación o como huida.

Diversas investigaciones en al área de la Neurofisiología han aportado conocimientos para saber que la noradrenalina incrementa en casos de estrés agudo o crónico, cuando la respuesta emocional es de cólera o agresividad, en casos de conductas de alto riesgo, cuando el organismo está sometido a un mayor esfuerzo o en estados de alerta. En el caso de la adrenalina, esta aumenta cuando vivimos en un estado de ansiedad, de incertidumbre o cuando no podemos predecir nuestro futuro inmediato.

El hipotálamo juega un papel importante en el proceso de adaptación ante retos, amenazas o condiciones distintas de nuestro medio ambiente que signifiquen un peligro, produciendo una serie de factores liberadores de distintos sistemas hormonales: aumento de catecolaminas, disminución de insulina y hormonas sexuales, aumento del anabolismo proteico, glucosa hepática, ácidos grasos libres, así como un enérgico incremento de la actividad del sistema inmune.

El sistema nervioso central también interviene mediante la acción de diversos neurotransmisores, los cuales sintetizan, a través del hipotálamo, la hormona liberadora de ACTH y la consecutiva liberación de corticoesteroides, cuyas funciones permiten una mayor capacidad adaptativa del organismo: aumentan la gluconeogénesis y la glucogenólisis, las cuales incrementan la glucosa sanguínea y aumentan la lipólisis. En lo que respecta al equilibrio hidroelectrolítico, retienen sodio y excretan potasio, lo cual contribuye al aumento de la volemia, entre otras funciones.

El sistema endocrino también tiene un papel relevante en la respuesta de adaptación del cuerpo. Cuando el factor patógeno es permanente, estimula al organismo negativamente en forma progresiva (por ejemplo, los presos de guerra en un campo de concentración), la respuesta endocrina disminuye. En el caso de una amenaza inminente que genera un estrés importante y que rebase nuestra capacidad de respuesta, aumenta el cortisol, glucosa y prolactina.

Como podemos ver, el individuo puede restaurar su homeostasis interna (si el factor que lo amenaza es controlable) cuando modifica su entorno o resuelve el problema. Se puede dar el caso contrario; que el factor desencadenante no pueda ser controlado y entonces se activa el sistema inhibidor de la acción o claudicación del organismo.

INTEGRACIÓN DEL SISTEMA PSICO-NEURO-INMUNO-ENDOCRINO EN LA RESPUESTA DE ADAPTACIÓN

Se sabe que dichos sistemas se comunican y comparten información, trabajan juntos en la síntesis de neurotransmisores, citoquinas y hormonas. El timo produce diversos mediadores neuroendocrinos, las células T producen proteínas que estimulan el crecimiento y diferenciación de distintas células neurales. A su vez, los leucocitos poseen diversos receptores para neurotransmisores, neuropéptidos y neurohormonas; también producen hormonas peptídicas, como las encefalinas.

Los neurotransmisores, neuropéptidos y algunas hormonas tienen un franco efecto inmunorregulador a través de la liberación de citoquinas. Ambos sistemas —el psíquico y el inmunitario— se influencian mutuamente; basta recordar el aumento de la frecuencia de las infecciones de vías respiratorias altas cuando el sujeto padece una depresión prolongada. En pocas palabras, dichos sistemas se coordinan para mantener la homeostasis, regulando la respuesta inmune y la capacidad de adaptación del individuo ante los múltiples factores desencadenantes internos y externos que provocan un desequilibrio y la aparición de enfermedades.

INFLUENCIA DE LAS EMOCIONES EN LA RESPUESTA INMUNE

Desde hace muchos años, los médicos han enfatizado en la influencia de las emociones en la respuesta inmune del individuo que cursa un estado de ansiedad, depresión, o que está viviendo un duelo por la pérdida de algún ser querido. Con el avance de la ciencia y la tecnología del siglo XXI, se han demostrado los cambios en los niveles sanguíneos, tanto de algunos neurotransmisores como de células involucradas en la respuesta inmune ante el embate de las emociones cuando se presenta un estado crítico en la vida psíquica del sujeto.

Cuando estamos estresados disminuye la actividad de las células K (asesinas); por el contrario, si practicamos regularmente meditación o alguna técnica de relajación, la actividad de dichas células aumenta. Si sufrimos la muerte de un ser querido, aproximadamente a las 6 semanas, se puede notar una disminución en la función de las células T y B. La capacidad de vigilancia sobre las células dañadas o en un proceso de apoptosis que realizan los macrófagos disminuye cuando el individuo se encuentra bajo la influencia de un resentimiento o rencor crónico, lo que puede contribuir (además de la herencia) a la aparición de un proceso maligno cuando el sistema inmune pasa por alto células potencialmente cancerígenas y no las destruye.

Se han reportado complicaciones en el embarazo —o una más alta incidencia de partos prematuros— en mujeres con embarazos no deseados, estados de ansiedad, depresión o falta de apoyo de su pareja o familia.

Con todos estos ejemplos, nos queda más claro el concepto holístico del sistema de regulación psico-neuro-inmuno-endocrino como un intento de respuesta terapéutica que involucra la totalidad de la persona cuando se trata de restablecer la homeostasis interna, además de actualizar, en términos de la medicina de nuestros tiempos, el aforismo hipocrático y posterior principio doctrinario de la Homeopatía: *Natura Morborum Medicatrix-Vis Medicatrix Naturae.*

LEY DE SEMEJANTES

El principio de semejanza ha sido observado y enunciado desde la antigüedad, ya que se encuentran referencias de él en distintas épocas y culturas. Es parte del principio general de analogía y es la proporción entre los términos de dos o más sistemas u órdenes. También se define como semejanza de funciones existentes entre unas cosas y otras (analogía de atribución, semejanza, correlación o correspondencia establecida entre ellas).

Por ejemplo, los aviones son semejantes a las aves ya que pueden volar. El modelo atómico propuesto por el químico danés Niels Bohr es semejante a un sistema solar con el sol como núcleo principal y las órbitas de los astros como las probables órbitas que siguen los electrones alrededor del núcleo. El desarrollo de un embrión humano es semejante al desarrollo de un fruto: ambos crecen a expensas de principios generadores que les otorgan todos los nutrientes y que les permiten crecer y madurar: la placenta y el útero —en el caso del embrión—, y el Sol y la Tierra, en el caso del fruto.

En la naturaleza solamente existen grados de semejanza: si observamos con atención, nos damos cuenta de que no hay dos seres iguales. En el reino vegetal parecería que todas las hojas de un árbol o sus ramas son iguales, pero si observamos atentamente, en realidad son semejantes pero no idénticas. En el reino animal, en dos cachorros de gato habrá siempre algo que los distinga: el color de algún segmento del cuerpo, la constitución, el tamaño, la vitalidad, el color de los ojos, etc. En el reino animal, y explícitamente en el hombre, también ocurre que *es difícil encontrar dos rostros exactamente iguales*. Aun en los gemelos univitelinos, siempre habrá algún rasgo físico o la personalidad, principalmente, que los hace individuales. Por lo tanto, resulta fácil entender que en todos los seres vivos existen grados de semejanza, pero no de identidad. La identidad solo existe de manera abstracta en las matemáticas, en donde 1=1 o A=A. En la Biología, y expresamente en la Medicina, identificamos el principio de semejanza y no de identidad debido a la biodiversidad genética de los seres humanos.

Fue la primera experimentación pura lo que le permitió a Hahnemann, por medio de un procedimiento intelectual inductivo, reconocer la bien fundamentada aplicación terapéutica del principio de Semejanza. En 1790, mientras se encontraba en Leipzig traduciendo *El tratado de Materia Médica* de Cullen del inglés al alemán por encargo de una casa editorial, llamó su atención el uso que daba este a la corteza de la quina en el tratamiento de las fiebres terciarias. Notó que esta, dentro del cuadro toxicológico que producía en los trabajadores que la manipulaban, provocaba fiebres terciarias similares a las que sufre el enfermo atacado por el trastorno.

En el pasaje de su traducción en donde anotó sus primeras reflexiones sobre la ley de analogía, señaló que la quina le había provocado síntomas febriles análogos a los que había experimentado años anteriores. La concordancia le permitió afirmar la realidad de la ley de analogía. En 1796, en su ensayo sobre un nuevo principio para descubrir las virtudes curativas de las sustancias medicinales, reflexionó sobre si era principio o una ley de analogía. Trató de demostrar experimentalmente la realidad de una relación analógica de orden cualitativo y no cuantitativo, o sea, la relación entre dos series de causas eficientes:

A: La tóxica, producida en el hombre, es la causa eficiente inmediata de los trastornos observados.

B: La enfermedad, causa eficiente de los síntomas semejantes a los tóxicos observados en el enfermo.

La ley de analogía quedaría formulada de la siguiente manera: Toda sustancia que puede producir, ya sea a dosis ponderables, tóxicas, fisiológicas o bien infinitesimales en una persona aparentemente sana pero sensible a dicha sustancia, un cuadro patológico subjetivo u objetivo, es capaz, a dosis convenientes según el caso, de curar en una persona sensibilizada por su enfermedad, un cuadro mórbido análogo, a excepción de las lesiones irreversibles.

Antecedentes históricos

El principio de similitud existe desde la antigüedad. Uno de los primeros filósofos en enunciarlo fue el griego Empédocles de Agrigento en el siglo V a. C., según el cual, lo semejante llama a lo semejante, y explica su teoría del conocimiento en base a que "por la tierra vemos la tierra, por el agua, el agua, por el éter, el divino éter, por el fuego, el destructivo fuego, la amistad, por la amistad, y la discordia, por la funesta discordia". Su teoría de la percepción se funda en el principio de la semejanza.

Para Hipócrates, la salud es la armonía perfecta de las fuerzas, su equilibrio completo. La llamada enfermedad tiene la misión de restablecer el equilibrio perturbado; por consiguiente, es una reacción de conservación. Salud y enfermedad son dos funciones que tienen el mismo fin: la conservación del individuo.

Para el padre de la medicina, la naturaleza cura de tres modos:

1.- De forma pasiva o estática: por el reposo, la abstinencia o el sueño.

2.- De modo activo o dinámico: ejercicios, movimientos y aumento de la nutrición.

3.- Por medio de reacciones, que son los síntomas o llamadas de la naturaleza que nos revelan el estado del cuerpo.

El médico, lejos de querer curar en forma directa al enfermo, debería ser el intérprete o servidor de la Naturaleza, y considerar todas las manifestaciones por las que la naturaleza traduce su reacción, que involucra la totalidad del organismo. En la enfermedad, se deben considerar dos factores opuestos: la acción morbífica y la acción medicatrix.

En la acción morbífica, pueden presentarse dos casos:

1.- Si la causa es accidental y de origen externo, está relacionada directamente con el síntoma que provoca. Es necesario combatir la causa y buscar suprimirla.

2.- La causa guarda relación con toda una serie de circunstancias ligadas a la vida misma del paciente. La noción de enfermo domina a la noción de la enfermedad. En este caso, es el enfermo quien debe de estudiarse, pues el conjunto de signos y síntomas son la guía más segura del tratamiento.

La acción medicatrix también es bivalente:

1.- Si la causa directa se conoce, Hipócrates enuncia que lo contrario es curado por su contrario. La sed es curada por la bebida, la retención de materia fecal, por su evacuación. Desaparecida la causa, se suprime el efecto.

2.- Si la causa directa se desconoce, enuncia que lo semejante es curado por lo semejante. Aquello que produce la disuria cuando no existe, la cura cuando existe. Las sustancias que son purgantes naturales pueden provocar estreñimiento.

De este modo aplicó Hipócrates la Ley de los contrarios para las enfermedades de causa conocida, y la Ley de la semejanza para las enfermedades de causa desconocida. Habla de un cólera morbus rebelde a todo remedio, que curó únicamente por medio del heléboro blanco *(veratrum album)* que produce por sí mismo el cólera.

En la antigua China, se usaban reptiles e insectos venenosos para curar envenenamientos, y además, en los pueblos con climas extremosos como el calor y la humedad en donde era probable que la gente padeciera epidemias, se colocaban costras de pústulas variolosas en la nariz de los niños para prevenir la viruela.

Paracelso hablaba de la semejanza que había entre el macrocosmos y el microcosmos: "La medicina hallará concordancia de los seres y enfermedades que son semejantes y se relacionan entre sí; lo semejante cura a lo semejante". Creía en la doctrina de las signaturas o de los semejantes. Por ejemplo, la planta ciclamen, por su semejanza con el pabellón auricular, se utilizaba para las enfermedades del oído; el azufre se consideraba adecuado para curar la hepatitis, dado su color amarillo. Lo que produce la ictericia, cura la ictericia. Cuando atendía a los mineros intoxicados con plomo o mercurio, afirmaba lo siguiente: La enfermedad es una entidad espiritual causada por una emanación del metal. Por lo tanto, el mineral que se usa para curar debe darse en dosis muy atenuadas para sacar la emanación dañina del cuerpo enfermo.

Según este autor, no debemos limitarnos a usar los métodos que la Naturaleza emplea, no hemos de permanecer inactivos, ya que existen dos clases de médicos: los que se sirven solamente de métodos de defensa y los que son verdaderos sanadores ya que emplean medios curativos. Es necesario comprender que el hombre y las cosas externas mantienen cierto acuerdo o semejanza, de tal modo que concuerdan y se ayudan mutuamente. El médico debe conocer la anatomía del hombre, de las enfermedades y de las hierbas que son semejantes a estas.

El remedio ha de adaptarse al enfermo, y solamente el conocimiento de la naturaleza de la enfermedad y la observación profunda del enfermo permitirán al médico determinar exactamente el remedio que lo curará y transformará.

En el siglo XVII, el médico danés George Ernst Stahl, convencido del principio de Analogía, decía que la regla admitida en medicina de tratar las enfermedades por remedios contrarios era completamente falsa y absurda. Yo estoy convencido, por el contrario, que las enfermedades ceden a los agentes que determinan una afección semejante. Es así como yo he hecho desaparecer las agruras, por medio de pequeñas dosis de ácido sulfúrico, en casos en los que se habían utilizado multitud de polvos absorbentes inútilmente.

Si bien la idea de la similitud como principio terapéutico natural fue enunciada por Hipócrates, fue Hahnemann quien le dio el valor de una Ley debido a sus trabajos experimentales con las patogenesias de los medicamentos.

En el siglo XIX, al analizar a los médicos antiguos y contemporáneos que mencionaron en sus obras el principio de semejanza, hizo un análisis deductivo y, posteriormente, una síntesis, haciendo resurgir esta ley abandonada y solo enunciada por los grandes médicos de la antigüedad. Enunció lo siguiente: "Existen sustancias provenientes de los reinos vegetal, animal y mineral capaces de producir en el hombre sano síntomas análogos y semejantes a los que manifiestan los individuos enfermos".

En sus primeras experimentaciones, utilizó las sustancias a dosis masivas, las cuales resultaron tóxicas. Decidió aplicar su concepto de dinamización, usándolas en pequeñas dosis o dosis mínimas, y fue en la sustancia preparada en la que realizó sus observaciones y la que usó en las experimentaciones puras. Basado en la observación y experimentación, se convirtió en el primero en describir un fenómeno que llamaría la atención de los científicos siglos más tarde: los llamados efectos paradójicos de algunas sustancias u hormesis.

La ley de los semejantes expresa una relación íntima entre los síntomas observados en el enfermo y las patogenesias estudiadas en los medicamentos. De todos los médicos, Hahnemann fue el único que sistematizó y reimplantó el principio de semejanza enunciado por Hipócrates, de la siguiente manera: "Una afección dinámica más débil es destruida permanentemente en un organismo vivo por otra más fuerte, si esta, aunque diferente en especie, es muy semejante a la primera en sus manifestaciones" (parágrafo n.º 26 del *Organon del arte de Curar*).

Estas patogenesias son las más ricas en síntomas característicos necesarios para una individualización terapéutica que garantiza el máximo de eficacia. Cuando se prescribe un medicamento experimentado a dosis infinitesimales, seguimos la ley de la analogía y se aplica con base en la totalidad de los síntomas, con un máximo de eficacia y no solamente como terapéutica paliativa o sintomática parcial, sino que dependiendo del objetivo terapéutico, hasta curativa.

En sus escritos, Hahnemann describe dos formas de similitud, una cuantitativa y una cualitativa. La primera se refiere al medicamento que ha producido más síntomas semejantes a los de la enfermedad; y la cualitativa, a los síntomas más llamativos, inusitados, raros, peculiares y característicos, tanto del enfermo como del medicamento.

Ya no será más semejante aquel medicamento que presente similitud con la mayor parte de los síntomas, sino con aquellos que son más característicos (totalidad característica) ya que son los que forman la constitución psicofísica del paciente o núcleo de la persona.

Época actual

En Alemania, Hugo Schultz, profesor de Farmacología guiado por las ideas de Hahnemann, demostró, en un experimento sobre la levadura, que las sustancias tóxicas pueden producir efectos inversos según la dosis empleada. Sobre este hecho, fundó una teoría relativa a la acción de los medicamentos homeopáticos. El hecho corresponde a la ley biológica de R. Arndt, amigo de él y profesor de Fisiología: "Las pequeñas excitaciones provocan la actividad vital; las excitaciones medianas, las aumentan, las fuertes las frenan, y las exageradas las anulan" (Ley de Arndt-Schultz).

Por ejemplo, con el sulfato de sodio *(natrum sulfuricum)*, la Ley de Arndt-Schultz se aplica de una manera bastante clara a nivel orgánico en la función intestinal: bastan 30 gramos para provocar una diarrea. La acción purgante la mayoría de las veces es seguida de constipación intestinal. Lo paradójico e interesante es que pequeñas dosis (un gramo) calmarán la diarrea.

En forma semejante, la ipecacuana es emética usada en dosis alopáticas, estimula la salivación, fluidifica las secreciones bronquiales y facilita la expectoración. Cuando es aplicada en potencias homeopáticas en las que se manejan dosis infinitesimales, su acción se invierte: es antiemética, disminuye la producción de saliva y de los bronquios, estimula el aparato circulatorio, eleva la presión arterial y es astringente.

En 1960, los investigadores Townsend y Luckey observan que la dualidad de este efecto se presenta en aproximadamente unas 100 sustancias conocidas y se relaciona con diversos procesos tales como respuesta muscular, respiración y transmisión de impulsos nerviosos. Se ha aplicado este concepto en la experimentación científica moderna evaluando la respuesta a la radiación, la respuesta de células del sistema inmune, fibroblastos, células renales, hormona del crecimiento, entre otros, y se continúa investigando en relación con la aplicación de este concepto en la Homeopatía.

Fenómenos descritos recientemente nos hacen considerar la posibilidad de que existan algunas formas de comunicaciones intermoleculares e intercelulares de carácter biofísico, probablemente, de índole electromagnética. Por ejemplo, en investigaciones sobre la influencia de los campos electromagnéticos en los seres vivos, el Dr. Smith produjo experimentalmente crisis alérgicas exponiendo a algunos pacientes a ondas electromagnéticas, pudiendo medir las señales durante sus ataques. Resulta muy interesante que las reacciones alérgicas estimuladas en pacientes por contacto con agentes químicos podían neutralizarse tratando a esos pacientes con ciertas frecuencias electromagnéticas, y si estas mismas frecuencias se utilizaban para tratar agua químicamente pura, esta adquiría las propiedades terapéuticas curativas comportándose como un neutralizador.

Si el agua era influenciada electromagnéticamente con frecuencias que pudieran activar una crisis, se comportaba como un alérgeno. La importancia de estas investigaciones con respecto al principio de semejanza radica en que, si consideramos a la célula como una especie de sistema eléctrico y químico, con un potencial de membrana, podríamos pensar que puede reaccionar ante el estímulo análogo inducido por un campo electromagnético de muy baja frecuencia que corresponda a un remedio homeopático específico.

La Física confirma la Ley de Semejantes

La física nos enseña que las partículas y las ondas son intercambiables por completo en los niveles atómico y subatómico, y que un campo electromagnético es producto de la interrelación entre las partículas que se afectan entre sí mediante la carga y el movimiento, pudiendo definirse como oscilaciones o vibraciones. Cuando los electrones se mueven alrededor del núcleo de un átomo, el movimiento se puede describir como una onda desde el punto de vista del observador. Las ondas se caracterizan por un movimiento en una dirección positiva y luego en una dirección negativa, como una cresta y un valle; a la onda completa se le denomina ciclo.

Las ondas electromagnéticas se pueden transmitir en el vacío y a largas distancias; por ejemplo, las ondas del radio o televisión viajan de una antena transmisora a todas las antenas receptoras, y la velocidad de transmisión está relacionada con la sustancia por la cual viajan. Las ondas electromagnéticas viajan a la velocidad de la luz. Los parámetros que definen a una onda son:

- Frecuencia (número de ondas por unidad de tiempo, ciclos por segundo).
- Longitud (distancia entre cresta y cresta).
- Amplitud (distancia entre cresta y valle).

La amplitud es la medición de la fuerza real en una onda. Cuanto mayor es la amplitud, mayor es la fuerza. Cuanto menor es la amplitud, menor es la fuerza. Cuando comparamos dos ondas electromagnéticas de la misma frecuencia, la de mayor amplitud tiene más fuerza. En sentido inverso, de dos ondas electromagnéticas con la misma amplitud, la de mayor frecuencia contiene y transmite mayor fuerza. Si se aminora la frecuencia de una onda sin cambiar su amplitud, disminuye el grado de energía; y si se puede aumentar la frecuencia, se comunicará más energía a la onda.

En relación con las vibraciones que puede emitir y recibir un cuerpo, sabemos que cada sustancia tiene una frecuencia o gama de frecuencias en la que vibra con más facilidad; de tal modo que, una sustancia homogénea (como un diapasón) vibrará con fuerza a una sola frecuencia. Si una sustancia no es homogénea, como una planta o un órgano del cuerpo humano, cada componente tiene la tendencia a vibrar en su propia frecuencia de resonancia. Desde luego, existe un patrón energético individual resultado de la suma de todas las vibraciones de cada parte del organismo para el estado de salud y de enfermedad en cada ser humano.

Cuando el organismo se expone a un estímulo, el primer acontecimiento que se produce es una alteración de la velocidad de vibración de la persona. El cambio instantáneo inicial del grado de velocidad estimula la susceptibilidad a otras influencias nocivas semejantes. Si una persona se expone a un virus, se altera la velocidad de vibración y no podrá ser susceptible a la invasión por otro virus similar. Podrá ser susceptible a otra vibración electromagnética semejante, pero de mayor frecuencia e intensidad, como el remedio homeopático dinamizado. Este fenómeno ocurre debido a que, cuando coinciden en el organismo dos ondas electromagnéticas con la misma amplitud, la de mayor frecuencia contiene y transmite mayor fuerza.

Si tomamos en cuenta la reacción secundaria del organismo al estímulo inicial desencadenante conocido como enfermedad, sabemos que se manifiesta como un patrón anormal de resonancia electromagnética; y si administramos un medicamento dinamizado semejante, pero más fuerte a la resonancia (debido a su mayor frecuencia e intensidad), el patrón vibratorio anormal (enfermedad) será desplazado por la resonancia del medicamento, quedando ahora el organismo solamente bajo su influencia. Si el remedio homeopático puede ser controlado por el médico en la frecuencia de las tomas, el organismo regresa al patrón vibratorio normal conocido como salud en cuanto cese su efecto.

Ley de cuerpo-espacio

Esta ley de la Física clásica nos enuncia que dos cuerpos no pueden ocupar el mismo espacio.

En términos generales, esta ley es bastante lógica, ya que resulta prácticamente imposible que un espacio determinado pueda ser ocupado por dos cuerpos en forma simultánea. Esta afirmación bien podría adaptarse a dos resonancias electromagnéticas que se expresaran simultáneamente en un organismo. Si son semejantes, no pueden coexistir, ya que la más fuerte desplaza a la más débil, mas si son distintas, podrían vibrar al mismo tiempo. Hahnemann explica dicho fenómeno al considerar que existen dos tipos de enfermedades:

- Enfermedades semejantes: aquellas que son análogas en cualidad vibratoria y, por consiguiente, en expresión clínica. Por ejemplo, la varicela y el sarampión.
- Enfermedades no semejantes: aquellas que son distintas en cualidad vibratoria y expresión clínica. Por ejemplo, una gastritis y una migraña.

La Ley de cuerpo-espacio únicamente puede ser aplicada para las enfermedades semejantes, de tal modo que en el organismo solamente puede expresarse la resonancia electromagnética con mayor frecuencia e intensidad (remedio dinamizado).

Otro concepto hahnemanniano que enfatiza su teoría primaria del mecanismo de acción de la Homeopatía como un fenómeno de desplazamiento vibratorio, es aquel relacionado con un estado mórbido agudo y reciente o crónico y establecido, y *cuál* de ellos es el más fuerte, tomando en cuenta que ambos son enfermedades no semejantes:

- Si la enfermedad crónica es la más fuerte, la enfermedad nueva más débil será rechazada y no será posible su curación. Ejemplo: la hipertensión arterial en un paciente crónico no podrá ser desplazada (curada) cuando se enferme de una bronquitis aguda.
- Si la enfermedad aguda es más fuerte, silenciará y desplazará momentáneamente a la enfermedad crónica más débil, pero no podrá curarla. Una vez controlada la enfermedad aguda, la crónica reaparecerá. Ejemplo: una gastritis crónica será silenciada por un cólico renal agudo. Una vez controlado este, la gastritis volverá a manifestarse ya que no ha sido curada. La terapéutica alopática puede ser considerada —cuando es mal empleada— como una enfermedad iatrogénica no semejante, ya que la ingesta inadecuada de fármacos potencialmente tóxicos y a dosis masivas silencian momentáneamente a la enfermedad crónica, pero no la curan.

Concluyendo: cuando en el organismo coinciden dos enfermedades semejantes (por ejemplo, la resonancia electromagnética de la enfermedad y la del medicamento dinamizado), la más fuerte rechaza a la más débil, desplazándola y, por consiguiente, curándola. La terapéutica homeopática es considerada como una enfermedad artificial semejante a la natural (el remedio se comporta como una resonancia análoga al de la enfermedad, pero por ser más fuerte, desplaza y cura al estado mórbido).

Bases moleculares del principio de semejanza

Las primeras aproximaciones experimentales se realizaron a partir de las investigaciones de Schultz, quien demostró, en un experimento sobre la levadura, que las sustancias tóxicas pueden producir efectos inversos según la dosis empleada. Sobre este hecho fundó una teoría relativa a la acción de los medicamentos homeopáticos junto con su colaborador Arndt: Las pequeñas excitaciones provocan la actividad vital; las excitaciones medianas, las aumentan, las fuertes las frenan, y las exageradas las anulan (Ley de Arndt-Schultz).

Posteriormente, en los años sesenta, este efecto dual o bifásico de una misma sustancia a diferentes dosis adoptó el nombre de 'hormesis'. Investigadores como Townsend y Luckey estudiaron esta acción bifásica en, aproximadamente, cien sustancias conocidas y relacionadas con la respuesta muscular, la respiración y la transmisión de impulsos nerviosos. Experimentos de laboratorio con modelos de activación realizados en basófilos humanos, linfocitos fibroblastos, células renales, granulocitos y células vegetales realizados por investigadores contemporáneos como Furst, Calabrese E.J., Mccarthy M.E., Kenyon E., Lynde K., Jonas W.B. y otros, corroboraron los efectos horméticos en farmacología.

Los investigadores franceses Poitevin y Benveniste realizaron un experimento empleando dosis muy bajas de histamina y de un extracto de la miel de abeja, logrando inhibir en forma significativa la degranulación de basófilos inducida por anticuerpos anti-Ig E. Llegaron a la conclusión de que una sustancia estimulante de la inflamación a dosis habituales puede inhibir la respuesta celular responsable de multitud de fenómenos del proceso de inflamación aguda.

Bellavite, Chirumbolo, Lippi y otros, en una investigación sobre la estimulación quimiotáctica de neutrófilos, demostraron que dosis bajas del péptido FMLP (activador de la adhesión de neutrófilos) inhibían la adhesión de endotoxinas bacterianas, y las dosis altas la incrementaban. Lyengard demostró un incremento del AMP cíclico inducido por dosis bajas de FMLP. Existen investigaciones horméticas en otras sustancias como las prostaglandinas, las proteínas beta amiloides, los radicales libres de oxígeno, el óxido nitroso, los neuropéptidos, las citoquinas, la insulina, la acetilcolina y la trombina.

También se han realizado investigaciones horméticas en modelos animales, como las realizadas por los investigadores Conforti, Luisignolli y Bertani, quienes demostraron que, administrando dosis altas de adyuvante de mycobacterium butyricum en ratones de laboratorio, estos desarrollaron artritis. A su vez, observaron que, aplicando dosis bajas del mismo adyuvante, se pudo curar la artritis en los mismos animales y se previno la aparición de la enfermedad en ratones susceptibles de padecerla.

Se han planteado investigaciones horméticas en estado clínico experimental como las siguientes: uso de endotoxinas de bacterias como inmunoestimulantes, el tratamiento de desórdenes inmunes con inmunoglobulinas, el tratamiento de la esclerosis múltiple con mielina por vía oral, el tratamiento de la artritis reumatoide con colágeno por vía oral, el tratamiento de la bronquitis recurrente con extractos de bacterias, la terapéutica de las enfermedades alérgicas con alérgenos por vía nasal, y el tratamiento del cáncer con vacunas de extractos tumorales o componentes proteicos de los mismos.

Con respecto al cáncer, también existe un efecto hormético. Los investigadores japoneses Kinoshita y Wanibuchi demostraron que dosis altas de dietilnitrosamina inyectadas en animales de experimentación produjeron cáncer. La respuesta celular fue un aumento en los niveles de los marcadores de daño (enzimas glutation-s-transferasa y 8 hidroxil-2-desoxiguanosina). Para inhibir esta respuesta se aplicaron dosis de fenobarbital y se observó que, al usar dos partes por millón, hubo una disminución de la respuesta; en cambio, cuando se incrementó la dosis a más de quince partes por millón, la respuesta incrementó.

Los diversos tipos de similitud

La similitud es la característica esencial de la Homeopatía, ya que la virtud terapéutica del método homeopático reside en la analogía de cuadros sintomáticos: el natural de la enfermedad del paciente y el experimental de la patogenesia del medicamento; el medicamento más eficaz en cada caso concreto será el más similar, aquel cuyos síntomas sean más semejantes a la enfermedad a tratar.

Los síntomas a los que se refiere Hahnemann son, por supuesto, los característicos: predominantes, extraordinarios, singulares y peculiares. Por consiguiente, surge la necesidad de que, para prescribir el remedio más similar, el médico debe conocer los diversos tipos de semejanza además del sintomático, ya que no se trata tan solo de elegir el más parecido, sino de aprender todo lo relacionado con el proceso evolutivo agudo o crónico de la enfermedad, tomar en cuenta el temperamento del enfermo para elegir el remedio constitucional, el uso de bioterápicos (como los nosodes) cuando existe una etiología de origen infeccioso. No olvidemos la similitud anatomopatológica del medicamento con el tejido u órgano afectado en el tratamiento de procesos lesionales, la semejanza con el miasma en actividad y, desde luego, la semejanza de la personalidad con los síntomas mentales producidos a nivel experimental. Se pueden establecer varios tipos de semejanza entre el medicamento y el enfermo:

- Según la patogenesia.
- Según la etiología.
- Según el miasma en actividad.

- Según el estado agudo o crónico.
- Según el modo reaccional de la persona.
- Similitud anatomopatológica.
- Según la personalidad
- Según la potencia.

Similitud patogenética

La similitud patogenética fue establecida por Hahnemann como condición indispensable para conocer las virtudes terapéuticas de los medicamentos. En un inicio, experimentó con medicamentos en sustancia. Distinguió los heroicos o muy tóxicos que usó para todos los experimentadores, pero en dosis muy atenuadas. Los menos fuertes que requieren una dosis mayor que la llamada dosis terapéutica para provocar síntomas, y los débiles que solamente tienen acción en personas muy sensibles.

Esta similitud es quizá la más importante, ya que de ella depende el conocimiento de la capacidad que tiene una sustancia para provocar síntomas en personas relativamente sanas y curarlas en personas enfermas siguiendo el principio de la Hormesis. Las patogenesias realizadas bajo un estricto control experimental y con potencias infinitesimales pueden revelar los síntomas provocados por las sustancias, tanto de tipo mental, general como particular.

La prescripción terapéutica descansa en la similitud patogenética, y de esto depende el éxito o el fracaso en el tratamiento y control de las enfermedades; de ahí, la importancia de llevarlas a cabo con la mayor exactitud posible (como se hizo en las Materias médicas puras), no solamente en el aspecto de los síntomas del área psíquica, sino, además, en los efectos tóxicos-lesionales y en las afinidades electivas tisulares anatomopatológicas.

En la práctica, Hahnemann y los primeros experimentadores incorporaron todos los efectos a las patogenesias, fueran primitivos, secundarios o, aun, tóxicos. Con dicha práctica se corrobora que la Ley de analogía se aplica a todo el campo de los efectos de una droga sobre el organismo. En este punto, existen dos posibilidades: si se usan potencias altas cuando existen síntomas mentales bien característicos de la acción patogenética específica de una sustancia, el medicamento prescrito es susceptible de hacer repercutir su acción hasta el plano de los fenómenos funcionales y orgánicos no irreversibles; es decir, en la totalidad de la persona.

También puede ocurrir que exista una disociación entre los síntomas mentales característicos y la presencia de una lesión orgánica crónica que entorpecerá la acción de la alta potencia elegida. En tal caso, se puede prescribir un medicamento organotrópico de acción local sobre la parte afectada y, posteriormente, el medicamento que cubra los síntomas del área psíquica. El campo de acción de una droga sobre el organismo, según la analogía lesional, depende sobre todo de la extensión más o menos profunda de su acción tóxica, como ocurre cuando se manejan potencias bajas, y no solamente su acción patógenéstica débil que produce, fundamentalmente, síntomas en el área psíquica, como cuando usamos potencia altas.

Similitud según la etiología

El médico homeópata está obligado a buscar, no únicamente la semejanza sintomatológica entre la sustancia experimental y el cuadro clínico que expresa el paciente, sino además la semejanza según la causa de la enfermedad; de lo contrario, solo seremos sintomatólogos y no clínicos e investigadores. Aunque podría parecer que es suficiente con prescribir el medicamento semejante a los síntomas, desde luego que esto es falso, ya que la similitud sintomatológica no podría curar la causa de la enfermedad, sobre todo si esta se sale del ámbito del plano de sufrimiento funcional y llega a afectarse el orgánico, produciéndose una patología irreversible.

En tal caso, está indicado el uso de medios coadyuvantes, que son recursos terapéuticos de distinta índole a los medicamentos homeopáticos, como son los antibióticos, fármacos destinados al soporte de algún órgano vital, soluciones, vendajes, férulas, aparatos de yeso, la cirugía indicada según la zona anatómica afectada, la fisioterapia e, inclusive, el uso de los isotrópicos, como los nosodes.

Existe multitud de causas que pueden afectar el equilibrio psicosomático y provocar distintas enfermedades: estas pueden ser específicas o inespecíficas. Las inespecíficas se refieren a las que despiertan una sintomatología y que dependen de la tendencia morbosa constitucional de cada persona, como los reacciones ante diversos climas, las emociones que todos expresamos ante los estímulos del medio ambiente, las interrelaciones humanas. Las específicas son aquellas que tienen una causa identificada y que producen un cuadro clínico igual en todos los sujetos afectados, como los microorganismos causantes de las enfermedades infectocontagiosas y las reacciones colaterales de los fármacos alopáticos.

En la etiología infecciosa, el contagio puede ser de origen endógeno o exógeno. El endógeno es un proceso patológico que se manifiesta espontáneamente en una persona sin mediar el aporte de gérmenes específicos externos, y se debe a una deficiente respuesta inmune o a una reproducción de las bacterias por una ruptura de la tríada ecológica huésped, agente y medio ambiente. Aquí es conveniente elegir el medicamento por la totalidad sintomática y, posteriormente, el medicamento constitucional. En el caso de un contagio exógeno, es preferible prescribir el nosode específico, ya que este puede favorecer el caso hacia la curación.

Existen otros factores causales desencadenantes de enfermedades conocidos como trastornos, y que corresponden dentro de la clasificación de los síntomas característicos (ver parágrafo n.º 153 del Organon) a los de carácter extraordinario. Podemos citar algunos ejemplos:

- Trastornos por exposición al aire frío y seco: Aconitum.
- Trastornos por exposición al aire frío y húmedo: Hepar sulphur.
- Trastornos por exposición a la humedad: Dulcamara.
- Trastornos por esfuerzos musculares desacostumbrados: Rhus toxicodendron.
- Trastornos por vejación: Staphisagria.
- Trastornos por traumatismos en partes blandas: Árnica.
- Trastornos por pena silenciosa: Ignatia amara.

Aunque la indicación terapéutica por trastornos nos indicaría la prescripción de un determinado medicamento, y es un ejemplo del principio de semejanza aplicado a la etiología, no hay que descuidar el precepto de tomar siempre en cuenta la totalidad sintomática característica.

Similitud según el miasma en actividad

Un grado de similitud no menos importante es el que se expresa clínicamente según el estado mórbido en actividad. En la práctica diaria hemos observado que, a pesar de que el medicamento estuvo bien indicado y fue administrado en distintas potencias buscando el mejor efecto, no obtuvimos el resultado esperado debido a que existe un estado mórbido en actividad que nos indica que debemos darles una mayor importancia a los síntomas de la tendencia mórbida activa del hoy existencial.

Este grado de similitud, enunciado por Hahnemann en el *Tratado de las enfermedades crónicas* y retomado y complementado por el maestro Proceso Sánchez Ortega en su libro *Apuntes sobre los miasmas,* nos muestra claramente que, si en determinado caso los signos y síntomas característicos del padecimiento son los que ponen en estado crítico la salud del individuo enfermo, y tienen una tendencia mórbida en el sentido de la carencia, el exceso o la destrucción, debemos darles prioridad sobre otros que son intrascendentes y que no son del miasma predominante.

En este método, se tomarán en cuenta únicamente los síntomas del miasma predominante sobre la totalidad del resto de síntomas del caso para, así, elegir el medicamento homeopático cuya tendencia mórbida sea, a su vez, semejante a los síntomas característicos del miasma en actividad.

Similitud según el estado agudo o crónico

La similitud según la cronología de los síntomas se refiere a los síntomas actuales, agudos o crónicos, o a los síntomas que existieron en la historia biopatográfica de un individuo enfermo, pero que ya no están activos. Es importante precisar si el proceso agudo es esporádico o una manifestación repetitiva que nos indica un estado crónico con recidivas periódicas (agudización miasmática). Si es un caso agudo, la similitud que buscamos es la de la enfermedad actual y tomamos en cuenta los síntomas más recientes y de curso rápido. Estos pueden ser particulares, generales o mentales.

Si el caso es crónico, la similitud estará enfocada en menor grado a los síntomas particulares y más hacia la totalidad de la persona. En este sentido, los síntomas mentales y particulares tienen un mayor grado de relevancia, ya que pensamos en un medicamento profundo o constitucional, más que en un medicamento que cubra solamente síntomas particulares de carácter agudo o transitorio.

Si no confundimos ni menos aún mezclamos los síntomas del hoy existencial, tendremos grandes posibilidades de éxito en la terapéutica de casos simples o complicados, ya que buscaremos la semejanza del cuadro clínico con el medicamento que le corresponda en su tiempo y espacio: lo agudo con el medicamento que cubra sus síntomas y lo crónico con el remedio correspondiente al modo constitucional de ser y padecer de la persona.

Similitud según el modo reaccional de la persona

Es la similitud enfocada al modo individual de reacción del enfermo determinada por el estado morboso constitucional en el sentido de la psora, sycosis y syphilis, y que guarda una estrecha relación con la del miasma predominante. La prescripción ya no se basa en la similitud con un determinado remedio, sino en el modo de ser y padecer del enfermo en el sentido de la carencia, el exceso y la perversión o tendencia destructiva.

Aquí observamos con mayor claridad la influencia de la genética en el modo como reaccionamos a todos los estímulos, externos o internos, capaces de generar una enfermedad. Todos hemos constatado en la clínica diaria la manera como determinados individuos responden de un modo individual a determinado factor patógeno, aun siendo este el mismo: ante un cambio climático brusco, o un contagio de etiología bacteriana, el individuo psórico reaccionará con febrícula, aversión al frío, palidez de tegumentos, deseos de arroparse, dolor de magulladura en la faringe, agravado al deglutir, deseo de bebidas calientes; a la exploración, presentará un discreto enrojecimiento de la faringe. Con ese mismo estímulo, el individuo de tendencia sycósica presentará fiebre de 38. 5°, rubicundez, inquietud psicomotriz, dolor punzante, agravado al deglutir alimentos, sed de grandes cantidades de agua fría, intolerancia al calor con deseos de destaparse. A la exploración física, palparemos un aumento de tamaño de la cadena ganglionar cervical y enrojecimiento intenso de las amígdalas con aumento de la trama vascular.

Finalmente, el individuo con tendencia mórbida syphilítica presentará fiebre mayor a 39°, delirio, dolor transfictivo en amígdalas, sudor abundante y fétido de predominio nocturno que no lo mejora, temor a morir, insomnio angustioso. A la exploración, encontramos amígdalas con puntos purulentos, sialorrea y halitosis.

Resulta claro que, en cada uno de los sujetos del ejemplo, tenemos que elegir por semejanza un medicamento diferente fundamentado en el modo individual de reaccionar determinado por su predisposición morbosa psórica, sycósica o syphilítica.

Similitud anatomopatológica

Se refiere a la similitud entre los síntomas patogenéticos y el tejido u órgano afectado. En este caso, el medicamento demostró haber producido experimentalmente signos y síntomas en determinado tejido, órgano o aparato y sistema. Este grado de similitud es especialmente útil en casos en los que presentan alteraciones tisulares; por ejemplo, el medicamento sabal serrulata tiene una gran afinidad por la próstata; la Digitalis purpúrea por el corazón, el *phosphorus* en el hígado, la Sepia officinalis por el útero, etc. En estos casos, la analogía se enfoca en el terreno anatomopatológico, y nos puede ser de mucha utilidad cuando el estado crítico del enfermo se enfoca en el plano de sufrimiento orgánico, en donde determinado tejido u órgano pone en peligro la vida del enfermo.

Similitud según la personalidad

Uno de los requisitos más importantes para la correcta práctica de la Homeopatía, es saber observar. Desde que el paciente entra al consultorio, tratamos de grabar en nuestra mente su forma de caminar, de vestir, de sentarse, de mirarnos; observamos su mímica corporal y tratamos de encontrar la congruencia entre lo que nos dice con sus palabras y lo que nos dice con sus gestos. Nos enfocamos en encontrar la semejanza entres su modo de ser y padecer, en otras palabras, su personalidad y los distintos medicamentos constitucionales.

Si estamos ante un proceso agudo o crónico en donde se expresan síntomas mentales característicos que acompañan a los síntomas físicos, esto adquiere un mayor grado de importancia, ya que están poniendo en relieve uno de los puntos más importantes del individuo enfermo, que es su personalidad. La acción terapéutica más profunda y duradera se consigue, en la mayoría de los casos, cuando prescribimos el medicamento más semejante en el área psíquica.

Por ejemplo: el temor al abandono, el carácter suave y dócil, el llanto fácil y la variabilidad de carácter junto con la tendencia a padecer insuficiencia venosa periférica, nos sugiere la prescripción de Pulsatilla nigricans, más por el modo de ser que por las características de las venas varicosas.

No es necesario exagerar la importancia de estos síntomas, ya que también tenemos que prescribir por la totalidad de los síntomas de carácter lesional, funcional y constitucional, tomando en cuenta los síntomas generales y particulares.

La ley de los Semejantes es una realidad, tiene bastantes antecedentes históricos, fue enunciada por Hipócrates, rescatada y puesta en práctica por Hahnemann y está respaldada por la Física y la Biología molecular como para ser pasada por alto. Si está en nuestras aspiraciones llegar a ser médicos homeópatas competentes, no debemos olvidarla, sino, al contrario, debemos aplicarla en nuestra práctica clínica diaria, ya que es la piedra angular de la Homeopatía.

Similitud según la potencia

En todos los casos clínicos es de vital importancia establecer una relación de semejanza entre el plano de sufrimiento o la cronicidad del padecimiento y la potencia elegida. La similitud puede corresponder a las bajas, medias o altas potencias de las tres distintas escalas usadas en Homeopatía: decimales, centesimales y cincuentamilesimales.

En la elección de la potencia, se debe buscar la semejanza que existe entre los fenómenos observados y los signos experimentales del remedio, y debe estar en proporción inversa con la dosis experimental. Tomemos como ejemplo el *podophyllum*, el cual, en potencias bajas como la 3.ª D, combate la constipación intestinal. Si se administra en tintura madre y en forma continua, provocará violentos trastornos intestinales; sin embargo, si se administra en alta potencia, a veces con una dosis única, basta para curar una diarrea antigua. Así ocurre con todas las sustancias que se han estudiado experimentalmente. No podemos prescribir una potencia baja en un problema crónico o que por semejanza corresponde al plano de sufrimiento psíquico. Aquí está indicado una potencia alta, y viceversa.

EXPERIMENTACIÓN PURA

La experimentación en el hombre sano es una característica fundamental en la Homeopatía, constituyendo un revolucionario método experimental para conocer la capacidad que todas las sustancias tienen de alterar la salud y curar. En la época de Hahnemann, la medicina se basaba en la tradición y el teoricismo especulativo sin ningún vínculo con la observación experimental. Si por casualidad algún fármaco tenía éxito, esto se generalizaba y se cometían múltiples errores, queriendo administrarlo a todos los enfermos sin tomar en cuenta que existe una individualidad morbosa y una individualidad medicamentosa. El porcentaje de pacientes que tuvo éxito fue muy bajo. Era indispensable idear un método que facilitara la comprensión de los efectos experimentales sobre el hombre sano para emplearlos terapéuticamente en el hombre enfermo; de este proyecto, nació la experimentación pura.

Podría definirse de la siguiente manera: Método experimental que nos permite conocer la capacidad de una sustancia para alterar la salud o enfermar en forma artificial en un sujeto relativamente sano y desarrollar esas mismas cualidades terapéuticas en un sujeto enfermo, empleando el principio de semejanza.

El éxito de la Homeopatía se basa en el conocimiento exacto de los instrumentos terapéuticos destinados a curar a los pacientes, es decir, el conocimiento de los medicamentos dinamizados provenientes de los reinos vegetal, animal, mineral, humano y sintético.

El modo más exacto para conocer sus propiedades fisicoquímicas dinamizadas es experimentándolos en sujetos relativamente sanos para conocer clínicamente los signos y síntomas que son capaces de producir. Ninguna sustancia potencialmente curativa puede ser usada terapéuticamente si no la sometemos previamente a una experimentación pura. Es indispensable saber qué produce una sustancia (en el experimentador), para saber qué puede curar (en el enfermo).

La experimentación se denomina pura debido a que es realizada en el hombre relativamente sano y no en animales, ya que en estos es muy difícil obtener con exactitud la descripción de los síntomas. En la alopatía se experimenta con animales para determinar la dosis letal media y, posteriormente, extrapolar los resultados adaptándolos al ser humano.

Antecedentes históricos

Aunque en la historia de la Homeopatía se consigna que fue en 1790 cuando se realizó la primera experimentación pura —cuando Hahnemann ingiere el polvo de la corteza de la quina—, en realidad no es hasta 1805 cuando publica en Leipzig el fragmento de un nuevo método para experimentar los medicamentos en el hombre sano, que bien puede ser considerado como el antecedente inmediato de su Materia Médica Pura.

Posteriormente, publica su *Materia médica pura* en seis tomos, cuya realización data desde 1811 hasta 1821, año en que se publica la primera edición. La segunda edición la elabora entre los años de 1822 hasta su publicación en el año de 1827 en Dresde. Fue la base de todas las materias médicas que se escribieron posteriormente. La denominó pura debido a que fue experimentada en seres humanos relativamente sanos y no en animales.

Es resultado de la experimentación pura de las sustancias, expresado en lenguaje sencillo. En la redacción de la patogenesia, originalmente se anotaba cada síntoma en columna, uno debajo del otro, y el síntoma podría presentar en un paréntesis el nombre del experimentador o del director de la experimentación. En ocasiones, había que repetir cada síntoma con variantes menores, según el experimentador, ocupando más espacio y dando como resultado textos muy voluminosos.

Originalmente consta de seis partes, y cada nueva edición fue ampliada con más medicamentos o síntomas. La versión en lengua inglesa la hizo el Dr. Hempel, la cual fue revisada y corregida por el Dr. Dudgeon y Richard Hughes. Ediciones posteriores reúnen los seis tomos originales en dos volúmenes. Ha servido de modelo para todas las materias médicas posteriores por la seriedad con que fue escrita y la confiabilidad de sus fuentes. La clasificación de signos y síntomas es por orden anatómico y el único criterio reconocido es la especificidad.

Otras dos importantes materias médicas puras fueron las escritas por Allen y Hering. Ambas son consideradas como verdaderas enciclopedias de experimentación pura. Estas tres materias médicas puras establecieron las bases de las patogenesias y sirvieron de modelo para las distintas materias médicas que se publicaron posteriormente. Se consideran clásicas dentro de la Homeopatía ya que son el producto del esfuerzo titánico de Hahnemann, Allen y Hering; y son indispensables cuando se requiere profundizar en el estudio de algún remedio.

Posteriormente, las materias médicas puras evolucionaron a farmacodinamias sintéticas, descriptivas, narrativas, explicativas, terapéuticas y comparadas, destacando autores clásicos y contemporáneos como Hughes, Kent, Dunham, Farrington, Vannier, Vijnovsky, y más recientemente la comisión Boiron en Francia o la compañía Archibel de Bélgica.

En su obra el *Organon del Arte de Curar*, Hahnemann sienta las bases de la experimentación pura de los parágrafos 118 al 145, siendo especialmente importante el 120, en el cual destaca la necesidad de realizar investigaciones científicas y metódicas de las sustancias para conocer su poder de alterar la salud en el hombre, y el 135 en donde enfatiza la necesidad de realizar un gran número de observaciones en sujetos diversos, con lo cual crea las bases de la metodología científica en lo correspondiente al estudio del efecto de las sustancias en el organismo.

Factores y condiciones para la experimentación

Son tres los elementos fundamentales para realizar una experimentación pura:

a. El director de la experimentación.
b. Los sujetos de experimentación.
c. La sustancia por experimentar.

El director de la experimentación

Debe poseer como mínimo las siguientes características:

- Que esté sano física y mentalmente.
- Que desee contribuir para que la Homeopatía tenga cada vez una mayor solidez científica.

- De preferencia que sea médico homeópata con experiencia y en ejercicio clínico.
- Debe ser observador, disciplinado y metódico para anotar con exactitud todos los cambios en la sintomatología de los experimentadores.
- Conocer ampliamente las técnicas básicas de investigación.
- Que tenga un genuino interés por la ciencia y que no solamente se incline por el área de la docencia o del ejercicio de la medicina homeopática.

Los sujetos de la experimentación

- Que todos estén aceptablemente sanos.
- Tener entre 15 y 65 años.
- Se aceptan sujetos de sexo masculino y femenino.
- No se aceptan mujeres en estado de gestación, ya que el medicamento puede influir en el producto.
- Que tengan el mínimo de cultura, disposición y criterio para someterse a las correcciones de su dieta y su conducta mientras estén en el proceso experimental.
- No se aceptan sujetos enfermos, ya que sus síntomas se mezclarían con los producidos por la sustancia a experimentar.
- Los sujetos de experimentación se someterán a una entrevista, una exploración clínica, exámenes de laboratorio y gabinete para conocer su estado de salud física y mental básicas y descartar cualquier tipo de patología subyacente que pudiera influir en los resultados finales.
- Previo a la experimentación, los sujetos observarán las siguientes disposiciones:
- No estar física y mentalmente agotados o sometidos a ningún tipo de factores inductores de estrés.
- Moderar el consumo de condimentos o sustancias vegetales activas (como las contenidas en hierbas medicinales) que pudieran influir y modificar los resultados finales.
- Suprimir el tabaco, bebidas alcohólicas, medicamentos alopáticos y homeopáticos.
- Tener el mínimo de cultura y sensibilidad para poder transcribir las sensaciones experimentadas en sus propias palabras.

La sustancia a experimentar

Esta puede provenir del reino vegetal, animal, mineral, humano o sintético (medicamentos de laboratorio).

- Si la sustancia es de origen vegetal, se clasificará botánicamente para evitar riesgos de toxicidad a los experimentadores al equivocarnos de planta de otra familia semejante a la de la patogenesia. Se determinará si es la raíz, el tallo, las flores o los frutos de la planta lo que va a usarse como sustancia madre para la experimentación.
- Si la sustancia es de origen animal, deberá someterse a un análisis zoológico para determinar su especie, su hábitat, sus ciclos reproductivos, el clima, la latitud, altitud, lugar de origen, etc. Además, se determinará la o las partes del animal que van a usarse para la patogenesia: el veneno, alguna secreción o parte del organismo.
- Si la sustancia es de origen mineral, se someterá a un análisis químico para descartar un grado de toxicidad que llegara a ser lesivo. De ser posible, se identificarán sus principales sustancias activas.

TÉCNICA DE EJECUCIÓN

- Cada experimentador escribirá con letra de imprenta los síntomas que se le presenten así como el área en que los percibió, indicando los siguientes puntos: lugar del cuerpo, horario de presentación, condiciones atmosféricas, modalidades de agravación y mejoría, síntomas concomitantes (sensaciones generales que acompañan a las molestias principales).
- Día, mes y año en que se realizó la experimentación, clima y condiciones de la atmósfera del lugar donde se llevó a cabo.
- Los experimentadores describirán los síntomas con un lenguaje simple y natural, omitiendo el lenguaje técnico o científico.
- En caso de que el experimentador tenga algunos síntomas previos al evento, anotarlos por separado una semana antes de la experimentación para descontarlos de los producidos por la sustancia y que no haya ningún tipo de confusión.
- Antes de someterse a la experimentación pura, los sujetos deberán moderarse en el consumo de bebidas alcohólicas o estimulantes.

- Durante la experimentación, si los síntomas son muy intensos, avisar al director para suspender la ingestión del medicamento o, en su defecto, antidotizarlo.
- Tomar el medicamento de la siguiente forma: al despertar, enjuagarse la boca con agua simple y poner bajo la lengua 5 glóbulos del n.º 40. Repetir a la mañana siguiente y así sucesivamente, anotando los síntomas en el orden en que se presentaron.
- Con este método, puede haber dos posibilidades: Que los síntomas se presenten y, por consiguiente, haya que anotarlos en el orden en que se presentaron en el diario que se proporciona a los sujetos de experimentación. No tomar una segunda dosis hasta que estos desaparezcan. Esperar unos días (de 3 a 5) y después repetir la primera dosis para comprobar la exactitud de los síntomas encontrados por primera vez.
- La segunda posibilidad, es que los síntomas no se presenten: en tal caso, tomar el medicamento en método plus (por cada glóbulo una cucharada sopera de agua) cada dos horas, hasta que aparezcan los síntomas.
- La indicación básica para suspender la experimentación es hasta que ninguno de los experimentadores vuelva a percibir ninguna alteración en su salud.

REGISTRO DE LOS SÍNTOMAS

El orden correcto del registro de los síntomas es el siguiente:

- Orden cronológico en la percepción de los síntomas. Localización, cualidad de las molestias, agravaciones y mejorías, síntomas concomitantes. El experimentador debe constatar dónde le duele, cómo le duele, con qué se le agravan y mejoran las molestias y si existe alguna sensación general que acompañe a los síntomas principales.
- Aparición y desaparición del síntoma: gradual o inmediato, su duración, si se queda fijo o se irradia a alguna otra región anatómica, con qué se agrava o se mejora.
- Si es antes o después de algún tipo de clima, como la lluvia, el viento, el frío o el calor; si se agudiza o mejora en clima seco, por movimiento o reposo, antes o después de las comidas, si es al deglutir, toser,

estornudar, defecar, reírse, etc. Antes o durante la menstruación, del coito o de la micción, etc.

- Si durante la experimentación pura se produjeron náuseas, vómito, flatulencias, eructos, transpiración, sueño, vértigo, debilidad o sensación de euforia y, por supuesto, todos los fenómenos que agravaron o mejoraron los síntomas.

Finalmente, estos resultados se ordenan por aparatos y sistemas en un lenguaje técnico y científico para formar las patogenesias y, posteriormente, las materias médicas en el siguiente orden:

- Nombre del medicamento.
- Reino de procedencia (vegetal, animal, mineral, humano o sintético).
- Sinónimos.
- Principales sustancias activas.
- Acción general del medicamento.
- Síntomas característicos.
- Síntomas mentales.
- Síntomas generales.
- Síntomas particulares.

Estado actual de la experimentación pura

Los investigadores contemporáneos deben plantear una estrategia para fortalecer la experimentación pura, aprovechando los adelantos tecnológicos actuales con los que no contaba Hahnemann en su época. La clave para que la Homeopatía sea cada vez más aceptada en el ámbito científico y, por ende, entre los médicos en general, radica en desentrañar los misterios de sus mecanismos de acción, y esto solamente se logrará por medio de la investigación básica, en la que juega un papel definitivo la fisicoquímica para explicar el probable estado físico del medicamento, sobre todo en altas potencias y, por supuesto, la acción experimental de los fármacos en el hombre relativamente sano mediante la experimentación pura.

En su paso por el mundo, el ser humano está cada vez más expuesto a estímulos nocivos del medio ambiente, resultado de su acción depredadora sobre el ecosistema, lo que trae como consecuencia una aparente nueva gama de enfermedades. Por consiguiente, tenemos la necesidad de experimentar con nuevos remedios para combatir los padecimientos actuales. De tal suerte que, en la actualidad, tenemos dos opciones: la primera es hacer una experimentación completa de los pequeños remedios para ver si estos cubren los síntomas; y la segunda, diseñar diferentes abordajes y métodos de experimentación aprovechando los adelantos técnicos-científicos de hoy en día.

Debido que ya no estamos en la segunda mitad del siglo XIX, también es necesario estandarizar los patrones de la experimentación pura con el objeto de que los resultados sean fidedignos y confiables científicamente en todos los países donde se use la Homeopatía como recurso terapéutico.

Ahora bien, nos podemos plantear las siguientes preguntas: ¿Qué tan confiable es actualmente la experimentación pura? ¿Estamos condenados a confiar solamente en las experimentaciones realizadas por los maestros clásicos de la Homeopatía y no intentar nada nuevo y adaptado a las necesidades de nuestro siglo? Para responder a algunas de ellas, es indispensable desarrollar protocolos confiables con regularidad y reproducibilidad de los síntomas experimentales obtenidos, además de otorgarles un grado de jerarquización. Este punto no puede obtenerse si no es mediante la medicina basada en la evidencia.

Medicina basada en la evidencia

En forma tradicional, la Homeopatía se ha basado fundamentalmente y en forma casi dogmática en procedimientos estandarizados y experiencias clínicas personales acumuladas durante muchos años por los grandes maestros, lo que ha permitido denominarla, citando al Dr. Denise Demarque, como la medicina de la experiencia. Esto ha propiciado a que no se tengan en la actualidad registros estadísticos confiables que permitan demostrar a todos que la práctica de la Homeopatía puede llegar a incluirse dentro de la ciencia contemporánea.

El método que responde a las preguntas formuladas por medio de la investigación orientada por criterios preestablecidos, evidencia de razonamientos y datos en los cuales fundamentar las aseveraciones que se tratan de demostrar es, precisamente, la medicina basada en la evidencia.

Dicho modelo pasa por cuatro etapas sucesivas:

- Formulación de un problema clínico determinado.
- Investigación en la literatura correspondiente de trabajos relevantes.

- Evaluación crítica de las evidencias en relación con su validez y utilización.
- Implementación en la práctica clínica de las evidencias encontradas.

Si solamente nos conformamos con la experiencia personal de los maestros de la Homeopatía, y no hacemos investigación, caeremos automáticamente en un dogmatismo que nos puede dañar, además de que se pueden perder los avances de la ciencia contemporánea.

La medicina basada en evidencias es, en realidad, una medicina basada en la resolución de problemas de salud individual o colectiva; además, enriquece los conocimientos de muchos autores, aportando la experiencia de cada individuo.

El punto medular es que el médico homeópata necesita fundamentar científicamente las decisiones con respecto a la administración de medicamentos, lo cual requiere fuentes bibliográficas cada vez más confiables. La medicina basada en evidencias aplicada a la Homeopatía y a la experimentación pura puede reducir considerablemente el margen de error en la aplicación de los conocimientos adquiridos sobre la materia médica, con el objeto de tener una mayor certeza al momento de elegir el remedio más semejante.

Los objetivos fundamentales de la medicina basada en evidencias son:

1.- Evaluación permanente de la literatura médica.
2.- Reducción del margen de error.
3.- Sistematización de la educación continua.
4.- Limitación del autoritarismo.
5.- Racionalización de los costos.
6.- Humanización de la relación médico-paciente.

Como podemos observar, en nuestra época y en lo que respecta a los objetivos de la medicina basada en evidencias y la experimentación pura, encontramos algunas deficiencias. Primeramente, no existe en todos los países (además de en la Unión Europea en el 2003) un comité de evaluación permanente de las materias médicas y, por consiguiente, no se puede reducir el margen de error en la eficacia terapéutica de los medicamentos, ya que confiamos absolutamente en el trabajo de los autores clásicos de la Homeopatía.

Tampoco podemos sistematizar el estudio de la materia médica, ya que aún no se han vuelto a re-experimentar en su totalidad los medicamentos policrestos, semipolicrestos y organotrópicos debido a las dificultades económicas y de tiempo que esto entraña. Por lo tanto, no podremos limitar el supuesto autoritarismo (la última palabra) de las tres principales materias médicas puras (Hahnemann, Hering y Allen) ya que, en tal caso, se deberían verificar los datos de las patogenesias más que criticarlas sin bases; esto no puede ser posible sin la existencia de un comité integrado por todo un equipo de médicos homeópatas, investigadores, químicos, biólogos, toxicólogos, expertos en botánica, mineralogía, veterinarios, zoólogos y, por supuesto, los sujetos de experimentación. Ojalá que en un futuro se cuente con el equipo necesario para actualizar y estandarizar las materias médicas, elemento fundamental en la Homeopatía.

Las decisiones terapéuticas del médico no deben basarse únicamente en los datos obtenidos del paciente y en la experiencia personal que incluye los conocimientos aprendidos sobre las patogenesias y la materia médica; es de vital importancia que el médico esté actualizado con la información clínico-terapéutica más importante, con el propósito de tener mayor eficacia. Esta actualización debe incluir la revisión de las materias médicas actuales y, sobre todo, constatar la confiabilidad de los datos patogenésicos de los medicamentos.

Para utilizar la medicina basada en evidencias aplicada en la experimentación pura y las patogenesias, el médico debe tener una sólida formación en bioestadística y epidemiología, saber cómo investigar, tener acceso a la información actualizada y a los estudios recientes sobre la materia y saber cómo evaluar e interpretar la información obtenida, ya que no todo lo que se publica es sobre bases sólidas e irrefutables.

De hecho, lo ideal sería que los síntomas extraídos se combinaran y triangularan con información de la práctica clínica y datos toxicológicos como ha afirmado el homeópata investigador Dr. David S. Riley. Actualmente, todavía existen muchas áreas de la medicina en las que se practica sin la base de evidencias clínicas adecuadamente registradas, entre ellas, la práctica homeopática, cuya eficacia terapéutica depende en gran medida de la confiabilidad de la materia médica.

Los médicos encargados de revisar las materias médicas antiguas y contemporáneas deben desarrollar la habilidad de buscar eficientemente datos confiables en la literatura y evaluar su veracidad. Por ejemplo, una de las materias médicas contemporáneas más confiables es la del autor holandés el Dr. Frans Vermeulen, quien se ha preocupado por revisar y verificar la autenticidad de las fuentes de las materias médicas puras de los autores clásicos. Lo que ha hecho, en realidad, es aplicar la medicina basada en evidencias.

Metas a realizar en la experimentación pura

- Hacer reexperimentaciones de policrestos, semipolicrestos y pequeños remedios.
- Experimentar remedios nuevos.
- Implementar investigaciones observacionales hospitalarias con principios y técnicas de garantía de calidad para sustentar la validez externa.
- Diseñar ensayos patogenéticos de mayor contenido que experimentos controlados de casos únicos.

El comité europeo para la Homeopatía ha elaborado una propuesta para la estandarización de la experimentación pura de acuerdo con tres fases.

Fase I

Estudiar, escuchar y analizar las pruebas existentes.

Clasificación de los síntomas.

A1: los que se producen mediante estímulos toxicológicos.
A2: los descritos en experimentadores sensibles.
B1: síntomas clínicos o locales.
B2: síntomas crónicos.

Evaluación de los síntomas.

V1: número de síntomas validados.
V2: precisión en la descripción de los síntomas.
V3: síntomas desconocidos o inespecíficos.

Agrupamiento de los síntomas.
G1: síntomas anatómicos (localización).
G2: significado del síntoma (cualidad y esencia).

Estado dinámico del remedio (dinamización, bajas, medias o altas potencias).

Fase II

Recolección de datos clínicos.
Elementos esenciales.
Edad y sexo del paciente.
Remedio único elegido.
Si existen dudas, tratar de explicar las razones.
Tipo de respuesta obtenida.
Un solo síntoma o muy pocos síntomas con respecto al síndrome.
Mejoría general y bienestar.
Estado global del paciente (mental, general y particular).

Criterios para la elección del remedio.

Factores etiológicos.
Indicaciones clínicas.
Repertorización de los síntomas.
Esencia del problema del enfermo.
Biopatografía.
Recurrencia.
Resultados mediante una segunda prescripción.
Confirmación del mismo apoyado en otro caso.

Si un síntoma aparece durante el tratamiento, especificar las siguientes variantes:

Si es un síntoma antiguo recurrente.
Es un síntoma nuevo.
En ambos casos, señalar sus síntomas notables.

Fase III

Análisis de los datos de acuerdo a los siguientes criterios:

Objetividad y originalidad de los síntomas.
Modalidades, profundidad en los pequeños detalles.
Calificación de la persona (aspecto integral del paciente).
Síntoma reciente o persistencia de un síntoma antiguo.

Verificación de la existencia del síntoma:

En pruebas anteriores o publicado como síntoma clínico.
Desde el punto de vista anatómico.
Elaboración de dos listados para la verificación de síntomas nuevos y antiguos.
Los síntomas se agrupan para proponer una imagen del remedio.
Evaluación intencionada de los nuevos síntomas en el sentido de la precisión y ocurrencia de estos.
Se presenta el remedio a los homeópatas, quienes propondrán nuevas preguntas con el objeto de iniciar un nuevo protocolo.

A pesar de que se ha avanzado, aún queda mucho por hacer en la experimentación pura, uno de los principios más importantes del marco teórico que sustentan a la Homeopatía. Entre más investigación básica se realice, mayor rigor científico se tendrá en la obtención experimental de los síntomas y se elevará el control de calidad de los medicamentos. Ambos puntos le darán a la Homeopatía una mayor aceptación entre el gremio médico y, al practicante, le dará más seguridad y confiabilidad en el empleo de estos instrumentos terapéuticos, ya que de la veracidad con que fueron obtenidos los signos y síntomas, depende la salud de los enfermos: Deben conocerse todos los efectos patogenéticos de los diversos medicamentos, es decir, deben observarse primero todos los síntomas morbosos y alteraciones de la salud que cada uno de ellos es capaz especialmente de desarrollar en el individuo sano, tanto como sea posible y antes de poder tener la esperanza de encontrar entre ellos, y elegir los remedios homeopáticos para la mayor parte de las enfermedades naturales (Parágrafo n.º 106 *Organon del Arte de Curar*).

INDIVIDUALIDAD MORBOSA

La individualidad es una característica esencial del ser humano, ya que, a pesar de que todos tenemos rasgos somáticos o psíquicos que compartimos como especie, siempre hay algo que nos distingue de los otros, no solo en el modo de ser, sino también en el padecer; es decir, la manera como sentimos y expresamos de un modo peculiar la enfermedad. A esta característica se le denomina: individualidad morbosa.

Cuando caemos enfermos, lo primero que percibimos es, precisamente, el malestar que abarca nuestra persona, no se limita a un conjunto de síntomas de determinada área del organismo; simplemente nos sentimos mal y acudimos en ese estado al médico para recibir ayuda profesional. Antes de profundizar en el tema, es necesario definir algunos términos, como la idiosincrasia, susceptibilidad, constitución, temperamento y carácter; todos ellos relacionados íntimamente con el tema de individualidad morbosa.

Idiosincrasia

La idiosincrasia puede considerarse como la susceptibilidad personal para reaccionar ante una droga o alimento. Cuando dos o más personas ingieren un mismo medicamento o alimento, una de ellas va a responder de manera individual, de acuerdo a su idiosincrasia, y puede desarrollar una reacción anafiláctica, por ejemplo, a la penicilina, o presentar un rash cutáneo y otras molestias después de haber comido pescado, queso o algún otro alimento.

Susceptibilidad

La susceptibilidad puede definirse como la reacción del organismo ante las influencias externas e internas que pueden desencadenar un padecimiento, como los climas, las condiciones de trabajo, las emociones la nutrición, el modo de vida, etc.

Todo ser vivo puede ser afectado en mayor o menor grado por los estímulos del medio ambiente. Y así vemos que, una determinada especie vegetal, solamente se desarrolla en ciertas condiciones de altura, clima y cantidad de minerales del terreno. Cuando las condiciones del terreno o del clima cambian, pueden determinar que la especie no se desarrolle en forma adecuada.

En el reino animal, sucede algo semejante: los animales de ciertas regiones desarrollan peculiaridades propias que son distintas a las de otros animales de la misma especie, pero que viven en lugares diferentes. Por ejemplo, el oso polar se adapta y vive muy bien en climas árticos, y puede morir cuando es llevado a lugares cálidos por su falta de adaptación a las condiciones climáticas.

Los seres humanos también somos susceptibles en grado variable a factores como el clima, la altura, el grado de humedad o sequedad del medio ambiente y el tipo de comida. Una persona asimila con facilidad cierto tipo de alimento, mientras que a otra puede serle indigesto y enfermarse. Respecto a la susceptibilidad a las infecciones, un hombre se puede infectar cuando entra en contacto con otros individuos enfermos, mientras que otro no experimentará efectos perjudiciales de ninguna índole.

La susceptibilidad también puede considerarse como la expresión de un vacío en el individuo, como si fuera la pieza de un rompecabezas que hiciera falta; cuando la pieza se adapta al resto, la susceptibilidad queda satisfecha y no admite a otra. Las enfermedades contagiosas son más frecuentes en la infancia, debido a la susceptibilidad que determina la influencia miasmática. Después de haber padecido la infección, el niño queda inmunizado para ataques posteriores de la misma infección.

El grado de susceptibilidad varía en diferentes pacientes, y en distintos momentos en el mismo paciente. Cuando alguien se enferma, el grado de susceptibilidad se exagera y el hombre se hace sensible tanto a los agentes patógenos internos o externos, como a la acción dinámica de los remedios.

En términos generales, cuando se administra el remedio más semejante a la enfermedad (simillimum) se disminuye la susceptibilidad natural del organismo a padecer, que es uno de los mecanismos por los cuales actúa la terapéutica homeopática.

En el parágrafo n.º 30, 31 y 32, Hahnemann dice que "el organismo es más susceptible a ser afectado por los remedios que por las causas naturales, pues el hombre es más susceptible a las enfermedades en cierto tiempo; y, en cambio, puede ser afectado en todo momento por los remedios dinámicos experimentados en el hombre relativamente sano".

La constitución, el temperamento y el carácter son términos que están íntimamente relacionados, sobre todo cuando se aplican al estudio de la materia médica, siendo necesario explicarlos de manera separada para que no se confundan.

Constitución

Son los rasgos morfológicos y psicológicos heredados y heredables. Es lo estático, lo que no podemos cambiar; lo genético. Es el resultado de la herencia de nuestros padres en nuestro cuerpo y nuestra mente. La constitución nos predispone a ser y padecer de un determinado modo durante toda nuestra vida.

Temperamento

Es el modo de reacción fisiológica individual ante los estímulos internos y externos que afectan al individuo. El temperamento debe ser tomado en cuenta especialmente a la hora de prescribir, debido a su relación con el estudio de la materia médica homeopática. Se refiere al color de la piel, a las tendencias funcionales generales y, al mismo tiempo, *a* las tendencias emocionales de reacción al medio ambiente y a las circunstancias de este.

Los temperamentos quedan moldeados al comienzo mismo de un individuo en su etapa embrionaria y, después, no se pueden modificar en gran medida; sin embargo, cuando se prescribe el remedio homeopático indicado, se pueden modificar las tendencias fisiológicas y disminuir la susceptibilidad a enfermarse.

La prescripción homeopática es influida por el temperamento en la medida en que ciertos temperamentos ponen de manifiesto determinados cuadros sintomáticos con mucha mayor facilidad que otros. Por ejemplo, el tipo flemático es esencialmente de reacción lenta y tiene como característica la estasis venosa. El temperamento nervioso es de acción rápida y es hiperexcitable; tiene una tendencia a las neurosis. En el temperamento bilioso encontramos una tendencia a las afecciones hepáticas.

En la medida en que los temperamentos manifiestan síntomas según sus lineamientos, podemos confiar en los mismos como guías para la elección del remedio. Por ejemplo: la mujer joven regordeta, de ojos azules y piel pálida ha manifestado en la experimentación pura un mayor número de síntomas y más nítidos que personas de otro temperamento. Esto significa que la constitución física natural de ciertas personas las predispone a ciertas reacciones en determinadas circunstancias y las hace particularmente receptivas a ciertas influencias mórbidas naturales (medio ambiente) o artificiales (remedio experimentado en personas sanas).

Carácter

El carácter puede ser definido como el patrón de conducta que es moldeado, modificado o condicionado por el medio ambiente. En su interacción con el medio ambiente (cultura y posición socioeconómica) el individuo puede moldear su manera de ser para mejorar sus patrones enfermizos de conducta y desarrollar una tendencia a ser una persona sana física y mentalmente.

Tanto en el estado de salud como en el de enfermedad, el hombre tiene una constitución, un temperamento y un carácter el cual puede ser influido por el medicamento homeopático, así como otras influencias terapéuticas como la psicoterapia, la buena nutrición y el ejercicio físico para poder estimular sus propios poderes de biorregulación y alcanzar la plenitud de su salud física y mental.

Todos los parámetros anteriores se interrelacionan e intervienen influenciando el estado reaccional del sujeto enfermo ante un determinado estimulo desencadenante, dando como resultado un estilo personal de sentir y expresar el estado mórbido.

Principio de individualidad universal

En la naturaleza, todo lo que podemos apreciar por medio de nuestros sentidos guarda un proceso de individualidad, ya que todo es parecido más no idéntico. Siempre habrá alguna cualidad que nos permita distinguir un objeto o un ser viviente de otro.

A primera vista, parece que todas las hojas de un árbol son iguales; sin embargo, si observamos con atención, veremos que no es así. Lo mismo sucede con las manzanas cosechadas, aunque provienen del mismo árbol, variarán de forma, tamaño o color. En el reino animal sucede algo semejante. Si observamos a cachorros de perro, siempre habrá algún pequeño detalle que los distinga: el color de ojos, el tamaño de las orejas, la vivacidad en el momento de buscar el alimento, etc. Todo lo anterior los hace únicos e irrepetibles.

En el ser humano, la individualidad es aún más notable. En una familia, aunque existe un cierto parecido en las facciones, la estatura o el color del cabello o de los ojos, siempre habrá algo que distinga a un individuo de otro. El caso más claro es el de los gemelos, que aun siendo univitelinos idénticos, la madre siempre los distingue, principalmente por el carácter y el modo de enfermarse, ya que siempre lo harán de distinta manera. Además de que se distinguirán por los gustos, aficiones y sobre todo por la conducta observable producto de la interrelación con los demás familiares y amigos.

Ejemplos de individualidad universal

El primero y más claro lo tenemos en la genética. Todos los seres humanos tenemos una información escrita en los genes. Los 46 cromosomas determinan rasgos somáticos y psicológicos: la estatura, las facciones, el color de ojos, del cabello, constitución ósea, la semejanza en el parecido con el padre o la madre, así como la personalidad que desarrollamos con el tiempo y que siempre se encuentra influida y modulada por los estímulos del medio ambiente. Los hermanos, aun siendo hijos de los mismos padres, poseen detalles finos que los distinguen y los hacen individuales.

En los genes se encuentran las cuatro bases químicas de la herencia: adenina, timina, citosina y guanina que, junto con la ribosa o desoxirribosa y el ácido fosfórico, dan como resultado el ADN o el ARN. Si reflexionamos acerca de la posibilidad de combinaciones entre dichas bases, tendremos una alta posibilidad de tener un gran número de personas cuyas características psicosomáticas son individuales, únicas e irrepetibles.

Ejemplos clásicos de parámetros medibles, comunes a todos los seres humanos pero que determinan un rasgo peculiar:

- La información genética que determina una predisposición mórbida, una susceptibilidad para enfermarse que a otros sujetos no afecta aunque estén bajo la influencia de los mismos factores desencadenantes.

- La personalidad.
- El tipo de sangre.
- Las huellas dactilares.
- La idiosincrasia (reacciones alérgicas a ciertas sustancias que a otros sujetos no causan ninguna reacción).
- El estudio de los rasgos predominantes de la escritura (dactilografía).

Ejemplo de casos clínicos donde es muy clara la individualidad morbosa

Supongamos que acuden al consultorio tres pacientes que cursan con un cuadro de faringoamigdalitis, aproximadamente con el mismo tiempo de evolución del padecimiento. El primer punto es que los tres tienen características comunes que pertenecen al cuadro nosológico: dolor faríngeo, malestar general, escalofríos, fiebre, apetito disminuido, dolores articulares, sensación de resequedad en la garganta, tos, apatía, etc. Los signos y síntomas anteriores reflejan la enfermedad. Veamos ahora cómo cada uno de los pacientes la expresa en un estilo peculiar debido al modo individual de reaccionar.

- El paciente A presenta gran inquietud, sensación de tener cerrada la garganta, fiebre de 39.2, rubicundez de tegumentos, fotofobia, cefalalgia punzante, sed incrementada con deseos de beber líquidos fríos, intolerancia a estar tapado y delirio. A la exploración física, presenta gran hiperemia en faringe con amígdalas hipertrofiadas y con trama vascular aumentada.
- El paciente B presenta postración, palidez de tegumentos, molestia faríngea como si tuviera algo que le estorba al deglutir, escalofríos intensos, febrícula de 37.6, deseos de taparse, epistaxis y deseos de dormir. A la exploración física, se aprecian amígdalas ligeramente pálidas sin aumento de tamaño y con poca vascularidad.
- El paciente C presenta astenia y adinamia, embotamiento mental, fiebre de 39.3, aunque con la peculiaridad de que tiene sed, pero sin deseos de beber, los dolores son punzantes y muy intensos; no tolera el calor ni estar tapado. A la exploración

física, encontramos la úvula en forma de badajo de campana y las anginas con discreto edema, pero muy brillantes, con la apariencia de estar barnizadas.

Es obvio que, aunque los tres enfermos tienen un cuadro nosológico muy semejante de faringoamigdalitis aguda de etiología infecciosa, desde el punto de vista de la Homeopatía los tres requieren un medicamento distinto adaptado al modo individualidad de reaccionar, es decir, a su individualidad morbosa.

Factores que determinan el proceso salud-enfermedad

Son muchos los factores que determinan el proceso salud-enfermedad en el hombre, aquellos que lo desequilibran y aquellos que lo estimulan en la restauración de su equilibrio; entre estos, destacan los siguientes:

Herencia (genética)

- Antecedentes heredo-familiares.

Biopatografía (historia personal)

- Antecedentes neonatales.
- Antecedentes personales no patológicos.
- Enfermedades agudas suprimidas.
- Vacunaciones.
- Antecedentes personales no patológicos.
- Vivienda (medio ambiente).
- Nutrición.
- Nivel socioeconómico.

Interrelaciones personales

- Dinámica familiar.
- Condiciones laborales.
- Dinámica escolar.
- Factores desencadenantes extraordinarios (emocionales, físicos).

Uso del libre albedrío

- Hábitos personales nocivos (tabaquismo, alcoholismo, adicciones).

Condiciones reactivas del principio vital del sujeto

- La capacidad reactiva del individuo puede estar íntegra y conducirlo a la recuperación total o parcial de la salud, dependiendo de si es un proceso agudo o crónico.
- También, dicha capacidad reactiva puede ser insuficiente o no adecuada; también puede suceder que no sea oportuna en el momento crítico de la enfermedad. El resultado de todo ello es la inadaptación del organismo a las condiciones fisiopatológicas y, por consiguiente, el desarrollo de la enfermedad.

Papel de la genética en la predisposición a las enfermedades o individualidad morbosa

Es indudable el papel tan importante que juega la genética en la predisposición a las enfermedades. Si tomamos en cuenta que el genoma humano tiene aproximadamente cerca de 35.000 genes en los 23 pares de cromosomas de sus células, y que un cromosoma puede tener unos 250 millones de pares de bases, la posibilidad de recombinación de genes y, por lo tanto, de expresión genética tanto de los rasgos psíquicos y somáticos normales como patológicos, es verdaderamente impresionante. Por lo tanto, la biodiversidad de seres humanos que aun siendo semejantes en los rasgos biológicos básicos son distintos en su modo de ser y expresar las enfermedades, es difícil de imaginar.

La adquisición de caracteres parentales por transmisión genética como los rasgos normales o patológicos predominantes que heredan los hijos de sus padres, tienen un gran peso y son, en gran medida, los verdaderos obstáculos para la curación a la que se enfrenta el médico.

Esta real causa de las enfermedades que genialmente Hahnemann intuyó en su época y a la cual denominó 'miasma' es, en su mayoría, la principal limitación para lograr un equilibrio biopsicosocial. Cuando el médico homeópata olvida este punto, aunque tenga un relativo éxito tratando padecimientos agudos superficiales y autolimitados, no está en realidad curando de fondo al enfermo, ya que no hace nada para tratar la predisposición mórbida en el sentido de disminuir la susceptibilidad a padecer o retardar la expresión genética de la enfermedad y, por consiguiente, el daño orgánico irreversible característico de las enfermedades crónicas.

Otro punto importante que no debemos olvidar en la historia clínica es buscar en el apartado de antecedentes heredo familiares la heredabilidad de determinado carácter fenotípico, que es resultado de la influencia genotípica; es decir, qué posibilidades hay de que se repita en el enfermo. Por ejemplo, a todos nos queda muy claro que nosotros heredamos las facciones, el color de ojos, la estatura y complexión de nuestros padres y, en cierto sentido, el modo de ser. Por consiguiente, no es nada raro que además heredemos el modo de enfermarnos.

Si en nuestros padres o abuelos hubo trastornos en la salud mental, diabetes, hipertensión o alcoholismo, lo más seguro es que tengamos una alta posibilidad de padecer alguna de ellas, sobre todo si no hacemos algo por prevenirla.

A pesar de que parece que la genética es determinista y casi una sentencia de muerte para el individuo portador de un estado morboso constitucional, no siempre es así. No hay que pasar por alto el papel de la herencia multifactorial que bien puede incrementar un rasgo genotípico predominante, o bien atenuarlo como lo hemos comentado en el papel que juega el medio ambiente, el nivel socioeconómico, la educación, nutrición y el modo de vida del sujeto en el desarrollo de las enfermedades.

En ocasiones, y ante un caso difícil en el que nos esforzamos en buscar un determinado rasgo genotípico-fenotípico de una enfermedad para explicarnos la influencia de padres y abuelos, no tomamos en cuenta la heterogeneidad genética que implica que un mismo cuadro clínico puede tener causas genéticas diferentes.

Si buscamos aclarar la razón por la que el sujeto enfermo presenta un cuadro atípico tomando en cuenta que ninguno de sus hermanos presenta síntomas semejantes, podemos pensar en la heterogeneidad genética alélica en la que distintas mutaciones en un mismo gen producen variaciones en las manifestaciones clínicas dentro de un grupo familiar con los mismos padres y, por ende, la misma influencia genética; otro factor muy importante que contribuye a explicar la individualidad morbosa.

Tenemos que considerar todos los puntos anteriores para valorar y entender el papel de la influencia genética que determina la predisposición a enfermarnos; pero también la claridad que nos aporta en las distintas posibilidades de explicar la individualidad morbosa (herencia, heredabilidad, herencia multifactorial, heterogeneidad genética, heterogeneidad genética alélica), ya que, de otro modo, estamos condenados a aceptar este axioma doctrinario de un modo casi dogmático.

Áreas de adaptación en el proceso salud-enfermedad

- **Con su propia persona.** El sujeto tiene una personalidad que le confiere un modo individual de reaccionar emocionalmente y adaptarse a los estímulos del medio ambiente, desarrollando una neurosis; o bien, si se combina la predisposición hereditaria con algún factor desencadenante, la enfermedad resultante puede ser una psicosis. Además, cuenta con un sistema neuroinmunoendocrino que, así mismo, interacciona con los microorganismos que le rodean y que puede adaptarse o, en un determinado momento, si se rompe el equilibrio huésped, agente y medio ambiente, se puede desarrollar una infección y el organismo pone en marcha una serie de mecanismos que pueden o no restaurar su equilibrio y devolverle la salud, o fallecer si la reacción no es suficiente.
- **Con la sociedad.** El hombre, desde tiempos inmemoriales, ha vivido en comunidades y en sociedades bien organizadas. Si logra adaptarse de manera natural, es aceptado por la misma y logra vivir en estado de armonía y salud. Desde luego, existen casos en que no logra adaptarse a las reglas dictadas por la sociedad, las trasgrede y es rechazado. El impacto de no haber podido adaptarse puede generar conflictos emocionales y esto traducirse en enfermedad.
- **Con el medio ambiente.** A través de la historia ha quedado bien establecido por hallazgos arqueológicos y por estudios antropológicos, que el hombre, desde la era de piedra, debido a los rigores de los climas o a las condiciones de la caza o la pesca, a lo agreste del terreno que daba posibilidades mínimas para construir sus viviendas, no pudo adaptarse

y tuvo que emigrar a otro lugar para poder subsistir, aunque muchos integrantes de la comunidad no sobrevivieron. Hubo otros casos más afortunados en los que lograron adaptarse a las condiciones del lugar y se desarrollaron hasta llegar a ser sociedades bien integradas, en las que sus integrantes lograron vivir con un nivel aceptable de salud.

Expresión de los síntomas

- Afectan a la persona en su totalidad. Se expresan en el área psíquica (modificaciones en el carácter, emociones, sentimientos) o en determinados tejidos, órganos, aparatos y sistemas.
- Pueden traducir un proceso funcional y dinámico (potencialmente reversible), o bien un proceso de carácter orgánico o lesional (irreversible).
- Pueden ser agudos, conformar un padecimiento autolimitado o ser de carácter crónico y con una repercusión al individuo, dejándolo limitado.
- El modo de ser y padecer también puede indicar el curso de la enfermedad en el sentido de la carencia, el exceso o la perversión-destrucción.

Consecuencias del proceso salud-enfermedad

- Son solamente dos posibilidades: si el individuo logró adaptarse a todas las condiciones, permanecerá sano. Si no lo logra, desarrollará una enfermedad.

Procedimientos para captar con exactitud la individualidad morbosa

Debido a que el punto medular de la Homeopatía es individualizar al enfermo y encontrar el remedio más semejante a su padecimiento, se hace indispensable percibir lo más exactamente posible el modo peculiar e individual que tiene un sujeto para expresar su enfermedad. Para lograrlo, es necesario seguir los siguientes pasos:

- Realizar una minuciosa toma del caso poniendo en práctica la clínica integral.

- Tener una postura humanista frente al paciente, percibirlo y tratarlo como una persona y no como un órgano enfermo.
- Establecer una relación empática.
- Trabajar exclusivamente con síntomas característicos (predominantes o notables, extraordinarios, singulares y peculiares).
- Hacer la nitidez de los síntomas.
- Trabajar con un síndrome mínimo de valor máximo (pocos síntomas pero muy modalizados y que nos orienten al remedio semejante).
- Jerarquizar los síntomas en orden de importancia.
- Hacer la tendencia mórbida de los síntomas y prescribir sobre la tendencia mórbida predominante.
- Repertorizar los síntomas.
- Hacer una muy completa exploración clínica.
- De ser necesario, emplear los exámenes de laboratorio y gabinete para descartar o corroborar el diagnóstico.
- Establecer los distintos tipos de diagnósticos: sintomático, sindromático, nosológico, etiológico, desde el enfoque de la medicina convencional.
- Desde el punto de vista de la Homeopatía, tener bien claro el diagnóstico individual, e integral de la tendencia mórbida (psora, psicosis o syphilis) y, desde luego, el medicamentoso en cuanto al remedio, escala, potencia, modo de administración y repetición.
- Valorar los resultados mediante la segunda prescripción y evolución del caso, en donde estamos obligados a emplear las doce observaciones de Kent para confirmar que el proceso evolutivo del caso tiene un rumbo positivo.

Una vez que hayamos captado el modo individual de sentir y expresar la enfermedad, cuando ya entendimos la predisposición hereditaria de los padres y abuelos del sujeto enfermo, prácticamente hemos realizado la parte más difícil del diario quehacer homeopático: identificar la individualidad morbosa. Nos queda ahora echar mano de nuestro conocimiento de la materia médica y del repertorio para completar la ecuación terapéutica: elegir precisamente el remedio capaz de cubrir los síntomas característicos del caso; esto es, la individualidad medicamentosa.

INDIVIDUALIDAD MEDICAMENTOSA

Es el remedio único capaz de curar los síntomas característicos (predominantes, extraordinarios, singulares y peculiares) que presenta el enfermo en el hoy existencial de su enfermedad. Resulta claro que este principio axiomático completa naturalmente el principio anterior: al modo individual de ser y padecer en el hombre enfermo, corresponde un medicamento que ha demostrado reproducir experimentalmente en el hombre relativamente sano, síntomas semejantes.

Un hecho conocido por todos los que estudian y practican la Homeopatía es que, debido a que los síntomas y sus modalidades constituyen una adecuada guía en cada caso individual de enfermedad, es evidente que los medicamentos no podrían curar si no son capaces de reproducir experimentalmente síntomas semejantes.

Este axioma elaborado por Hahnemann resulta difícil de comprender a primera vista. Nos viene a la mente la siguiente pregunta: ¿cómo es posible que una misma sustancia, dependiendo de su concentración farmacológica (estado molecular) o de su potenciación (estado dinamizado) pueda producir exactamente el efecto contrario?

La respuesta a este enigma está en estudiar dos fenómenos perfectamente comprobables: la Ley de Arndt-Schulz y la Hormesis.

Ley de Arndt-Schulz y Hormesis

Fundamentalmente, el término hormesis se refiere a los efectos benéficos de dosis muy pequeñas de sustancias potencialmente dañinas. Todos sabemos que muchas vitaminas y minerales son esenciales para el funcionamiento óptimo de las células, pero son tóxicas a dosis altas. Esto se demostró experimentalmente desde hace tiempo.

El padre de la fisiología experimental el Dr. Claudio Bernard, a finales del siglo XIX, escribió en una lección sobre anestésicos lo siguiente: "Todas las sustancias que a pequeñas dosis excitan las propiedades o las funciones de un elemento anatómico, las anulan a dosis fuertes".

A principios del siglo XX, Hugo Schulz, profesor de Farmacología en la Universidad de Greifswald en Alemania, inspirado por las ideas de

Hahnemann, demostró en un célebre experimento sobre la levadura que las sustancias tóxicas pueden producir efectos inversos según la concentración molecular. En base a sus investigaciones, publicó en 1920 y 1921, dos obras: *Sustancias medicamentosas inorgánicas* y *Conferencias sobre el empleo y la acción de plantas medicinales alemanas.*

Sobre este hecho, fundó una teoría relativa a la acción de los medicamentos homeopáticos junto con su colaborador Arndt: "Las pequeñas excitaciones provocan la actividad vital; las excitaciones medianas, las aumentan, las fuertes las frenan, y las exageradas las anulan" (Ley de Arndt-Schultz). Posteriormente, en los años sesenta, este efecto dual o bifásico de una misma sustancia en diferentes concentraciones adoptó el nombre de 'hormesis'. Investigadores como Townsend y Luckey estudiaron esta acción bifásica en aproximadamente cien sustancias conocidas, relacionadas con la respuesta muscular, la respiración y la transmisión de impulsos nerviosos. Experimentos de laboratorio con modelos de activación realizados en basófilos humanos, linfocitos fibroblastos, células renales, granulocitos y células vegetales realizados por investigadores contemporáneos como Furst, Calabrese E. J., Mccarthy M.E., Kenyon E., Lynde K., Jonas W.B. y otros, corroboraron los efectos horméticos en farmacología.

Los ejemplos de la hormesis afortunadamente son abundantes en las áreas de la medicina, la biología, la nutrición, la ingestión de alcohol, el ejercicio, el estrés y otros. Una tableta diaria de aspirina puede reducir el riesgo de infartos en algunas personas; sin embargo, más de 20 tabletas en dosis única pueden causar una severa gastritis o una úlcera, sangrado de tubo digestivo y muerte. Bajas dosis de digital fortalecen la función del miocardio; mientras que una dosis ligeramente alta puede ocasionar un severo daño. En forma similar, los fármacos depresores del sistema nervioso central, en pequeñas dosis tranquilizan a la persona y le inducen el sueño, pero si se utilizan a dosis altas ocasionan coma y muerte.

En el área de la inmunología y alergia, los ejemplos de hormesis son todavía más claros: pequeñas dosis de proteínas ajenas al sistema inmune estimulan su reactividad; dosis altas ocasionan inflamación y daño tisular. La vacuna contra el sarampión utiliza concentraciones pequeñas de virus vivos y atenuados bioquímicamente que sirven de protección contra la misma enfermedad (altas concentraciones del virus en su replicación, lo que ocasiona una viremia y el cuadro clínico conocido). La ingestión diaria de pequeñas cantidades de cromo y hierro son esenciales para una nutrición adecuada; sin embargo, el sujeto que por su trabajo está expuesto a dichos elementos en altas concentraciones, tiene más probabilidades de desarrollar cáncer pulmonar. Pequeñas dosis de vitaminas y minerales son benéficas para la salud; altas dosis pueden provocar hipervitaminosis, mineralización tisular y desequilibrio hidroelectrolítico.

Ejemplos de la hormesis en la homeopatía

Fundamentalmente, la terapéutica homeopática es, en sí, un ejemplo continuo de hormesis. Sin embargo, es conveniente entenderlo, no tanto desde el punto de vista axiomático doctrinario — porque así lo enunció Hahnemann—, sino en forma experimental, lo cual resulta mucho más claro.

El uso habitual de la ipecacuana es en el sentido terapéutico de provocar emesis en casos de intoxicación por sustancias dañinas, ya sea accidentalmente o con fines suicidas. La ingestión del jarabe de ipecacuana provoca inmediatamente náusea y vómito, lo cual puede impedir que el veneno o la sustancia se absorba en su totalidad. Veamos qué pasa farmacológicamente.

Dependiendo de una mayor a una menor concentración molecular, podemos dividir la acción de la ipecacuana en cuatro zonas:

- **Zona A tóxica:** causa violenta emesis, dificulta la función circulatoria, es hipotensora, irrita el colon y causa diarrea severa hasta llegar al sangrado; causa edema del pulmón. Es inutilizable terapéuticamente.
- **Zona B: alopática:** es emética, estimula la salivación, fluidifica las secreciones bronquiales y facilita la expectoración.
- **Zona C: ambigua (usada en decigramos):** acciones eméticas muy leves, disminuye la tensión arterial, produce adormecimiento de extremidades, somnolencia y algunos síntomas muy vagos.
- **Zona D: homeopática (dinamizada):** la acción farmacológica se invierte; es un eficaz antiemético, disminuye la producción de saliva y de las secreciones bronquiales, estimula la actividad cardiocirculatoria, eleva la presión arterial y tiene una función astringente en el tubo digestivo.

Lo interesante del caso es que, dependiendo de la concentración molecular, una misma sustancia produce exactamente los síntomas contrarios. Es muy probable que, además de este fenómeno, la sustancia a altas concentraciones estimule un determinado tipo de neurona (mielínica, amielínica, de rápida o lenta conducción), lo cual puede aclarar la razón por la que los síntomas producidos a altas concentraciones sean contrarios a los producidos a bajas concentraciones.

Sucede algo semejante con el opio. Usado en tintura puede provocar, experimentalmente, en un número determinado de sujetos, sus clásicos efectos anticolinérgicos: sequedad de mucosas, constipación intestinal, disminución de la saliva y las lágrimas, etc. También deprime el sistema nervioso central produciendo sueño intenso con fantasías vívidas hasta llegar al estupor, coma profundo y muerte. En ambos casos, sus síntomas se invierten cuando lo usamos terapéuticamente en estado de potentización. Se emplea cuando existe constipación intestinal con las modalidades propias del medicamento y también se usa en casos de confusión o hipersomnia, precisamente para estimular la acción del sistema reticular activador ascendente y aumentar el grado de lucidez y de despierto. La primera parte del enigma del enunciado de Hahnemann del porqué la eficacia terapéutica de una sustancia, se basa, precisamente, en producir determinados síntomas a nivel experimental; mismos que puede curar a nivel terapéutico. Esta parte ha quedado resuelta cuando expusimos el fenómeno de la Ley de Arndt-Schulz y la hormesis. Nos queda por explicar la segunda, ¿cómo es que sucede la correspondencia individualidad morbosa-medicamentosa?

Correspondencia individualidad morbosa-medicamentosa

Puede resultar fácil y hasta lógico el enunciado axiomático de que, a toda individualidad morbosa, corresponde una individualidad medicamentosa. Lo difícil es explicarlo a la luz de la medicina actual.

Si tomamos en cuenta uno de los postulados hahnemannianos con respecto a la experimentación pura, podemos entender con mayor claridad el binomio individualidad morbosa-medicamentosa: "Existen en el universo sustancias que experimentadas en el hombre sano pueden simular enfermedades semejantes a las naturales".

Esta es una fuerte razón para comprender que las patogenesias de las sustancias en el hombre sano, al reproducir experimentalmente una serie de signos y síntomas, producen un cuadro semejante a los que ocurren en pacientes reales. Por ejemplo, la patogenesia de *belladona atropa* es muy semejante a un cuadro agudo de faringitis o un proceso infeccioso en etapa inicial; la patogenesia de *chamomilla* reproduce fielmente los trastornos de la dentición en los niños; la patogenesia de *arsenicum album* es muy parecida a la que presentan algunos enfermos crónicos en estado terminal, etc. De este modo, los medicamentos homeopáticos reproducen estados sintomáticos experimentales muy semejantes a los que ocurren en los padecimientos naturales. De acuerdo con la Ley del semejante, cada enfermo necesitará un medicamento que tenga una patogenesia muy parecida a su modo individual de sentir y expresar sus padecimientos. Esto es comprensible solamente bajo la óptica del fenómeno de la hormesis.

Ahora bien: ¿de qué depende la individualidad de una sustancia farmacológica en el nivel molecular?

Propiedades fisicoquímicas únicas de las sustancias

La farmacología puede definirse como el estudio de sustancias que interaccionan con sistemas vivientes por medio de procesos químicos, en especial, cuando se unen con moléculas reguladoras y activan o inhiben procesos corporales normales. Estas sustancias se administran para alcanzar un efecto terapéutico.

En el sentido más general, un fármaco puede definirse como cualquier sustancia que ocasiona un cambio en la función biológica por medio de acciones químicas. En la mayor parte de los casos, la molécula del fármaco interactúa con una molécula específica del sistema biológico que desempeña una función reguladora; se trata de una molécula receptora. Para poder interactuar de modo químico con su receptor, la molécula de un fármaco debe tener las siguientes características:

- Tamaño.
- Carga eléctrica.
- Forma.
- Composición atómica apropiada (núcleo, peso atómico, número atómico).

Reactividad del fármaco y enlaces fármaco-receptor

Los fármacos interactúan con receptores por medio de fuerzas químicas que forman enlaces. Hay tres tipos principales de enlaces:

covalentes, electrostáticos e hidrófobos. Los enlaces covalentes son muy fuertes y, en muchos casos, irreversibles en condiciones biológicas, por lo que no se rompen fácilmente. El enlace electrostático es mucho más común que el covalente en las interacciones fármaco-receptor. Los enlaces electrostáticos varían, desde uniones relativamente fuertes entre moléculas con carga iónica permanente (enlaces iónicos), hasta enlaces de hidrógeno (puentes de hidrógeno) más débiles. Los enlaces más débiles los constituyen las interacciones bipolares, como las fuerzas de Van der Waals. Los enlaces electrostáticos son más débiles que los covalentes.

Los fármacos que se unen por enlaces débiles a sus receptores suelen ser más selectivos que aquellos que se fijan por medio de enlaces muy fuertes. Esto se debe a que los enlaces débiles requieren un ajuste muy preciso del fármaco a su receptor para que ocurra una interacción.

Este hecho tiene una gran relevancia si recordamos el proceso de dinamización de los fármacos: aunque en la Homeopatía estos actúan físicamente y no químicamente, es muy probable que en la medida en que estos se someten al proceso de trituración que dura horas, además del raspado, dilución y sucusión, se va modificando la mezcla original del fármaco y la lactosa, pasando mediante este procedimiento por una sucesión de enlaces covalentes, hasta llegar al enlace electrostático, iónico, de hidrógeno e interacciones de Van der Waals que son las más débiles. El proceso final es el medicamento potentizado como lo conocemos preparado con la regla n.º 10 de la escala cincuentamilesimal.

La afinidad fármaco-receptor determina las relaciones cuantitativas entre la concentración de un fármaco y sus efectos

La afinidad del fármaco para unirse a un receptor (semejanza) determina su concentración necesaria para formar un número significativo de complejos fármaco-receptor y un mayor efecto. A su vez, el número total de receptores limita el efecto máximo que puede producir el medicamento; una vez formado el número final de receptores, el medicamento no puede hacer un mayor efecto.

Extrapolando estos conceptos a lo que puede suceder en la Homeopatía, y aunque esta no funciona con el modelo de fármaco-receptor, sino como una información de carácter físico que transmite el solvente modificado (agua) y no el fármaco original a la célula, es evidente que ambos mecanismos operan de un modo semejante. Entre más semejante es el medicamento (resonancia electromagnética artificial) a la enfermedad (resonancia electromagnética natural), sabemos que el efecto terapéutico es mayor.

El tamaño, forma y carga eléctrica moleculares de un fármaco determinan si este se fijará o no y con cuánta fuerza a un receptor en particular, entre la gran cantidad de sitios de enlace químicamente diferentes que se encuentran disponibles en las células, tejidos, órganos y aparatos y sistemas de la persona. Por lo tanto, el cambio en la estructura química del fármaco puede incrementar o reducir notablemente la afinidad por el receptor, lo que da por resultado cambios en sus efectos terapéuticos. Esto ocurre en la Farmacología clásica para la totalidad de las sustancias usadas como medicamentos.

En la Homeopatía, la enfermedad se entiende como una resonancia electromagnética anormal y al medicamento como una resonancia electromagnética semejante, pero más fuerte a la de la enfermedad; aquí no existe el modelo de fármaco-receptor, ya que en las potencias superiores a la 12.ª centesimal no existen moléculas de la sustancia original, sino una carga electromagnética resultante de la dinamización que modifica al solvente (agua), y es este quien transmite la información a la célula. Ya no es la gran cantidad y variabilidad de receptores en las células, ni tampoco el tamaño y forma del fármaco lo que determina la afinidad o semejanza entre uno y otro. Es la resonancia electromagnética del medicamento la que tiene un mayor o menor grado de semejanza con el patrón vibratorio del sujeto en estado de desequilibrio representado por la enfermedad. Un cambio en la resonancia del medicamento con respecto al de la enfermedad puede, por un lado, ser demasiado intenso para la capacidad reactiva del enfermo y traducirse como una agravación; o bien, no alcanzar la potencia energética necesaria para iniciar un proceso terapéutico.

Debido a que el patrón energético del medicamento es único, no puede ser sustituido por otro. El sulphur producirá síntomas experimentales en el sujeto relativamente sano derivados de su resonancia electromagnética propia y no puede ser sustituido por otra sustancia semejante, por ejemplo, psorinum. El concepto anterior es suficiente para corroborar que no hay sustitutos. En la farmacología clásica, si un individuo es alérgico al antibiótico de la penicilina, puede prescribirse eritromicina sin ningún problema; en la Homeopatía, jamás podrá ocurrir lo mismo.

Sugerencias para adaptar la individualidad medicamentosa a la morbosa

Para prescribir el remedio más semejante a la enfermedad, lo primero que debemos lograr es *individualizar al enfermo a través de una minuciosa toma del caso desde la óptica de la clínica integral (ver procedimientos para captar con exactitud la individualidad morbosa).* Lo segundo es *tener un conocimiento exacto de las patogenesias (estudio de la materia médica).* El tercer punto es conocer con exactitud los diversos tipos de escalas (centesimal, decimal y cincuentamilesimal) y, desde luego, manejar las bases de la dosis mínima adecuada. Otro elemento que no debemos olvidar es adaptar en cada caso individual el método de prescripción del remedio: en seco, en plus, por vía olfatoria o tópica, la forma de presentación y frecuencia de repetición. El tema de las sustancias que pueden antidotizar o disminuir el efecto terapéutico del medicamento homeopático, siempre ha sido motivo de polémica. Sin embargo, debemos aclararle al paciente que es recomendable mientras esté tomando el tratamiento que no consuma las siguientes sustancias:

- Café negro.
- Bebidas alcohólicas.
- Cigarros.
- Menta, hierbabuena o sustancias aromáticas en forma de goma de mascar o pastillas para el aliento.
- Chocolates.
- Plantas medicinales en forma de tizanas.

El medicamento más semejante del caso será el que cubra el hoy existencial del enfermo, ya sea este un padecimiento agudo o crónico. Si en el transcurso del tratamiento los síntomas se mueven en el sentido positivo o negativo, evidentemente el medicamento puede variar en la segunda prescripción y evolución del caso.

Los siguientes puntos son fundamentales:

- Tratar de evitar la prescripción de remedios preferidos. Aunque algún medicamento nos haya dado un buen resultado en un caso anterior, no significa que sea el adecuado en el caso presente. Si lo hacemos así, significa que no estamos aplicando los principios axiomáticos de individualidad morbosa-medicamentosa, ni mucho menos la ley del semejante.

- No debería prescribirse el remedio a la manera "me late". Lo correcto es hacerlo mediante una minuciosa toma del caso en base a los síntomas característicos (predominantes o notables, extraordinarios, peculiares y singulares), la importancia de los mismos (jerarquización), el valor real del síntoma (nitidez), en lugar de hacerlo porque el médico utilizó la intuición por la pereza de aplicar correctamente la clínica integral.
- Prescribir en todos los casos por la totalidad característica de los síntomas. Recordemos que la Homeopatía es la medicina de la persona y no del órgano enfermo. El síntoma local, aunque tenga más valor, debe ir acompañado de un general y de un particular para forjar una imagen del medicamento y no solamente la de una región anatómica afectada. Además, no es la totalidad cuantitativa de los síntomas (todos los que relata el enfermo) lo que nos guía para la prescripción, sino la cualitativa (clínica integral).
- No cambiar de remedio ni de potencia hasta haber agotado el efecto de una potencia previa, mediante la revisión de la evolución del caso.
- Si el medicamento es semejante al caso y se inicia con una potencia determinada; si esta no funciona, es conveniente elevarla hasta que surta efecto.
- No olvidar nunca hasta dónde queremos llegar con el medicamento, esto es la intención curativa junto con los objetivos del tratamiento: curar, prevenir, regular, desensibilizar, compensar o paliar, según sea el estado evolutivo del caso.
- Evaluar, mediante la historia clínica, la capacidad reactiva del paciente para saber hasta dónde puede responder con el medicamento.

Los diferentes modos de prescribir el medicamento.

Existen tres escuelas principales: la que recomienda prescribir un solo medicamento (unicistas), la que prescribe varios medicamentos aislados (pluricistas) y la que prescribe varios medicamentos mezclados (complejistas). Desde el inicio de la Homeopatía, este tema siempre ha sido motivo de polémicas; hay quienes defienden encarnizadamente la postura de que la única escuela que debería practicarse es la original propuesta por Hahnemann (la unicista) y que las demás son meras interpretaciones o tergiversaciones de la doctrina homeopática. En este punto, no entraremos en materia, sino más adelante en el capítulo correspondiente.

Independientemente de la escuela que tenga el homeópata, la ética es lo que debe prevalecer, y la prescripción debería hacerse con los criterios que hemos mencionado en todo el capítulo, sin olvidar la intención curativa y los objetivos del tratamiento; ya sea que se prescriba uno o varios medicamentos alternados o mezclados.

Estudio preliminar de las patogenesias (materia médica)

La materia médica homeopática es la obra en la que se registran en forma ordenada las patogenesias de los remedios experimentados previamente en el hombre relativamente sano y los síntomas que se observaron en la toxicología. El estudio de los remedios consta de los siguientes elementos: nombre del remedio, reino del cual procede (vegetal, animal, mineral, humano y sintético), sinónimos, acción general del medicamento (tejidos, órganos, aparatos y sistemas donde produce signos y síntomas en el hombre sano a nivel experimental y cura esos mismos en el enfermo), síntomas característicos mentales, generales y particulares así como sus principales usos en la clínica.

El estudio de la materia médica nos proporciona el conocimiento exacto de los elementos terapéuticos de que disponemos para la curación del enfermo y sus padecimientos, y se basa en los resultados de la experimentación pura de las sustancias. El principal problema cuando nos iniciamos en el estudio de la materia médica es lo extenso de la misma, por lo que es conveniente adoptar un sistema de estudio basado en los síntomas característicos que son los que nos permiten distinguir las cualidades más importantes de la sustancia a experimentar (individualidad medicamentosa) y los de la persona enferma (individualidad morbosa). Estos son los síntomas que más nos debemos aprender; los demás son secundarios y carecen de importancia.

Los síntomas característicos son los siguientes:

Predominantes o notables:

Son los síntomas más relevantes o sobresalientes de la enfermedad. Son los que complican o comprometen la vida del paciente, se perciben con mucha claridad, corresponden a lo que más impresiona al enfermo y constituyen el motivo de la consulta. Ejemplo: intensa ansiedad por el futuro, miedo a morir, cefalea punzante agravada antes de la menstruación, hemorragia uterina abundante.

Extraordinarios:

Son los síntomas que el enfermo no tiene habitualmente, pero ahora cursa con ellos, o ya los tenía y últimamente se han incrementado notablemente; en términos generales, corresponden a los trastornos por la exposición a determinados factores desencadenantes. También son conocidos como síntomas etiológicos o trastornos por… Ejemplo: tos y escurrimiento nasal por haberse expuesto al frío o a la humedad, miedo intenso después de un asalto; reumatismo crónico que se ha agudizado en la época del invierno.

Singulares:

Son síntomas raros o extraños que se asocian a la individualidad medicamentosa. *Son ilógicos y no tienen una explicación fisiopatológica conocida*, lo que lo caracteriza es su incongruencia, siendo contradictorios o inesperados. Ejemplo: dice que se siente muy bien cuando en realidad está muy enfermo; crisis de disnea que se alivia estando arrodillado en posición mahometana, intenso cólico abdominal que mejora en posición de hiperflexión.

Peculiares:

Son síntomas que están asociados a la individualidad morbosa, los que más nos permiten conocer la naturaleza mórbida del enfermo, su modo individual de reaccionar; la totalidad de sus agravaciones y mejorías expresan los rasgos peculiares que imprime en ellos el principio vital desequilibrado. Ejemplo: intenso dolor ardoroso agravado en la noche (de 1 a 3 a. m.), con hormigueo y sensación dolorosa al tacto mejorada con las bebidas calientes y acompañada de intensa inquietud psicomotriz y miedo a morir.

Definiciones previas al estudio de la materia médica

Experimentación pura: es el método experimental que nos permite registrar en el hombre relativamente sano los diversos signos y síntomas que las diversas sustancias de los reinos vegetal, animal, mineral, humano y artificial (fármacos alopáticos dinamizados) producen en el organismo del experimentador debido a sus propiedades fisicoquímicas dinamizadas, con el objeto de curar esos mismos signos y síntomas en el hombre enfermo.

Patogenesia: es el conjunto de signos y síntomas que se obtienen como resultado de la experimentación pura de una sustancia en el hombre relativamente sano. Este registro se realiza en forma desordenada, tal como lo refiere el experimentador en su propio lenguaje y en el orden cronológico como lo sintió; no se emplea un lenguaje técnico-científico médico.

Materia médica: es el registro ordenado y completo de las patogenesias en un lenguaje técnico-científico médico y abarca los siguientes puntos: nombre del medicamento, sinónimos, reino del cual procede, acción general del medicamento, síntomas característicos mentales, generales y particulares, principales usos clínicos.

Medicamento: es toda sustancia obtenida de los reinos vegetal, animal, mineral, humano o artificial capaz de alterar la salud, produciendo ciertos signos y síntomas en el hombre relativamente sano y de curar signos y síntomas semejantes en el hombre enfermo.

Remedio: es aquella sustancia ya experimentada previamente, conocida con exactitud y precisión, aplicada al enfermo y la cual ha comprobado clínicamente su curación.

Potencia: es el grado de energía que alcanza una sustancia por medio de la dinamización.

Dilución: es el acto de dividir una cantidad X de medicamento en una proporción determinada de agua o alcohol.

Dinamización: es la técnica usada para liberar la energía de las sustancias mediante la trituración y raspado, la separación, dilución y sucusión.

Síntomas mentales: son los que conforman la estructura psíquica del individuo, corresponden a los síntomas de la persona y se ubican dentro de tres áreas fundamentales: la voluntad, el afecto y el intelecto. *Voluntad:* la esfera volitiva está relacionada con el hacer, con las decisiones conscientes, con el actuar o emprender, realizar, llevar a cabo un plan de acción. *Afecto*: la esfera afectiva está relacionada con las emociones, los estados de ánimo y los sentimientos. Es el sentir en todas sus expresiones y se suscita por situaciones sociales percibidas como una reacción global del organismo con un componente visceral. *Intelecto*: la esfera intelectiva está relacionada con todos los procesos cognoscitivos, la concentración, la memoria, el lenguaje, la atención, la percepción, el razonamiento, la abstracción, la creación, el cálculo, etc.

Síntomas generales: constituyen el modo individual de reaccionar ante los estímulos externos como los climas, o ante los estímulos internos como la fiebre, el escalofrío o el dolor de un proceso infeccioso provocado por microorganismos. Son percibidos en forma general sin ubicación específica, se repiten en más de dos regiones o funciones y comprometen a todo el individuo. La forma como respondemos a los climas, a las estaciones del año, al ejercicio, al reposo, a la hora del día, a ciertas condiciones fisiológicas como la comida, la bebida, el orinar o defecar, la menstruación o la actividad sexual. También se refieren a la manera como influyen dichas condiciones en nuestros síntomas. Por ejemplo: la agravación o mejoría del dolor o el estado de ánimo a determinada hora del día, con el calor o el frío, con el movimiento o el reposo, con la comida o bebida, con el sueño, etc.

Los síntomas generales son los siguientes: modalidades de agravación y mejoría, lateralidad, deseos y aversiones alimenticias, sed, apetito, sueño, sudor y fiebre, menstruaciones y sexualidad.

Síntomas particulares: son los relacionados a un órgano o a una función; son los que afectan una región determinada en el organismo del enfermo. Por ejemplo: cefalea pulsátil localizada en región parietal, dolor transfictivo en la garganta, dolor cólico en epigastrio, etc.

Así como en la toma del caso se enfatiza como punto principal el proceso de individualización del sujeto enfermo (individualidad morbosa) y se hace bajo la óptica de la clínica integral (empatía, síntomas característicos, nitidez sintomática, jerarquización, trabajar con un síndrome mínimo de valor máximo, predominancia miasmática y repertorización), de igual manera, al momento de elegir el medicamento más semejante, debemos tener un conocimiento muy claro del mismo en base al nombre, sinónimos, acción general del medicamento, síntomas característicos del área mental, general y particular. Pero lo más importante es, desde luego, estudiar el genio del medicamento en base a su imagen (como persona y no como órgano enfermo).

Si solamente nos aprendemos los síntomas particulares o las indicaciones clínicas en base a cuadros nosológicos (como si fueran recetas de cocina), no estamos aprovechando más que un mínimo de la riqueza de la materia médica (individualidad morbosa), ya que entre más aprendemos de un medicamento, más provecho le podemos sacar, y esto solamente se logra estudiando lo característico de su imagen como un todo, no como algo aislado.

De este manera lograremos, en forma eficaz, la parte más difícil de nuestro quehacer médico: establecer una relación de semejanza entre la individualidad morbosa (paciente) y la medicamentosa (remedio homeopático) de un modo certero, logrando como resultado el principal objetivo de nuestra misión: restablecer integralmente la salud de nuestro paciente dependiendo del tipo de enfermedad y de su estado evolutivo.

DOSIS MÍNIMA ADECUADA

Es la parte de la doctrina homeopática que se refiere al tipo de escala, potencia, frecuencia de repetición y modo de administración del medicamento más adecuado para tratar un caso individual. Se considera el estímulo energético mínimo necesario para iniciar o continuar un proceso curativo.

Muchas veces creemos que, al elegir el remedio semejante, ya resolvimos el principal problema y, en la práctica, no es así. Si no tomamos en cuenta los parámetros principales para la elección de la potencia en forma individual, podemos proceder en forma errónea, ya que se puede presentar una agravación medicamentosa, o bien, que el enfermo no responda al tratamiento. No basta haber elegido el remedio más semejante para iniciar la reacción curativa; es indispensable elegir la potencia y la escala adecuada para obtener el mejor resultado terapéutico.

No hay que olvidar que el peso principal del proceso terapéutico del organismo no depende en forma principal del medicamento homeopático, sino del principio vital, el *Natura morborum* y el *Vis medicatrix naturae.* El fármaco dinamizado es solamente el pretexto para poner en marcha la reacción vital; la tarea principal la realiza el mismo sujeto enfermo por medio de su capacidad natural para curarse, desde luego, estimulada por un medicamento bien elegido y a la potencia adecuada. Para poder prescribir un medicamento con éxito, es necesario, en primer lugar, *explorar las condiciones del principio vital del enfermo mediante una historia clínica,* ya que solamente de esta manera podremos evaluar su capacidad reactiva y, por consiguiente, elaborar un pronóstico. Mediante la toma del caso percibimos el modo individual de sentir y expresar el padecimiento, y podremos observar la manera de responder, tanto a un estímulo desencadenante como a la administración del medicamento.

Conociendo el modo individual de responder a los factores desencadenantes, podemos pronosticar el modo de responder al remedio; y este conocimiento nos es de mucha utilidad para no provocar una agravación medicamentosa y prescribir la potencia mínima adecuada para lograr una respuesta terapéutica óptima.

Antecedentes históricos

Cuando buscamos los antecedentes históricos de este tema tan controvertido, tenemos que partir, necesariamente, de la práctica individual de Hahnemann. Desafortunadamente, el padre de la Homeopatía no dejó escritos parámetros claros para la prescripción de los medicamentos dinamizados, como lo hizo con la doctrina, la materia médica y lo miasmático, con sus tres magnas obras: *el Organon del arte de curar,* la *Materia médica pura* y la *Teoría de las enfermedades crónicas.*

En el Organon, menciona en varios parágrafos el uso de la dosis más pequeña para cada caso individual, pero no dice cuál ni cada cuánto repetirla. También sabemos que, históricamente, empezó su práctica médica con la escala centesimal (relación de 1 parte de soluto en 99 de solvente), la cual usó durante las primeras cinco ediciones del Organon. Comenzó empleando dosis únicas en seco y esperó la respuesta del enfermo para decidir si debía cambiar, aumentar la potencia o antidotizar el medicamento prescrito. También es conocido por todos que Constantino Hering empleó la escala decimal (1 parte de soluto en 9 de solvente) como una variante de la escala centesimal, pero más usada en problemas titulares y orgánicos; tampoco abundó en indicaciones sobre posología. Fue hasta la sexta edición del Organon (1841), cuando Hahnemann describe, en el parágrafo n.º 272, la preparación de la escala cincuentamilesimal (1 parte de soluto en 49,999 partes de solvente). En distintas llamadas de pie de página de los parágrafos, indica, en los enfermos crónicos, iniciar el empleo de la potencia 0/1 en método plus e ir aumentando progresivamente según la evolución del caso.

A pesar de todos estos datos, no queda completamente claro qué potencia emplear, cuál es la escala más apropiada de las tres y cómo ir aumentando progresivamente para lograr el mejor efecto terapéutico.

Recientemente en los años noventa, la homeópata inglesa Dra. Rima Handley escribe dos libros basados en una investigación sobre la práctica clínica de Hahnemann en París desde 1835 hasta 1843: *A Homeopathic love history* y *In search of the Latter Hahnemann*. Refiere que, desde 1833, inicia el empleo de la escala centesimal en forma líquida (método plus); en 1837, cuando publica el tercer volumen de el *Tratado de las enfermedades crónicas* establece la conveniencia de las tomas repetidas de la escala centesimal diariamente en casos crónicos. El mismo procedimiento lo recomienda en la 6.ª edición del Organon para la escala cincuentamilesimal.

Da las siguientes indicaciones: Tomar una o dos gotas o pastillas del medicamento, diluirlo en 7, 8, 15, 20, 30 o 40 cucharadas de agua y alcohol. Tomar una cucharada cada hora o cada 2 horas espaciando según la mejoría. Recomienda, además, agitar el medicamento antes de ingerirlo. Después de resolver la crisis del cuadro con potencias bajas o intermedias, en escala centesimal, sugiere el medicamento constitucional profundo en potencias LM en cucharadas cada 24 horas.

Hahnemann enseña a sus brillantes discípulos, como Staff, Jhar y Boenninghausen, quienes siguen la tradición del maestro y no ofrecen muchas variantes con respecto a la posología, la enseñanza continua de generación en generación: Boenninghausen instruye a Wells, y Dunham a Kent, y este último marca una diferencia: estandariza las potencias centesimales como las conocemos en la actualidad (6.ª, 30.ª, 200.ª, MC y 10 MC). Propone la relación entre plano de sufrimiento y cronicidad con la potencia: problemas agudos y superficiales, potencias bajas. Afecciones subagudas o funcionales, potencias medias. Enfermedades crónicas, potencias altas, y enfermedades constitucionales muy crónicas, potencias muy altas. No hay que olvidar que Kent empleó potencias muy altas de la escala centesimal, ya que no tuvo la oportunidad de conocer la 6.ª edición del Organon.

En la actualidad existen autores norteamericanos como Dana Ullman y David Shepherd, quienes han escrito sobre su experiencia; homeópatas hindúes como Harimoham Choudhury en su texto sobre el uso las potencias cincuentamilesimales basado en la obra de Hahnemann; el médico ecuatoriano Dr. Villalba también escribió un libro sobre la potencia cincuentamilesimal; y no olvidemos la valiosa obra de posología homeopática escrita por el Dr. Germán Guajardo Bernal, quien es de los pocos autores mexicanos contemporáneos que se preocupa por escribir y dar a conocer la experiencia de los autores clásicos y su propia experiencia para orientar, tanto a los clínicos experimentados como a los que se inician en el arte de la Homeopatía.

La experiencia personal como fuente de la dosis mínima adecuada

Cuando nos enfrentamos en la clínica diaria a casos crónicos difíciles, la mayor parte de las veces dudamos en la elección de la potencia y de la escala, de tal manera que buscamos bibliografía especializada, la cual, desafortunadamente, es escasa. En la escuela, lo que notamos en forma inmediata de nuestros maestros es que la mayoría tiene criterios diferentes en cuanto al manejo de las potencias, producto, a su vez, de su formación profesional. Todo esto redunda en un completo caos en el criterio que se forma el alumno en lo respectivo a la dosis mínima adecuada: ya no sabemos quién tiene la razón: si un maestro o el otro; si el que usa únicamente la escala centesimal y con potencias bajas y medias en todos los casos o el que usa exclusivamente potencias centesimales altas o el que receta la escala cincuentamilesimal desde la 0/1 como lo recomendaba Hahnemann o inicia con la 0/6 y va aumentando progresivamente la potencia según la evolución del caso.

El resultado final, desafortunadamente, es la formación de una posología personal nutrida por la experiencia diaria y en forma empírica, ya que carecemos de referencias de autores que hayan reunido bastantes testimonios de casos clínicos como para intentar normar los numerosos criterios existentes. No debemos conformarnos con que algunos de los pacientes respondan al estímulo del medicamento y quedarnos con la idea de que todos van a reaccionar de la misma manera: si nos funcionó en un sujeto, puede no funcionar en el otro. Si esto ocurre, empezamos a generar ansiedad y elevamos la potencia sin ninguna razón o empezamos a cambiar de medicamentos. El resultado final es que el enfermo se queda en un punto estacionario de su evolución o se agrava y nosotros nos sumimos en la angustia y en la desconfianza. Independientemente de que en cada paciente la elección de la potencia es en forma personal, lo ideal en un futuro sería hacer una revisión bibliográfica sobre el tema, además de comunicarnos con amigos homeópatas y escuchar sus experiencias para intentar normar los numerosos y confusos criterios existentes para la mejor elección de la potencia, siempre en forma individual. Definitivamente, la experiencia personal no es la mejor fuente para la elección de la potencia.

La dosis mínima adecuada y la individualidad

Debido a que el hombre es un ser individual influido por múltiples condiciones externas e internas que pueden modificar su respuesta ante los medicamentos, desgraciadamente *no existen parámetros exactos que faciliten la decisión de prescribir un medicamento en la potencia y repetición adecuada.* Si a esto añadimos que no existen tratados específicos sobre posología escritos por los autores clásicos, tenemos como resultado que, al médico que se inicia en la Homeopatía, le resulta muy confuso la decisión de cuál escala, potencia y frecuencia de repetición prescribir, ya que existen diversas opiniones citadas entre comentarios aislados y capítulos dispersos en libros diferentes como el *Organon del arte de curar* de Hahnemann, *La filosofía homeopática* de Kent; o bien, lo que los maestros opinan sobre el tema. Lo desconcertante de esto es que todos difieren en sus parámetros de posología.

Algunos recomiendan siempre iniciar con potencias bajas de la escala centesimal e ir aumentando según la evolución del caso; otros prefieren iniciar con potencias bajas de la escala cincuentamilesimal e ir aumentando la potencia en forma gradual, como lo recomienda el mismo Hahnemann. Hay quienes prefieren iniciar con la escala decimal en potencias bajas como la 3.ª debido a que su enfoque está más bien enfocado hacia el plano de lo orgánico y no toman muy en cuenta la totalidad de la persona.

Al médico no homeópata, acostumbrado a los parámetros más exactos de la farmacología clásica, le resulta muy confuso tener que individualizar cada caso y no tener la facilidad y aparente seguridad que proporciona prescribir, por ejemplo, un antibiótico, 125 miligramos en un niño y 500 miligramos en un adulto. En el caso de la alopatía, se predetermina la posología la mayor parte de las veces en animales, la dosis letal media y, de ahí, se extrapola al ser humano. Desde luego que también se toman otros parámetros, como la dosis por kilogramo de peso, la superficie corporal, la farmacocinética del remedio, si se elimina más por vía urinaria que hepática, la duración de su unión a las proteínas plasmáticas, etc.

La dinamización y la dosis mínima adecuada

En el caso de la Homeopatía, las potencias no se emplean a nivel molecular, con el concepto de fármaco-receptor de membrana que puede ser medido con exactitud, sino a nivel físico; solamente con la bioinformación electromagnética que proporciona el medicamento original a través de la memoria del agua que, en este caso, es el soluto; es decir, el medicamento dinamizado que es el desarrollo de la fuerza medicamentosa o desarrollo energético de una sustancia por medio de la trituración, raspado, dilución y sucusión; operaciones que implican la división molecular hasta el estado de ionización de la sustancia original. El poder terapéutico de un fármaco no guarda relación con la cantidad en masa, sino con nuevas y desconocidas propiedades, en este caso, terapéuticas, que adquiere cuando se ha sometido al proceso de dinamización, acción que depende más de la droga-energía que de la droga-sustancia. La dinamización permite anular el efecto primario de la sustancia en su acción química y conservar el efecto dinámico curativo, el cual, ocasionalmente, puede producir una agravación medicamentosa cuando la potencia empleada exige más a la capacidad reactiva; alteraciones que no se comparan con los efectos colaterales que producen los fármacos a nivel molecular.

La dinamización y sus efectos clínicos

Es bien conocido por la mayoría de los practicantes de la Homeopatía que, en las dinamizaciones, aun sin contar con moléculas del soluto original, se obtienen efectos dinámicos, ya que, aunque desaparezca lo químico, persiste la acción física de la sustancia.

Ejemplo: un frasco sellado con agua estéril puede dar efectos clínicos en la persona que la ingiere si previamente ha sido expuesto el tiempo necesario a un campo electromagnético. El sujeto notará un sabor distinto al agua natural y, por supuesto, expresará algunos síntomas que antes no tenía. Del concepto anterior podemos concluir que el agua puede recordar la frecuencia electromagnética impresa y emitir su resonancia. En Homeopatía, las moléculas de la tintura madre pueden emitir la resonancia de sus oscilaciones fisicoquímicas al diluyente, transmitiendo dicha frecuencia *modificada en las siguientes dinamizaciones.*

Algunas dificultades para prescribir una posología exacta inherente al modelo homeopático

El hombre es un ser individual aun dentro de la gran biodiversidad de seres humanos que existen en el mundo. Por este motivo, resulta tan difícil calcular la potencia en cada caso, ya que el modelo salud-enfermedad que tenemos no está basado en el concepto de afinidad del fármaco para unirse a un receptor o del tiempo de biotransformación del mismo, por los cuales se pueda calcular aproximadamente la dosis del medicamento; sino que la enfermedad, desde el punto de vista de la Homeopatía, está representada por una resonancia electromagnética anormal, la cual será desplazada y corregida por otra semejante, pero más fuerte, volviendo al individuo a la normalidad. Estamos hablando, entonces, de *patrones electromagnéticos normales y patológicos; de frecuencias vibratorias individuales entre un sujeto y otro, aun entre la misma familia y entre todos los grupos raciales existentes,* y no de fármacos que puedan ser medidos con base en si el paciente es niño o adulto, qué dosis requiere por kilogramo de peso, la superficie corporal que tiene, los efectos colaterales que pueda producir o la capacidad de filtración glomerular del paciente. Es más fácil calcular el medicamento cuando se tienen parámetros cuantificables para la mayoría de los sujetos, resultado de un modelo mecanicista-matemático, que cuando se tiene que prescribir en base al modo individual de reaccionar de una persona y que, además, está influida por factores como la herencia, el medio ambiente, la idiosincrasia al medicamento, las sustancias que pueden frenar el efecto terapéutico, la calidad del fármaco, el modo de vida del enfermo, la pericia del médico, etc. Incluso con las dificultades descritas, no debemos desanimarnos ni mucho menos confundirnos, ya que desafortunadamente existen factores que influyen en la elección de la escala, potencia y frecuencia de repetición del medicamento; pero también hay parámetros bien precisos que nos permiten hacer una adecuada prescripción y que tenemos que tener muy en claro.

Factores que influyen en la elección de la dosis mínima adecuada

Por parte del enfermo

El hombre es un ser dinámico por naturaleza, inestable y cambiante. Además, desde hace miles de años, en el transcurso de su desarrollo ontogenético y filogenético ha creado múltiples mecanismos de adaptación que le permitieron sobrevivir en interacción con un medio ambiente agresivo la mayor parte de las veces. De tal manera que, si en estado de salud e influido por factores hereditarios el hombre es sensible a multitud de estímulos de naturaleza física, química, biológica o emocional que lo hacen reaccionar de muchas maneras, no se diga en estado de enfermedad, situación que complica aún más su modo de sentir y expresar su padecimiento, ya que sus mecanismos homeostáticos se encuentran, evidentemente, alterados en un sentido de carencia, exceso o distorsión de sus funciones.

Los factores que pueden influir en el enfermo para la elección de la potencia mínima adecuada son los siguientes:

- Edad.
- Herencia.
- Tipo de enfermedad (superficial, autolimitada, funcional u orgánica irreversible).
- Modo de vida.
- Hábitos higiénico-dietéticos.
- Toxicomanías.
- Estado nutricional.
- Condición físico-atlética.
- Hipersensibilidad (idiosincrasia) a la sustancia medicamentosa (este punto puede desatar controversias debido a que el medicamento está dinamizado y no en estado molecular).
- Supresión farmacológica de enfermedades agudas y crónicas; lo cual modifica la reacción curativa natural del organismo, distorsionando la misma posteriormente cuando el individuo vuelve a enfermarse. Esto puede ocasionar que, cuando tome el medicamento homeopático, tenga un efecto mínimo o su reacción sea exagerada.

- Automedicación. En muchas ocasiones, el paciente acude con el médico que prescribe determinado fármaco que, en su momento, le hizo un efecto benéfico; al sentirse bien, decide tomarlo por su cuenta hasta que empieza a sentir los efectos colaterales. Al igual que en el punto anterior, la respuesta ante el remedio puede ser mínima o exagerada.
- Contacto con sustancias que antidoticen el efecto. Es bien sabido que el propio Hahnemann limitaba en sus pacientes el consumo de café, alcohol o tabaco. El tema aún sigue generando polémica, ya que hay médicos que piensan que no existe la antidotización porque el medicamento está dinamizado; sin embargo, no está de más recordar las siguientes sustancias:
- Café negro. Bebidas alcohólicas.
- Cigarros. Refrescos de cola.
- Dulces de menta o yerbabuena.
- Contacto con aerosoles (desodorantes, lacas para el cabello, etc.).

Por parte del medicamento

Definitivamente, el efecto terapéutico va a estar en íntima relación con la calidad en la elaboración del remedio homeopático. Si el medicamento no está preparado con los materiales y la técnica adecuada, o es expuesto durante un tiempo a algún tipo de energía que modifique la intensidad de su efecto, no podremos confiar en tener resultados positivos. Algunos factores que influyen en la calidad del medicamento son los siguientes:

- Que no esté elaborado con la regla de preparación adecuada.
- Que durante su preparación no se usen materiales de la calidad que se requiere (lactosa, solución hidroalcohólica, frascos de vidrio color ámbar, etc.).
- Que el personal que elabora los medicamentos no cumpla el mínimo de higiene para hacerlo (uso de cubrebocas, guantes estériles, botas desechables, pelo cubierto, restricción en el hábito del tabaquismo, uso de desodorantes, lociones o perfumes).
- Que el laboratorio encargado de su manufactura, por tratar de economizar los costos o el tiempo de su preparación, se ahorre los pasos del método o la calidad de los materiales.

- Que el medicamento esté expuesto a los rayos solares, perfumes, solventes, o cerca de aparatos electrodomésticos. Que no esté el frasco bien tapado en un lugar fresco y oscuro.
- Que el lugar donde esté almacenado carezca de ventilación, esté demasiado cálido o húmedo.

Por parte del médico

No podemos esperar una buena evolución del caso hacia la curación si solamente confiamos en la elección del medicamento por el principio de semejanza; no basta con encontrar el remedio más semejante al caso, es indispensable elegir bien la escala, potencia, frecuencia de repetición y modo de administración.

Los factores por parte del médico que pueden influir en una atinada o equivocada selección de la dosis mínima adecuada son los siguientes:

- Que no tenga bien claros los objetivos terapéuticos en cada caso particular (curación, prevención, regulación, desensibilización, compensación y paliación).
- Que desconozca la clasificación de las enfermedades desde el punto de vista de la Homeopatía. Indisposición. Falsa enfermedad. Miasma agudo. Agudización miasmática. Miasma crónico. Enfermedad mental. Enfermedad mecánica.
- Una toma del caso incompleta, tanto en el interrogatorio como en la exploración física.
- Que no se enfoque en el hoy existencial del enfermo. Que no aplique adecuadamente la segunda prescripción y evolución del caso, las doce observaciones de Kent, la Ley de Hering, que desconozca la agravación homeopática y lo que hay que hacer en cada caso.
- Que no tome en cuenta todos los distintos diagnósticos de la historia clínica homeopática: medicamentoso, sintomático, sindromático, nosológico, etiológico, individual, de su tendencia mórbida y el integral.
- Que desconozca los parámetros para prescribir la dosis mínima adecuada: el plano de sufrimiento (tisular, orgánico, funcional, mental y constitucional). La temporalidad del padecimiento

(hiperagudo, agudo, subagudo, crónico y degenerativo). El reino de procedencia del medicamento (origen vegetal, animal, mineral, humano y sintético) para la repetición del medicamento. Lo profundo o superficial de un medicamento (su acción general en el organismo). Que no sepa distinguir entre medicamentos policrestos constitucionales, policrestos, semipolicrestos y organotrópicos.

- Que desconozca los fundamentos del uso de las escalas en Homeopatía. Escala centesimal hahnemanniana. Escala decimal. Escala cincuentamilesimal.
- Desconocimiento de los distintos modos de empleo del medicamento (dosis única en seco, método plus).
- Desconocimiento de los distintos modos de presentación y más adecuada prescripción del medicamento: solución hidroalcohólica, glóbulo impregnado, gragea impregnada.
- Conocimiento equivocado de las indicaciones para aplicar el medicamento por las vías de administración más adecuadas: vía oral, vía tópica, vía olfatoria.

Parámetros para la elección de la dosis mínima adecuada

I.- Capacidad reactiva del enfermo

Es lo primero que debemos tomar en cuenta debido a que el medicamento es solamente el estímulo inicial del proceso curativo, y es el individuo, con sus mecanismos de biorregulación, quien responde en forma positiva hacia la curación o en forma negativa hacia la incurabilidad.

Dicha capacidad puede evaluarse mediante una historia clínica completa en la que no pasemos por alto ningún detalle importante:

- Motivo de la consulta. Repercusión de los síntomas en el área general. Repercusión de los síntomas en el área psíquica.
- Estado mórbido (antecedentes heredo-familiares). Dinamismo mórbido (antecedentes personales patológicos: enfermedades importantes, antecedentes quirúrgicos, traumáticos, transfusionales, haciendo énfasis en los eventos trascendentales en la vida del enfermo cada 5 a10 años).
- Antecedentes personales no patológicos. Interrogatorio por aparatos y sistemas.

- Averiguar qué tratamientos, medicamentos y dosis está tomando actualmente.
- Antecedentes neonatales. Antecedentes ginecobstétricos.
- Exploración clínica minuciosa. Elaboración de los diagnósticos: medicamentoso, sintomático, sindromático, nosológico, patológico, integral y de la tendencia mórbida.
- En la siguiente consulta, tratar de ubicar al enfermo en un medicamento profundo constitucional para prescribirlo cuando esté asintomático y, de este modo, modificar o atenuar su tendencia morbosa heredada.

II.- Objetivo terapéutico

Antes de prescribir el medicamento, debemos preguntarnos cuál es nuestro objetivo terapéutico (intención). Qué queremos lograr en el paciente con el tratamiento. Su capacidad reactiva, edad, tipo de enfermedad y tiempo de evolución nos permitirán curar, prevenir, regular, desensibilizar, compensar o paliar su padecimiento. Es evidente que nuestra intención terapéutica nunca se va a lograr en la primera consulta y que es imperativo trazar un plan de trabajo: prescribir siempre en base al hoy existencial y seguir el modelo de las capas de la cebolla; tratar por etapas los distintos cuadros agudos y, posteriormente, cuando el enfermo esté en estado asintomático, la predisposición morbosa para espaciar las crisis en cuanto a duración y gravedad de los cuadros.

III.- Tipo de enfermedad

Según el marco teórico de la Homeopatía, existe una clasificación de las enfermedades que resulta de gran utilidad, ya que es otro parámetro que nos puede orientar acerca de la escala y potencia del medicamento elegido; además, en base a este criterio, podemos decidir si es necesaria o no su prescripción, o se requiere por el momento de un placebo.

Indisposición
Es una serie de síntomas que se presentan poco tiempo después de un cambio brusco en el sistema de vida habitual, como el cambio de hábitos higiénico-dietéticos, de modo que el organismo no tiene tiempo de adaptarse y se indispone.

Ejemplo: un paciente que abusa del consumo de condimentos, grasas, picantes o alcohol presenta un cuadro agudo con náuseas, vómito, cólicos abdominales, distensión y evacuaciones diarreicas.

Criterio terapéutico: no se considera una verdadera enfermedad, ya que es el resultado de un cambio brusco en el ritmo de vida del paciente. Se puede prescribir un placebo y se sugiere al individuo que reordene sus hábitos.

Falsa enfermedad

Son los síntomas crónicos producidos y sostenidos por un régimen de vida inadecuado o por tratamiento con fármacos alopáticos que han dejado efectos colaterales, los que desaparecen con solamente mejorar el género de vida y evitando el contacto con estímulos nocivos del medio ambiente.

Ejemplo: el sujeto que vive desde hace años en un clima muy húmedo y su lugar de origen es una ciudad con clima cálido o templado; el resultado es que ha desarrollado un reumatismo articular crónico o un asma bronquial.

Criterio terapéutico: no debe considerarse una verdadera enfermedad a menos que la sostenga una predisposición morbosa hereditaria, lo cual puede comprobarse si los síntomas no desaparecen una vez que el paciente regresa a su lugar de origen o cuando deja de tomar los fármacos. Si no es así, puede prescribirse una potencia alta en dosis única de la escala centesimal en base a la totalidad característica de los síntomas.

Miasma agudo

Son procesos morbosos de corta duración, intensos, superficiales y autolimitados. Son frecuentemente contagiosos y se presentan cíclicamente en forma de epidemias o cuando hay cambios climáticos muy bruscos.

Ejemplo: individuo que padece un síndrome gripal en época de frío; el niño que presenta varicela, sarampión o rubeola.

Criterio terapéutico: en estos casos siempre debe darse un medicamento y se puede elegir potencias bajas y repetidas en escala centesimal si predominan los síntomas a nivel orgánicos o funcionales, y en escala cincuentamilesimal si se añaden síntomas mentales.

Enfermedad crónica

Es la que se origina de un miasma crónico en actividad, la cual, si se deja a su evolución natural sin tratarla, tiende a persistir, agravarse y terminar con la vida del enfermo. El sujeto se queja de que ha tenido la enfermedad desde siempre, al grado de haberse acostumbrado a ella.

Ejemplo: paciente que se queja de sufrir hipertensión arterial o diabetes crónica que no responde al tratamiento alopático y que cada vez se complica más.

Criterio terapéutico: al igual que los miasmas agudos, siempre deberá prescribirse un medicamento, ya sea en potencia alta y espaciada usando la escala centesimal o como Hahnemann sugiere: usando una potencia 0/1 de la escala cincuentamilesimal e ir aumentando en forma progresiva hasta que se presente la agravación final y entonces pueda suspenderlo.

Agudización miasmática

Es la exacerbación del miasma en estado de latencia como respuesta ante el estímulo de los factores desencadenantes externos o internos. Se presentan una serie de síntomas agudos sostenidos por una predisposición crónica subyacente. Es semejante a lo que sucede cuando un volcán, aparentemente dormido, tiene una erupción leve y después vuelve a estar silencioso. Lo característico es que las agudizaciones sigan un patrón semejante: se presentan bajo ciertas circunstancias emocionales, climáticas u horarias.

Ejemplo: paciente que presenta una crisis asmática, un cuadro de faringoamigdalitis o dolores reumáticos cada vez que se expone al frío o a la humedad.

Criterio terapéutico: la agudización miasmática siempre requiere de un medicamento. La escala más indicada por la profundidad de su acción (síntomas particulares, generales y mentales) y su corta duración, es desde luego, la cincuentamilesimal. Se puede iniciar con una 0/3 en método plus, espaciando según la mejoría.

Enfermedad mental

Es una alteración de la salud en la que predominan los síntomas mentales sobre los orgánicos y en la cual el enfermo se ha disociado de la realidad. No se considera una enfermedad separada, ya que el individuo se enferma en su totalidad y, en este caso, la intensidad de los síntomas mentales refleja la vulnerabilidad del área mental.

Ejemplo: sujeto que posterior a una fuerte decepción amorosa o a un fracaso económico en los negocios presenta una sicosis reactiva breve de la cual puede regresar a la normalidad o bien, a partir de aquí, puede desarrollarse una esquizofrenia.

Criterio terapéutico: en este caso, siempre debe prescribirse el medicamento sin olvidar el factor predisponente y los antecedentes heredofamiliares. Es recomendable, si el caso es reciente, una potencia LM: 0/6 repetida cada 4 a 6 horas y ajustar según la evolución. Si el caso es crónico, usar una potencia alta; por ejemplo, una mil centesimal en dosis única y valorar la evolución.

Enfermedad mecánica

Es aquella cuya causa es accidental y externa al organismo y, por lo tanto, de origen mecánico.

Ejemplo: una fractura de tibia y peroné por un accidente automovilístico.

Criterio terapéutico: en casos como este, es primordial iniciar el tratamiento intentando reducir la fractura o colocar un clavo dependiendo del tipo de lesión, además de traccionar, colocar un aparato de yeso, tomar placas de rayos X, aplicar soluciones intravenosas, etc. Posteriormente, se puede administrar un medicamento. Puede iniciarse con una potencia baja de la escala decimal debido a su acción predominantemente orgánica-tisular y a la mayor duración de su efecto.

IV.- Modo de acción de las escalas

Cada una de las escalas usadas en Homeopatía emplea un modo distinto de preparación que está en relación con la parte de la sustancia original (soluto) y las partes en las que se va a diluir (solvente), además del método como se logra su potentización. De esto y de sus propiedades fisicoquímicas dinamizadas dependen sus efectos sobre el organismo en cuanto a los siguientes parámetros:

-
- **PODER DE ACCIÓN**: es la capacidad para resolver las enfermedades agudas o los estados morbosos crónicos.

- **INTENSIDAD**: capacidad para despertar la reacción secundaria curativa del principio vital, aspecto relacionado con la agravación homeopática.
- **PROFUNDIDAD**: se refiere al plano de sufrimiento donde actúa: orgánico-lesional, funcional, psíquico o constitucional.
- **TIEMPO DE ACCIÓN**: es el tiempo de duración (horas, días, semanas o meses) de su actividad terapéutica.

En términos generales, la concentración del medicamento tiene una estrecha relación con el plano de sufrimiento donde actúa terapéuticamente. A más concentración de la sustancia, habrá una respuesta más fuerte y más localizada (agravación homeopática), como en el caso de una lesión orgánica con el uso de las potencias centesimales bajas o potencias decimales muy repetidas. A menos concentración de la sustancia, habrá una respuesta menos fuerte y más generalizada (agravación homeopática), como en el caso de un padecimiento funcional o psíquico con el uso de potencias medias o altas centesimales o potencias bajas de la escala cincuentamilesimal (como la 0/1-0/3).

Las tres escalas existentes: centesimal, decimal y cincuentamilesimal, debido a su modo de acción, tienen indicaciones precisas en cada caso individual dependiendo de lo que deseamos obtener con su poder de acción, intensidad, profundidad y tiempo de acción para resolver la enfermedad.

Centesimal: fue la primera que usó Hahnemann y sus discípulos. Se establece por una relación de 1 parte de la sustancia original diluida en 99 partes de solvente. La potentización se logra mediante la dilución y la sucusión. Tiene el mayor poder de acción de las tres escalas, la agravación homeopática es intensa, actúa profundamente en los tres planos de sufrimiento y tiene el mayor tiempo de duración.

Indicaciones: su acción es más fuerte y permanente. Se adecúa a cuadros crónicos muy establecidos en los que el principio vital necesita un fuerte y continuo estímulo energético (poder de acción y tiempo de duración) para mover una enfermedad de larga evolución. La frecuencia de repetición dependerá de la capacidad reactiva del enfermo, del tipo de enfermedad y del origen del medicamento (vegetal, animal, mineral, humano o sintético). Debido a su mayor poder de acción e intensidad, se sugiere tener precaución en sujetos desvitalizados.

Decimal: fue desarrollada por Constantino Hering, se considera una variante de la centesimal. Se establece por la relación de 1 parte de la sustancia original diluida en 9 partes de solvente. La potentización se logra mediante la dilución y la sucusión. Debido a su mayor concentración, tiene gran poder de acción, sobre todo en problemas orgánico-lesionales, la agravación homeopática es la más intensa de las tres escalas, su profundidad solamente alcanza el plano orgánico-lesional y su duración es semejante a la centesimal.

Indicaciones: se adecúa a cuadros agudos o crónicos en donde está más implicado el plano orgánico-lesional; lesiones profundas y extendidas o de algún tejido u órgano específico cuando nuestro objetivo terapéutico es evitar que la lesión y el individuo progrese hacia la incurabilidad. Debido a su modo de acción, se sugiere que no debe repetirse muy seguido por la posibilidad de agravación medicamentosa, aunque puede prescribirse por más tiempo hasta valorar la evolución del caso y después suspender el medicamento y prescribir para la tendencia morbosa general.

Cincuentamilesimal: Fue desarrollada por Hahnemann en sus últimos años. Se establece por la relación de 1 parte de la sustancia original en 49,999 partes de disolvente. La potentización se logra mediante la trituración, raspado, dilución y sucusión.

Indicaciones: es la menos concentrada de las tres escalas, pero la más potentizada debido al método de trituración; tiene gran poder de acción en problemas psíquicos, la agravación homeopática es la menos intensa, tiene la mayor profundidad de las escalas en los planos orgánico, funcional y psíquico. Su tiempo de duración es corto, por lo cual es necesario repetirla con mayor frecuencia. Se adecúa a cuadros crónicos y también a cuadros de más permanencia, pero menos establecidos. Por su menor agravación, se puede prescribir con precaución en sujetos desvitalizados.

Como podemos observar, los efectos clínicos son propios de la escala usada y no pueden obtenerse con otra. Es uno de los parámetros más importantes que hay que tomar en cuenta para aplicar la dosis mínima adecuada.

V.- Plano de sufrimiento

En el ser humano existen distintos niveles de organización. En la medida en que son más especializados, se van haciendo cada vez más complejos. Van desde el átomo, la molécula, la célula, el tejido, el órgano, el aparato y sistema y, finalmente, la persona en su totalidad. Es algo semejante a su radio de acción: al círculo más cercano al centro correspondería una acción más limitada; al círculo más alejado del centro le correspondería una acción más amplia. Igualmente, el medicamento, por su acción general, tiene más afinidad por determinado nivel de organización, ya sea el orgánico o anatómico, el general, mental o el de toda la persona o constitucional.

A las potencias también les corresponde un plano de sufrimiento. Desde la época de los autores clásicos de la Homeopatía hasta los maestros contemporáneos se aceptan los siguientes:

- Patologías orgánicas o extensas y graves: dinamizaciones bajas.
- Problemas funcionales: dinamizaciones medias.
- Problemas psíquicos: dinamizaciones altas.
- Patologías constitucionales: dinamizaciones muy altas.

No se puede dosificar mecánicamente debido a que la elección de la potencia estará siempre ligada a la susceptibilidad individual del enfermo hacia el medicamento.

VI.- Cronicidad del padecimiento

El tiempo de evolución de un padecimiento determina varios mecanismos de adaptación del organismo hacia un estado distinto al funcional (enfermedad) que va a depender de la cronicidad del mismo: a padecimientos agudos o subagudos no lesionales, reacciona más fácilmente ya que requiere de una potencia baja o media para estimular el principio vital hacia la curación; en la medida en que la enfermedad se va haciendo crónica, el cuerpo tiene menor poder de adaptación y la capacidad de respuesta va siendo cada vez más débil e imperfecta, por lo que el principio vital requiere potencias con más poder de acción y mayor tiempo de duración para lograr una vía hacia la curación (si esta es posible) o hacia la compensación o regulación. En este parámetro se aprecia la necesidad de ajustar la frecuencia de repetición dependiendo del tiempo de evolución. Otro parámetro que veremos más adelante, pero que está íntimamente ligado al plano de sufrimiento, es el origen del medicamento (vegetal, animal, mineral, humano, sintético).

De tal manera que, otro parámetro para elegir la dosis mínima adecuada es, obviamente, el tiempo de cronicidad de un padecimiento. El siguiente esquema es válido para la escala centesimal:

- En enfermedades hiperagudas o agudas: potencias bajas y repetidas.
- En enfermedades subagudas: potencias medias y menos repetidas.
- En enfermedades crónicas: potencias altas y espaciadas.
- En enfermedades muy crónicas: potencias muy altas y más espaciadas.

Si empleamos la escala cincuentamilesimal y de acuerdo con lo que Hahnemann escribe en su tratado de las enfermedades crónicas, deberíamos emplearlo de la siguiente manera:

- Dependiendo del origen del medicamento; en enfermedades hiperagudas o agudas: potencias bajas y repetidas (0/1-0/3).
- En enfermedades subagudas: potencias medias (0/6 cada 4-6 horas espaciar según la mejoría).
- En enfermedades crónicas o muy crónicas, empezar por la 0/1 e ir aumentando progresivamente según la evolución del caso hasta suspender el medicamento cuando se presente la agravación final. Este es el criterio original de Hahnemann, pero hay maestros que, en las enfermedades crónicas, comienzan con la 0/6, luego pasan a la 0/12, 0/18, 0/24 o 0/30; y así sucesivamente.

VII.- Origen del medicamento y acción patogenética

Los medicamentos homeopáticos poseen propiedades fisicoquímicas que les confiere el proceso de dinamización, y su poder de acción, intensidad, profundidad y duración va a depender de la concentración de sus principios activos. Estos principios activos van a variar dependiendo del reino de donde proviene el medicamento: del reino vegetal, animal, mineral, humano o sintético. A su vez, el origen del medicamento es un parámetro seguro que nos ayuda a determinar la frecuencia de repetición del medicamento. No es lo mismo prescribir belladona atropa a la 6.ª C cada15 minutos, que calcárea carbónica a la misma potencia y frecuencia de repetición. Esto depende, sobre todo, del reino del medicamento: belladona es del reino vegetal y calcárea carbónica es un medicamento muy profundo y proviene del reino mineral. Si pensamos prescribir un determinado medicamento pensando en la frecuencia de repetición, no debemos olvidar su reino de procedencia.

Existen excepciones en cuanto a los remedios de origen vegetal si pensamos en pulsatilla, nux vomica o lycopodium, los tres son de origen vegetal, pero son muy profundos y constitucionales, por lo que debemos tener precaución, sobre todo con la frecuencia a la que los prescribimos. Los siguientes puntos pueden orientarnos:

- Los remedios de origen vegetal son poco profundos y su duración es mínima. Pueden repetirse frecuentemente.
- Los remedios de origen animal son más profundos y su duración es mayor. Pueden repetirse con menos frecuencia.
- Los remedios de origen mineral son muy profundos y tienen la mayor duración de sus efectos. Su frecuencia de administración es la menor de todas; tiene que ser la más espaciada.
- Los remedios de origen humano (nosodes) tienen una frecuencia de repetición semejante a los de origen animal.
- Todos los parámetros anteriores, desde luego, están supeditados a la potencia empleada, a la susceptibilidad individual, y su frecuencia de repetición puede variar de individuo a individuo.

En lo que respecta a la acción patogenética, que es la capacidad para reproducir síntomas a nivel experimental en las áreas anatómica, general y psíquica, un medicamento será más profundo en la medida que produzca síntomas en la mayoría de órganos o aparatos y sistemas, ya que potencialmente será más apto para resolver las distintas enfermedades. En este sentido, distinguimos en orden de importancia a los medicamentos policrestos constitucionales policrestos, semipolicrestos y organotrópicos. Estos, por ejemplo, pueden administrarse con mayor frecuencia debido a su acción local. Independientemente de ello, un medicamento organotrópico, como *latrodectus mactans*, puede tener la mayor relevancia en una angina de pecho ya que actúa a nivel orgánico en el corazón y, si mejora la circulación coronaria, los síntomas mentales y generales que se derivan de la hipoxia en el miocardio mejorarán de forma inmediata. No hay que despreciar ningún medicamento de la materia médica; todos son muy importantes.

Clasificación de las potencias

Aunque no existe una clasificación estandarizada entre todos los homeópatas practicantes debido a la naturaleza individual de la enfermedad, del enfermo y a todos los factores que pueden intervenir en la variación de la respuesta de cada sujeto, en general se aceptan los siguientes criterios:

Escala centesimal.

Potencia.	Escala.	Concentración.
Bajas.	1.ª C	10-1
	2.ª C	10-2
	3.ª C	10-3
	6.ª C	10-4
Medias.	12.ª C	10-6
	30.ª C	10-12
Altas.	200.ª C	10-30
Muy altas	MC	10-60
	10MC	10-400

Escala cincuenta milesimal:

Potencia.	Escala.
Bajas.	0/1
	0/2
	0/3
	0/6
Medias.	0/12
	0/18
	0/24
	0/30
Altas.	0/60
	0/90
Muy altas	0/120
	0/180

Escala decimal:

Potencia.	Escala.
Bajas.	1.ª D
	2.ª D
	3.ª D
Medias.	6.ª D
	12.ª D
Altas.	18.ª D
	24.ª D
	30.ª D

La dosis mínima en la actualidad

Indudablemente, los homeópatas contemporáneos nos basamos, en nuestra práctica diaria, en la experiencia de los grandes maestros; principalmente en Hahnemann, Kent, Dunham, Nash y Tyler. En un inicio prescribimos con una gran inseguridad producto de nuestra inexperiencia: nos acatábamos rígidamente a la posología de Hahnemann y Kent quienes, en sus obras tempranas de doctrina (Organon hasta la 5.ª edición y en la *Filosofía Homeopática*), recomendaban el manejo de la escala centesimal —única hasta el momento— en la manera clásica: potencias bajas y repetidas en enfermedades agudas, potencias medias más espaciadas en enfermedades funcionales, potencias altas en enfermedades de predominio psíquico y potencias muy altas en patología constitucional.

Así mismo, siguiendo a los maestros, aumentamos la potencia gradualmente (si aún el padecimiento resuena en el medicamento) hasta lograr la curación. Posteriormente, y con el descubrimiento de la 6.ª edición del Organon y sus respectivas traducciones del alemán antiguo al moderno y de este al inglés y al español, empieza a difundirse el uso de la escala cincuentamilesimal desarrollada por Hahnemann en la madurez de su obra. Se han hecho varias traducciones al español (la más recomendable es la realizada por el maestro David Flores Toledo, ya que además contiene comentarios y acotaciones en donde refleja su vasta experiencia), gracias a las cuales tenemos acceso a la información de cómo el padre de la Homeopatía prescribió la escala cincuentamilesimal.

Basados en esta obra, el homeópata hindú Dr. Harimoham Choudhury y el ecuatoriano Dr. Fernando Flores Villalba han aportado su valiosa experiencia sobre el tema. Pero es gracias al esfuerzo y dedicación por la traducción de artículos sobre doctrina y ciencia en Homeopatía del ingles al español y sobre la investigación de la historiadora inglesa Dra. Rima Handley, quien rescata la práctica de Hahnemann en París (1830-1843), que llegamos a la invaluable labor del médico mexicano Dr. Germán Guajardo Bernal.

El Dr. Guajardo ha escrito tres libros que todo homeópata contemporáneo debe leer si quiere practicar con éxito la dosis mínima adecuada: *El estudio de la farmacodinamia homeopática desde la perspectiva hahnemanniana-kentiana*, *Posología homeopática de la escuela hahnemanniana-kentiana* y el más reciente *Posología homeopática*.

En esta obra, y siguiendo la práctica de Hahnemann en París, rompe con algunos paradigmas de la escuela kentiana, como es prescribir potencias estandarizadas y en orden ascendente como la 6.ª C, 30.ª C, 200.ª C, MC y 10 MC, ya que Hahnemann, en la investigación de Rima Handley, usó potencias intermedias como la 60.ª C, 150.ª C, 300.ª C y 500.ª C. Otra variante, es que cita a Kent en su obra *Escritos menores, aforismos y preceptos* escrita posteriormente a la *Filosofía Homeopática* es nuevamente el uso de potencias intermedias y el empleo de la potencia MC y 10 MC en enfermedades agudas. Carrol Dunham es otro maestro de la escuela norteamericana del siglo XIX que rompe otro paradigma, el de nunca emplear potencias altas en enfermedades agudas. Él usó con éxito la potencia 200.ª C en padecimientos agudos, repitiéndola con frecuencia.

Otra autora norteamericana contemporánea que empleó audazmente las altas potencias en enfermedades agudas, es la Dra. Margaret Tyler, quien en su obra *Curso de Homeopatía para graduados* comenta el uso de altas potencias en enfermedades agudas como neumonía, pleuritis, pleuresía, etc. Prescribió, por ejemplo, *Pulsatilla* 200.ª C cada 2 horas (6 dosis), o en una bronconeumonía usó *phosphorus* 10 M cada 2 horas.

El Dr. Guajardo, siguiendo la práctica de Hahnemann en París, aporta su propia experiencia y recomienda ascender la potencia cuando la enfermedad persiste sin cambio, desaparece, pero regresa con los mismos síntomas, mejora, pero se frena el alivio. Cambiar el medicamento cuando la enfermedad persiste sin cambio, cambia de síntomas, desaparece, pero regresa con nuevos síntomas, mejora, pero cambia de síntomas o se agrava. En cuanto al cambio e intercurrencia, sugiere cambiar la dinamización o el medicamento durante el proceso de tratamiento de cualquier enfermedad, aclarando que el cambio no obedece a un error del homeópata, sino más bien a una estrategia terapéutica para buscar la curación.

Durante los tratamientos de la fase aguda, Hahnemann y Kent recomendaban suspender la medicación constitucional y reanudarlo cuando la crisis haya pasado. El medicamento será el mismo mientras se observe una mejoría continua y sostenida.

La alternancia y combinación de medicamentos es otra recomendación del propio Hahnemann que seguramente causará un cisma entre sus seguidores ortodoxos, ya que parece contradecir lo dicho en el Organon (parágrafo n.º 276) y en las Enfermedades crónicas acerca de prescribir un remedio único por vez, además de que justificaría en cierta medida la posición de la escuela francesa de los pluricistas y complejistas.

Consideraciones finales

Sin temor a equivocarme, los médicos que lean los conceptos anteriores van a sentirse confusos o con miedo de intentar aprender otras variantes de prescripción, ya que es más fácil guiarse por la seguridad que nos dan las experiencias tempranas de Hahnemann y Kent que intentar las locuras de emplear potencias intermedias, potencias altas en enfermedades agudas, medicar frecuentemente al paciente durante su intercrisis o alternar y combinar los medicamentos como lo hizo Hahnemann en su última práctica. Es difícil, para quienes prescribimos a la manera ortodoxa, hacer tantos cambios, pero es preferible intentarlo que seguir en la idea de que si el paciente no mejora es porque presenta un estado de incurabilidad total o porque la Homeopatía ortodoxa es muy difícil o porque ya le tocaba. Cuando un paciente se estanca en su evolución, es probable que sea debido a un manejo inadecuado de las potencias o a una falla en el diagnóstico nosológico y no porque el caso esté demasiado complicado.

Desde luego, la experiencia vertida, fruto del trabajo de la investigación de la Dra. Rima Handley y las aportaciones del Dr. Germán Guajardo, no debería únicamente de criticarse, sino de estudiarse y reunir bibliografía con la idea de hacer investigación, sobre todo consensando a los médicos practicantes sobre el manejo de las potencias, además de hacer estadística básica en nuestros consultorios para poder justificar el uso de la posología homeopática; si esta funciona, pues adelante, si no, hay que buscar nuevas estrategias. Lo que sí es importante señalar es que no debemos conformarnos con los dogmas surgidos de una práctica rutinaria y conformista que nos causen temor porque no es lo que dijeron los maestros. Es mi mayor deseo que todos los parámetros descritos para prescribir la dosis mínima adecuada vertidos en este capítulo sirvan de orientación al médico homeópata en su práctica diaria y lo estimulen a seguir investigando.

DINAMISMO VITAL

El dinamismo vital tiene sus antecedentes inmediatos en el vitalismo, doctrina que estuvo vigente en Europa en la primera mitad del siglo XIX. Explica los fenómenos que se llevan a cabo en el organismo por la acción de cierta fuerza llamada vital propia de los seres vivos, y no exclusivamente por las fuerzas que controlan las propiedades generales de la materia.

El vitalismo es una doctrina que sostiene que cada ser vivo se halla integrado por la conjunción armónica de dos entidades: la materia debidamente organizada y un principio vital, origen del movimiento, sensibilidad y capacidad de nutrirse, crecer, reproducirse y autopreservarse, que son los atributos fundamentales de la vida en el organismo. El vitalismo puede ser entendido como una doctrina dualista, por ser siempre dos los elementos participantes: espíritu y cuerpo, energía y materia.

El principio del vitalismo, en las antiguas cosmogonías de todas las culturas, se basa en la armonía del espíritu con la materia, armonía de la cual resultaba la vida y el estado de salud; o, en su defecto, la disarmonía y la enfermedad.

Antecedentes históricos

Desde los albores de la existencia humana, el hombre siempre ha intuido que en su interior existe algo más que los tejidos y órganos que conforman su cuerpo. Ya en las grandes culturas antiguas, los filósofos y los médicos creían en la existencia de una parte de su ser, la cual percibían como algo vago e inmaterial que tenía un origen divino y sobrevivía después de su muerte. A esa parte no orgánica del hombre le llamaron *psikhe* en la cultura griega, *shen* en la cultura china, *ka* en el antiguo Egipto y *spiritus* en la cultura romana. En la edad media, fue llamado "alma", aunque no se le relacionó con la medicina, sino hasta muchos años después, con el advenimiento del animismo como doctrina, se involucró con el funcionamiento del cuerpo. En esa época, la religión dictaba las normas aun en el terreno de la medicina, y lo realmente importante era salvar al alma del pecado mediante prácticas de ayuno y autoflagelación para alejar al hombre de las tentaciones. Desde siempre, ese algo estuvo relacionado con una dualidad: energía y materia, alma y cuerpo. Los médicos de esas épocas, y hasta la primera mitad del siglo XIX, a este principio de vida también lo relacionaron con el origen de las sensaciones y funciones del organismo, incorporándolo en forma definitiva a la medicina en un intento de explicar la fisiología y patología del hombre.

Medicina griega

Desde la época empírico-mágica, los filósofos griegos (alrededor del siglo VIII a. C.) creían que la vida perduraba mientras el alma *psikhe* animara al cuerpo. Posteriormente, los filósofos presocráticos crearon la noción de physis como principio creador y configurador de todo lo existente; existía una physis universal que originaba el mundo, y una physis individual, origen de la vida del hombre. En el siglo V a. C., en la época de Hipócrates, considerado el padre de la medicina, surge la teoría del *pneuma* como energía vital absorbida por los pulmones y difundida hacia todo el cuerpo, y la *dynamis* como cualidad o función de los órganos del cuerpo. El alma o *psikhe* es concebida como la energía más sutil del organismo, se asocia con las funciones del pensamiento, la conciencia y la afectividad.

El filósofo Platón (427-347 a. C.) postuló la teoría del alma como principio vital y condición del conocimiento; la dividió en tres partes y la asoció a tres facultades: razonamiento, voluntad y pasiones. Para él, el conocimiento es el fundamento de todo cuanto existe; creía que la trascendencia de la vida humana se realiza solamente a través de la realización espiritual.

Otro importante filósofo griego que aportó conceptos interesantes con respecto a la constitución espiritual del hombre, fue Aristóteles (384-322 a. C.). Escribe en su obra *Acerca del Alma*, que el cuerpo y el alma son dos aspectos de un mismo ser y se manifiestan como una unidad indivisible. El alma es el principio de vida organizado que anima al cuerpo; materia y forma unidas constituyen la esencia humana o entelequia.

Medicina romana

Claudio Galeno (131-200 d. C.) es considerado uno de los más grandes exponentes de la medicina antigua. Tuvo una concepción dinámica del hombre al hablar en sus obras de la interacción entre la forma y la función, considerando a ambas como manifestaciones de la physis individual. Para él, los órganos del cuerpo son los instrumentos donde actúan y se realizan las tres *dynamis* que producen la vida: la potencia vegetativa, la vital y la psíquica.

El movimiento propio de cada órgano (kinesis) es solamente el efecto de la causa propiciada por el *spiritus* o principio de vida, que ponen en acción a la *dynamis* o potencia de cada parte del cuerpo. Los conceptos fundamentales de su fisiología se sintetizan en 3 aspectos: el *espíritu (spiritus)*, el alma *(psikhe)* y la potencia o facultad como componentes básicos del ser humano.

Medicina del Renacimiento, Paracelso

Este médico suizo (1493-1541) es el iniciador del panvitalismo del siglo XVI, en el cual se concebía al mundo como un organismo viviente creado por Dios. La actividad vital del Universo se manifiesta gracias a una fuerza constitutiva y ordenadora a la cual denominó *archeus*. De acuerdo a su obra, existe un *archeus* general que gobierna el mundo, y un *archeus* individual, fuente de todas las propiedades dinámicas del hombre. Consideró a la alquimia como una fisiología energético-química que permite explicar las alteraciones morbosas del cuerpo. Su concepto de enfermedad es totalmente dinámico, ya que la alteración del *archeus* determina la aparición de los síntomas.

Medicina del siglo XVI, van Helmont

Influido por Paracelso, este médico belga (1578-1644) también postuló la existencia de un *archeus* o energía rectora individual, la cual organizaba todos los procesos corporales; este reaccionaba y producía la fiebre y el malestar general en un esfuerzo por activar al cuerpo y recuperar la salud. En su fisiología, acepta un *Archeus influus* como un principio rector y unificante de todo el organismo. La enfermedad, para van Helmont, es dinámica. Por ejemplo, en una litiasis urinaria la enfermedad no es la piedra, sino la expresión de la perturbación del *archeus* del riñón.

Medicina del siglo XVIII, Stahl

Con este médico alemán (1659-1734) se inicia un importante antecedente del Vitalismo. Stahl es el iniciador del Animismo en el cual postula la existencia de un alma inmortal en estrecha relación con el cuerpo y *fuente de toda actividad vital*. Creía que la actividad orgánica era consecuencia de la vida que otorga el alma; para que todos los procesos mecánicos y químicos del cuerpo produzcan actividad vital, es preciso que los ordene y unifique un principio rector que está por arriba de lo mecánico y de lo químico al cual llama Anima. Sin la acción del ánima, los principios físicos y químicos del organismo actúan por sí mismos sin dirección ni propósito y el resultado de esta des-animación es la muerte y la descomposición del cuerpo.

Medicina del siglo XIX, Barthez

El vitalismo de la escuela francesa de Montpellier llega a su madurez con Barthez (1734-1806). El eje de su teoría es un principio que hace que el cuerpo material viva, llamado principio vital y considerado como la causa que produce todos los fenómenos de la vida en el cuerpo humano. Es la fuente de las propiedades biológicas de todas las partes del organismo (contractilidad, sensibilidad, movimiento, etc.). Su influencia determina la vitalidad de cada individuo, y su desequilibrio constituye el origen de todas las enfermedades. Se encuentra distribuido en todas las partes del organismo y no puede funcionar de manera aislada, ya que integra y organiza a todo el individuo. Este autor ejerció una notable influencia en Hahnemann.

Filósofos vitalistas contemporáneos

Henri Bergson

Este filósofo vitalista y espiritualista francés (1859-1941) fue un crítico del positivismo, nunca estuvo de acuerdo con esta posición. Afirmaba que la vida no puede reducirse solamente a fenómenos físicos o químicos. La idea central de su filosofía es la trascendencia del hombre mediante su elan vital (*espíritu*), quien le permite conformarse como un ser dinámico conformado por la materia vivificada (unión de espíritu y cuerpo).

Concepto central del vitalismo

El vitalismo es la doctrina emanada de la Filosofía —no de la Medicina— que explica los fenómenos que se verifican en el organismo por la acción de la fuerza vital propia de los seres vivos y no en forma exclusiva por las fuerzas generales de la materia. Esta teoría se opone a la teoría mecanicista o unicista, ya que el vitalismo es una doctrina dualista que supone que cada ser vivo se halla integrado por la armónica conjunción de dos entidades: la materia debidamente organizada y la fuerza vital, origen de todos los atributos fundamentales de la vida.

Cuando Hahnemann adopta el vitalismo como eje de la doctrina homeopática, le añade un tercer elemento, el espíritu, al que le atribuye la facultad de pensar. De ahí en adelante son tres factores los que resultan constituyentes del ser vivo: espíritu, fuerza vital y cuerpo. La pérdida de este equilibrio significa la separación del espíritu y la materia, y en consecuencia, la muerte. El vitalismo como doctrina siempre ha causado polémica, al grado de que hombres de ciencia y filósofos connotados han vertido sus opiniones. Claude Bernard, padre de la fisiología moderna, hace constar que, aunque los fenómenos vitales representan acciones físico-químicas, no podría explicarse por ellas el hecho del plan fijado de antemano que nos revela cada ser vivo. El filósofo Augusto Comte hace notar que todos los fenómenos físicos y químicos que se dan en el mundo mineral ocurren también en los seres vivos superiores, pero que la materia viviente tiene un orden especial de actividades propias. Luego, entonces, el vitalismo defiende la necesidad de admitir en el ser vivo, además de las fuerzas fisicoquímicas de la materia, una fuerza vital distinta y superior que las organiza; al entrar en contacto con la materia, conforma un principio Vital.

El concepto fundamental del vitalismo es la existencia de una *fuerza vital que, junto con la materia, conforma un principio vital indisoluble y presente en todas las moléculas, células, tejidos, órganos, aparatos, sistemas y, finalmente, en la persona en estado de salud o enfermedad. La vida es entonces considerada como una causa y no como un efecto. Los vitalistas proponen que la vida es la causa de la organización de la materia viviente.* El DNA del núcleo de la célula recibe el estímulo dinámico de la fuerza vital; ambos elementos —energía y materia— conforman, de ahora en adelante, el principio vital, y se inicia, entonces, el proceso bioquímico de la síntesis de proteínas y otros elementos necesarios para sus múltiples propiedades. Para los mecanicistas, la vida es únicamente una función de la célula, un efecto de la organización previa de la materia. El primer mensajero estimula al DNA del núcleo celular y este, a su vez, envía al RNA mensajero a la mitocondria para que se inicie la síntesis proteica y demás funciones vitales.

Diferencias entre fuerza vital, principio vital y dinamismo vital

La fuerza vital es un atributo de los seres vivos y tiene la propiedad de otorgarle las características de la vida a cada uno de ellos. Esto ocurre en distintos niveles, desde el reino mineral hasta el reino de la especie humana. En el reino mineral, la representación de la fuerza vital podría representarse desde el número atómico, el peso atómico y el movimiento energético aleatorio de los electrones alrededor del núcleo hasta los distintos tipos de enlaces: monovalentes, enlaces de hidrógeno o covalentes, todo ello permite observar las características propias del oro y distinguirlo, por ejemplo, del plomo.

En el reino vegetal, todos sabemos que los árboles y las plantas tienen una vida vegetativa rudimentaria y responden a energías como el sol, la música, las palabras de cariño, los insultos y el medio ambiente; son, desde luego, seres vivos. El reino animal representa un peldaño más elevado hacia la evolución de las especies. Animales como el chimpancé, el delfín, el caballo o el perro, responden a una gran variedad de estímulos y muestran respuestas bien definidas, prácticamente, emociones, además de sus instintos innatos. Se pueden entrenar al grado de que puedan modificar su conducta y aprender ciertas habilidades.

En el reino humano, debido al alto grado de especialización de sus funciones, definitivamente hay cambios sustanciales con respecto al animal, ya que el hombre, además de tener fuerza vital igual que los demás seres vivos, posee un atributo que no comparten los demás: el espíritu. Este elemento exclusivo del ser humano marca la diferencia, como hemos visto anteriormente, entre una doctrina dualista y una doctrina de tres elementos: fuerza vital, espíritu y cuerpo.

El principio vital es la unión de la fuerza vital y la materia viva de la que estamos hechos todos los seres humanos. Representa una unión indisoluble entre energía y materia. Ya no es aquella energía misteriosa que, desde el exterior, vivifica al cuerpo, sino el resultado de la conjunción de ambos elementos. Si consideramos una escala desde la frecuencia vibratoria más baja hasta la más alta, podremos decir que la materia más densa está representada por los huesos, músculos, órganos, tendones, etc.; y si ascendemos en la escala en el sentido vibratorio más rápido, llegamos a las funciones generales y terminamos en forma evidente en el área psíquica (emociones, voluntad e intelecto), y en el espíritu, que es la vibración más alta de todas. Nuestro principio vital es todo esto en conjunto en el estado de vida, ya sea en la salud o en la enfermedad. En el momento de la muerte, se disocia esta unión y quedamos solamente como cadáveres. Podemos decir que el principio vital es consecuencia o efecto de la fuerza vital en su unión con el cuerpo.

El dinamismo vital es el grado de vitalidad del individuo, que es, a su vez, efecto de su principio vital en estado de salud o enfermedad. Si una persona está sana y realiza todas sus funciones en armonía, se le observa dinámico y vital. Si se encuentra en estado de enfermedad, se aprecia claramente que está deprimido o postrado y refleja poca vitalidad. También puede considerarse que la capacidad reactiva del individuo hacia determinado estímulo terapéutico es reflejo de su dinamismo vital: puede ser óptimo y reaccionar rápidamente de una enfermedad, aunque sea delicada, o bien reaccionar muy lentamente, complicarse y tender hacia la cronicidad.

Importancia del vitalismo en la Homeopatía

El vitalismo es considerado el eje central del componente doctrinario de la Homeopatía, ya que tiene un concepto dinámico del hombre, de su enfermedad y su curación. Cuando hablamos de una influencia dinámica, nos referimos a toda energía que es independiente de las condiciones fisicoquímicas que gobiernan la materia y que tiene la capacidad de influirla. El hombre está vivo gracias a la influencia dinámica de la fuerza vital sobre la materia; la fusión de ambos elementos conforma el principio vital fuente de todas sus capacidades. A su vez, el ser humano puede existir en dos estados: el de salud y el de enfermedad. Se enferma debido a su predisposición heredada, que hace que su principio vital sea susceptible a la influencia dinámica de los factores patógenos de origen externo e interno. La recuperación del equilibrio psico-somático que se traduce en salud, es consecuencia de la capacidad reactiva del principio vital estimulada por la resonancia electromagnética del remedio dinamizado.

Características del principio vital

- El principio vital no se opone a las fuerzas fisicoquímicas que organizan a la materia, forma parte de esta y no puede separarse ya que funciona como una unidad del cuerpo viviente, y mantiene su estructura y funcionamiento a pesar de los cambios continuos en el metabolismo de las células.
- No se encuentra separado del cuerpo formando una entidad metafísica, como en el concepto central del Animismo de Stahl, en el cual el alma anima al cuerpo y le otorga sus capacidades vivientes y a la cual hay que salvar del pecado y la corrupción llevando una vida monástica llena de privaciones, hasta llegar a la autoflagelación, despreciando el cuerpo. Esta interpretación es contraria al principio vital homeopático, ya que separa el concepto holístico del hombre como un todo.
- El principio vital se encuentra distribuido en todas las partes del cuerpo, ya que forma parte de él y no puede funcionar de manera aislada en ninguna de ellas. Su función es integrar y organizar a todo el individuo.
- El principio vital puede ser afectado por agentes hostiles de distinta naturaleza: de orden dinámico, como las emociones; físicos, como los climas; radiaciones, químicos, como sustancias tóxicas o alimentos y biológicos (microorganismos), sin olvidar la herencia y el modo de vida que lo predispone a padecer y lo hace susceptible a enfermarse.
- El organismo sin la fuerza vital pierde la capacidad de sentir, obrar y conservarse a sí mismo, ya que nuestras sensaciones y funciones se realizan gracias al principio vital que nos anima. Sin la acción de este, el hombre deja de estar organizado y muere.

Funciones del principio vital

- Es una fuerza que dirige todos los aspectos de la vida del organismo.
- Aporta creatividad al hombre y es lo que le permite trascender.
- Conforma al organismo en su estructura y en su función, permite la expresión de su mente. *El hombre es un ser dotado de vida mientras el principio vital funciona como tal.* Con la muerte, se disuelve esta unión energía-materia y el organismo sufre las consecuencias de la descomposición orgánica de la materia.

- Influye en nuestra *personalidad y le imprime una característica individual e irrepetible en el modo de ser y de pensar,* en el estado de salud y con los cambios que impone en las emociones la enfermedad.
- Nos confiere la *capacidad de sentir, obrar y conservarnos a nosotros mismos* defendiéndonos del ataque de los factores patógenos externos e internos por medio de una *reacción secundaria llamada enfermedad.*
- Estimula nuestros mecanismos de defensa de forma sistematizada y ordenada, funcionando como un todo.

Cómo se expresa el principio vital en estado de salud

Desde las etapas más tempranas del crecimiento y desarrollo del hombre, se expresa el principio vital desde el interior hacia el exterior; cuando se forman la mórula, la blástula, la gástrula y las tres capas del endodermo, mesodermo y ectodermo. Cuando las dos células progenitoras se unen, ya está presente, y una vez comenzado dicho proceso, adquiere el poder de multiplicarse y diferenciarse en los distintos tejidos, hasta llevar a su perfección las funciones de la vida del adulto gracias al continuo fluir del principio vital.

La salud es un estado de existencia eurítmico y armónico consigo mismo y con la naturaleza, tanto en el plano orgánico como en el psíquico, que trae como resultado el equilibrio entre la mente, la fuerza vital y el cuerpo. Cuando una persona está sana, existe una sensación de bienestar general que lo impulsa a expresar su espíritu en su vida diaria y en su trabajo.

No existen sensaciones desagradables ni alteraciones en el cuerpo y en la mente. No hay percepción interna de algún órgano o región anatómica, y el estado de ánimo es optimista y armónico.

Cómo se expresa el principio vital en estado de enfermedad

La Homeopatía tiene como principio fundamental el reconocimiento de la fuerza vital que le da vida al hombre. La única manera de percibir su desequilibrio es mediante la producción de signos y síntomas, los cuales constituyen el reflejo al exterior del proceso mórbido interno llamado en su conjunto "enfermedad".

En el estado de enfermedad existe una sensación de malestar, las expresiones mentales se hallan alteradas, aparecen signos y síntomas físicos. Todo lo anterior ocurre porque el principio vital se encuentra perturbado, ya sea por agentes hostiles externos o internos. Todas estas fuerzas exteriores o interiores, cuando actúan y enferman al individuo, lo hacen también porque existe una predisposición heredada que hace al organismo susceptible a la acción de los mismos.

Enfermedad y curación en el plano dinámico

Una influencia dinámica es toda acción que se verifica sin la intervención de influencia material o mecánica y que resulta de la acción específica de una energía (agente hostil o remedio homeopático) sobre otra (principio vital), ambas de orden dinámico.

Ejemplos:

El crecimiento y desarrollo de un huevo humano fertilizado en el que no podemos ver la fuerza invisible que lo impulsa a desarrollarse y perfeccionarse hasta llegar a la vida adulta.

El fuerte impacto que ocasiona en todo nuestro ser el efecto de una mala noticia o los trastornos afectivos consecutivos a una pena. No podemos ver nada material que fluya de la boca del informante y que llegue a los oídos de la persona que recibe la noticia. Es tan solamente el efecto dinámico de la mala noticia lo que produjo primeramente una fuerte impresión y, posteriormente, el efecto se expresó en forma de una enfermedad.

Con los ejemplos anteriores podemos afirmar que no hay nada patológico en el interior del organismo que pueda ser percibido con los sentidos físicos y que no se dé a conocer por medio de signos y síntomas.

Para la terapéutica homeopática, la enfermedad es un estado de desequilibrio del hombre como resultado de la interacción entre la susceptibilidad morbosa heredada y los factores patógenos desencadenantes. Si los factores patógenos desencadenantes son de origen dinámico, afectan al principio vital y se manifiestan clínicamente en la totalidad del individuo.

El fundamento de la curación consiste en establecer la relación que existe entre la individualidad morbosa del paciente y la individualidad medicamentosa del remedio, a través del principio de semejanza. Dicha curación debe ocurrir en el mismo plano de sufrimiento, es decir, en el dinámico, para lo cual, la Homeopatía emplea remedios potentizados y experimentados en el hombre sano, que sean semejantes y más fuertes a su padecimiento.

Percepción clínica del principio vital

La percepción clínica del estado del principio vital alterado *solamente se logra mediante una historia clínica en la que vamos a valorar el modo individual de padecer y la capacidad de reacción ante el estímulo dinámico del remedio semejante a la enfermedad.*

El principio vital puede ser estimulado *en forma negativa por la predisposición morbosa heredada*, y, por ejemplo, desarrollar de cálculos renales. Así mismo, *también puede ser estimulado en forma positiva por el remedio homeopático* y tener la capacidad de expulsarlos.

Por lo tanto, el principio vital estará siempre sujeto, por un lado *a la influencia dinámica más fuerte de la predisposición morbosa heredada y, por el otro, a la energía del remedio homeopático.* Podemos concluir diciendo que *el estado clínico del principio vital* valorado mediante la toma del caso *es la única guía, no solamente para prescribir el remedio más semejante,* sino, además, para seleccionar la potencia y la repetición más adecuada al caso en particular.

El principio vital desde la perspectiva de la Ciencia

La materia viva se caracteriza, entre otros atributos, por poseer una inteligencia biológica que implica un alto grado de complejidad y organización que coordina todas sus funciones. Cada acto de nuestra vida es resultado de múltiples pasos que implican desde síntesis de biomoléculas, transferencia de energía, actividad de enzimas, neurotransmisores, hormonas, asimilación y desasimilación de nutrientes y reparación de células dañadas, hasta la eliminación de microorganismos extraños o destoxificación de sustancias nocivas. Dichos procesos obedecen más a una inteligencia que reside en nosotros que a un mero acto mecánico programado por el DNA.

Como contraparte, existen múltiples sistemas de control, como el sistema cardiovascular, nervioso, inmune, endocrino o respiratorio que, además, funcionan con mecanismo autorregulatorio o de *feed back*. A pesar de ser sistemas (siguiendo a von Bertalanffy, pionero de la cibernética), son abiertos y no cerrados, ya que trabajan como un todo, con mecanismos complicados de comunicación que nunca tienen un final del cual ya no pueda derivarse otra función, sino que empiezan otra, si es necesario, como respuesta adaptativa a otras circunstancias. Otro atributo es que, cada sistema, establece interrelaciones con nuestras emociones y pensamientos, influenciándolos en forma positiva o negativa.

La energía general con la que funciona el organismo (bioquímica, electromagnética, metabólica, termogénica, defensiva, etc.) es una expresión de la fuerza vital, y ha sido relacionada desde la antigüedad por culturas médicas antiguas, como la hindú, en sistemas energéticos inteligentes y autorregulados, como los chacras o como la Medicina Tradicional China usando el sistema de canales y colaterales. En la actualidad, todos estos tipos de energía son susceptibles de ser cuantificados, ya que representan el efecto de mantener el funcionamiento del cuerpo. Pueden ser medidos por diversos métodos: la química sanguínea, la glucosa, el ácido úrico, los electrolitos, las pruebas funcionales hepáticas, el electrocardiograma o el electroencefalograma, la temperatura corporal, las inmunoglobulinas o interleucinas, etc.

Otra manifestación de la energía vital del organismo es, sin duda, su capacidad de adaptación. Todos conocemos cómo el ser humano, a través de la historia, ha logrado adaptarse para poder sobrevivir a los más diversos climas y condiciones de vida. Desde los climas más fríos de los países del norte hasta temperaturas que ascienden los 40° C en zonas desérticas. También ha logrado adaptar su cuerpo a un metabolismo desequilibrado: puede sobrevivir cierto tiempo con cantidades mínimas de agua o ingesta de alimentos, a temperaturas de más de 40° C cuando tiene fiebre, o redistribuir el flujo sanguíneo a órganos vitales cuando sufre severas hemorragias.

Adelantos tecnológicos que permiten conocer más la fuerza vital desde el punto de vista científico

A finales del siglo XIX y principios del XX, los adelantos tecnológicos permitieron conocer más acerca de la naturaleza íntima de la materia con los aportes de la Química y de la Física. Dos científicos de la talla de Faraday y Maxwell postularon la teoría de los campos para describir las fuerzas existentes entre las cargas y las corrientes eléctricas: un campo eléctrico es una condición en el espacio alrededor de un cuerpo cargado que producirá una fuerza sobre cualquier otra carga de este espacio. De tal manera que, los cuerpos cargados, como el organismo, crean campos eléctricos con efectos que pueden notar otros cuerpos cargados y, a su vez, pueden ser influenciados por estos.

Lo interesante es que los campos que se producen como resultado de una corriente eléctrica son entidades que se pueden estudiar en forma independiente a los cuerpos materiales que los producen. La radiación electromagnética resultante de los campos eléctricos y magnéticos pueden viajar por el espacio en distintas formas, como ondas lumínicas o de radio, y pueden ser captadas por el receptor adecuado.

Dentro de la Física moderna y la Teoría de la Relatividad, la electrodinámica cuántica se origina por la combinación de dos elementos: el del campo electromagnético y el de los fotones; ambos como manifestaciones peculiares de las ondas electromagnéticas. Por ejemplo: si una placa de metal es estimulada por los rayos solares, los fotones resultantes provienen de los campos electromagnéticos que se forman por los campos vibratorios de los rayos del sol. El resultado final es un *campo cuántico: partículas electromagnéticas cuánticas que rodean a un objeto, como si fueran una nube.*

Todas las partículas subatómicas y sus interacciones corresponden a un campo cuántico distinto. El contraste clásico entre las partículas sólidas y el espacio que las rodea postulado por Demócrito y Newton, queda superado. El campo cuántico en la actualidad es considerado *un medio continuo que está presente en todo el espacio; ya no existen vacíos entre partícula y partícula.* Las concentraciones de energía se mueven en forma constante, van y vienen. Son tantas y el movimiento es tan rápido que pierden su carácter individual y se disuelven en el siguiente campo, manteniéndose un flujo energético constante, en todo momento y en todos los sitios.

Albert Einstein consideraba que la materia está constituida por las regiones del espacio en las que el campo es sumamente intenso. Este concepto nos hace pensar por contraste que, quizá, los tipos de energía sutiles y menos visibles, como la luz solar, están representados por espacios con campos cuánticos de mucho menor intensidad.

Investigaciones de la acción de campos electrodinámicos sobre el organismo

Desde hace muchos años, específicamente desde el siglo XVIII, con las ideas de Antón Mesmer acerca del magnetismo animal y su influencia en la salud, se sabe que el organismo es, en realidad, un gran campo electromagnético, ya que la materia viva tiene, desde luego, cargas eléctricas cuya actividad puede ser medida —como hemos visto antes— mediante un electroencefalograma o un electrocardiograma. Se han dado anécdotas de personas que poseen un mayor campo electromagnético que los demás; atraen objetos metálicos prácticamente como si fueran un imán. Puede ser tan intenso que, al tocar objetos metálicos, saquen, literalmente, chispas.

En la Medicina Tradicional China se han medido los potenciales eléctricos de la piel, y se ha encontrado que, precisamente, en donde se supone que hay un canal y un punto de acupuntura, el potencial es mayor, por lo que la inserción de la aguja puede tener una influencia terapéutica.

También se da el caso de las personas que tienen un umbral bajo a la percepción de tormentas magnéticas. Inclusive hay quien las presiente con anticipación de varias horas o días. Esto se da en personas que viven y trabajan en el campo. Son capaces de afirmar que dentro de cierto tiempo se va a desencadenar una tormenta porque la sienten en los huesos, y rara vez fallan en su pronóstico.

El Dr. Harold Saxton Burr ha realizado estudios sobre los campos electromagnéticos, y desarrolló un electrodo que insertó en el tejido vivo para medir los campos de células aisladas, plantas y seres humanos. Concluye que todo ser vivo posee un campo eléctrico de gran complejidad, el cual se puede medir con exactitud y presenta correlaciones con el crecimiento y desarrollo, con la generación y regeneración, así como la orientación de las partes que componen todo el sistema.

Otro investigador, el Dr. Leonard Ravitz, propone que los campos eléctricos están al servicio de funciones básicas, controlan el crecimiento y la morfogénesis, mantienen y reparan las cosas vivas. Estas corrientes son distintas a los impulsos cerebrales o a las corrientes eléctricas que mueven al corazón. Actúan como una matriz electrónica para mantener la estructura de la forma y función corporal.

El Dr. Eugene Higgins de la Universidad de Yale considera que todas las fuerzas conocidas son solo campos electromagnéticos y electrodinámicos que pueden actuar como postes de señales para dirigir transformaciones químicas, metabólicas o moleculares en forma continua en el organismo. Según este autor, el patrón de organización de cualquier sistema biológico está establecido por un complejo campo electrodinámico que está determinado por sus componentes atómicos fisicoquímicos y que determina la conducta y orientación de sus componentes.

La fotografía Kirlian

Este método fue desarrollado por la pareja de científicos rusos Seymon y Valentina Kirlian. Su hipótesis consintió en la existencia de un campo electrodinámico que circunda a los objetos vivos, y la posibilidad de fotografiarlo. Para lograrlo, se expuso la película al objeto en el centro del campo electromagnético de gran intensidad.

Cuando se logró este objetivo, se dio un gran paso para poder medir una de las manifestaciones de la fuerza vital accesible a los sentidos, mediante una fotografía que demostró un halo lumínico de diversa intensidad y colores alrededor de un ser vivo, ya sea una planta, un animal o un ser humano. El generador de chispas de gran frecuencia de 75,000 a 200,000 por segundo, se conecta al objeto de medición y se crea un campo; de este modo, el objeto estudiado irradia cierto tipo de bioluminiscencia que es captada sobre el papel fotográfico. Podemos concluir que, esta fuerza que anima al cuerpo humano, puede ser considerada como un inmenso campo electromagnético de alta complejidad, y que la frecuencia e intensidad vibratoria constante y homogénea puede determinar un patrón de orden que sería interpretado como salud. Por el contrario, un cambio en la frecuencia o intensidad de este campo electromagnético que determine una disarmonía, puede ser interpretado como enfermedad.

¿Es posible medir la fuerza vital?

Lo que nos queda claro es que la fuerza vital no puede ser medida por sí misma, ya que sería como pretender medir un tipo de energía desconocida que está flotando en el espacio; es querer percibir lo invisible. Se requiere forzosamente de un vehículo para que esta pueda manifestarse en un mundo tridimensional como el nuestro, y este vehículo es, desde luego, el cuerpo humano. El segundo punto, es que pueden medirse únicamente sus manifestaciones a través del fenómeno de la vida, lo cual implica la expresión de diversos tipos de energía para llevar a cabo las múltiples funciones del organismo, en las que participa en forma directa la fuerza vital:

- La temperatura corporal.
- La tensión arterial.
- La actividad bioeléctrica del corazón mediante un electrocardiograma.
- La actividad bioeléctrica del cerebro mediante un electroencefalograma.
- La actividad bioeléctrica del músculo mediante potenciales evocados.
- El metabolismo de la glucosa mediante una determinación de glicemia sanguínea.
- Determinación de las diversas enzimas que implican el metabolismo de células, tejidos y órganos.
- Pruebas funcionales hepáticas.
- Niveles sanguíneos de hormonas.
- La talla y el peso de los niños en la época del crecimiento y desarrollo.

Conclusiones

El tema tan controvertido de la fuerza vital puede esclarecerse cada vez más si lo abordamos, no solamente desde el punto de vista doctrinario o axiomático, como un verdadero dogma, sino que, además, lo enfocamos desde la óptica de la ciencia contemporánea como hemos intentado hacerlo. Si a esta le inquieta tanto la fuerza vital y pretende demostrarla y medirla, esto solamente será posible en forma indirecta a través de los fenómenos en los que está implicada, que son todas las manifestaciones del ser humano viviente, y jamás de manera reduccionista, como una onda electromagnética con parámetros de frecuencia, longitud de onda e intensidad; o una serie de múltiples reacciones físico- químicas. Hay que tomar en cuenta todos los factores que influyen en el fenómeno salud-enfermedad, lo cual incrementa el grado de dificultad de un protocolo científico que tuviera como objetivo demostrar la fuerza vital, debido a sus numerosas variables. Pero lo que nunca debemos olvidar, aun tratándose del rigor científico, es que el hombre es más que la suma de sus partes, y que los médicos tratamos con personas y no con tejidos u órganos.

TEORÍA DE LAS ENFERMEDADES CRÓNICAS O MIASMAS

El punto de vista de Hahnemann

Introducción

El fundador de la Homeopatía observó, en su ejercicio clínico diario, que a pesar de hacer una buena historia clínica con la identificación de los síntomas característicos, aplicar los remedios basándose en la Ley de semejantes y usar correctamente la dosis mínima adecuada, los pacientes mejoraban, pero en forma transitoria, y volvían al estado inicial. Este fenómeno se repetía con frecuencia, y las curaciones eran cada vez más pasajeras.

Desde 1810, año en que apareció la primera edición del *Organon del arte de curar*, y hasta 1828, en que editó el *Tratado de las enfermedades crónicas*, Hahnemann se dedicó a estudiar sus casos y a tratar de encontrar la solución al problema del gran obstáculo que se oponía a la completa curación de sus pacientes. Sus razonamientos lo llevaron a descubrir que, en cada enfermo, existe una predisposición que antecede a cualquier enfermedad y que, en esencia, constituye la verdadera enfermedad o lo digno de curar para atenuar la susceptibilidad a enfermarse. Para este autor, esta predisposición constituyó el verdadero obstáculo a la curación y lo denominó "miasma", palabra que etimológicamente deriva del griego *miainen*, que quiere decir 'manchar'. Dicho significado sirvió a Hahnemann para tener el concepto de mancha. Por consiguiente, esta predisposición a enfermarse es como una mancha o estigma con la que uno nace.

Desde la primera edición del Organon, hace referencia, en el parágrafo n.º 78, a la naturaleza de las enfermedades crónicas: Las verdaderas enfermedades crónicas naturales son las que, abandonadas a sí mismas y no tratadas por medios específicos, son incesantemente progresivas. A pesar de las mejores precauciones de orden moral y de cuidados físicos, atormentan al individuo con sufrimientos siempre crecientes hasta el término de su existencia, provienen de agentes infecciosos crónicos (miasmas) y constituyen las más numerosas y las más grandes plagas de la especie humana, a parte de las engendradas por los tratamientos médicos inadecuados, pues la complexión física más robusta, el régimen de vida más ordenado y la fuerza vital más enérgica, nada pueden hacer para erradicarla.

La naturaleza del miasma está claramente señalada en el parágrafo anterior: se trata de un estado morboso constitucional que por sí solo tiene una dirección y una intención destructiva. La fuerza vital carece del poder por si misma para destruirla; tales características la distinguen de las enfermedades agudas y la señalan como el verdadero obstáculo para restaurar la salud.

El concepto de infección que Hahnemann señala, ha sido mal entendido. La infección o contagio a que se refiere no es en absoluto como el de un germen cuando entra en contacto con un receptor de la membrana celular. La infección es dinámica, y lo que nos quiere decir es que la predisposición morbosa en estado latente solamente espera el o los estímulos desencadenantes para poder manifestarse.

Hahnemann reconoció y dio las características fundamentales a las tres tendencias morbosas: la psora, la psicosis y la syphilis; cada una con una señal externa de su actividad. La sarna o los problemas de la piel para la psora, las secreciones de las mucosas o las verrugas en forma de higo para la psicosis, o el chancro o las úlceras para la syphilis. La palabra psora deriva de raíces griegas y quiere decir sarna. Otras fuentes históricas nos señalan que la palabra tiene raíces hebreas *—psorat—* que significa falla o surco. La palabra psicosis deriva del griego y quiere decir higo, está representada por las neoformaciones de las mucosas pedunculadas o en forma de higo. Finalmente, la palabra syphilis deriva de *syphilo,* personaje del poema de morbo gálico del médico italiano del siglo XIV, Girolamo Fracastoro. Syphilo, a su vez, también viene del griego *sus* (cerdo) *y philen* (amor), aludiendo a la enfermedad que adquirió este personaje por realizar el coito con animales, según la leyenda.

En el parágrafo n.º 202, también señala a la supresión de la expresión externa de la enfermedad como factor desencadenante para el desarrollo interno de la misma: Si el médico influenciado por los conceptos de la escuela ordinaria desaparece localmente y suprime una manifestación derivativa mediante procedimientos externos, en su afán de curar, así, la enfermedad entera, la naturaleza reacciona excitando el mal interno que se despierta, así como los otros síntomas hasta entonces latentes, de hecho agravando la afección interna.

Naturaleza de las enfermedades crónicas

Hahnemann señaló la importancia que tiene la *supresión* de las enfermedades agudas como factor desencadenante del miasma en estado de latencia y la consiguiente agravación de la enfermedad; en el parágrafo n.º 204, señala lo siguiente: Si mediante medios externos se suprimen las manifestaciones localizadas derivadas de la enfermedad principal, entonces tarde o temprano, tras un período silencioso, van a eclosionar diversas manifestaciones mórbidas propias de cada una de estos miasmas. Así nacieron la multitud de afecciones crónicas que han difundido en toda la humanidad una miseria sin nombre que la atormenta desde hace cientos y miles de años. No obstante, ninguna de estas tres afecciones crónicas se habría multiplicado a tal grado si los médicos se hubieran aplicado a curar radicalmente estos tres miasmas con el uso inteligente del remedio homeopático, en lugar de atacarlas con medios supresivos.

La supresión de las enfermedades agudas desvía la dirección natural de la curación, y hace una evolución tórpida de la misma, con daño y deterioro paulatino hacia los órganos vitales; en pocas palabras, hace las enfermedades crónicas e incurables.

Desgraciadamente, esta condición se hereda y se transmite a los descendientes, lo cual la dota de la característica de ser un estado morboso constitucional heredado y heredable. Otra característica de las enfermedades crónicas o miasmas, es que son inmanentes; (no cesan en su expresión y provocan recaídas), y recurrentes (nunca curan espontáneamente).

Etapas evolutivas de las enfermedades crónicas

Las enfermedades crónicas pasan generalmente por cuatro etapas o estadios:

Contagio.
También se denomina período de infección. Es considerado *la transmisión de la predisposición morbosa de los padres al hijo* mediante el intercambio genético en la fecundación.

Incubación.
Es el período de tiempo en que el estado morboso constitucional no se expresa, está silencioso y no hay síntomas aparentes, es considerado un estado prodrómico. El tiempo depende de la intensidad de la carga miasmática y de la interacción con los factores desencadenantes.

Desarrollo.
Es la expresión de la enfermedad con sus signos y síntomas característicos, ya sea de psora, sycosis o syphilis.

Evolución.
Es el rumbo o la dirección que va a tomar la enfermedad: hacia la incurabilidad si no es atendido a tiempo y con los remedios específicos, o hacia la atenuación o expresión menos agresiva y dañina del estado morboso.

El estado morboso constitucional es la base de toda enfermedad

Un punto que es necesario comentar y en el que se puede confundir lo dicho por Hahnemann, es respecto a las manifestaciones externas de los tres miasmas y el estado morboso constitucional. A primera vista, podría parecer que un paciente que se infecta por el *Sarcoptes scabiei* y que desarrolla la enfermedad de la sarna, automáticamente va a desarrollar la psora. El concepto anterior es incorrecto, lo que sucede en realidad es que el individuo portador del estado psórico, debido a su carencia fundamental de la respuesta inmune, permite el desarrollo del ácaro productor de la sarna.

Este mismo razonamiento se puede aplicar para los dos restantes estados morbosos constitucionales. La sycosis predispone al individuo a padecer de secreciones de las mucosas, blenorragia o neoformaciones pedunculadas en forma de higo. La syphilis predispone al individuo a padecer del chancro venéreo, las úlceras o la tendencia destructiva de los tejidos.

La psora como causa fundamental de los miasmas sycosis y syphilis

Hahnemann, en su *Tratado de las enfermedades crónicas*, sostiene que la psora es la enfermedad crónica miasmática más antigua, la más ampliamente propagada, la más molesta y la que más ha atormentado al hombre desde hace miles de años.

La carencia fundamental, la falla constitucional de la especie humana, es la base para que existan los otros dos miasmas. En realidad, prácticamente, todos los padecimientos y síntomas tienen un fondo psórico. Es la psora el asiento de los otros dos miasmas. La psora fue la enfermedad que más conoció Hahnemann (pues la sarna era un padecimiento endémico en su época), de ella se ocupa casi exclusivamente en su doctrina y tratamiento de las enfermedades crónicas, y la menciona frecuentemente en el Organon del arte de curar, atribuyendo los síntomas de los tres miasmas a la psora.

Sin embargo, y de acuerdo a las características de cada miasma, hay que reacomodar la sintomatología (precisamente fue el genial aporte que hizo el Maestro Proceso Sánchez Ortega), sin restar el mérito de Hahnemann al percibir la condición psórica subyacente en la mayoría de los síntomas. Al darle una característica al síntoma y a la disfunción que distingue a cada enfermedad crónica, se hace posible clasificar y reconocer las alteraciones determinantes de cada miasma.

Diversidad de enfermedades con una sola causa

La diversidad de patologías conocidas y clasificadas en la época de Hahnemann, no fue como los médicos creyeron, diferentes en sus causas y manifestaciones, sino que fueron como una especie de hidra de mil cabezas con un solo corazón; es decir, provenientes de una misma causa, aunque con diferentes manifestaciones clínicas. Lo señala en el parágrafo n.º 81 del Organon: El paso desde hace cientos de generaciones de este agente infeccioso a través de millones de organismos humanos, explican en cierta medida la profusión y la variedad de sus expresiones patológicas. La escuela antigua los ha presentado hasta ahora erróneamente como otras tantas enfermedades distintas, designándolas con una multitud de nombres particulares.

ANÁLISIS DE LOS MIASMAS DESDE EL PUNTO DE VISTA DE HAHNEMANN

Para el contagio de cada uno de los tres estados morbosos crónicos, es necesario un período prodrómico asintomático. Hasta después de cierto tiempo, cuando la enfermedad miasmática ha adquirido su desarrollo interno, brota el síntoma local destinado por la naturaleza para mantener en estado latente el mal interno y reducirlo a la inactividad, de manera que no pueda causar un daño grave y poner la vida en peligro. Cuando se suprime el síntoma local de manera reiterada, se pasa del estado de latencia al estado de desarrollo y la enfermedad crónica se manifiesta. Hahnemann describe las características principales de los dos miasmas.

PSORA

Se caracteriza por la inhibición, la carencia o la pobreza en las funciones fundamentales del organismo, y es la base para el desarrollo de los otros dos miasmas. Su síntoma local característico es *la erupción sarnosa.*

SYCOSIS

Se caracteriza por el exceso, el aumento en el sentido del más en las funciones del organismo. Sus síntomas locales clásicos son los flujos aumentados de las mucosas en general o la blenorragia, las verrugas o las neoformaciones pedunculadas en forma de higo y los condilomas.

SYPHILIS

Se caracteriza por la perversión de las funciones o la tendencia a la destrucción de los tejidos del organismo. Sus síntomas locales clásicos son el chancro venéreo, las úlceras, las hemorragias o la tendencia a la malignización.

Estos tres estados morbosos constitucionales se heredan y le confieren al hombre una predisposición morbosa a sufrir enfermedades crónicas en los diversos modos de ser y padecer: hacia la carencia, el exceso o la perversión de la estructura y función del organismo.

Integración del concepto de enfermedad crónica o miasma según Hahnemann

El miasma psora es la nominación genérica de enfermedad, es la falla constitucional de la especie humana, heredada y heredable. Es una enfermedad primitiva o psora primaria, la cual antecede toda manifestación clínica, y con la cual nacen todos los seres humanos. Esta psora primaria engendra una psora latente, que es una condición de predisposición de las tres tendencias morbosas, las cuales están en un estado de latencia.

Cuando interaccionan, los múltiples estímulos desencadenantes con la predisposición del enfermo o se suprimen los signos externos de manera reiterativa, se desarrolla ahora una psora secundaria o manifiesta con todos sus signos y síntomas, que corresponden a todas las enfermedades crónicas con sus respectivos porcentajes de la tendencia psórica, sycósica o syphilítica; es decir, toda enfermedad tiene las tres tendencias, aunque predomine en mayor grado una de ellas. Hahnemann acepta que, debido a las múltiples mezclas raciales y a la gran cantidad de años que lleva de existir la especie humana, no existe ninguna enfermedad con la expresión de un solo miasma, sino que es resultado de la combinación de los tres.

Tratamiento de las enfermedades crónicas

Recomienda el tratamiento de la enfermedad crónica con el remedio antipsórico respectivo cuando se trata de la expresión de un miasma puro o único, lo cual es extremadamente difícil. En la mayoría de los casos en que prevalecen enfermedades con la expresión de los miasmas combinados, *es necesario prescribir sobre los síntomas del miasma predominante.* Una vez removido este, se repite el procedimiento sobre la siguiente capa miasmática que aparezca, hasta lograr —si es posible y dependiendo de la etapa evolutiva de la enfermedad— que quede en forma latente.

Conclusiones

Esta es la visión original del padre de la Homeopatía. Sin embargo, no podemos quedarnos con estos conceptos, ya que el descubrimiento de la teoría de las enfermedades crónicas quedó inconcluso; Hahnemann no completó todos sus descubrimientos debido a su fallecimiento. Por lo tanto, durante muchos años, este principio doctrinario resultó confuso en la mente de los homeópatas posteriores a él; no pudo aplicarse en la clínica diaria en provecho de los pacientes, la teoría quedó en el abandono y podemos pensar que la Homeopatía sufrió un período de oscuridad, hasta que un gran maestro, fundador de la escuela mexicana de homeopatía, el Dr. Proceso Sánchez Ortega, retomando las ideas originales de Hahnemann, logró esclarecer las dudas al reclasificar los síntomas que, en su gran mayoría, se atribuyeron a la psora, en sycosis y syphilis.

Además, lo aplicó a la clínica diaria, en especial al prescribir sobre el miasma predominante, logrando excelentes resultados en la terapéutica de las enfermedades tanto agudas como crónicas. La importancia de la visión actual del concepto miasmático en la Homeopatía hace indispensable enfatizar que el objetivo primordial del médico no debe quedarse solamente en lo doctrinario, únicamente para completar los ocho principios en la historia clínica del paciente, sino, en principio, apoyar lo teórico con investigaciones científicas del papel de la herencia en la génesis de los padecimientos, con recursos tecnológicos que no había en la época de Hahnemann, y además, ver con toda la claridad posible la trascendencia y el papel tan importante que juega la predisposición morbosa.

Hay que tomar en cuenta que, mientras no se trate esta para modificar, atenuar o mantener en estado de latencia la carga hereditaria, poco se hará para intentar una verdadera y profunda curación de la única causa de las enfermedades, que es la interacción de los múltiples factores desencadenantes del medio ambiente y la predisposición genética del ser humano.

LA VISIÓN DE LA ESCUELA MEXICANA ORTODOXA DE HOMEOPATÍA

El maestro Dr. Proceso Sánchez Ortega (1919-2005) fue un fiel seguidor de Hahnemann y es considerado uno de los más grandes homeópatas mexicanos y el fundador de la escuela mexicana ortodoxa de Homeopatía. Dedicó muchos años a estudiar las Enfermedades Crónicas hasta entender los conceptos que el descubridor de la Homeopatía había dejado inconclusos, y los aplicó a la clínica para beneficio de todos. Escribió su célebre libro *Apuntes sobre los Miasmas*, en los que clasifica todos los síntomas en psóricos, sycósicos y syphilíticos con base en su tendencia mórbida, expresión clínica y fisiopatología; además de aportar su gran experiencia en el tratamiento de enfermedades crónicas ahora con la visión de la prescripción del medicamento en base a su predominancia miasmática. Sobra decir que esta obra es de incalculable valor para la Homeopatía, al grado de haber sido traducida a más de doce idiomas.

Concepto de Miasma

El miasma es más que una diátesis o enfermedad crónica. Es un estado morboso constitucional heredado y heredable, producto de la supresión arbitraria y antinatural de las enfermedades agudas, que determina desde el nacimiento del individuo una dirección o tendencia enfermante, un modo anormal de ser, sentir y obrar, tanto en el aspecto orgánico como en el psíquico, lo cual constituye una alteración total de la estructura y la función hacia tres direcciones: el defecto, el exceso y la perversión.

Antes de definir las causas del miasma, es importante señalar que toda enfermedad crónica (a excepción de los padecimientos congénitos) tuvo su origen en una enfermedad aguda que nunca fue resuelta o que se curó parcialmente. El organismo se adaptó fisiopatológicamente a funcionar en este nuevo estado en el que no está bien, pero tampoco se muere. Toda esta condición es heredable, por lo que el círculo vicioso se prolonga más allá del paciente; se transmite esta predisposición a su descendencia.

Causas del estado morboso constitucional

Supresión: es la paliación, inhibición o desaparición de los síntomas del paciente por medio de métodos terapéuticos diferentes a la curación por la Ley de semejantes.

Origen de las supresiones:

En épocas remotas, cuando la vida del hombre era más sencilla y requería de procedimientos terapéuticos menos complicados por la naturaleza de sus enfermedades que en la mayoría de los casos eran agudas y autolimitadas, el principio vital se bastaba a sí mismo para solucionar la mayoría de los padecimientos sin mayores complicaciones y en pocos días.

A medida que los tratamientos se fueron haciendo más complicados debido al aumento de la prevalencia de las enfermedades crónicas y difíciles con el uso de remedios contrarios a los síntomas primarios de la enfermedad, el principio vital fue tomando una dirección equivocada en la resolución de la enfermedad aguda; en vez de presentar una crisis curativa con signos y síntomas exonerativos, como afecciones de la piel y mucosas, el proceso morboso se dirigió al interior y empezó a dañar órganos vitales.

Esta alteración dinámica del principio vital en la dirección de la curación, en vez de dirigirse a la superficie, cambia y daña los órganos vitales, es ocasionada por la supresión de las enfermedades agudas. Con el tiempo, esta desviación en la resolución incompleta de las enfermedades agudas fue predisponiendo al ser humano a enfermarse, constituyendo un estado morboso constitucional que adquiere la capacidad de ser transmitido por la herencia a las siguientes generaciones.

BASES PARA SU CLASIFICACIÓN Y RECONOCIMIENTO

Según uno de los autores más reconocidos en el campo de la anatomía patológica del siglo XIX, el Dr. Rudolf Virchow, solamente pueden concebirse tres formas de alteración de las funciones celulares: *el defecto, el exceso y la perversión. Lo que concierne a la célula, concierne al tejido, órgano, aparato y sistema y a la persona.* De la alteración nutricional de la célula, resulta la alteración de la estructura y la función en tres sentidos o direcciones: a la psora corresponde la característica del defecto, a la sycosis la del exceso, y a la syphilis la de la perversión.

PSORA

Es considerado el estado morboso constitucional heredado y heredable resultado de la supresión arbitraria y antinatural de las enfermedades de la piel. El estado morboso constitucional psórico, en términos generales, está representado clínicamente por una tendencia crónica a padecer enfermedades de la piel. En la época de Hahnemann, una de las enfermedades más frecuentes era la sarna, la cual dejaba señales de su actividad en forma de pústulas sumamente pruriginosas en diversas zonas del cuerpo, dejando cicatrices producto del rascado crónico, el cual era la marca para reconocer que el paciente había padecido la sarna y, por consiguiente, era portador del estado psórico.

Es importante señalar, para evitar confusiones, que debido al estado morboso constitucional, el paciente desarrolló la sarna, y no al revés. La deficiente nutrición y respuesta inmune, además de las condiciones de higiene, permitió la proliferación del parásito.

Metabolismo celular del estado psórico

Desde el punto de vista de la histología y de la bioquímica, se acepta que, si en la célula existe una deficiencia en la capacidad de asimilación y síntesis de metabolitos, habrá una inhibición o defecto en la estructura y la función de ese organismo, lo que determinará una *deficiencia en el desarrollo físico y mental.* Estos aspectos biológicos corroboran que la psora es el desequilibrio del defecto, de la falta y de la alteración en el sentido del menos.

Características del individuo psórico

Es tímido, reservado, apático y se irrita fácilmente. Debido a su poca resistencia, la excitabilidad lo deja agotado rápidamente. Es delicado, lento física y mentalmente; tarda en decidirse a actuar y a lograr lo que quiere. Es predominantemente reflexivo como mecanismo de compensación a su lentitud. Está constantemente ansioso, especialmente por su futuro. Sus movimientos corporales y su digestión son lentos. Se queja de intolerancia al frío por falta de calor vital. No consigue tener paz en su interior, lo cual le daría mayor seguridad. Su memoria es deficiente y su nutrición también.

El niño con tendencia psórica

Será un producto de bajo peso, con talla menor que la mayoría de los recién nacidos. La madre refiere una percepción tardía de los movimientos. Su llanto será de baja intensidad, el reflejo de succión será débil. Hay una tendencia general a enfriarse. Su desarrollo psicomotor será lento en los aspectos de la sedentación, deambulación, salida de los dientes, cierre de las fontanelas, control de esfínteres, aparición de los caracteres sexuales secundarios. Su proceso de osificación es lento con tendencia a la aparición de caries. Su piel es enfermiza con tendencia a las erupciones crónicas con prurito. Tiene poco apetito y dificultades para la nutrición; se cansa con facilidad.

Síntomas mentales predominantes del individuo psórico

Es ansioso, especialmente por lo que le depara la vida. Se siente abandonado, con tendencia a arrepentirse de sus malos actos. Se preocupa de cosas sin importancia. Es condescendiente con los demás porque no desea enemistarse con nadie, le afecta la violencia y la crueldad; no es capaz de enfrentarse a los conflictos o a los retos debido a su gran inseguridad y falta de confianza en sí mismo. Está como embotado y tiene dificultad para comprender y concentrarse; de hecho, los esfuerzos mentales lo agravan. Tiene aversión a los trabajos intelectuales.

El individuo psórico tiene falta de confianza en sí mismo y una sensación constante de minusvalía: siente que vale menos que los demás o que no tiene los atributos que el resto de sus congéneres. Desea la compañía, ya que tiene miedo de estar solo. Es propenso a la reflexión y obstinado, sobre todo con pensamientos deprimentes. Se irrita fácilmente, pero no lo expresa. Muestra tendencia a la introspección, está constantemente pensando en sus procesos interiores, está pendiente de sus funciones y, por esto, puede desarrollar hipocondriasis. Está absorto en sus fantasías y proyectos, pero con falta de iniciativa; no las da a conocer o no las aplica para mejorar su vida diaria. El medicamento homeopático más semejante a la mentalidad del psórico es calcárea carbónica.

Síntomas generales predominantes del individuo psórico

Sus dolores y molestias se agravan en la mañana, con el frío o la humedad. Se cansa fácilmente y siempre busca la oportunidad para sentarse o hacer una pausa en sus actividades. Le cuesta trabajo despertarse y tomar la iniciativa para iniciar un nuevo día. Su piel es pálida, agrietada, fría y sus músculos flácidos. Hipersensibilidad exagerada al frío por falta de calor vital. Tendencia a la febrícula pero de larga duración, tiene poca sed; su apetito está disminuido y se sacia con facilidad. Su sudor es escaso, frío y con olor agrio. Tiene deseos de dulces, harinas y alimentos calientes. Sus menstruaciones son escasas en cantidad y duran pocos días. Disminución de la libido.

Ejemplos de dolores con tendencia psórica

- Sensación de dolorimiento.
- Dolor como si le apretaran.
- Dolor compresivo.
- Dolor confuso.
- Dolor de contusión.
- Dolor continuo de poca intensidad.
- Sensación de entumecimiento.
- Dolor hormigueante.
- Sensación de frialdad.

Ejemplos de enfermedades con tendencia psórica

- Anemia.
- Talla baja y delgadez.
- Desnutrición.
- Constipación intestinal.
- Psoriasis.
- Hipotiroidismo.
- Hipotensión arterial.
- Depresión.
- Hiporexia.
- Disfunción eréctil.
- Osteopenia.

SYCOSIS

Es el estado morboso constitucional heredado y heredable resultado de la supresión arbitraria y antinatural de las neoformaciones pedunculadas y los flujos en las mucosas. El estado morboso constitucional sycósico, en términos generales está representado por una tendencia crónica a padecer flujos de las mucosas y a formar pólipos, verrugas o pequeñas tumoraciones y enfermedades por almacenamiento de materiales metabólicos de diversa índole como tejido adiposo, placas de ateroma, ácido úrico, fosfato de calcio en los cálculos urinarios, etc.

En la época de Hahnemann, un individuo que padecía de catarros frecuentes en las mucosas o que desarrollaba verrugas, pequeñas tumoraciones, cálculos urinarios o vesicales, era identificado como portador de la predisposición sycósica. Debido a este estado morboso constitucional, el individuo desarrolló las verrugas, tumoraciones o enfermedades por atesoramiento de materiales metabólicos. La tendencia al exceso en la síntesis de materiales o de tejido permitió la expresión clínica de las neoformaciones.

Metabolismo celular del estado sycósico

La histología y la bioquímica aceptan que, si en la célula existe un exceso en la capacidad de asimilación y síntesis de metabolitos, habrá una tendencia al exceso en la estructura y la función, lo que determinará una aceleración y una exageración en el desarrollo físico y mental del individuo. La psicosis es el desequilibrio en el sentido del exceso y aceleración; de la alteración en el sentido del más.

Características del individuo sycósico

Es exagerado en todas sus manifestaciones, extrovertido, siempre tiene la intención de destacarse sobre los demás. Debido al alto concepto de sí mismo, se ofende con facilidad, huye de los problemas en vez de enfrentarlos, siempre delega las responsabilidades que le tocan a él en los demás. Alardea de una gran energía que manifiesta en su conducta diaria acelerándose y exagerando en todas sus actividades.

Es profundamente egoísta y muestra una clara tendencia al narcisismo: desea que todos lo adulen y reconozcan sus valores. Es de reflejos rápidos y se sobresalta fácilmente. Tiene lluvia de ideas y es fantasioso, arrogante y mitómano. Caprichoso y voluble. Es muy inestable emocionalmente; tiene tendencia a moverse y cambiar de posición. Existe una tendencia general al crecimiento exagerado, al aumento de tamaño en los tejidos, acumulación de material orgánico y a la aceleración de las funciones.

El niño con tendencia sycósica

Será un producto de mayor talla y peso que el promedio. Su llanto es fuerte, reflejos de Apgar Silverman altos; tiene una tendencia a no soportar el calor. Tiene un apetito exagerado y gana peso con facilidad. La madre tendrá una percepción temprana de los movimientos fetales. Presenta un desarrollo psicomotor precoz en los aspectos de la sedentación, deambulación, salida de los dientes, cierre de las fontanelas, control de esfínteres, aparición de los caracteres sexuales secundarios. Su proceso de osificación es rápido, su piel es grasosa y existe una tendencia marcada a la obesidad. Fácilmente presenta hipersecreción crónica en las mucosas; tendencia a la hipertrofia de amígdalas, adenoides o lipomas. Su sudor es abundante y caliente. El apetito es exagerado. Es un niño brillante, que aprende fácilmente pero que olvida los conocimientos a largo plazo; es demasiado inquieto e inestable.

Síntomas mentales predominantes del individuo sycósico

Es egoísta, ambicioso y muy desconfiado. Se ofende con facilidad porque se cree mucho, narcisista por excelencia. Se adora a sí mismo y piensa que los demás deben adularlo y reconocer sus talentos. Es arrogante, ve como menos a los demás. Tiene un humor sumamente variable y es caprichoso en extremo. Es verborreico, se la pasa hablando de sus hazañas o de todo lo que ha hecho y no permite que los demás tomen la palabra. Mitómano. Es inestable, no termina un proyecto o un ciclo cuando ya está empezando otro. Es cobarde y tiene la tendencia a huir de los problemas en vez de afrontarlos. Dictatorial, le agrada que lo obedezcan y siempre quiere conservar el poder. Es precipitado en pensamientos y acciones.

Síntomas generales predominantes del individuo sycósico

Es muy susceptible a los cambios atmosféricos: de frío a calor o viceversa. Sus malestares se agravan en la tarde, pues a esa hora ya agotó su energía por todo lo que ha hecho precipitadamente. Se despierta con mucha energía y lleno de planes, pero en el transcurso del día, se cansa, aunque se recupera fácilmente con un sueño corto. Su piel es grasosa, rubicunda; sudor abundante y caliente. El calor lo afecta y lo pone colérico. La fiebre es alta, con abundante sudor e inquietud psicomotriz. Sed aumentada de líquidos fríos, apetito exagerado con deseos de estimulantes como el café o el té y alimentos proteicos. Los dolores son intensos y punzantes; tiene un umbral alto al dolor. Sus molestias mejoran con el movimiento debido a su inestabilidad y a sus deseos de moverse. Su libido es alta. En las mujeres, existe la tendencia a las menstruaciones copiosas y duraderas; sus ciclos se adelantan. Hay una tendencia general al crecimiento de los tejidos y al aceleramiento de las funciones.

Ejemplo de dolores con tendencia sycósica

- Dolor agudo e intenso.
- Dolor aguijoneante.
- Dolor errático.
- Sensación de espinas.
- Dolor golpeante.
- Dolor pellizcante.
- Sensación de piquete.
- Sensación de pulsación.
- Dolores irradiantes.
- Sensación de calor en la parte afectada.

Ejemplos de enfermedades con tendencia sycósica

- Obesidad.
- Hipertensión arterial.
- Hipertiroidismo.
- Colon irritable con diarreas abundantes y explosivas.
- Catarros crónicos de las mucosas.
- Cálculos vesicales o urinarios.
- Condiloma acuminado.
- Verrugas.
- Pólipos en las mucosas.
- Adenoides.
- Faringoamigdalitis.
- Cervicovaginitis.
- Tendencia a la formación de tumores benignos.

SYPHILIS

Es el estado morboso constitucional heredado y heredable resultado de la supresión arbitraria y antinatural de las úlceras. Esta tendencia mórbida está representada clínicamente por una tendencia crónica a padecer perversión de las funciones de los órganos (malignidad) o destrucción de los tejidos. En la época de Hahnemann, la sífilis por enfermedades venéreas era un padecimiento frecuente y muy destructivo que dejaba secuelas muy incapacitantes para el paciente. Clínicamente, la señal de su presencia era el chancro en los genitales masculinos o femeninos. Por consiguiente, el enfermo que había padecido sífilis venérea quedaba señalado como portador de este estado morboso, el cual permitía la tendencia a la destrucción en los diversos tejidos: chancro en los genitales, úlceras, necrosis ósea o la aparición del cáncer.

Metabolismo celular del estado syphilítico

Histológica y bioquímicamente se acepta que, cuando existe una disfunción o perversión de la función celular, existe una falla en la replicación del DNA hacia la carencia extrema o hacia la aceleración extrema, lo cual se traduce en una función anormal de la célula. Esto trae como consecuencia el crecimiento anormal del núcleo o una síntesis no controlada de materiales celulares, lo cual conduce al cáncer. La syphilis es el desequilibrio y la alteración en el sentido de la perversión de la estructura y función en el sentido de la perversión o la destrucción.

Características del individuo syphilítico

Es violento, exageradamente agresivo, no da muestras de remordimiento. Es cruel por naturaleza e indiferente a los problemas ajenos. Tiene una tendencia a la alteración degenerativa y la destrucción en su modo de ser y de pensar, consigo mismo —como deseos de suicidio— o con los demás, con deseos de matar a la menor ofensa. Es rencoroso, al extremo de vivir solamente para la venganza sin importar el tiempo que pase, su deseo es matar a la persona que lo ofendió. En el área cognitiva, tiene lagunas mentales, no reconoce a sus familiares cercanos. Es una persona profundamente insatisfecha consigo misma y con los demás, ya que nada le complace. Esta actitud lo lleva a consumir drogas para encontrarle sentido a la vida. Ve su existencia en forma negativa y es profundamente pesimista. Su melancolía lo puede llevar al suicidio. Tiene una marcada tendencia a la esquizofrenia.

El niño con tendencia syphilítica

La madre percibirá movimientos fetales dolorosos y agravados en la noche. Existe amenaza de aborto, el niño nacerá con sufrimiento fetal por circular de cordón a alguna distocia de partes blandas. Puede tener un peso demasiado bajo o demasiado alto. Sus reflejos primarios son anormales, por estar demasiado deprimido debido a la hipoxia; generalmente, es necesario someterlo a reanimación por la dificultad para respirar y llorar. Puede nacer con malformaciones congénitas de la más diversa índole. El parto es distócico: con fórceps o cesárea, no programada, sino de urgencia, por las dificultades para su nacimiento. Controla mal la temperatura caliente o fría. Puede presentar pequeñas ulceraciones en la piel con tendencia al sangrado e intolerancia a la leche materna, con retraso importante en la nutrición, peso y talla.

Síntomas mentales predominantes del individuo syphilítico

Extremadamente violento, rencoroso y vengativo. Deseos de matar o de suicidarse. Angustia extrema agravada en la noche. Es misántropo; aversión a la compañía, con deseos de estar solo. Es un individuo que puede estar indiferente a lo que le rodea, sin la menor señal de sentir afecto por los demás, o bien, el estado contrario: los calumnia, habla mal de ellos, los ofende y los llega a golpear. Manifiesta enojo cuando lo quieren ayudar, se agrava con el consuelo. Es cruel y vengativo buscando causar conscientemente daño a los demás, pero sin mostrar arrepentimiento. Es muy despreciativo. Llega frecuentemente a sentir desesperanza por la vida, lo que lo lleva a autodestruirse. Es melancólico y presenta lagunas mentales, con tendencia a la demencia.

Síntomas generales predominantes del individuo syphilítico

Todas sus molestias se agravan en la noche. Se agrava ya sea por frío o calor extremo; hay una tendencia general a la destrucción de los tejidos. Fiebre extremadamente alta con tendencia a las convulsiones. Sangra con facilidad de los tejidos; presenta úlceras de las mucosas. Postración; está tan agotado que no puede moverse, está prácticamente desvitalizado. Su piel es enfermiza, se agrieta y sangra con facilidad. El sudor es caliente y extremadamente fétido; entre más suda, peor se siente. Tiene deseos de alimentos indigeribles, de drogas, alcohol o estimulantes. Los dolores son terebrantes, transfictivos, royentes o quemantes. Tendencia a la disestesia (percepción anormal de los estímulos nerviosos). Su sexualidad está distorsionada: o bien es exagerada, o tiene tendencias a la homosexualidad, a la zoofilia o a mantener relaciones sadomasoquistas. Sangrado uterino disfuncional, endometriosis, tendencia al aborto.

Ejemplo de dolores con tendencia syphilítica

- Sensación de estar en carne viva.
- Dolor quemante.
- Sensación de aplastamiento.
- Dolor desgarrante.
- Dolor despedazante.
- Dolor espasmódico.
- Dolor horadante o excavante.
- Dolor explosivo.
- Dolor royente.
- Dolor de dislocadura.
- Dolor terebrante.
- Dolor taladrante.

Ejemplos de enfermedades con tendencia syphilítica

- Esquizofrenia.
- Epilepsia.
- Tumores malignos.
- Accidente vascular cerebral.
- Osteomielitis.
- Caries.
- Úlcera péptica.
- Artritis reumatoide.
- Tuberculosis pulmonar cavitaria.
- Infarto miocárdico, cerebral o pulmonar.
- Cirrosis hepática.
- Insuficiencia cardiaca, hepática o renal.

APLICACIÓN DE LA DOCTRINA MIASMÁTICA EN LA CLÍNICA

Su objetivo principal es identificar, en la última capa de síntomas —hoy existencial—, la tendencia mórbida, el estilo o modo de padecer para encontrar el medicamento semejante a dicha tendencia y lograr la curación en forma paulatina y ordenada. Esto se logra cuando a los síntomas característicos del caso se les califica miasmáticamente y se prescribe por el miasma predominante.

No es suficiente prescribir solamente en razón del cuadro sintomático, sino por su tendencia mórbida, lo cual significa tratar al individuo en función de su pronóstico, del modo individual de padecer, de lo que le espera en el futuro si no moderamos o atenuamos sus tendencias morbosas originadas en su información genética, lo cual le confiere una susceptibilidad a enfermarse que se repite en forma constante y da como resultado una estado crónico e incurable. No debemos conformarnos con tratar los estados agudos, sino la raíz del problema, que es la predisposición hereditaria.

Lo primero que hay que hacer es entender el valor real del síntoma (nitidez) y su tendencia miasmática (psora, sycosis y syphilis). Lo segundo, es no olvidar que, en ningún individuo, existe solamente la expresión de una tendencia mórbida. Los síntomas que presenta, generalmente, están mezclados; es decir, se expresan dos tendencias mórbidas. El medicamento se prescribirá en base a los síntomas característicos, nítidos, jerarquizados en orden de importancia y, finalmente, con su seriación miasmática.

El individuo enfermo, a lo largo de toda su vida ha sufrido la supresión de síntomas que constituyen capas, como si fueran las de una cebolla. Se forma, entonces, un sedimento de síntomas que debieron resolverse o expresarse en su momento (por historia natural o por un tratamiento determinado). La última capa de síntomas, la que forma el hoy existencial o motivo de la consulta, es la única que hay que tratar para tener un orden en la intención curativa. Una vez que es curada siguiendo el método de tratar el miasma predominante, podemos esperar, después de un tiempo, que ocurra una rotación miasmática, es decir, que la siguiente capa de síntomas se exprese clínicamente en otra dirección o estilo.

En pocas palabras, el método más adecuado para curar a un enfermo hasta donde sea posible es hacerlo en orden y por capas, tratando la más reciente (su hoy existencial), seriando los síntomas por su tendencia; prescribiendo el medicamento por la predominante y esperar a que se exprese la siguiente, que puede ser otra tendencia mórbida, y así sucesivamente.

Criterios de clasificación miasmática

Resulta claro que no todos los síntomas pueden ser clasificados. Únicamente se clasifican los síntomas característicos (predominantes o notables, extraordinarios, singulares y peculiares), se elige un síndrome mínimo de valor máximo (pocos síntomas pero muy significativos y que representen lo digno de curar), se hacen nítidos (valor real del síntoma), y se jerarquizan (orden de importancia en la toma del caso además de representar lo crítico, grave o limitante del padecimiento).

Los síntomas comunes o que se presentan en forma eventual y que no tienen mayor repercusión en el padecimiento del enfermo, quedan definitivamente eliminados.

Los siguientes puntos deben servir como guía para aplicar lo doctrina miasmática en la Clínica:

1.- Lo que representa la clasificación miasmática del síntoma es *su expresión clínica: el cómo se presenta ante nuestros sentidos: como carencia o deficiencia, como exceso o aceleración, y como perversión o destrucción.* La fisiopatología del síntoma o la interpretación personal del médico puede confundirlo y hacer más difícil la aplicación del método. Por ejemplo: La diabetes mellitus puede clasificarse como trimiasmática: la carencia de insulina representaría la psora; la elevación de los niveles de glicemia representaría la sycosis, y las complicaciones de su evolución —como la neuropatía o el pie diabético— representaría la syphilis. Viéndolo desde este ángulo, resulta complicado. Es más fácil clasificar las molestias principales del diabético en tres tendencias mórbidas, como se presenta en la clínica. En el sentido del menos, del más o de la perversión o destrucción.

2.- La psora se simboliza con el número 1 y el color azul. La sycosis se simboliza con el número 2 y el color amarillo. La syphilis se simboliza con el número 3 y el color rojo.

3.- Siempre existirá un síntoma principal y uno secundario o modalidad, *pudiendo existir una clasificación distinta por la cualidad de los mismos.* Ejemplos: los dolores quemantes (3) síntoma principal se agravan en la mañana, síntoma secundario o modalidad (1). La cefalalgia punzante, síntoma principal (2); se agrava en la noche, síntoma secundario (3).

4.- Para fines prácticos y con respecto al conteo final de los síntomas, *se toma más en cuenta el síntoma principal* y, en segundo término, el síntoma secundario o modalidad.

5.- Tratar de evitar clasificar el síntoma por su fisiopatología. Es más práctico hacerlo por su expresión clínica como hemos señalado anteriormente. Por ejemplo: en un absceso, *el signo principal es un aumento de volumen (sycosis)*, y si drena espontáneamente pus hemorrágico, o el dolor quemante se agrava en la noche, es una modalidad (syphilis).

6.- La prescripción del medicamento se hará en base a la predominancia miasmática de los síntomas, es decir, al mayor número de síntomas clasificados del miasma dominante.

Ejemplo:

1.- Pena silenciosa no demostrativa (1)
2.- Humor o modo de ser alternante (2)
3.- Llanto involuntario al relatar su síntomas (2)
4.- Se agrava por el consuelo (3)
5.- Sangrado fácil de las mucosas (3)
6.- Rinorrea abundante, espesa y verdosa (2)
7.- Dolores articulares pulsátiles mejorados por el movimiento (2)
8.- Espasmos faríngeos mejorados al deglutir sólidos (3)
9.- Cansancio fácil (1)
10.- Se enoja con facilidad, grita y ofende a los demás (2)

Síntomas psóricos: 2
Síntomas sycósicos: 5
Síntomas syphilíticos: 2

El miasma predominante en este caso fue el 2. Por semejanza, corresponde a *Ignatia amara*. Puede darse el caso de que haya un empate en la seriación miasmática de los síntomas. Aquí el médico tiene que usar su criterio y considerar cuál de los síntomas es más importante para la vida y la función del paciente, y elegir el más crítico y trascendental.

CONCEPTOS DE LA MEDICINA CONTEMPORÁNEA QUE APOYAN LA TEORÍA DE LAS ENFERMEDADES CRÓNICAS O MIASMAS

En los textos contemporáneos de Medicina Interna y Genética, existen explicaciones bastante claras de los mecanismos bioquímicos y biológicos que determinan la participación de la genética en la expresión de las enfermedades en el sentido de la hipofunción (psora), de la hiperfunción (sycosis) y de la disfunción (syphilis), los cuales corroboran la teoría de las enfermedades crónicas propuesta por la Homeopatía.

PAPEL DE LA GENÉTICA EN LA EXPRESIÓN DE LAS ENFERMEDADES

Prácticamente, todo trastorno médico posee un componente genético. El trasfondo genético influye en forma considerable en muchas enfermedades frecuentes, como la hipertensión arterial, las cardiopatías, la obesidad, el asma, la diabetes mellitus, el cáncer, entre otras, como ha podido comprobarse a partir de los antecedentes familiares. En estas enfermedades poligénicas y multifactoriales, participan muchos factores ambientales y una gran variedad de genes que incrementan el riesgo de que surja alguna enfermedad.

Por ejemplo, el cáncer tiene una base genética, ya que es consecuencia de mutaciones somáticas adquiridas en los genes, que controlan la proliferación celular y su diferenciación. Los últimos adelantos científicos en las técnicas diagnósticas basadas en el DNA han sobrepasado el campo de la genética para abarcar la mayoría de las especialidades médicas contemporáneas.

En la práctica clínica los antecedentes familiares siguen siendo un elemento esencial que nos auxilia para identificar la posibilidad de un componente hereditario en la gran mayoría de las enfermedades. Resulta de gran utilidad hacer el árbol genealógico detallado de los parientes de primer grado: padres, hermanos y abuelos, ya que estos comparten casi el 50 % de los genes con el enfermo.

La información genética del DNA se transmite a las células hijas de dos maneras: por mitosis, en el caso de las células somáticas, y por meiosis, en el caso de las células germinales (espermatozoides y óvulos). La síntesis de DNA exige una estricta fidelidad con el objeto de no transmitir errores en la función o reparación de los ácidos nucleicos. Está claro que, si ocurren fallas en este nivel, las consecuencias serán la expresión de las enfermedades congénitas.

Los mecanismos que regulan la expresión genética tienen una delicada misión, ya que su transcripción está controlada por factores que se unen a las secuencias de DNA contenidas en las regiones reguladoras de los genes. Cada gen está sujeto a un control diferente, de tal manera que, en algunas enfermedades, lo que ocurre es un defecto en los factores de transcripción. También se ha visto la importante participación de las mutaciones genéticas en la expresión de las enfermedades. Algunas mutaciones son muy graves, mientras que otras son menos dañinas.

Las mutaciones pueden tener lugar en distintas etapas: pueden ocurrir durante el desarrollo embrionario o afectar los tejidos somáticos. Las mutaciones somáticas que no afectan a la supervivencia celular se detectan por sus defectos fenotípicos variables en los tejidos. Otras mutaciones se asocian con la aparición de tumores ya que favorecen el crecimiento celular. Cuando la variación de la secuencia del DNA ocurre en una región codificadora y altera un aminoácido, se denomina mutación en sentido erróneo, de tal manera que, los cambios de aminoácidos en distintas regiones de la proteína, determinan fenotipos diferentes.

Otro tipo de mutaciones ocurre por defectos en la reparación del DNA, los cuales aumentan en la medida en que se dividen las células somáticas y son más frecuentes en los órganos en los cuales existe un mayor recambio celular. En términos generales, las mutaciones se pueden clasificar, según su función, en dos grupos: mutaciones con ganancia de la función (de carácter dominante) y mutaciones con pérdida de la función (de carácter recesivo).

Además de las mutaciones, existen otras causas de enfermedades, como los trastornos cromosómicos, y están provocados por aberraciones numéricas o estructurales de los cromosomas. Por ejemplo: un número anormal de cromosomas puede provocar un aborto, trastornos del desarrollo o malformaciones congénitas, como la espina bífida o el labio y paladar hendido.

Dentro de los conocimientos científicos contemporáneos que apoyan la teoría de las Enfermedades Crónicas de la Homeopatía, los trastornos autosómicos dominantes juegan un papel muy importante, ya que basta con la mutación de un solo alelo para provocar este tipo de enfermedades.

En estos trastornos resultan afectadas generaciones sucesivas y la enfermedad no aparece en la descendencia de las personas sanas. Los varones y las mujeres se afectan con la misma frecuencia, debido a que el gen portador del defecto reside en uno de los 22 genes somáticos. Las mutaciones autosómicas dominantes alteran uno de los dos alelos de un locus determinado. Los alelos se segregan al azar durante la meiosis, por lo que las probabilidades de que un hijo resulte afectado son de un 50 %. Los hijos con un genotipo normal no transmiten la enfermedad. Las manifestaciones clínicas de los trastornos autosómicos dominantes varían debido a las diferencias de expresividad o penetrancia.

En cuanto a los trastornos autosómicos recesivos, una gran parte de los alelos mutados induce una pérdida de función total o parcial. Frecuentemente afectan las enzimas de las vías metabólicas como la xantin-oxidasa, que determina la expresión de la gota o a receptores celulares. Las enfermedades autosómicas recesivas son menos frecuentes y se dan en casos de consanguineidad de los padres.

La expresión de muchas enfermedades comunes, como las cardiovasculares, la diabetes, hipertensión, los trastornos psiquiátricos y algunas formas de cáncer, viene determinada por los antecedentes genéticos, los factores ambientales y el modo de vida. Una enfermedad se considera poligénica cuando existen varios genes que contribuyen al fenotipo, o multifactorial si los genes interaccionan con los factores ambientales.

Como podemos observar, la inmensa capacidad intelectual de Hahnemann le permitió adelantarse a la medicina de su época e intuir, en base a la observación, deducción e inducción, lo que ahora se ha demostrado con relación a los adelantos tecnológicos y científicos de nuestro siglo XXI y, en especial, con la genética con la cual podemos fundamentar algunos de los conceptos de la Teoría de las Enfermedades Crónicas o Miasmas.

HIPOFUNCIÓN

Se habla de hipofunción en todas las situaciones o circunstancias en que una función se halla disminuida; el concepto es el de una alteración funcional en el sentido del defecto. Obedece a diversas causas: morfológicas, bioquímicas y genéticas.

Mecanismos y causas de hipofunción

Entre las causas más importantes de disminución de la actividad funcional de una célula, están las de carácter morfológico. Esta circunstancia determina cambios en su tamaño, en su número y en su función. La respuesta se produce frente a estímulos fisiológicos, como la pérdida de la estimulación endocrina sobre algunos órganos o tejidos, como en el climaterio, o patológicos, como la pérdida de masa muscular tras la interrupción de la inervación neurológica. Las respuestas de adaptación se traducen en disminución del número y tamaño celular y, como resultado de esto, en disminución de la masa tisular.

Otras veces, el defecto celular es consecuencia de errores innatos o congénitos del metabolismo, en los que la causa es un gen mutante que altera la estructura del DNA, produciendo un trastorno en la estructura y función proteicas, lo cual se traduce en una alteración de la función celular.

La integración de todas las funciones es posible gracias a la acción del sistema nervioso (señales electroquímicas) y endocrino (hormonas); la ausencia de estas determina la disminución de los estímulos necesarios para una respuesta adecuada, lo cual produce una hipofunción.

Cambios estructurales

Los cambios en las estructuras celulares pueden originar alteraciones funcionales en sentido deficitario. Los mecanismos de disminución de la capacidad funcional de una célula, tejido u órgano consisten en la reducción de su tamaño (hipotrofia), en su desarrollo incompleto (hipoplasia) o en su desarrollo defectuoso (aplasia).

Hipotrofia

Es la reducción adquirida en el tamaño de una célula, un tejido, un órgano o una región del cuerpo, que puede ser fisiológica o patológica. La falta de nutrición es una causa de hipotrofia y puede ubicarse en varios niveles: déficit de oxígeno, déficit de neurotransmisores, déficit de hormonas o déficit de nutrientes. La hipotrofia, cuando no es tratada, puede llegar al extremo de la atrofia y esta puede ser consecutiva a una disminución de la demanda funcional (por desuso), como la atrofia muscular posterior a la inmovilización por fractura ósea, por alteración en la transmisión o recepción de señales de origen nervioso o endocrino, de modo que los músculos afectados reducen su tamaño.

La disminución de la secreción de factores hipotalámicos deja sin estímulo a la hipófisis, la cual cesa la producción de ACTH; esto provoca que las glándulas suprarrenales no sean capaces de sintetizar glucocorticoides y el resto de las hormonas. Las hipotrofias se clasifican en fisiológicas y patológicas.

La atrofia fisiológica obedece a mecanismos de involución que se desarrollan a lo largo de la vida, como en el envejecimiento. La atrofia patológica se debe a mecanismos etiopatogénicos no muy bien conocidos; puede tener una presentación generalizada o localizada. La generalizada se produce en situaciones de desnutrición, en enfermedades por consumo, como las neoplasias, por hemorragias, por mala absorción, por hipertermia maligna, etc. La localizada es más frecuente y puede afectar aisladamente a casi todos los órganos y sistemas. Sus causas son múltiples, pero las más importantes son: las neurogénicas, vasculares, tóxicas, degenerativas, iatrogénicas e idiopáticas.

Hipoplasia

Consiste en el desarrollo incompleto de un órgano o tejido. Habitualmente se asocia a la disminución de elementos celulares y de su capacidad funcional. En general, obedece a causas congénitas relacionadas con factores que interfieren en el desarrollo normal durante el proceso embrionario. Por ejemplo: hipoplasia del pulmón, del riñón, o de algún órgano endocrino.

Aplasia

Consiste en el desarrollo o la producción defectuosa de un tejido u órgano. Existe pérdida de la capacidad funcional debido a la ausencia de un órgano o tejido, como respuesta a una agresión de etiología diversa. Existen aplasias como respuesta a una agresión durante el desarrollo uterino que originan alteraciones orgánicas (como la cardiopatía congénita). Otras se producen a consecuencia del estímulo de agentes patógenos en una edad más avanzada que generan una alteración morfológica primaria y la consiguiente disminución funcional (como la aplasia mamaria consecutiva a hipogonadismo o tras el climaterio en la mujer); o la aplasia de la médula ósea producida por fármacos, radiaciones o mecanismos de autoinmunidad.

Cambios funcionales

Otra posibilidad consiste en el fracaso de la función celular a consecuencia de una alteración en la función de los procesos celulares. Se altera alguno o algunos de los pasos sucesivos que ha de desarrollar cada célula para cumplir sus múltiples funciones.

Las alteraciones de la función celular de causa congénitas corresponden a tres tipos:

a) Las determinadas genéticamente
b) Las determinadas por factores ambientales
c) La combinación de ambas

Las de origen genético tienen su origen en errores genotípicos: aberraciones cromosómicas, mutaciones en el genoma con afectación de un gen o afectación poligénica de origen multifactorial. Las determinadas por factores ambientales se consideran como adquiridas en el momento en que el individuo interacciona con múltiples factores del medio ambiente.

La mayor parte de las enfermedades crónicas conocidas son resultado de una combinación de alteraciones genéticas y la interacción del hombre con su medio ambiente, en el que existen múltiples factores desencadenantes.

Disminución de estímulos celulares

La acción del sistema neuroendocrino consiste en la formación y transmisión de impulsos o estímulos que generan diversas respuestas a distancia. En el sistema nervioso, estos impulsos son *señales electroquímicas,* y en el sistema endocrino la acción es a través de mensajeros químicos (hormonas). La disminución en la generación de estímulos, trastornos en su transmisión, o la incapacidad para su captación por parte de las células efectoras, se traducen en una disminución de la capacidad funcional.

Existen múltiples ejemplos de enfermedades por disminución de estímulos celulares, pero dentro de las más frecuentes están *las inmunodeficiencias.* Son consecuencia de la falta de desarrollo de algún tipo de célula u órgano linfoide. Algunos ejemplos de factores estimulantes de colonias o crecimiento celular que pueden estar disminuidas y ocasionar diversas enfermedades son: eritropoyetina, factor estimulante de colonias granulocíticas, factor estimulante de colonias macrofágicas, interleucinas de la 1 a la 6, interferon gamma, y factor de necrosis tumoral.

HIPERFUNCIÓN

Se refiere al aumento de la función o las funciones propias de las células, de los tejidos, de los órganos o, incluso, de los aparatos y sistemas, provocado por un mecanismo fisiológico o patológico. La hiperfunción puede afectar a cada tejido, que puede relacionarse con una o más funciones, y la que afecta a cada función en la que puede estar involucrado uno o más tejidos.

En el proceso de la enfermedad, se deben tener en cuenta cuatro aspectos: su causa (etiología), sus mecanismos de producción (patogenia), las alteraciones estructurales inducidas (cambios morfológicos) y las consecuencias funcionales de tales cambios (fisiopatología), así como su correspondiente expresión clínica. Una hiperfunción no es más que una forma particular de expresión de la fisiopatología de las enfermedades.

La naturaleza de los cambios morfológicos y su distribución en diferentes tejidos u órganos tiene mucha influencia en la alteración de la función normal, determinando los signos y síntomas, su evolución, pronóstico y su estrategia terapéutica.

Bases moleculares

El sustrato de una hiperfunción suele ser un cambio en el crecimiento y/o en el desarrollo celular, los mecanismos moleculares que controlan tal desarrollo y crecimiento de la célula se alteran por distintas causas, y ello produce un trastorno en la función. La proliferación celular es estimulada por la lesión o la muerte celular. Una serie de factores químicos estimulan o inhiben la proliferación: un exceso de estimuladores o un defecto de inhibidores genera un crecimiento neto.

En el ciclo celular, las células pueden encontrarse en división o ser estables y no dividirse. En el adulto, el tamaño de una población celular está determinado por tres índices: el de proliferación celular, el de diferenciación y el de muerte celular o apoptosis.

Fenómenos moleculares en el crecimiento celular

Los elementos químicos que pueden afectar el crecimiento son los factores del crecimiento que se hallan presentes en el suero o son producidos por las células: los que sin estimular la síntesis de DNA predisponen a la célula a hacerlo (factores de competencia) y los que estimulan la síntesis de DNA en las células competentes (factores de progresión). La mayoría de los factores de crecimiento tienen receptores de la membrana plasmática, y una minoría son intracelulares.

Factores de crecimiento

Algunos de los factores de crecimiento actúan en diversas células, mientras que otros conservan cierta especificidad celular. Algunos ejemplos de factores de crecimiento son: factor de crecimiento epidérmico, factor de crecimiento derivado de las plaquetas, factor de crecimiento fibroblástico, citosina.

Bases estructurales

Las células disponen de la capacidad de adaptarse a su función, lo que implica una respuesta a estímulos de origen hormonal o producido por sustancias químicas endógenas. Si la adaptación tiene un origen patológico, las células sobreviven por su capacidad de resistencia a ambientes hostiles.

Las lesiones morfológicas que sustentan esta hiperfunción adaptativa son la *hiperplasia* y la hipertrofia.

Hiperplasia

Constituye un aumento en el número de células de un tejido o de un órgano que, de esta forma, aumenta su volumen y su función.

Hiperplasia fisiológica

Su origen suele ser una estimulación hormonal o una compensación por pérdida de tejido funcionante. Ejemplos: la hiperplasia fisiológica de la glándula mamaria durante el embarazo a expensas de una estimulación hormonal, y la hiperplasia compensadora de tejido hepático tras una hepatectomía parcial.

Hiperplasia patológica

Se debe a una estimulación hormonal excesiva o a los efectos de factores de crecimiento sobre las células diana. Ejemplos: hiperplasia endometrial potenciada por hormonas hipofisarias y ováricas. Un incremento de las hormonas (estrógenos) provoca la hiperplasia glandular. Si existe una predisposición, puede desarrollarse una proliferación autónoma o neoplásica; en otras ocasiones, los responsables de la hiperplasia patológica son los factores de crecimiento a consecuencia de una lesión tisular o celular previa.

Hipertrofia

Consiste en el tamaño de las células con el consiguiente incremento del tamaño del órgano; el tejido no desarrolla nuevas células, sino que aumenta el tamaño de las ya existentes, lo que provoca una hiperfunción; el aumento de tamaño se debe a un incremento en la síntesis de componentes estructurales. La hipertrofia puede ser fisiológica o patológica. Su origen obedece a un aumento de la demanda o a una estimulación hormonal específica. Ejemplo de hipertrofia fisiológica: el aumento del tamaño del útero durante el embarazo. Ejemplo de hipertrofia patológica: el aumento del tamaño del músculo miocárdico por infecciones virales que ocasionan una miocardiopatía. A pesar de los cambios hipertróficos y de función, en ocasiones, el tejido o el órgano llegan al límite de sus posibilidades.

En este momento comienza un proceso degenerativo en el que están implicados una limitación en el aporte vascular del tejido hipertrófico, una disminución de la capacidad oxidativa de las mitocondrias y alteraciones en la síntesis proteica o en el citoesqueleto, transformándose en un proceso degenerativo.

Aspectos clínicos

Situaciones cuya expresividad clínica se caracteriza por un aumento en el tejido, órgano o sistema:

1.- Hiperfunción debido a un mayor estímulo sobre el tejido u órgano (hipertiroidismo).
2.- Hiperfunción por aumento intrínseco de la función celular o del órgano o por una desregulación autónoma de la propia función (hiperfunción esplénica, hiperfunción hematopoyética, hiperfunción por tumores hiperfuncionantes de distinta localización orgánica).
3.- Hiperfunción de la célula o del sistema como expresión de una respuesta exagerada aun cuando el estímulo sea normal. Existe una predisposición a tal respuesta patológica, bien sea intrínseca del sujeto o condicionada por el medio ambiente (reacciones de hipersensibilidad como expresión de una hiperrespuesta del sistema inmunitario).

Ejemplos del mecanismo de hiperfunción en diversos sistemas orgánicos:

Eje hipotálamo-hipófisis:

Hormona de crecimiento: el exceso de hormona de crecimiento es responsable del gigantismo y de la acromegalia.
Prolactina: la hipersecreción de prolactina produce galactorrea, amenorrea y disfunción eréctil en el varón.
Hormona antidiurética: la hipersecreción produce un incremento de la reabsorción tubular de agua con la consiguiente hipoosmolaridad e hiperhidratación celular (hiponatremia) y sintomatología en SNC.

Glándula suprarrenal: la hiperfunción suprarrenal con hipersecreción de glucocorticoides, provoca un síndrome de Cushing. La hipersecreción de aldosterona produce hipertensión arterial por retención de sodio y agua junto con la eliminación de potasio.

Andrógenos: la hiperfunción androgénica produce, en la mujer, una virilización; en la niña, una masculinización de los caracteres sexuales secundarios.

Sistema inmunitario:

Se producen reacciones de hipersensibilidad frente a antígenos extraños de distinta naturaleza:

Reacciones anafilácticas tipo I: atopias con manifestaciones cutáneas (alergias a alimentos o a medicamentos), choque anafiláctico.

Reacciones citotóxicas-citolíticas tipo II: la reacción antígeno-anticuerpo provoca la activación del complemento y la destrucción celular (citopenias hematológicas).

Reacciones por inmunocomplejos tipo III: la lesión está causada por el depósito de inmunocomplejos en distintos sitios (la enfermedad del suero, la alveolitis por hipersensibilidad, las glomerulonefritis y las vasculitis).

Reacción celular o tardía tipo IV: reacción inmunológica de tipo celular (dermatitis de contacto, la formación de granulomas específicos, como el tuberculoso).

Sistema hemático: se produce un incremento en la producción de hematíes, leucocitos y plaquetas (policitemia, síndromes mieloproliferativos, síndromes linfoproliferativos, hiperconsumo de factores de coagulación).

DISFUNCIÓN

En términos generales, la disfunción puede entenderse como una alteración en el número de células (por defecto o exceso), modificación de la función de los elementos que constituyen un determinado tejido y alteración de las relaciones de la célula con el tejido extracelular. Por tal motivo, la enfermedad en el sentido de la disfunción se expresa como la respuesta tisular a la conjunción de determinados agentes exógenos (físicos, químicos o biológicos) o endógenos (información genética contenida) y desarrollada en una célula junto a señales anormales en el sentido molecular, derivadas de otras células.

La interacción entre estos factores y las células determinan varias formas de respuestas celulares que pueden llegar hasta la lesión en la cual subyace un proceso de degeneración como un proceso regresivo en el que se produce un deterioro celular junto con cambios bioquímicos y morfológicos característicos. La degeneración celular puede evolucionar hacia la normalidad si la causa que la provoca es eliminada, o llegar a la muerte si la agresión persiste. Existen dos modalidades: la degeneración hidrópica y la degeneración por acumulación de sustancias extrañas. A su vez, la necrosis es causada por cambios morfológicos que sufren las células como consecuencia de una lesión grave causada por isquemia, alteraciones bioquímicas o metabólicas graves. Finalmente, podemos concluir que la disfunción es la expresión somática o psíquica de una predisposición heredada a padecer enfermedades malignas.

MECANISMOS DE PRODUCCIÓN DEL CÁNCER

El cáncer aparece como consecuencia de una serie de alteraciones somáticas del DNA que terminan en una desmedida proliferación celular. Las neoplasias tienen origen monoclonal, lo cual denota que surgieron de una célula precursora única en la que hubo una o varias mutaciones en los genes que controlan su proliferación o su diferenciación. Estas mutaciones somáticas se circunscriben al tumor y sus metástasis, y no se detectan en el tejido normal vecino. Las alteraciones moleculares comprenden mutaciones dominantes de ganancia de función en los oncogenes, otras son de tipo recesivo con pérdida de la función en los genes oncosupresores y en los que reparan el DNA.

En muchos síndromes neoplásicos se sabe que existe una predisposición hereditaria a la formación de tumores. En tales casos, la mutación de la línea germinativa se hereda por un mecanismo dominante autosómico. Las alteraciones comprenden cambios en la secuencia del ácido nucleico (mutaciones), estas son resultado de errores aleatorios en la réplica de los genes, la exposición a sustancias carcinogénicas (como la radiación) o deficiencias enzimáticas en los procesos de reparación del DNA. La mayoría de los casos de cáncer suceden de forma espontánea, sin embargo, en algunas familias que son portadoras de una mutación en la línea germinativa en un gen cancerígeno se pueden percibir casos múltiples en un mismo grupo familiar.

Casi todos los cánceres nacen de una sola célula y este origen clonal es un signo que permite hacer la diferenciación entre las neoplasias y las hiperplasias. Para que exista el cáncer son necesarios muchos fenómenos de mutación para que un fenotipo normal evolucione y se transforme en un proceso maligno. El epitelio normal puede evolucionar a la fase de adenoma y, posteriormente, de carcinoma.

Muchas enfermedades se producen porque las células especializadas fracasan en el desempeño de las tareas que tienen asignadas. En esta enfermedad, la célula no solamente falla para mantener la función especializada de su tejido de origen, sino que, además, agrede a las de su especie. La célula cancerosa compite para sobrevivir utilizando la capacidad de mutación y la selección natural para buscar ventaja sobre las células normales, a las cuales de alguna manera las llega a esclavizar. Las células malignas nacen, crecen, se reproducen, pero no mueren. Los mecanismos del cáncer rayan el disco del ciclo celular. Cuando las células tendrían que dejar de dividirse, no lo hacen, y cuando han cumplido su cometido, no se mueren. Cuando una célula necesita dividirse, existen diversas situaciones que requieren que una célula se divida, por ejemplo, para reparar un daño en un tejido.

En lo que respecta al ciclo celular, normalmente las células están en reposo en G0. El primer paso es duplicar el material genético que contiene la información de cómo va a ser la célula como respuesta a un estímulo. Al finalizar el período G2, comienza la división celular propiamente dicha (mitosis). En este momento, una proteína especializada funciona como un freno para que la célula no vuelva a dividirse, ya que, al terminar la mitosis, se debería regresar al período G0.

El crecimiento descontrolado es una de las características del cáncer, ya que si la proteína no funciona, las células continúan dividiéndose sin dirección. Normalmente, cuando el ciclo de una célula termina, se desencadenan una serie de mecanismos para acabar con ella, como el suicidio programado o apoptosis. Sin embargo, las células malignas escapan a los mecanismos de la apoptosis. Las células cancerosas invaden otros tejidos a través de los vasos sanguíneos y del sistema linfático. Finalmente, el cáncer puede afectar prácticamente a cualquier clase de células. Dependiendo del tipo de tejido del cual surgen, se les conoce con un determinado nombre: carcinoma, sarcoma, linfoma, leucemia, entre otros.

CÉLULAS NORMALES Y CÉLULAS CANCEROSAS

La célula es el elemento más simple, dotado de vida propia, que forma los tejidos organizados. Está compuesta por una masa rodeada de protoplasma que contiene un núcleo. Una pared celular rodea la célula y la separa de su ambiente. Dentro del núcleo, está el ADN, que contiene la información que programa la vida celular. La célula se divide y, al hacerlo, sus estructuras se dividen también en otras exactamente iguales a las anteriores, con los mismos componentes y funciones que la originaria. Las células normales crecen a un ritmo limitado y permanecen dentro de sus zonas correspondientes. Las células musculares se forman y crecen en los músculos y no en los huesos; las de los riñones no crecen en los pulmones, etc.

Estas funciones y este ritmo de crecimiento vienen determinados por el ADN. Algunas células tienen menos tiempo de vida que otras, como por ejemplo, las células del intestino, que tienen un período de vida de dos semanas, mientras que los hematíes viven durante tres meses. Otras células van a vivir el tiempo que viva la persona y solamente se dividen para sustituirse a sí mismas, como en el caso de los osteocitos cuando hay que reparar una fractura. La vida de cada grupo de células es distinta y funcionará según se lo dicte su ADN, que es distinto para cada tipo de célula. Cada célula está bien diferenciada.

La célula normal pasa a convertirse en una célula cancerosa debido a un cambio o mutación en el ADN. A veces esas células, cuya carga genética ha cambiado, mueren o son eliminadas en los ganglios linfáticos. Pero, otras veces, siguen con vida y se reproducen. Las células cancerosas tienen un aspecto diferente, bien porque su forma ha cambiado o porque contengan núcleos más grandes o más pequeños. Estas células son incapaces de realizar las funciones que corresponden a las células pertenecientes a ese tejido. Generalmente, se multiplican muy rápidamente porque les falta un mecanismo de control de crecimiento. Tienden a emigrar a otros lugares, a través de la sangre o de la linfa. Las células que se encargan de la defensa del organismo suelen destruirlas, pero si sobreviven pueden producir un nuevo crecimiento en un lugar diferente (metástasis) y dañar otros órganos.

LA DISFUNCIÓN Y EL CONCEPTO DE SYPHILIS HAHNEMANNIANO

Si nos detenemos a reflexionar un poco, podemos observar que, dentro de la patogenia del cáncer, se expresan las tres predisposiciones morbosas: la carencia en el sentido de la disminución de las proteínas que frena el crecimiento celular, el exceso en la mayor proliferación celular y la destrucción, en un mayor grado, cuando la célula maligna crece a expensas de los nutrientes de las células sanas, o termina con las reservas de biomoléculas del organismo enfermo, llevándolo a una desnutrición severa y a la muerte.

El cáncer no es el único ejemplo de disfunción: la mayoría de los procesos bioquímicos y metabólicos que terminan en la destrucción de un tejido, como las úlceras, las discrasias sanguíneas, la esquizofrenia o la epilepsia, nos señalan con claridad, una predisposición heredada en el sentido de la teoría de las enfermedades crónicas propuesta por Hahnemann.

BIBLIOGRAFÍA

ANCAROLA, Ricardo, *Curso de homeopatía,* España, Miraguano ediciones, 1989.

ANCAROLA, Ricardo, *Fundamentos de teoría homeopática*, España, Miraguano ediciones, 1995.

AGUILAR VELÁZQUEZ, Gustavo, *La fuerza vital, un análisis de la ciencia moderna*, México, conferencia, simposio Homeopatía, Escuela nacional de medicina y homeopatía, 2004.

BERNBECK, Stefan, *Homeopatía: una terapia básica*, México, Editorial Propulsora de Homeopatía, 1991.

CRIOLLO HERRADA, Francisco A., *Diplomado de homeopatía, apuntes,* México, 1988.

COULTER, Harris, *Ciencia homeopática y medicina moderna*, España, Plenum Simillimum, 1995.

DEMARQUE, Denis, *Homeopatía medicina de la experiencia,* **México,** Editorial Propulsora de Homeopatía, 1987.

DE SCHEPPER, Luc., *Hahnemann revisited. A textbook of classical homeopathy for the profesional*, Estados Unidos, Full of life publishing, 2002.

EYZAYAGA, Francisco Xavier, Tratado de medicina homeopática, Argentina, Editorial Marecel, 1981.

FLORES TOLEDO, David, *Iniciación a la homeopatía*, **México**, Porrúa, 1995.

GIBSON, Sheyla y Robin GIBSON, *Homeopatía para todos,* **México,** Grijalbo, 1993.

GIAMPIETRO, Ernesto, *Doctrina y clínica avanzada en homeopatía*, España, Dilema editorial, 2003.

GROSSO J., Armando, *Páginas de medicina homeopática*, Argentina, Editorial El Ateneo, 1987.

GUAJARDO BERNAL, Germán, *La Homeopatía y el método.* México, Talleres gráficos de Laredo, 2004.

HAHNEMANN, Samuel, *Organon de la medicina*, Argentina, Albatros, 1986.

HAHNEMANN, Samuel, *Enfermedades crónicas, doctrina y tratamiento homeopático,* Argentina. Albatros, 1986.

Harrison, *Principios de medicina interna*, 15.ª **edición**, España, Editorial McGraw-Hill, 2004.

Jaramillo Morales, Leonardo, *Doctrina homeopática o la reforma de la medicina*, **México**, Lago de **Pátzcuaro**, 1954.

Kent James, Tyler, *Filosofía homeopática*, Argentina, Editorial Albatros, 1986.

Köhler, Gerhard, *Manual de Homeopatía fundamentos y aplicación*, Tomo I, España, Editorial Paidotribo, 1990.

Lauro Aliaga, Javier, *El vis medicatrix naturae, el médico interno*, [HTML document].

Medina, Conrado, *Doctrina homeopática*, India, Editorial B. Jain Publishers, 1990.

Ortigosa Corona, Eduardo, *Bases moleculares del principio de semejanza*, México, Conferencia, seminario natalicio de Hahnemann, Escuela nacional de medicina y homeopatía, 2003.

Oseguera Anguiano, Jorge, *Curso modular de homeopatía*, México, Apuntes, 1995.

Paschero, Tomás Pablo, *Homeopatía*, Argentina, El Ateneo, 1990.

Rodes Teixidor, J. y J. Guardiola Massó, *Medicina interna*, v. I y II, España, Editorial Masson, 1997.

Sánchez Ortega, Proceso, *Apuntes sobre los miasmas*, México, Biblioteca de Homeopatía de México AC, 1996.

Sánchez Ortega, Proceso, *Apuntes sobre clínica integral hahnemanniana*, Biblioteca de Homeopatía de México AC, 2003.

Vinyes, David, *Psiconeuroinmunología*, [HTML document].

Capítulo VI

Estudio del Organon del arte de curar

INTRODUCCIÓN AL ESTUDIO DEL ORGANON

Organon proviene de la palabra *organum*: instrumento. Es una palabra griega por su origen y significado literario que significa "implemento, instrumento musical o una herramienta, pero en el léxico moderno significa "un instrumento para la adquisición de un conocimiento, particularmente un corpus, conjunto de principios de investigación científica o filosófica".

Es el producto de años de experimentar medicamentos en su organismo, de ejercer la práctica clínica de la Homeopatía y de profundas investigaciones para encontrar un método racional para ejercer la medicina, ya que en la época de Hahnemann, esta era un caos: se desconocía el modo de acción de los medicamentos en el organismo, se tenía un concepto materialista de la causa de la enfermedad heredado de la tradición galénica y existían muchos efectos colaterales de los medicamentos, a veces más intensos que la propia enfermedad.

En vista de este desorden, Hahnemann escribe esta obra, como un documento en donde expone todo lo que debe conocer el médico aspirante al ejercicio de la Homeopatía de forma racional, y no con el desorden de los distintos métodos potencialmente peligrosos para la salud de los enfermos de su época. El Organon de la medicina es para el homeópata el texto donde se encuentra todo el pensamiento hahnemanniano, sin este es inconcebible el conocimiento de la Homeopatía y, para lograrlo, es enriquecedor integrar en la lectura todo el contenido del texto.

En esencia, el *Organon del Arte de Curar* es un libro de crítica médica, ética, filosofía de la medicina, antropología médica, higiene, patología, clínica, terapéutica y método científico. Es, a su vez, el libro fundamental de la Homeopatía, y producto de la inconformidad de Hahnemann con el concepto materialista de los modelos salud-enfermedad y los métodos terapéuticos tan severos como inútiles de su época. En medio de la más absoluta confusión con respecto a la causa, desarrollo, cambios estructurales, expresión clínica y terapéutica de las enfermedades, surge esta obra maestra en un intento de poner orden en el caos que al autor le tocó vivir en su etapa de formación médica y de ejercicio clínico con los enfermos.

Desde el nombre *Organon*, como un instrumento de precisión, como un tratado especializado, como el cúmulo de experiencias nacidas de las observaciones experimentales y clínicas que sirven de guía a los lectores médicos que buscan la maestría en el arte de curar, es que nace esta obra racional en un afán por poner orden entre tantas opiniones contradictorias de autores de su época a los que les funcionó un método curativo en unos pocos pacientes y su necedad de instituirlo como un sistema absoluto para todo tipo de enfermedad.

Del Arte de Curar como una actitud de entender una práctica médica individualizada, dirigida a una determinada persona y no a únicamente a los signos y síntomas o a las alteraciones de determinado órgano; está guiada por principios establecidos, enfocada a establecer una relación médico-paciente más humana y más cálida que procure curar sin dañar y que se guíe ,además de por el raciocinio, por la intuición de emplear el mejor recurso terapéutico para resolver cada uno de los problemas de salud, como lo haría un artista que pinta un cuadro y que siempre es distinto en sus colores y expresión aunque se base en el mismo modelo, y no hacerlo como un obrero que repite una y otra vez el trabajo en forma mecanizada y al cual no le importe si está bien o mal hecho. Hahnemann, al escribir esta obra, trató de establecer los lineamientos para que la práctica de la medicina fuera así.

La primera edición de esta obra fue publicada en 1810 bajo la denominación de *Organon de la Medicina Racional* en la ciudad de Dresde, con un total de 271 parágrafos y 142 páginas. La segunda edición vio la luz en 1819 con el título de *Organon de la Medicina* el cual conservó en las restantes ediciones, contenía 318 parágrafos y 283 páginas. La tercera edición se escribió en 1824, y la cuarta, en 1829. En 1833, se publica la quinta edición. Debido al fallecimiento de Hahnemann en 1843, la sexta edición no alcanzó a publicarse. Los originales preparados sobre un ejemplar de la quinta edición estuvieron a punto de perderse en dos ocasiones.

El Dr. Richard Haehl, biógrafo de Hahnemann e interesado en recuperar su obra, con la colaboración del Dr. William Boericke, compró a los herederos del padre de la Homeopatía todo su legado literario, su archivo clínico con las historias de sus pacientes, un repertorio alfabético, su *Materia médica pura* y, finalmente, los originales para la sexta edición del Organon fechada en París, en febrero de 1842.

No fue hasta 1921 que el Dr. Haehl publicó, en alemán, la sexta edición. Al año siguiente, la firma Boericke and Tafel editó una buena versión del Dr. William Boericke. El médico homeópata Dr. Rafael Romero tradujo en forma excelente, por primera vez al español, la sexta edición de Boericke and Tafel, la cual fue reimpresa por la editorial Albatros de Argentina. En México, la reimprimió la escuela de posgrado de Homeopatía de México.

La edición más recomendable en español es la realizada por al maestro Dr. David Flores Toledo, un apasionado estudioso de la obra de Hahnemann. Contiene observaciones y comentarios sobre los parágrafos más importantes producto de su enorme experiencia, resultando muy valiosos, sobre todo, para los médicos que se inician en el estudio de la homeopatía. Está editada por el Instituto Politécnico Nacional.

Lógicamente, después de la publicación de la obra, Hahnemann fue blanco de los más violentos ataques por parte de los médicos alópatas de su época, quienes se propusieron difamarlo escribiendo artículos en revistas y calificándolo de charlatán y fanático de un nuevo arte de curar que no tenía las suficientes bases científicas para considerarlo un método terapéutico serio.

NATURALEZA DEL ORGANON

El libro está considerado, indudablemente, como una obra maestra. Podría decirse que es la Tesis doctoral de Hahnemann con respecto a escribir para la posteridad, una perfecta guía para la comprensión exacta de los principios axiomáticos o doctrinarios de la Homeopatía y su aplicación práctica. De hecho, todo lo que se ha escrito después de su publicación, está basado en esta obra.

Sin embargo, y entendiendo el fin y la época en la cual fue escrita, no podemos caer en el error de creer que el médico homeópata contemporáneo está limitado para incursionar en otros aspectos que aún no hacen de la Homeopatía un sistema médico terapéutico del todo aceptable para la ciencia contemporánea, como lo es la investigación de sus modos de acción, la naturaleza físico-química de las altas diluciones, sus alcances reales y limitaciones, los test para valorar la evolución de los síntomas del enfermo y la comprobación de si realmente estamos curando o solamente es producto del efecto placebo posterior a la entrevista con el homeópata; nada más porque no está incluido en los parágrafos o porque Hahnemann no lo dijo.

Quizá, si él viviera en nuestra época, sin duda estaría investigando con los recursos de la tecnología moderna, lo que dejó inconcluso en su tiempo. Creo que el mejor homenaje que podemos rendirle los médicos actuales, es precisamente apuntalar la Homeopatía en el área que más deficiencias tiene, que es precisamente en la de la investigación básica, clínica y estadística; ya no tanto repetir y maravillarnos una y otra vez con su profundo contenido y la transparente verdad de sus axiomas, sino continuar lo que Hahnemann hubiera hecho, que es trabajar para que fuera totalmente aceptada en todos sus ámbitos. No se trata de desvirtuar el Organon, de quitarle su esencia que no va a perder por más siglos que pasen, tampoco queremos dar a entender que debería modernizarse, ya que dejaría de ser la máxima guía para la correcta aplicación de la Homeopatía, simplemente entender que debe adaptarse a las condiciones actuales del ser humano y de su medio ambiente que, desde luego, no son las mismas que en el siglo XIX, época en la cual fue escrito y funcionó.

Insisto, no podemos seguir practicando únicamente una Homeopatía doctrinaria y correr el riesgo de repetir un dogma, sino que, a través de la investigación científica y auxiliados en el seguimiento estadístico de los enfermos y en la investigación clínica, podamos contar con una verdadera medicina basada en la evidencia.

CARACTERÍSTICAS DEL ORGANON

El Organon está escrito en uno de los estilos del siglo XVIII, es decir, en parágrafos —enunciados ligados unos a otros en una secuencia lógica—; como si el que le sigue fuera consecuencia del anterior. Muchas obras de Filosofía, incluyendo las de Emmanuel Kant, se escribieron en este estilo. Además de la introducción al texto en el cual Hahnemann hace una severa crítica de la medicina de su época, el Organon es un texto de:

- Crítica médica.
- Ética médica.
- Filosofía de la medicina.
- Antropología médica.
- Higiene.
- Patología.
- Clínica integral.
- Terapéutica.
- Método científico.

CRÍTICA MÉDICA

El texto es portador de la crítica de su autor hacia el aprendizaje de las ideas tan variadas y contradictorias, de naturaleza materialista-mecanicista del concepto salud-enfermedad y de los agresivos métodos terapéuticos que al autor le tocó vivir. Desde el principio, Hahnemann rechazó las dos teorías vigentes acerca de la naturaleza de las enfermedades: la ontogenética y la fisiológica. La primera de ellas afirmaba que la enfermedad se comportaba como una cosa (*ontios*), como si fuera una entidad autónoma a las funciones del organismo; se interiorizaba en él, lo dominaba y lo enfermaba. El método terapéutico consistía en expulsar del cuerpo dichas toxinas de origen material mediante sustancias irritantes que provocaban la formación de vesículas en la piel, cauterización de heridas con metales calientes que hacían supurar el tejido, alimentando la idea de que se estaba expulsando la materia morbosa, purgantes, sustancias que excitaban la salivación o la sudoración y, en última instancia, las sangrías.

La segunda teoría consistió en la creencia de que toda enfermedad era resultado de una falla en la función de algún órgano y no de una entidad ajena al cuerpo; el desequilibrio se originaba en los órganos digestivos, especialmente en el estómago, el cual se encontraba estancado en su circulación, provocando una plétora sanguínea e inflamación local que debía resolverse con estrictos ayunos y con la aplicación de sangrías o sanguijuelas en el abdomen para descongestionarlo y permitir su correcto funcionamiento. Ambas teorías fueron rechazadas por Hahnemann, quien siempre buscó una Medicina con principios claros que, sin dañar al enfermo, lo restablecieran de forma suave, rápida y permanentemente.

ÉTICA MÉDICA

Es considerado un texto de ética médica ya que expresa las condiciones necesarias que el médico debe tener con respecto al paciente, a su enfermedad y al restablecimiento de su salud. Nos enseña que la única misión del médico es la de restablecer la salud de los enfermos, la de intentar por todos los medios posibles la curación sin anteponer ningún otro interés. Es un deber primordial restablecer la salud sin dañar al enfermo.

A través de sus parágrafos, insiste en que el médico debe conocer perfectamente los instrumentos destinados a la curación del enfermo (medicamentos) por medio de la experimentación de los mismos y en el hombre relativamente sano de un modo riguroso y científico, confiando en sus sentidos y en la capacidad de observación en la descripción de los síntomas obtenidos, ya que de esto depende la salud de la humanidad.

FILOSOFÍA DE LA MEDICINA

A través de los parágrafos, se advierte un nuevo concepto del hombre, de su enfermedad y curación, por lo que el Organon incursiona en el terreno de la Filosofía de la Medicina, ya que propone un nuevo marco teórico con respecto al modelo salud-enfermedad muy distinto al de su época. El ser humano es concebido como un ser dinámico, poseedor de un principio vital producto de la conjunción de la fuerza vital y de la materia organizada.

Si el concepto del hombre es dinámico, los procesos de enfermedad y curación también lo son. Cuando se enferma es debido a la susceptibilidad que le confiere la predisposición morbosa heredada que hace que, ante un factor desencadenante, esta condición previa facilite el desarrollo de la enfermedad. La curación es considerada el restablecimiento de la salud como resultado de la reacción del principio vital ante la influencia también dinámica del medicamento homeopático más semejante a este patrón electromagnético desordenado que representa la enfermedad.

ANTROPOLOGÍA MÉDICA

Un modo de entender los fenómenos vitales del organismo en la época de Hahnemann, no fue por medio de la Ciencia que estaba muy poco desarrollada, sino a través de la Filosofía y de la doctrina del Vitalismo, el cual explicó los fenómenos que se verifican en el organismo por medio de ciertas fuerzas llamadas "vitales".

Dichas fuerzas eran consideradas como una propiedad general de los seres vivos; luego, entonces, el vitalismo propuso, en el funcionamiento del hombre, dos conceptos: una fuerza vital y un organismo. Todos los seres vivos (a excepción de los minerales) comparten estos elementos. Hahnemann, audazmente propone un tercer elemento que es exclusivo del género humano, el espíritu, y además le confiere la propiedad de estar dotado de razón característica que no comparten otras especies de seres vivos: las plantas y los animales.

Al conformar la tríada: espíritu, fuerza vital y Cuerpo como una constitución exclusiva del ser humano, con Hahnemann el vitalismo deja de ser una doctrina que explica el funcionamiento de los seres animados y se transforma en un concepto antropológico, ya que enfatiza la naturaleza del hombre y la distingue de otras especies.

HIGIENE

La higiene es otro de los aspectos que contiene el Organon. En sus parágrafos sugiere que el médico conozca y estudie los obstáculos que impiden la curación del enfermo como una medida preventiva para apartarlos de las personas sanas.

En la historia clínica señala la importancia de considerar todo lo que sea útil para encontrar la causa de la enfermedad o prevenir la aparición de la misma: la personalidad del enfermo, su ocupación y costumbres, el lugar donde vive, la alimentación el sexo, la edad, etc. Es muy claro al decir que se puede ocasionar una enfermedad cuando el paciente tiene malos hábitos higiénico-dietéticos: abuso de alimentos y bebidas dañinas, vivienda insalubre, exposición permanente a climas extremosos y excesos en el descanso y el trabajo.

PATOLOGÍA

En muchos de sus parágrafos, se enfatiza en que la verdadera causa de las enfermedades es la predisposición morbosa heredada, a la cual denominó "miasma". Explica la naturaleza de las enfermedades crónicas como resultado de la supresión reiterada de los padecimientos agudos. Además, propone una clasificación de las enfermedades distinta a la patología de su época, y todo ello en función del estado morboso constitucional como causa real: indisposición, falsa enfermedad, miasma agudo, agudización miasmática, miasma en actividad o enfermedad crónica enfermedad mental, enfermedad mecánica.

Critica a los médicos de su época al señalar que son responsables de *las enfermedades iatrogénicas* causadas por el empleo prolongado de mezclas de drogas que nada tienen que ver con los síntomas del padecimiento.

CLÍNICA INTEGRAL

Dedica varios parágrafos (del 83 al 105) a resaltar la importancia de la toma del caso fundamentado en la Clínica integral como la base para el correcto diagnóstico y tratamiento: la relación de semejanza entre el individuo enfermo y el medicamento experimentado previamente; lo trascendental de percibir únicamente los síntomas característicos y no los comunes, de hacer la nitidez de los mismos (su valor real), de jerarquizarlos en orden de importancia; todo ello con el fin de encontrar la causa, seguir el inicio, la evolución y el estado actual, y prescribir sobre lo digno de curar. También incluye todas las técnicas de prescripción adecuadas para obtener el medicamento más semejante y una buena evolución del caso, sin olvidar una exhaustiva exploración física del enfermo. Advierte al médico sobre la posibilidad de una agravación homeopática y cómo distinguirla de una agravación general de la enfermedad, además de señalar cuál es la conducta a seguir.

TERAPÉUTICA

Prácticamente, en todo el Organon se habla del tratamiento de las enfermedades. Tanto en las agudas como en las crónicas, Hahnemann da los lineamientos generales para su terapéutica. Sugiere cuál es la conducta terapéutica para los diversos tipos de enfermedades: indisposición, falsa enfermedad, miasma agudo, agudización miasmática, enfermedad crónica, enfermedad mental y enfermedad mecánica. Asimismo, recomienda medidas higiénico-dietéticas que complementen la acción de los remedios para equilibrar al enfermo.

La terapéutica incluye las reglas de preparación de los medicamentos, por lo que dedica 40 parágrafos (del 105 al 145) a la experimentación pura, y 6 parágrafos a describir las reglas de preparación de la escala cincuentamilesimal.

MÉTODO CIENTÍFICO

Uno de los pilares de la doctrina homeopática (la experimentación pura), que es el método que nos permite conocer la capacidad de producir experimentalmente síntomas en el hombre sano y curar estos mismos en el enfermo, es además un principio que puede ser analizado bajo la óptica del método científico. No quiere decir que en el Organon se describa el método científico, ya que no fue hasta las últimas dos décadas del siglo XIX que el Dr. Claude Bernard propuso las bases experimentales de la ciencia en la Medicina; pero sí podemos señalar la analogía que existe entre las bases del método experimental contemporáneo y los pasos de la experimentación pura como para poder sugerir que en el Organon se pueden encontrar los pasos del método experimental.

Método experimental.	Experimentación pura.
Definición del problema.	Existen sustancias que pueden reproducir enfermedades artificiales en el hombre sano.
Hipótesis de trabajo.	Las sustancias experimentadas en el hombre sano producen síntomas semejantes a las enfermedades naturales y sirven para curarlas.
Diseño del experimento.	Se escogen de 30 a 50 sujetos relativamente sanos de sexo masculino y femenino, entre 15 y 65 años, se someten a exámenes de laboratorio y gabinete para corroborar que no padezcan alguna enfermedad, se les realiza una entrevista y examen clínico; se establecen normas en la conducta durante la experimentación.
Realización del experimento.	Se les da a los sujetos la sustancia a experimentar y las instrucciones para tomarla y describir los resultados.
Análisis de resultados.	Las patogenesias obtenidas se ordenan y se elabora la materia médica del remedio.
Obtención de conclusiones.	La hipótesis se corrobora con el control o la curación de las enfermedades.

CONTENIDO DEL ORGANON

Tiene prefacio del traductor, una introducción y 291 parágrafos. En la introducción, Hahnemann hace una crítica severa al concepto salud-enfermedad y a los métodos terapéuticos de su época durante las primeras 76 páginas. La concepción materialista hizo que los médicos cometieran un gran número de iatrogenias a los enfermos, ya que se utilizaron métodos muy cruentos para expulsar la materia morbífica causante de la enfermedad, como las sangrías, los eméticos, la cauterización de las úlceras, etc., así como el uso de mezclas de sustancias medicinales en dosis tóxicas y cuya acción terapéutica era desconocida y no guardaba relación alguna con el cuadro sintomático.

Además, señala las contradicciones con respecto a las múltiples teorías de la causa y desarrollo de las enfermedades. Numerosos médicos daban a conocer teorías individuales con sistemas propios para su curación, los cuales estaban en contradicción con los otros médicos. El sistema funcionaba y atraía seguidores, hasta que aparecían otros médicos con otras ideas y el anterior quedaba obsoleto. Posterior a la crítica a la medicina de su época en la introducción, Hahnemann pasa a la exposición del método homeopático en el transcurso de sus 291 parágrafos.

GUÍA PARA EL ESTUDIO DEL ORGANON

El Organon puede considerarse y estudiarse desde dos ópticas: los contenidos generales y el contenido temático específico por enunciados (misión del médico, concepto dinámico del hombre, ley de semejantes, etc.).

Contenido general

Está compuesto de cuatro partes: la primera parte (parágrafos 1 al 50) se ocupa de la exposición de las bases del método homeopático. La segunda parte (parágrafos 51 al 71) está dedicada a la defensa y justificación del método frente a otros métodos terapéuticos. La tercera parte (parágrafos 72 al 285) constituye la descripción del método. La cuarta y última parte (parágrafos 286 al 291) describe y critica otros métodos terapéuticos distintos a la Homeopatía.

Contenido temático específico

A lo largo de sus 291 parágrafos se encuentran temas específicos que el médico puede buscar cuando desee reafirmar el conocimiento de la fuerza vital (parágrafo n.º 9), Ley de semejantes (parágrafo n.º 26), susceptibilidad (parágrafo n.º 31), la toma del caso (parágrafo n.º 83), etc. Por lo tanto, el estudio del Organon puede facilitarse si nos preguntamos desde un principio qué es lo que deseamos saber: su contenido temático general o su contenido temático específico.

A continuación, enlistamos algunos de los parágrafos más importantes y su contenido temático específico:

Parágrafos importantes

- Parágrafos 1-3: la misión del médico, el modo como debe curar y los requisitos para ser considerado un verdadero médico homeópata.

- Parágrafos 9-12: concepto dinámico del hombre, de su enfermedad y curación.
- Parágrafos 26, 30, 31 y 32: ley de semejantes, susceptibilidad, individualidad morbosa y medicamentosa.
- Parágrafos 36-40: enfermedades semejantes y desemejantes.
- Parágrafos 63-65: curación dinámica, agravación homeopática, acción primaria y secundaria de los remedios.
- Parágrafo 71: las tres técnicas que el médico debe dominar para ser un maestro en el arte de curar.
- Parágrafos 83 al 105: las bases de la clínica homeopática.
- Parágrafos 105 al 145: experimentación pura.
- Parágrafos 146 al 209: técnicas de prescripción para el tratamiento de las enfermedades.
- Parágrafos 210 al 230: descripción y técnica del tratamiento de las enfermedades mentales.
- Parágrafos 231 al 244: descripción y tratamiento de las enfermedades intermitentes y alternantes.
- Parágrafos 245 al 247: modo de empleo de los remedios.
- Parágrafo 248: agravación homeopática.
- Parágrafos 267 al 272: reglas de preparación, potencia, dinamización y método plus.
- Parágrafos 273 al 281: evolución del caso después de la primera prescripción.
- Parágrafos 284 -285: modos de administración de los remedios.
- Parágrafos 286-291: descripción de algunos otros medios distintos a la homeopatía.

ANÁLISIS DE LOS PARÁGRAFOS MÁS IMPORTANTES

Antes de empezar el análisis, es importante aclarar que su contenido está basado en el inestimable aporte del maestro argentino de la Homeopatía el Dr. Bernardo Vijnovsky en su libro *Comentarios al Organon del arte de curar*, un elemento indispensable para profundizar en su estudio y comprensión.

PARÁGRAFO n.º 1

Concepto clave: **Vocación médica.**

- En este parágrafo, Hahnemann se refiere a lo que los médicos de su época dejaron de hacer, lo que debe ser el único objetivo de su quehacer: el acto de devolver la salud al enfermo, de reestablecerla cuando esto sea posible. Curar es llevar al paciente por medio de recursos terapéuticos al estado de salud que presentaba antes del comienzo de su enfermedad actual, si es posible.

- La única y elevada misión del médico lo ubica en una situación de gran compromiso moral y una total entrega de todas sus facultades a una plena vocación de servicio para tratar de curar al enfermo. Los médicos de su época se dedicaron más a buscar una causa material y más a atormentar a los pacientes con métodos sumamente agresivos que a curar sus padecimientos.

- Nuevamente, al iniciar el Organon con esta especie de obligación que el médico debe alcanzar, hace una crítica velada a la medicina contemporánea, la cual se equivocó al querer curar a los enfermos con tales procedimientos. Nadie puede imaginarse una medicina curativa aquella que usara sangrías, vomitivos, purgantes y cauterios para cicatrizar las heridas, además de ayunos estrictos y sanguijuelas en el abdomen sin causar más daño que beneficio; sin embargo, esto fue lo que Hahnemann tuvo que aprender. Por esta razón, se rebela y advierte cuál debe ser el más alto ideal del médico.

- Curar es la única misión, no se trata de obtener poder a través de la investidura del médico, ni tampoco de presumir los logros de esta terapéutica, ni ninguna otra actitud que pueda dañar al enfermo. Cualquier otra actividad, como la investigación, la experimentación o las teorías acerca del funcionamiento de la Homeopatía, están destinadas a apoyar y facilitar esa misma y única finalidad.

PARÁGRAFO n.º 2

Concepto clave: **Ideal terapéutico. Curar de una manera suave, rápida y permanente.**

- Nuevamente, tenemos que pensar en el tipo de medicina que se practicaba en su época para comprender que no había ningún ideal terapéutico. La curación se hacía a base de sustancias que excitaban la salivación, la sudoración, purgantes, eméticos y cauterios sobre las heridas para expulsar la materia morbosa. Después de ver semejantes atrocidades, es lógico que buscara una forma de curar de una manera rápida, suave y permanente.

- La rapidez de la curación depende no solamente del medicamento y de su forma de administración, sino también del tipo de afección, de la antigüedad de la afección, de la vitalidad del paciente, de la capacidad del médico homeópata, de los tratamientos alopáticos previos, etc. Es evidente que no vamos a pretender curar un padecimiento de cinco **años de evolución en** dos consultas. Es necesario ser congruentes con la realidad y no esperar milagros.

- La manera suave de obtener la curación es otra de las metas de Hahnemann en el ideal terapéutico, y es alcanzada por la segunda gran modificación realizada por él en la 6.ª edición del Organon: la escala cincuentamilesimal de los medicamentos. En el Parágrafo n.º 270, dice que este nuevo método permite obtener remedios cuya acción farmacodinámica está desarrollada al máximo, y, sin embargo, la reacción que produce en el organismo es la más suave.
- Es necesario señalar que la curación no siempre se obtiene tan suavemente por la agravación medicamentosa y por el retorno de síntomas antiguos más o menos molestos en pacientes cuya predisposición morbosa es muy pesada.
- La curación de una manera permanente, la tercera de las metas del ideal terapéutico, no era alcanzada con la dinamización 30AC y 20AC, *de modo que* Hahnemann hizo su tercera modificación ya desde la 5.ª **edición del Organon, aconsej**ando insistentemente utilizar potencias superiores a estas.

- El camino más corto, más seguro y menos perjudicial basándose en principios de fácil comprensión, se refiere, naturalmente, a los 8 principios doctrinarios, pero, en especial, a *la ley del semejante y a la experimentación pura de las sustancias* que, a diferencia de la medicina de su época que intentaba curar a ciegas, con la Ley del semejante se aplicaban remedios que tenían que ver con los síntomas de la enfermedad, además de haberlos experimentado previamente en individuos relativamente sanos, y con esto se sabía con exactitud **qué síntomas eran capaces de producir patogené**sicamente en el sano y, por lo tanto, de curar en el hombre enfermo.

PARÁGRAFO n.º 3 DEL ORGANON

Concepto clave: **Síntesis de la técnica homeopática. Requisitos para llegar a ser un buen médico homeópata.**

- En este parágrafo, Hahnemann nos habla de las cualidades para ser un buen médico homeópata, además de resumir toda la técnica homeopática en los siguientes puntos:
- *Lo que hay que curar en las enfermedades* se refiere a:

1.- Comprensión e individualización del enfermo: de su terreno constitucional y de la susceptibilidad a las influencias ambientales a través de toda su vida, por medio de:

a. El tipo de enfermedad que padece
b. La valoración de los signos y síntomas (totalidad en el sentido de la cualidad)
c. Lo característico de los mismos (notables o predominantes, extraordinarios, singulares y peculiares)
d. Su nitidez (valor real)
e. Su jerarquización (importancia para la vida y la función)

- *El conocimiento del poder medicinal se refiere a:*

2.- Las patogenesias: con su aporte toxicológico y clínico, constituyendo la materia médica. Nos indica que hay que aprender cuidadosamente lo curativo del medicamento, estudiando su acción general sobre el organismo y los síntomas característicos que produjo en el hombre sano a nivel experimental.

- Lo que hay de curativo en los medicamentos a lo morboso que ha descubierto en el enfermo.

3.- La individualización o selección del medicamento a través de un trabajo de comparación entre patogenesia (individualidad medicamentosa) y totalidad sintomática (individualidad morbosa). Es el diagnóstico del medicamento.

4.- Prescripción del medicamento.

a. Preparación.
b. Prescripción de la potencia adecuada y la frecuencia de repetición.
c. Reglas higiénico-dietéticas y condiciones ambientales óptimas, además de la eliminación de los obstáculos a la curación. Se refiere al modo de vida del enfermo, a su medio ambiente y vivienda y, sobre todo, al estado morboso constitucional que debería estar en estado de latencia y no activo, ya que este es el verdadero obstáculo para la curación.

5.- Evolución del caso.

a) Cambios que sobrevienen en el enfermo después de comenzado el tratamiento con el conocimiento de:

1.- Las doce observaciones de Kent
2.- Concepto de agravación y mejoría
3.- Concepto de supresión
4.- La Ley de Hering
5.- Concepto de estado morboso constitucional, rotación del miasma, incurabilidad

b) Segunda prescripción; repetición del medicamento.

- Respecto de la percepción de lo que debe ser curado en el enfermo, Hahnemann insiste en que el médico debe guiarse por los signos y síntomas que son la expresión del desorden vital interno. Podemos añadir que, además de los síntomas, debemos curar el miasma predominante, ya que podemos aspirar a que la curación sea permanente, cuando el caso sea potencialmente curable.

PARÁGRAFO n.º 4

Concepto clave: **Medicina preventiva. Profilaxis de las enfermedades.**

- En este parágrafo, Hahnemann se refiere a la medicina preventiva de gran importancia para la conservación de la salud. Este concepto convierte al homeópata en un protector de la salud, ya que prevenir es curar. Este cuidado debe hacerlo el médico con todo paciente que llegue a su consultorio. Tanto en el individuo sano como en el enfermo el médico debe aconsejar, asesorar e informar sobre cómo evitar todos los factores desencadenantes posibles, ya sean meteorológicos, alimenticios, tóxicos (alcohol, tabaco y drogas), así como el evitar la automedicación.
- El conocer los obstáculos a la curación y apartarlos del enfermo significa que el médico debe saber la teoría de las enfermedades crónicas, higiene física y mental, nutrición, y saber los efectos benéficos del ejercicio para poder orientar al enfermo respecto a lo más conveniente para su salud. Debe, asimismo, tratar la predisposición morbosa con el medicamento constitucional para aspirar a modificar y atenuar su carga hereditaria, y así brindarle una mejor calidad de vida.

PARÁGRAFO n.º 5

Concepto clave: **Búsqueda del origen de las enfermedades: causa ocasional, estado agudo, o verdadera causa, estado morboso constitucional.**

- El parágrafo se refiere a la búsqueda de la etiología de las enfermedades. Hahnemann señala la necesidad que tiene el médico de encontrar la causa ocasional en los casos agudos, o la fundamental (miasma crónico en actividad) en las enfermedades crónicas. El encontrar la causa desde el punto de vista del agente microbiológico, no es siempre lo más importante, aunque no hay que olvidar hacerlo, ya que, para efectuar la selección del medicamento curativo, es indispensable basarnos en los signos y síntomas por los que la enfermedad expresa el desorden interno.

- Conocer la causa original o el punto de partida de la enfermedad aguda o crónica tiene una gran importancia, sobre todo, para entender el curso o evolución de la misma y poder tener una estrategia para su tratamiento. Es de vital importancia averiguar todo lo posible acerca del individuo enfermo, principalmente en padecimientos crónicos, para elegir su medicamento constitucional.

PARÁGRAFO n.º 6

Concepto clave: **Semiología de los síntomas. Expresión de la enfermedad como efecto del desorden dinámico interno.**

- El parágrafo se refiere a *los síntomas como imagen de la enfermedad.* El clínico debe estar frente al paciente para captar los cambios en la salud mediante los signos y síntomas, para comprobar lo que le ocurre al enfermo. Debe vigilar para que nada importante se le escape y para que las *cosas que percibe* sean comprendidas tal como son realmente, sin interpretaciones subjetivas que desvirtúen la verdad de su percepción (prejuicios).
- Este cuadro de la enfermedad constituido y manifestado por *signos y síntomas que* expresan las desviaciones del anterior estado de salud, *es lo que el médico debe percibir, ya que es lo que debe curar.*
- Las molestias, en general son percibidas por el propio paciente (síntomas), son observadas por los que le rodean y por el médico (signos) y son de 3 clases: 1.- S**íntomas subjetivos. 2.- Síntomas objetivos. 3.- Síntomas accidentales o causales.**
- Los síntomas subjetivos solo experimentados por el enfermo tienen una limitación debido a la parcialidad de la autoobservación por parte del enfermo, por lo que nunca dejaremos de insistir en la importancia de hacer la nitidez del mismo.
- Los síntomas objetivos pueden ser captados con dificultad cuando el clínico carece de el entrenamiento y capacidad para percibirlos, por lo que se recomienda poner mucha atención al observar al paciente cuando relata sus padecimientos.
- Los síntomas accidentales o causales son síntomas imprevisibles, siempre súbitos, que pueden aparecer durante una enfermedad o fuera de ella, y cuya causa es muy evidente: un traumatismo, un choque emotivo, una quemadura, una intoxicación, etc.

- De la contribución de ambos puntos de vista ejercidos en forma simultánea, además de tomar en cuenta el testimonio de las personas allegadas al paciente, se puede lograr una evidencia suficiente como para integrar un cuadro sintomático que nos permita una buena prescripción.
- Debemos considerar como síntoma todo cambio mental o físico en el enfermo respecto del precedente estado de salud, y que ese cambio sea percibido a los sentidos de los que lo rodean (médico o allegados) o de él mismo. En los estados agudos, el padecimiento es reciente y está bien claro en la mente del enfermo. En los casos crónicos, el paciente habitualmente no recuerda algunos datos importantes acerca del inicio de la enfermedad.

PARÁGRAFO n.º 7

Concepto clave: **Percepción de los síntomas característicos por su cualidad y no por su totalidad aritmética. Nitidez sintomática.**

- Este parágrafo se refiere a la totalidad sintomática. Si queremos encontrar el remedio más semejante al caso, es indispensable tomar la *totalidad cualitativa* de los síntomas más que la cuantitativa como una totalidad característica e individualizadora del paciente.
- Podemos definir la totalidad sintomática como el conjunto constituido por la menor cantidad necesaria de síntomas y signos obtenidos del enfermo, que el médico considere que mejor y más característicamente representan o expresan el estado morboso actual del individuo, considerado como una unidad.
- La totalidad sintomática debe incluir, además de los cambios al comenzar la enfermedad expresados en síntomas, las características personales y las vivencias, procurando establecer una relación causa-efecto que nos permita seguir el caso en forma evolutiva sin perder detalles importantes.
- No hay que olvidar que un signo o síntoma puede ser obtenido y registrado de 2 maneras: 1.- tal como se presenta o es expresado. 2.- como consecuencia de una interpretación por parte del médico. Para evitar errores al tomar los síntomas, debemos hacerlos nítidos, ya que lo más importante es tener claro lo que siente el paciente, y no interpretar lo que nosotros creemos que siente. Podemos asignar el valor de verdadero síntoma cuando estemos seguros de su nitidez.

PARÁGRAFO n.º 9

Concepto clave: **Características de la fuerza vital.**

- Este parágrafo se refiere al principio vital como constitución del hombre y eje central del modelo salud-enfermedad de la Homeopatía desde el punto de vista vitalista. El organismo humano está animado por un principio vital que le confiere todos los atributos de un ser vivo y organizado. La fuerza vital tiene las siguientes características:
- *Es soberana*, ya que rige la materia que compone al organismo. Al entrar en contacto con la materia que forma al cuerpo se convierte en principio vital.
- *Es autocrática* ya que *se gobierna a sí misma.*
- En el estado de salud *es armonizadora, manteniendo a todas las partes del organismo en un equilibrio vital, preservando la existencia del individuo para* su finalidad evolutiva.
- En el estado de enfermedad está perturbada y no obra de modo inteligente, no discierne, ya que sus mecanismos de biorregulación son ineficaces para vencer el padecimiento.
- *Es inmaterial y de naturaleza dinámica.* Es impresionable a la acción de agentes patógenos de naturaleza dinámica semejantes a ella.

PARÁGRAFO n.º 10

Concepto clave: **La importancia del principio vital: El principio vital otorga al organismo los atributos de la vida.**

- El parágrafo sintetiza el concepto de animación del cuerpo por parte de la fuerza vital. Cuando se unen el cuerpo y la fuerza vital se produce ahora el principio vital indisoluble y presente en todo el organismo. Cuando la vida (atributo que es otorgado por la fuerza vital) desaparece en el hombre, se hace evidente que lo que queda es un cuerpo material inanimado. A partir de ese momento, entran en juego las leyes que rigen el control de la materia inorgánica, con la consiguiente descomposición de ese organismo en sus elementos más simples.
- La descomposición hasta el momento de la muerte era evitada por la presencia en el organismo de la fuerza vital que lo preservaba

de la destrucción, luego, entonces, la causa de la vida es la fuerza vital que anima a la materia y forma un principio de vida que da las características al hombre de un ser vivo, inteligente, creativo y autorregulable.

PARÁGRAFO n.º 11

Concepto clave: **fuerza vital y expresión de la enfermedad.**

- El parágrafo se refiere al papel de la fuerza vital en la expresión de las enfermedades. Cuando un agente hostil a la vida actúa sobre un organismo vivo, lo primero que hace es desequilibrar mediante su influencia dinámica a la fuerza vital que, a partir de ese momento, se expresa mediante manifestaciones anormales llamadas "signos y síntomas".
- La fuerza vital, por ser de naturaleza dinámica, solamente puede ser perturbada y modificada por una influencia patógena semejante, ya sea natural (enfermedad), hacia el sentido negativo, o artificial (remedio homeopático), hacia el sentido positivo o de la curación.

- La influencia dinámica del factor patógeno, debido a su naturaleza inmaterial, no puede ser detectada cuando ingresa al organismo; por lo tanto, la expresión del desequilibrio de la fuerza vital mediante signos y síntomas es como una reacción secundaria de la fuerza vital a la influencia primaria del agente hostil a la vida.

PARÁGRAFO n.º 13

Concepto clave: **Aclaración con respecto a la causa no material de la enfermedad.**

- En el parágrafo se expresa el concepto ontológico de la enfermedad vigente en su época y con el cual Hahnemann no estuvo de acuerdo. Señala con claridad los siguientes conceptos:
- La enfermedad, de ninguna manera, es una entidad separada del organismo, por mucho que pudiéramos imaginarla.
- Tampoco es una entidad que esté aislada del poder dinámico de la fuerza vital que gobierna al individuo.

- No es una entidad oculta en el interior del cuerpo como lo describieron los médicos materialistas contemporáneos.
- Ya en el *corpus hippocraticum* se tenía el concepto de que la enfermedad no es algo distinto al estado de salud, sino solamente una manifestación del desequilibrio vital. El poder dinámico de la fuerza vital no podría coexistir con nada de origen material sin que hubiera una fuerte reacción de sus mecanismos de defensa para expresar, por medio de signos y síntomas, el estado de desequilibrio.
- En los padecimientos en los que está afectado el plano de sufrimiento orgánico y en los que hay como resultado evolutivo de la enfermedad alteraciones anatomopatológicas, como tumores, es evidente que, en tales casos, se cae más en el terreno de la cirugía, la cual debe resolverlos, que en el de la Homeopatía, que es mucho más útil para resolver problemas dinámicos.

PARÁGRAFO n.º 16

Concepto clave: **Naturaleza dinámica de la enfermedad y su curación.**

- En el parágrafo se expresa la enfermedad y su curación en el plano dinámico. Cuando Hahnemann se refiere a que la fuerza vital es un poder dinámico y solamente puede ser atacada por influencias de naturaleza dinámica, no quiere decir que un accidente que nos provoque una fractura o una herida no sea también una causa de enfermedad; lo es, pero en el plano material.
- Hace mayor énfasis en las causas de origen dinámico, como los climas, las emociones o los microorganismos que también tienen su carga energética infinitesimal, los cuales van a afectar a una fuerza vital predispuesta a ser influenciada por una energía dinámica hostil de naturaleza vibratoria semejante.
- De igual manera, la enfermedad puede ser desplazada y curada por el poder dinámico del remedio más semejante a la enfermedad, pero más fuerte que ella.

PARÁGRAFO n.º 18

Concepto clave: **La totalidad de los síntomas como expresión externa del desorden dinámico y única guía para la elección del medicamento.**

- El parágrafo nos señala la guía para la elección del remedio curativo. Hahnemann destaca esta afirmación sobre lo que el organismo hace para intentar recuperar su equilibrio mediante una reacción secundaria de la fuerza vital, y esto es la totalidad de los síntomas con sus modalidades.
- Resulta claro que la totalidad de los síntomas se refiere únicamente a la totalidad cualitativa (nitidez del síntoma, jerarquización y clasificación miasmática), y no a la totalidad cuantitativa (la suma aritmética de los síntomas mentales, generales y particulares), sin modalidades, lo cual hace un síntoma común y no un característico, que es el más valioso.
- Por lo tanto, debido a que nada se puede descubrir en una enfermedad mas que la expresión clínica del desequilibrio de la fuerza vital en forma de signos y síntomas, el médico debe estudiar perfectamente cada uno de los síntomas por separado y, después en su totalidad, para tener una imagen clara de la enfermedad y seleccionar el remedio curativo más semejante a cada caso individual.

PARÁGRAFO n.º 19

Concepto clave: **La capacidad que tienen las sustancias de curar reside en su poder de alterar la salud experimentalmente.**

- El parágrafo nos comenta el poder de los fármacos para alterar la salud del hombre sano y recuperar la salud del individuo enfermo. Si una sustancia puesta en contacto con tejidos susceptibles no produce ninguna modificación en el hombre relativamente sano, tampoco la producirá en el individuo enfermo.
- Si consideramos que para poder curar una enfermedad natural (debida a la susceptibilidad morbosa hacia los factores desencadenantes) con una enfermedad artificial (remedio homeopático dinamizado), el único método eficaz es usar sustancias que sean capaces de alterar la

salud. Por lo cual, podemos concluir que las sustancias tendrán tanto poder terapéutico para curar al individuo enfermo, en la medida que puedan alterar la salud del individuo relativamente sano.

PARÁGRAFO n.º 20

Concepto clave: **La experimentación pura como método seguro para conocer las propiedades terapéuticas de las sustancias.**

- Si queremos conocer de manera experimental y científica el poder terapéutico de una sustancia, el método más seguro es experimentarla en el hombre relativamente sano, provocándole una enfermedad artificial para conocer su acción general, los síntomas característicos que produce y así poder usarla en el individuo enfermo con un padecimiento semejante.
- La experimentación pura es un método exclusivo de la terapéutica homeopática y nos da una gran seguridad para prescribir debido a que podemos conocer con exactitud las propiedades enfermantes y curativas de las sustancias, sin tener que pasar por el empirismo de adivinar para qué sirve un remedio.

PARÁGRAFO n.º 22

Concepto clave: **Los tres métodos terapéuticos para restablecer la salud, destacando el homeopático como el más eficaz.**

- Existen dos posibilidades dentro de la facultad que tiene una sustancia de provocar en forma experimental signos y síntomas, ya sea para provocar una enfermedad artificial o para curar una natural: o los síntomas son semejantes a los que presenta el enfermo (homeopatía) o son contrarios a los mismos (enantiopatía).
- No pueden existir en forma simultánea las dos posibilidades. Hay que seleccionar una de ellas después de una estricta experimentación, siguiendo ya sea el Contraris contraria natura o el Similia siilibus curentur.
- Una tercera posibilidad que Hahnemann menciona en la nota de pie de página, es el método alopático, que es la de prescribir medicamentos que no tienen relación con los síntomas que pueden

provocar en el hombre enfermo y curar en el sano. La relación no es de semejanza ni de oposición y se basa en la experimentación con animales.

- Se basa en la mejoría de un grupo de síntomas determinados y no toma en cuenta la totalidad característica.

PARÁGRAFO n.º 26.

Concepto clave: **principio de Semejanza. Teoría de la sustitución de una enfermedad natural por otra artificial.**

- Se hace alusión a dos tipos de enfermedades: la natural y la artificial; por medio de la ley de semejantes, la más fuerte elimina a la más débil.
- La enfermedad natural es aquella que desarrollamos por tener una susceptibilidad morbosa heredada, y que consiste en la expresión clínica mediante signos y síntomas que traducen el desarreglo de la fuerza vital y que es conocida como enfermedad.
- A esta enfermedad natural le oponemos otra semejante pero artificial, es decir, un remedio experimentado en el hombre sano que produzca signos y síntomas semejantes a los que deseamos curar.
- Las enfermedades naturales obedecen a una susceptibilidad morbosa heredada y se desarrollan en un tiempo y condiciones determinadas. En cambio, la enfermedad natural (remedio) puede ser prescrita en cualquier momento y provocar una experimentación pura de sus cualidades físico-químicas, que se traduce en signos y síntomas.
- Además, la enfermedad artificial (remedio) puede ser controlada por el médico en cuanto a su potencia y frecuencia de repetición.
- En la física clásica, una onda electromagnética tiene una amplitud, una longitud de onda y una intensidad. Si diseñamos un experimento en el cual a una onda que tenga ciertos parámetros como los antes mencionados le encimamos otra onda pero de mayor intensidad, la onda mas fuerte (de mayor voltaje) predominará, y la onda de menor voltaje permanecerá oculta o será desplazada.
- De igual manera, una enfermedad natural será desplazada por otra artificial (remedio) semejante pero más fuerte, lo cual explica la teoría de la sustitución que es una de las más aceptadas en la

Homeopatía para tratar de explicar uno de los modos de acción de la terapéutica.

- Una vez que la enfermedad artificial semejante pero más fuerte que la natural desplaza a esta última, el médico hace más espaciadas las tomas del medicamento o lo suspende, y la fuerza vital estimulada pone fin al desorden dinámico de las molestias restantes y se restablece la salud.

PARÁGRAFO n.º 31

Concepto clave: **Susceptibilidad a la enfermedad por la constitución morbosa heredada.**

- Hahnemann introduce aquí el concepto de susceptibilidad del organismo a la influencia de los factores patógenos desencadenantes. La susceptibilidad en un ser vivo es su capacidad para recibir del exterior o interior una influencia que le produce una modificación en su equilibrio psicosomático.
- Nuestra susceptibilidad nos permite recibir estímulos dinámicos que pueden desencadenar un desequilibrio y expresarse clínicamente como una enfermedad. La susceptibilidad varía de un individuo a otro, y en todos los casos está predeterminada por una carga genética heredada.
- Los factores desencadenantes de toda índole: emocionales, climáticos, por microorganismos, por el ritmo de vida (trabajo, descanso), hábitos dietéticos etc., no enferman a todos los individuos ni en todo momento. Lo enferman cuando está susceptible a la acción dinámica de las influencias morbíficas.

PARÁGRAFO n.º 32

Concepto clave: **Poder patogenésico incondicional de los medicamentos homeopáticos con respecto a la susceptibilidad individual.**

- El organismo es susceptible en todo momento de ser influenciado por las propiedades fisicoquímicas de las drogas dinamizadas, siempre y cuando sean semejantes a los síntomas morbosos y sean administradas en la potencia y frecuencia de repetición adecuadas.

- El medicamento actúa siempre en la experiencia patogenésica y terapéutica, en todas las circunstancias y en todo ser humano, lo que significa que siempre se producirán síntomas o curación de ellos, según factores tales como la constitución, el temperamento, su mayor o menor sensibilidad, etc.
- No es posible que un experimentador desarrolle todos los síntomas posibles de un medicamento, pero siempre desarrollará algunos.
- Luego, entonces, el remedio homeopático debidamente dinamizado y prescrito, ya sea en la experimentación pura o a nivel terapéutico, tiene la ventaja de influenciar en todo momento al organismo, a diferencia de las enfermedades naturales que *obedecen siempre a un momento y circunstancia determinado por la susceptibilidad individual y la predisposición morbosa.*

PARÁGRAFO n.º 34

Concepto clave: **Condiciones para la curación de dos enfermedades semejantes, ya sean naturales o artificiales; siendo la artificial más fuerte.**

- Aquí se mencionan las dos condiciones necesarias para la curación: una enfermedad artificial más fuerte, pero semejante a la enfermedad natural. Para curar verdaderamente, además de que la enfermedad artificial sea más fuerte que la natural, es necesario que sea lo más semejante posible a la totalidad característica de los síntomas.
- Si la enfermedad artificial es más fuerte que la natural, pero no es semejante, solamente producirá síntomas en las partes del organismo que no están ocupadas por la enfermedad y el efecto terapéutico de desplazamiento no será posible. Si por el contrario, la enfermedad artificial es semejante a la natural, podrán ser desplazadas dinámicamente todas las partes enfermas del organismo y producirse una curación verdadera.

PARÁGRAFO n.º 36

Concepto clave: **Lo que sucede en el organismo en presencia en el organismo de dos enfermedades desemejantes.**

- Aquí se analiza lo que sucede en el organismo cuando coinciden dos enfermedades desemejantes, tanto naturales como medicamentosas.
- Primera posibilidad: si dos enfermedades desemejantes coinciden en el organismo, y si la más antigua es la más fuerte, la enfermedad nueva será rechazada por la antigua.
- Hay que recordar que estamos ante dos enfermedades desemejantes en su expresión clínica y en su etiología. Si tenemos, por ejemplo, una enfermedad crónica por desnutrición y disminución de la absorción de la vitamina D, como el raquitismo, y el paciente contrae una enfermedad viral aguda y autolimitada, como la gripe, la enfermedad aguda, por ser de menor intensidad, no podrá desplazar a la antigua por dos razones: es más débil y, además, es desemejante. Hahnemann da algunos ejemplos que, en la actualidad, son difíciles de investigar y de encontrar.

PARÁGRAFO n.º 38

Concepto clave: **Lo que sucede cuando la enfermedad desemejante es más reciente y más fuerte que la antigua.**

- En este parágrafo se analiza la segunda posibilidad: *si la enfermedad desemejante más reciente es más fuerte que la antigua,* suprime en forma temporal a la enfermedad antigua más débil hasta que la reciente sea curada; posteriormente, la enfermedad antigua reaparece ya que no ha sido curada.
- Hahnemann pone el ejemplo de un niño epiléptico crónico que contrajo una enfermedad aguda desemejante como la *tiña capitis*, y desaparecieron en forma temporal las crisis convulsivas. Una vez que fue curada la tiña, reaparecieron las crisis convulsivas.
- Da varios ejemplos en los que siempre la afección más reciente y desemejante es una afección aguda. *Tal parece que la fuerza vital no puede permitir el desarrollo y evolución simultáneos de dos*

enfermedades desemejantes, ya que nunca se curan (desplazan) la una a la otra.

PARÁGRAFO n.º 40.

Concepto clave: **Lo que sucede cuando la enfermedad desemejante aguda que se hace crónica, se une a la antigua y conforma una enfermedad compleja.**

- Aquí se analiza la tercera posibilidad cuando coinciden dos enfermedades desemejantes en el organismo: la enfermedad nueva después de hacerse crónica se une a la enfermedad antigua y forma una enfermedad compleja e incurable.
- En la práctica clínica, hemos observado que la tercera posibilidad en las enfermedades desemejantes es la más frecuente cuando estas son crónicas. Las enfermedades desemejantes se localizan en regiones del organismo que les son afines y, cuando se unen dos, terminan por enfermar al organismo en su totalidad con la imposibilidad de ser curadas.
- En el caso de enfermedades agudas desemejantes (generalmente infecciosas), la coexistencia no existe sintomáticamente. Si invaden simultáneamente al organismo, pueden llegar a combinarse, pero por un corto tiempo.

PARÁGRAFO n.º 43

Concepto clave: **Presencia en el organismo de dos enfermedades semejantes.**

- El parágrafo se refiere a lo que sucede cuando coexisten dos enfermedades semejantes en el organismo. Los parágrafos anteriores dedicados a las enfermedades desemejantes le permiten a Hahnemann fundamentar por relación inversa la ley de semejantes.
- Desde este parágrafo hasta el n.º 50 los dedica a resaltar la importancia de la ley de semejantes en la curación verdadera de las enfermedades. Cuando una enfermedad natural semejante y más fuerte entra en el

organismo donde ya existe otra más débil, la desplaza y la elimina, produciendo una curación. Es una lección que la naturaleza brinda solamente a los buenos observadores como Hahnemann.

- Cuando coexisten dos enfermedades semejantes, pueden ocurrir las siguientes posibilidades: Una enfermedad semejante no puede rechazar a la otra fuera del organismo cuando ingresa. Una enfermedad semejante no puede suspender a la otra en su evolución. Una enfermedad semejante no puede subsistir una al lado de la otra ni formar una enfermedad compleja. Una enfermedad semejante más fuerte desplaza a la otra que es más débil.

PARÁGRAFO n.º 52

Concepto clave: **Análisis de los métodos terapéuticos medicamentosos. Imposibilidad de combinar la Homeopatía y la alopatía.**

- Los dos **métodos a los que se refiere Hahnemann son**: el método homeopático basado en la observación exacta de las propiedades fisicoquímicas dinamizadas de los remedios en el hombre sano y su aplicación en el enfermo, en los que la enfermedad y el remedio guardan una relación de semejanza, y el método alopático, el cual emplea remedios contrarios a los síntomas de la enfermedad o que no guardan una relación de semejanza entre la enfermedad y el remedio.
- Se plantea un punto muy discutido en cuanto a la posibilidad de usar en forma combinada ambas terapéuticas; o usarlas en forma indistinta según las exigencias del paciente —de hecho, solo en casos muy especiales se ha observado la posibilidad de usar ambas terapéuticas— y este es en casos crónicos e incurables.
- Cuando la enfermedad llega a un estado de cronicidad e incurabilidad, no es posible retirar el medicamento alopático de sostén y es posible prescribir algún remedio que actúe disminuyendo los síntomas de un modo paliativo ya que no es posible la curación.
- Por ejemplo: en una insuficiencia cardiaca no podemos quitar el digitálico ni el antihipertensivo o vasodilatador coronario, ya que el paciente se descompensaría gravemente. En los casos agudos y superficiales con altas posibilidades de curación, es preferible prescribir solamente homeopatía. En los casos agudos y muy graves,

se puede aceptar la posibilidad de administrar transitoriamente un medicamento paliativo alopático. Es preferible una supresión pasajera a una agravación y fallecimiento del paciente.

PARÁGRAFO n.º 63

Concepto clave: **Acción primaria y secundaria de las drogas.**

- Aquí se analiza uno de los puntos más importantes para entender el modo de actuar de la terapéutica homeopática, la curación dinámica: la acción primaria y secundaria de las drogas. La síntesis del parágrafo tiene que ver con la física newtoniana en una de sus leyes: a toda acción corresponde una reacción en sentido inverso y con la misma intensidad.
- Se establece una clara diferenciación entre una acción y una reacción: lo que se denomina efecto primario pertenece a la acción directa y específica de la potencia medicinal introducida en el organismo. Lo que se denomina efecto secundario representa la reacción terapéutica de la fuerza vital inducida por el estimulo primario y que es, evidente, el esfuerzo holístico del organismo por restaurar el equilibrio de la salud.
- Hay que recordar que en la farmacología clásica el efecto terapéutico (acción primaria) se desarrolla a partir de las propiedades fisicoquímicas de las moléculas de la droga que actúan sobre los receptores de membrana de la célula y modifican su función.
- En la Homeopatía, la reacción secundaria inducida por el remedio estimula al Vis medicatrix para desarrollar una reacción curativa.

PARÁGRAFO n.º 70

Concepto clave: **Síntesis de Doctrina homeopática, Clínica y Terapéutica en general. Método más eficaz de curación.**

- La totalidad de los síntomas es todo lo que se puede percibir de anormal en el enfermo y, por consiguiente, todo lo que hay que curar en él. La información se revela por el relato espontáneo del enfermo, por el interrogatorio del médico y por el examen clínico, lo cual incluye todo lo que nos pueda ser útil (exámenes de laboratorio y gabinete).

- La curación solo puede obtenerse usando las propiedades dinámicas de los medicamentos, que consiste en su capacidad de producir síntomas en el hombre relativamente sano y curar esos mismos **síntomas en el hombre enfermo mediante la experimentación pura.**
- Es imposible curar si el medicamento produce efectos diferentes y desemejantes (alopáticos) en las patogenesias en relación con los de la enfermedad natural.
- Es imposible curar si el medicamento en las patogenesias produce efectos opuestos a un síntoma de la enfermedad natural. Solo produce un efecto paliativo transitorio seguido de una agravación.
- El tercer método terapéutico posible es el homeopático, que utiliza para la totalidad característica sintomática, un medicamento capaz de producir en las patogenesias los síntomas más semejantes a la enfermedad natural que se desea curar.
- Si recordamos parágrafos anteriores en los que se analiza la teoría física de la sustitución (una onda electromagnética con una determinada longitud de onda, amplitud e intensidad es sustituida por otra de longitud de onda y amplitud semejante pero de mayor fuerza), podemos concluir que es el método más eficaz de curación, como lo demuestra la observación de las leyes de la naturaleza y la experiencia.

PARÁGRAFO n.º 71

Concepto clave: **Las tres técnicas que el médico debe dominar para ser un maestro en el arte de curar.**

- **1.-Cómo el médico descubre lo que es necesario saber para curar las enfermedades:** la clasificación y el estudio de las enfermedades incluyendo la tendencia mórbida miasmática, y el establecimiento de la historia clínica: la toma del caso.
- **2.- Cómo adquiere el conocimiento de los instrumentos apropiados para la curación de las enfermedades naturales:** el estudio de las patogenesias (el dominio de la materia médica).
- **3.- Cuál es el método más conveniente para emplear los medicamentos para el tratamiento de las enfermedades naturales:**

la terapéutica en general adaptando, a cada caso individual, la escala, potencia, frecuencia de repetición y modo de administración de los remedios homeopáticos.

- El médico tiene el deber de saber qué tipo de enfermedad aqueja al paciente, ya que de esto depende si prescribe o no un remedio así como la escala, la potencia, la frecuencia de repetición y el modo de administración. No se puede administrar en todos los casos el remedio, a veces basta con corregir ciertos hábitos en la dieta. En ocasiones, es necesario someter al paciente a una cirugía, a una reducción de fractura o luxación, al cuidado y lavado de una herida, etc.
- Debe saber cuando una enfermedad es producida por un miasma crónico que se ha puesto en actividad y se requiere un remedio constitucional en una alta potencia.
- Debe saber realizar una historia clínica homeopática lo mejor posible, la toma del caso para obtener solamente los síntomas característicos de la enfermedad y que sea más sencillo restablecer el equilibrio.
- Debe conocer las patogenesias: lo que es curativo del medicamento (individualidad medicamentosa) para saber adaptarlo por la ley de semejantes a lo que ha descubierto de morboso en el organismo (individualidad morbosa).

PARÁGRAFO n.º 72

Concepto clave: **Conocimiento de la clasificación de las enfermedades agudas y crónicas.**

- Hahnemann establece la clasificación de las enfermedades:
- Las agudas: de comienzo súbito o rápido con síntomas intensos, de evolución corta y en general autolimitadas. La fuerza vital, en ocasiones, se vale por sí misma y las puede vencer. A veces se requiere de la ayuda del remedio homeopático para restaurar el equilibrio.
- Las crónicas: de comienzo generalmente paulatino, de evolución lenta, prolongada, tórpida y progresiva. La fuerza vital no es suficiente para vencerlas; si no se hace un tratamiento oportuno y adecuado, llevan al individuo a la muerte.

- Las enfermedades crónicas son ocasionadas por un miasma en actividad, que es un estado morboso constitucional, heredado y heredable producto de la supresión antinatural de las enfermedades agudas y que predispone al organismo, lo hace susceptible a padecer una enfermedad de carácter crónico y potencialmente incurable.

PARÁGRAFO n.º 73

Concepto clave: **Conocimiento de las enfermedades traumáticas, indisposiciones, agudizaciones miasmáticas, esporádicas, epidémicas, miasmas agudos (por microorganismos patógenos).**

- El parágrafo sintetiza las manifestaciones agudas de la enfermedad. Las enfermedades agudas se dividen, según el número de enfermos que las padecen, en individuales y colectivas.
- Las individuales se dividen en:

1.-Traumáticas: producto de causas mecánicas (traumatismo, heridas).

2.-Indisposiciones: consecuencias de enfriamiento, acaloramientos o prolongadas exposiciones al sol, excesos en la bebida o en la comida, carencias o intoxicaciones alimenticias, impresiones físicas violentas, emociones y preocupaciones intensas.

3.-Por exacerbaciones de la psora latente (agudizaciones miasmáticas) debido a una explosión transitoria de una psora que retorna espontáneamente a su estado de inactividad, si el estado agudo no ha sido muy violento y si ha sido prescrito el remedio agudo más semejante.

- Las colectivas se dividen en:

4.-Esporádicas: producidas por factores atmosféricos o telúricos, en un cierto número de personas especialmente sensibles.

5.-Epidémicas: que abarcan simultáneamente un gran número de personas, son febriles y muy parecidas en sus manifestaciones, contagiosas en grandes concentraciones humanas, producidas por una misma causa, que suelen manifestarse por síntomas diferentes en cada nueva epidemia. Son favorecidas por situaciones caóticas (hambre, guerras, inundaciones, terremotos etc.).

6.- Epidémicas por agentes infecciosos especiales que siempre reaparecen con igual cuadro sintomático y dan inmunidad definitiva: viruela, sarampión, escarlatina, parotiditis, etc.

PARÁGRAFO n.º 77

Concepto clave: **Conocimiento de las Falsas enfermedades (enfermedades crónicas aparentes).**

- El parágrafo resume las enfermedades crónicas aparentes, o las falsas enfermedades crónicas. Hahnemann distingue en forma precisa los trastornos por el uso prolongado de alimentos o bebidas nocivas; los excesos o privaciones de todo tipo que minan la salud; vivir en lugares malsanos; la vida en sótanos, lugares mal ventilados o húmedos; la insuficiencia de ejercicio, los excesos físicos y mentales y factores nocivos de naturaleza emocional, de las verdaderas enfermedades crónicas o miasmas.
- Los trastornos producidos por las causas expuestas en este parágrafo no pueden ser denominadas enfermedades crónicas por dos razones:

1.- Son evitables, si el individuo tiene el cuidado en hacer saludables sus hábitos de higiene y alimentación.

2.- Desaparecen espontáneamente, sin medicamentos, al eliminar de su vida las causas que dieron lugar a su aparición; es decir, cuando el hombre elimina, en la medida de sus posibilidades, los obstáculos para su curación.

PARÁGRAFO n.º 78

Concepto clave: **Conocimiento de las verdaderas enfermedades crónicas o Miasmas.**

Hahnemann señala sus características sobresalientes:

1.- Son incesantemente progresivas, si son descuidadas a su historia natural y no son tratadas con los remedios homeomiasmáticos, a pesar de los mejores cuidados higiénico dietéticos.

2.- Son producidos por una predisposición morbosa heredada y heredable. Son algo más que las enfermedades crónicas: un estado morboso constitucional.

3.- No pueden ser erradicadas ni por:

a. La constitución física más robusta
b. El régimen de vida más ordenado
c. La fuerza vital más enérgica.

4.- Son transmitidas por herencia a los descendientes. De abuelos a padres, de padres a hijos, etc.

5.- Permanecen latentes durante años. Dicho estado asintomático da la apariencia de una falsa salud, es decir, no se desarrollan hasta que las despierta una supresión o un estimulo desencadenante (la gota que derrama el vaso).

6.- Reaparecen en forma periódica o permanecen en forma definitiva. Se considera que los siguientes factores favorecen su expresión:

a. El envejecimiento. El desgaste biológico del organismo debilita su energía y favorece la aparición del miasma.
b. Por factores de origen emocional.
c. Por factores de origen biológico: microorganismos, accidentes, intoxicaciones, desastres naturales.
d. Por un tratamiento médico o quirúrgico inadecuado, es decir, por supresiones de los signos exteriores que permiten al miasma estar en estado de latencia.

- La supresión provoca que el miasma pase del estado de latencia al estado activo con manifestaciones clínicas generalmente graves y con una evolución tórpida. Lo característico del estado activo del miasma es que no existe una tendencia a la curación espontánea. Las agudizaciones son cambios momentáneos en los cuales el miasma pasa de su estado de latencia al estado activo; como si fueran válvulas que permitieran descargar un poco del estado morboso constitucional.
- Si las lesiones primarias no son suprimidas, el estado miasmático queda en estado de latencia y se da a conocer por las características mentales y generales constitucionales del individuo, lo cual conforma un temperamento psórico, sycósico o syphilítico.

PARÁGRAFO n.º 79

Concepto clave: **Conocimiento de las tendencias mórbidas Sycosis y Syphilis.**

- El parágrafo sintetiza los miasmas sycosis y syphilis. La sífilis era la única enfermedad reconocida en la época de Hahnemann como una enfermedad infecciosa crónica que acababa con la vida del individuo y que se heredaba a los descendientes. Los estigmas, como las tibias en sable, la perforación del tabique nasal y las lesiones mucocutáneas del recién nacido, así como las secuelas neurológicas en el adulto, fueron reconocidas.

- La sycosis fue denominada por Hahnemann enfermedad condilomatosa, por ser la blenorragia y la hiperplasia de los tejidos las lesiones representativas. Los médicos contemporáneos a él no comprendieron la relación entre la predisposición morbosa sycósica y la aparición de verrugas o hiperplasia de diversos tejidos (tejido adiposo, cálculos urinarios o biliares, ateromas, enfermedad gotosa, etc.). Se dedicaron solamente a extirpar las manifestaciones externas sin curar el estado morboso interior.
- Todo síntoma que signifique exceso, exuberancia, crecimiento, hiperplasia o hiperfunción se clasifica como sycósico. Todo síntoma que signifique perversión de la función, destrucción o ulceración del tejido se clasifica como syphilítico.

PARÁGRAFO n.º 80

Concepto clave: **Conocimiento de la tendencia mórbida Psórica.**

- Fue el miasma más estudiado por Hahnemann, el cual lo consideró el más antiguo, importante y difundido de los tres. Sus orígenes son paralelos a la historia de la especie humana. La psora es la verdadera causa fundamental de todas las enfermedades; es como un sustrato que permite la aparición de la sycosis y la syphilis. La disminución en la inmunidad y en la capacidad para asimilar los nutrientes, la lentitud en las reacciones biológicas, no solamente provoca alteraciones metabólicas y una mayor susceptibilidad a las infecciones, sino que una vez expresado el estado miasmático, los ciclos bioquímicos se alteran y la célula puede tener un comportamiento hacia el exceso (como compensación fisiopatológica de la carencia) o hacia la destrucción como mecanismo final e inevitable de la muerte celular.

PARÁGRAFO n.º 83

Concepto clave: **Condiciones indispensables del médico para una buena toma del caso.**

- El objetivo del médico es la individualización del enfermo. Hahnemann exige del clínico ciertas condiciones fundamentales. En primer término, un espíritu libre de prejuicios: que no tenga ideas previas que puedan alterar la exactitud de los datos que se van a obtener, es decir, que no influyan sus propias ideas acerca del caso que tiene que tratar o inducir a los acompañantes a dar una información deformada y alejada de la realidad.
- En segundo término, unos sentidos perfectos. De todos ellos, la vista es el órgano que capta mayor número de impresiones sensoriales que permiten apreciar el aspecto general de la superficie corporal del enfermo, además de captar la incongruencia o congruencia del contenido de su discurso con la expresión de su cuerpo; lo que se ha denominado el lenguaje no verbal. Los demás órganos de los sentidos también participan en la toma del caso: el tacto, que a través de la palpación, aporta datos de gran valor.
- El oído participa activamente en la percusión y la auscultación. El olfato nos informa acerca del olor general del cuerpo del enfermo, esencialmente su transpiración. En tercer término, la atención al observar nos exige que el médico debe estar alerta desde que el paciente entra al consultorio. Debe observar la forma de saludar, si las manos se palpan húmedas, su actitud general, expresión. Su modo de sentarse en la silla, si está tranquilo o se mueve mucho, el modo de hablar, el contenido de su lenguaje, el tono de voz, si nos observa directamente o desvía la mirada, etc.
- Por último, fidelidad al trazar el cuadro de la enfermedad: no debe dejar de anotar todo lo que signifique una desviación de la imagen general de la salud hacia la enfermedad, de su inicio, evolución y estado actual, así como los diferentes tratamientos a los que se ha sometido el paciente. Es necesario imponer silencio a la imaginación, abstenerse de conjeturas, evitar las interpretaciones.
- El clínico está allí para captar los fenómenos y comprobar lo que sucede. Debe estar atento para que nada se le escape y los hechos sean comprendidos tal como son en realidad, es decir, hay que tratar de ser eminentemente objetivo y mínimamente subjetivo.
- Esta facilidad de observar en forma rigurosa se adquiere y perfecciona con el ejercicio y la educación de los sentidos, además de la empatía, lo cual fortalece y hace más íntima la relación médico-paciente.

PARÁGRAFO n.º 84

Concepto clave: **Metodología para realizar la Toma del caso.**

- Se refiere a la anamnesis (estudio clínico de los síntomas) propiamente dicha de la toma del caso homeopático. Si queremos percibir con claridad lo que hay que curar en cada caso individual y lograr la comprensión e individualización del enfermo, iniciamos el conjunto de procedimientos conducentes a la restauración de su salud.
- La historia clínica se integra con datos provenientes de tres fuentes: **el enfermo, sus acompañantes y el médico como observador.**
- Conducir al paciente a contar lo que le pasa, qué problemas tiene y de qué sufre. Sugerirle que lo haga despacio para poder anotar todo lo más importante de su historia clínica en lenguaje común y no en términos de cuadros nosológicos, es decir, sus síntomas y modalidades. Cuando el paciente haya concluido su relato, pedir a los acompañantes que corroboren o desmientan lo que consideren necesario.
- El médico debe anotar los síntomas con las mismas palabras usadas por el paciente sin dejar de observarlo, con el fin de captar la congruencia o incongruencia del lenguaje verbal con el no verbal.
- Durante el relato, el médico debe escuchar y guardar silencio, evitando interrumpir. Si el paciente se detiene, hay que estimularlo con algunos "qué más" hasta que ya no tenga más que decir. Las interrupciones deberán hacerse en pacientes locuaces o cuando se extiende en consideraciones que no vienen al caso.

PARÁGRAFO n.º 86

Concepto clave: **Cómo deben interrogarse los síntomas para hacerlos característicos.**

- Hace referencia al método de interrogatorio de cada uno de los síntomas. Cuando el paciente ha concluido su relato, el médico vuelve sobre cada síntoma, lo lee nuevamente e interroga sobre sus características y modalidades: se averiguará la localización del síntoma, su cualidad (cómo le duele), sus agravaciones y mejorías así como sus síntomas concomitantes. Se averiguará el horario, la aparición y desaparición del síntoma, su intensidad e irradiación.

- Es muy importante ofrecerle al paciente una escala de comparación de sus dolores con fenómenos conocidos: si su dolor es quemante, punzante, transfictivo, opresivo, estallante, como magulladura, mordiente, etc.
- Un síntoma adquiere valor solamente cuando deja de ser común y se convierte en característico, lo cual se logra preguntando, además de su localización, su cualidad ,y sobretodo, sus modalidades de agravación y mejoría. Además, es valioso cuando se hace nítido, se jerarquiza y se saca su predominancia miasmática.
- **Factores que pueden modificar un síntoma en su agravación o mejoría**: atmosféricos o meteorológicos:

Temperatura: calor o frío seco o húmedo. Calor de la cama, de la habitación, calor radiante. Cambios extremos de temperatura.

Climas: humedad, sequedad, viento, luz solar, las fases de la luna, las tormentas.

Aire: al aire libre, el aire del mar o la montaña; un ambiente cerrado, los sótanos, las corrientes de aire.

Físicos y mecánicos: tacto, presión, sacudidas, frotación, masajes, luz artificial, oscuridad, olores, perfumes, ruidos, sonidos, música, viajar en carro, en barco, avión.

Emocionales: ira, mortificación, susto, ansiedad, malas noticias, depresión, vejación, frustración, consuelo, resentimiento, rencor.

Higiénicos: ropa estrecha, de lana o algún otro material, baño frío o caliente, baño de mar, mojarse, la cabeza o alguna parte del cuerpo, el cortarse el cabello el no bañarse en algún tiempo, etc.

Fisiológicos: en ayunas, antes, durante o después de las comidas. Sed, dentición, inspiración, espiración, antes, durante o después del sueño. Antes, durante o después de la transpiración, de la defecación, de la micción, de la menstruación. Embarazo. Amamantamiento. Antes, durante o después del coito. Esfuerzos para pensar, hablar, reír, llorar.

Patológicos: descargas, secreciones, estornudos, constipación intestinal, diarrea, vómito.

Movimiento: sentarse, sentarse después de estar acostado, pararse. Agacharse, levantarse después de estar agachado. Levantarse después estar acostado. Acostarse, correr, caminar, ascender. descender. Al comenzar el movimiento. Al proseguir el movimiento. Al darse vuelta en la cama. Al mirar hacia arriba, abajo o hacia los lados. Al girar la cabeza.

Posiciones: acostado en decúbito lateral izquierdo o derecho, decúbito ventral o dorsal. Sentado: erguido, inclinado hacia delante, apoyando los codos en las rodillas. Parado. En flexión o extensión. Arrodillado.

PARÁGRAFO n.º 92

Concepto clave: **Casos urgentes con mezcla de síntomas primitivos y síntomas modificados por el medicamento alopático.**

- En las enfermedades agudas, la individualidad morbosa se encuentra exacerbada; los síntomas característicos son más claros y es relativamente más fácil encontrar el remedio semejante.
- Cuando se nos presentan casos urgentes en los que el paciente ingirió medicamentos alopáticos dado el carácter urgente del padecimiento, lo más indicado es tomar el hoy existencial incluyendo los pocos síntomas originales que queden, más los síntomas que se modificaron bajo la acción del remedio alopático. Dar el remedio homeopático que cubra el cuadro total ya que la urgencia del cuadro requirió este procedimiento.

PARÁGRAFO n.º 93

Concepto clave: **Método de interrogatorio de los síntomas etiológicos emocionales que avergüenzan al paciente.**

- La idea central del parágrafo es interrogar los síntomas causales (etiológicos) del estado actual, sobre todo los de origen emocional que tienen alguna connotación humillante o vergonzosa.
- El interrogar este tipo de causas es muy importante para la comprensión de la personalidad del enfermo y sus tendencias mórbidas. En este apartado podemos establecer con precisión la relación de causa y efecto entre el factor causal de origen emocional y su consecutiva expresión clínica.
- Estos síntomas aparecen a través de la experiencia clínica y surgen de la entrevista, no mediante preguntas directas, sino de la exposición detallada, y la invitación al paciente con preguntas hábiles y adecuadas realizadas con el mayor tacto posible.

- Las expresiones de tristeza o llanto que acompañan al recuerdo de una frustración amorosa o los trastornos emocionales que lo han afectado en su infancia adquieren un gran valor para encontrar el núcleo de su sufrimiento y, por lo tanto, el remedio más semejante que cubra la totalidad sintomática.
-

PARÁGRAFO n.º 98

Concepto clave: **Condiciones que el médico debe tener para tratar las enfermedades crónicas.**

La idea central del parágrafo se refiere a las condiciones que el médico debe poseer en alto grado, sobre todo, en las enfermedades crónicas:

- Paciencia para escuchar las partes más medulares del relato del enfermo sin interrumpirlo, a menos que divague en cosas intrascendentes.
- Conocimiento de la naturaleza y psicología humana. Conocer lo básico de la teoría de las personalidades para entender la forma individual de reaccionar que todos tenemos ante los estímulos desencadenantes de origen emocional.
- Prudencia en la conducción del interrogatorio. No iniciar con preguntas que puedan ofender al paciente o sembrarle desconfianza. Una vez que hacen la empatía necesaria, continuar con preguntas que vayan más profundamente a su problema.
- Cualidades de tacto y circunspección.
- Facultad de análisis y síntesis propias de un razonamiento sano. No dar por hechos los síntomas, tratar de hacerlos característicos, nítidos, jerarquizarlos y clasificarlos miasmáticamente antes de decidir cuál es el remedio indicado. Si es necesario, repertorizarlos.
- Un espíritu sin prejuicios. Un buen funcionamiento de sus sentidos.
- Escuchar, observar y anotar en forma escrupulosa solamente los síntomas característicos. Tener la disposición de entregarse al paciente y de ayudarlo.
- Hacer empatía: ponerse en los zapatos del otro.

PARÁGRAFO n.º 104

Concepto clave: **Utilidad de la historia clínica como un documento que nos sirve para prescribir el remedio y seguir la evolución del caso.**

- La idea principal del parágrafo es la utilidad de la historia clínica homeopática como imagen de la enfermedad. La historia clínica elaborada en forma detallada cumple dos objetivos primordiales: es usada para prescribir un remedio y sirve para tener un documento escrito de todo lo peculiar y singular que ha mostrado el enfermo para apreciar sus mejorías y agravaciones a través de la desaparición de unos síntomas, la modificación de otros y la aparición de nuevos síntomas, que permiten seguir su evolución y constituir nuevos cuadros que permitirán la prescripción de nuevos medicamentos.
- Además, debemos subrayar aquellos síntomas característicos que el enfermo nos dice espontáneamente y no como resultado de una pregunta, pues son los más valiosos. La jerarquización de los síntomas es la expresión de una escala de valores de los mismos para integrar la totalidad sintomática característica.
- Cuando son tres o cuatro los remedios que cubren todos los síntomas, la elección se inclina más hacia el que ha cubierto con más intensidad los síntomas más importantes en la jerarquización:

- **Síntomas mentales**
  a. De la afectividad: suicidio, cansancio de vivir, deseo de morir, sentimientos de culpa, perturbaciones del instinto sexual, falta de confianza en sí mismo, resentimiento, indiferencia afectiva, aversión a personas queridas, perturbaciones mentales, etc.
  b. De la voluntad: apatía, abulia, aburrimiento, indecisión, terquedad, etc.
  c. Del intelecto: trastornos de la memoria, concentración difícil, confusión, embotamiento, ideas fijas o delirantes, aversión al trabajo intelectual, idiocia, lagunas mentales, etc.

- **Síntomas generales**
a. Modalidades generales: agravaciones o mejorías horarias, atmosféricas, alimenticias, etc.

b. Características generales: lateralidad, deseo o aversión al aire libre, periodicidad, falta de calor vital.
c. Deseos y aversiones alimenticias.
d. Consecuencias generales de factores de origen emocional, físicas o traumáticas.
e. Sensaciones generales de espinas, astillas, latidos, tapón, pelota, piedra, etc.
f. Síntomas de la sexualidad.
g. Síntomas menstruales.
h. Hambre y sed.
i. Síntomas particulares
j. Con los parámetros para que sean característicos: localización, sensaciones, modalidades de agravación y mejoría y síntomas concomitantes.
k. Signos físicos: eritema en alas de mariposa, una mejilla roja y caliente, y la otra pálida y fría, manchas equimóticas en extremidades, etc.

PARÁGRAFO n.º 105

Concepto clave: **Conocimiento del método para realizar las patogenesias de los medicamentos.**

- El parágrafo resume el segundo punto en la tarea del clínico para ser un buen médico homeópata: la farmacodinamia; el conocimiento de las patogenesias como instrumentos destinados a la curación.
  Para dominar el arte de curar, el médico debe investigar el efecto de las sustancias en el hombre sano para disponer de un buen número de instrumentos curativos. La comparación entre la enfermedad natural y la artificial se efectúa solo con una parte de los síntomas patogenésicos del remedio.
- No se puede exigir que la comparación se realice totalmente entre enfermedad natural y patogenesia. La patogenesia es el resultado de la suma de los síntomas observados en numerosos experimentadores, y el enfermo es un solo individuo y no puede desarrollar todos los síntomas que integran una patogenesia.

PARÁGRAFO n.º 108

Concepto clave: **Condiciones esenciales para descubrir los efectos de las sustancias en el hombre sano.**

- 1.- Utilizarlos en individuos relativamente sanos: para poder probar sus efectos fisicoquímicos dinamizados en un organismo que no tenga previamente alguna entidad morbosa que desvirtúe los resultados.
- 2.- Utilizar las sustancias en dosis moderadas: para quitar los efectos primarios farmacológicos secundarios y dañinos a la salud, dejando solamente los efectos secundarios o dinámicos curativos.
- 3.- Ensayar cada sustancia por separado: ya que es el único modo de apreciar los efectos puros del remedio sin mezclas indebidas, cuyo comportamiento farmacodinámico no podemos predecir, aparte de la posible interrelación medicamentosa que puede anular o incrementar desproporcionadamente algunos síntomas.

PARÁGRAFO n.º 110

Concepto clave: **Observación de síntomas toxicológicos como fuente de conocimiento de las propiedades terapéuticas de las sustancias.**

- La idea central del parágrafo es sobre la toxicología. Hahnemann observó algunas coincidencias entre los síntomas producidos por intoxicaciones o envenenamientos por la ingestión de grandes dosis de diversas sustancias medicinales y diversas indicaciones terapéuticas de dichas sustancias.
- Ningún médico antecesor o contemporáneo de Hahnemann estableció la más mínima relación entre los síntomas tóxicos que observaron y la posibilidad de que esos síntomas constituyeran el único medio para conocer las virtudes curativas de dichas sustancias.
- Las materias medicas puras de Hahnemann, Hering y Allen tienen señalados los síntomas producidos por la intoxicación y los síntomas curados por cada medicamento; es decir, lo que constituye la clínica del remedio.

PARÁGRAFO n.º 117

Concepto clave: **Conocimiento de la Idiosincrasia del individuo como un factor que influye en la evolución del caso.**

- La idea principal del parágrafo es sobre la idiosincrasia, que es la condición de temperamento y carácter de cada persona por la que se distingue de las otras. Expresa una forma de reaccionar a las diversas causas distinta a la de otras personas, y propia solamente de un pequeño número de individuos.
- Es sencillamente una forma diferente de reaccionar a ciertos factores que, aparentemente en el resto de las personas, no tienen efecto. En toda perturbación de la salud (natural o artificial) interviene siempre un factor activo (energía de la sustancia dinamizada) y uno reactivo (energía del principio vital).
- En la toma del caso, cuando se eligen esos síntomas raros para la elección del remedio, este hace desaparecer no solamente a esos síntomas, sino todos los que sean semejantes a la patogenesia del remedio.

PARÁGRAFO n.º 121

Concepto clave: **Guía para la administración de sustancias de acuerdo a su concentración molecular o grado de dinamización en los experimentadores.**

- La idea principal del parágrafo la constituye las directrices en la experimentación pura. El significado de la palabra “dosis” es ciertamente confuso. Las dosis fuertes se refieren al remedio en su estado molecular (más materia que energía) y las dosis débiles se refieren al remedio en su estado más dinamizado (más energía que materia).
- En cuanto a las sustancias fuertes, Hahnemann se refiere a las drogas que, a nivel de experimentación, despertaron muchos síntomas debido a la gran cantidad de principios activos dinamizados. Por lo que recomienda darlas en pequeñas dosis, ya que son capaces de producir cambios en la salud del experimentador sano.

PARÁGRAFO n.º 125

Concepto clave: **Conocimiento del régimen que deberá seguir el sujeto durante la experimentación pura.**

- El parágrafo sintetiza los cuidados de orden alimenticio que deberá cumplir el experimentador: evitar la ingestión de ensaladas, especias y condimentos, sopas de hierbas, a fin de evitar síntomas que pudieran darnos la ingestión de principios activos de las plantas y llegaran a confundirse con las propias de las sustancias a experimentar.
- Es más drástico con las bebidas alcohólicas y el café, los cuales prohíbe no solamente durante la experimentación pura, sino desde antes, para evitar síntomas cruzados que pudieran alterar la fidelidad de los resultados finales.

PARÁGRAFO n.º 126

Concepto clave: **Conocimiento de las características ideales del sujeto de experimentación.**

- Hahnemann puntualiza las condiciones intelectuales, éticas y espirituales que debe reunir el experimentador para que los resultados sean los más exactos posibles. Es indispensable un grado suficiente de inteligencia para poder expresar y describir claramente las sensaciones experimentadas. Su cuerpo debe estar en un buen estado de salud.
- Todos tenemos conciencia de nuestras sensaciones cenestésicas cuando sentimos que estamos bien, que hace un tiempo no sentimos nada ni tenemos síntomas de ninguna clase. Para estar bien seguros debemos corroborar el estado de salud con exámenes paraclínicos mínimos.
- Además, se les pide a los experimentadores evitar excesos mentales, físicos y sexuales, y una anotación escrupulosa de todo lo que siente.

PARÁGRAFO n.º 136

Concepto clave: **Influencia del temperamento individual del sujeto de experimentación en la expresión de los síntomas provocados por la sustancia.**

- La idea central del parágrafo es la ley energética medicamentosa basada en la individualidad morbosa. Si bien los medicamentos están capacitados para provocar síntomas en todos los seres humanos, también es cierto que cada uno de estos sujetos producirá los síntomas patogenésicos según su constitución y su temperamento basados en su individualidad morbosa.

PARÁGRAFO n.º 139

Concepto clave: **Características que debe tener el informe del experimentador de la patogenesia.**

- Cuando el médico no ha hecho la experimentación en sí mismo sino que este ha sido experimentado sobre otra persona, es necesario que tome nota cuidadosamente de los siguientes puntos:
- 1.- Tomar nota del modo más entendible de todo lo que siente en el instante mismo de experimentarlo.
- 2.- Anotar el tiempo transcurrido desde la absorción del medicamento hasta la aparición de cada síntoma, y la duración del síntoma si se prolonga.
- 3.- El médico, junto con el experimentador, revisará todos los días el relato, de modo que este, al ser interrogado por el médico, tenga fresco en su memoria lo ocurrido ese día y pueda ratificarlo, cambiarlo o agregar detalles nuevos.
- 4.- Al terminar la experimentación, el médico debe reunirse una vez más con cada uno de los experimentadores para estudiar el remedio y dar un repaso final de todo lo anotado. De esta manera, quien comunique al mundo médico el resultado de la patogenesia establecida en estas condiciones podrá hacerse responsable y estar con su conciencia en paz, teniendo en cuenta que está en juego la salud del género humano.

PARÁGRAFO n.º 143

Concepto clave: **Conocimiento de cómo se constituye la materia médica.**

- La idea central del parágrafo es la constitución de la materia médica. Después de que los directores médicos de las experimentaciones hayan obtenido los numerosos síntomas estudiados y registrados, viene la ordenación y valoración de cada síntoma, localización, sensación, modalidad, etc., teniendo en cuenta la frecuencia de aparición en el total de los experimentadores.
- Hahnemann publicó, en 1828, su *Materia médica pura* y, en la mayoría de los síntomas registrados, va entre paréntesis la abreviatura del apellido del o de los experimentadores que la realizaron, la mayoría discípulos de él. Hahnemann experimentó en él mismo la casi totalidad de las sustancias.
- Las patogenesias publicadas fueron de los 24 policrestos y aproximadamente 35 semipolicrestos, además de algunos organotrópicos.

PARÁGRAFO n.º 153

Concepto clave: **Conocimiento del valor de los síntomas característicos en el proceso de individualización para la elección del remedio más semejante.**

- La idea central se refiere al valor de los síntomas que debemos investigar para encontrar el remedio más semejante. En la búsqueda del remedio homeopático, debemos buscar únicamente los síntomas característicos: predominantes (notables) extraordinarios, singulares y peculiares dentro de la totalidad sintomática.
- Síntomas predominantes: son los síntomas más relevantes o sobresalientes de la enfermedad. son los que complican o comprometen la vida del paciente. Se perciben con mucha claridad, corresponden a lo que más impresiona al enfermo y constituyen el motivo de la consulta. Ejemplo: migraña intensa y punzante durante la menstruación.
- Síntomas extraordinarios: son los síntomas que el enfermo no tiene habitualmente, pero ahora cursa con ellos, o ya los tenía y últimamente

se han incrementado de manera notable. Ejemplo: después de una decepción amorosa se volvió bastante irritable y se ofende muy fácilmente, reumatismo articular crónico que se exacerba en el período de lluvias y con el frío.

- Síntomas singulares: son síntomas raros o extraños que se asocian a la individualidad medicamentosa. Son ilógicos y no tienen explicación fisiopatológica conocida. Lo que los caracteriza es su incongruencia, ya que son contradictorios o inesperados. Ejemplo: El vértigo se incrementa al cerrar los ojos. Se agrava por el consuelo.
- Síntomas peculiares: son los que nos permiten conocer la naturaleza del enfermo, su forma individual de reaccionar y expresar su padecimiento. Se asocian a la individualidad morbosa. Expresan los rasgos peculiares que el dinamismo vital desequilibrado imprime en el paciente. Ejemplo: úlcera gástrica con dolor ardoroso agravado en la noche, acompañada de gran inquietud psicomotriz, debilidad, y mejorada con las bebidas calientes.
- Los síntomas característicos no solamente se refieren a los síntomas mentales, sino que se incluyen los síntomas generales y particulares. Los síntomas comunes no tienen mayor valor, ya que carecen de modalidades y no nos orientan a ningún remedio específico. En el repertorio, los rubros que corresponden a estos síntomas contienen una gran cantidad de medicamentos. Solo podrán ser útiles cuando puedan ser valorados por medio de su localización (dónde le duele), cualidad (cómo le duele), sus agravaciones y mejorías (modalidades que modifican la molestia) y sus sensaciones concomitantes (sensaciones que acompañen a los síntomas principales).

PARÁGRAFO n.º 155

Concepto clave: **Conocimiento de la agravación homeopática. Estrategias a seguir durante la agravación.**

- La idea central es la agravación de los síntomas que corresponden a la enfermedad (agravación homeopática). Si la enfermedad es reciente, el remedio es el más semejante al caso; la escala, potencia y frecuencia de repetición son las idóneas. En la mayoría de los casos cede sin grandes problemas a las primeras dosis del medicamento. La razón de por qué solo actúan los síntomas que corresponden a los de la enfermedad, es decir, el medicamento produce sus efectos solamente en las regiones del cuerpo sensibilizadas por la enfermedad natural, como si los síntomas más débiles fueran sustituidos por otros semejantes, pero más fuertes.

- Los otros síntomas patogenésicos del medicamento que no tienen ninguna correspondencia con la enfermedad permanecen silenciosos debido a que no tienen ninguna resonancia en las partes del cuerpo no afectadas por la enfermedad.

PARÁGRAFO n.º 162

Concepto clave: **Remedios parcialmente semejantes a los síntomas de la enfermedad.**

- Se refiere a los remedios parcialmente semejantes a los síntomas de la enfermedad. Hay que aclarar —para que no haya un mal entendido— que cuando Hahnemann habla de la pobreza de la materia médica homeopática de su época, se refiere a que las patogenesias hechas por él y sus discípulos apenas empezaban a enriquecer el estudio de los remedios; cosa que hoy en día ha sido superada ampliamente con el creciente número de materias médicas publicadas, así como el estudio de nuevos remedios. No confundir este concepto a cuando el homeópata elige un remedio parcialmente semejante por deficiencias en la toma del caso, la repertorización o el estudio de la materia médica.
- Si hace lo segundo, el resultado terapéutico será pobre, ya que el remedio cubrirá solo en forma parcial los síntomas semejantes a la enfermedad y no la totalidad característica.

PARÁGRAFO n.º 171

Concepto clave: **El uso de los remedios complementarios en las enfermedades crónicas.**

- El concepto central es el uso de los remedios complementarios en las enfermedades crónicas prescritos en forma sucesiva. Si tenemos ante nosotros una enfermedad crónica de la cual obtuvimos su predominancia miasmática, para lograrla curación será frecuentemente necesaria la administración de varios remedios, uno después del otro, eligiendo cada uno de acuerdo al grupo de síntomas que aún persisten y solamente después que el remedio anterior haya agotado toda su acción.

- Es muy difícil que el remedio actual sea el único y el mismo durante toda la vida del paciente. En ningún momento, Hahnemann menciona la posibilidad de dar en forma simultánea varios remedios para tratar una enfermedad crónica, sobre todo si los remedios son constitucionales.

PARÁGRAFO n.º 172

Concepto clave: **Enfermedades donde existen pocos síntomas (Defectivas).**

- Este tipo de enfermedades se caracterizan por presentar uno o dos síntomas esenciales que opacan a todos los demás. Los síntomas esenciales, en la mayoría de los casos, son síntomas característicos (predominantes extraordinarios, singulares y peculiares) destacándose sobre los que son síntomas comunes y sin mayor importancia.
- Casi siempre estas enfermedades pertenecen a las crónicas, ya que en las agudas lo más frecuente es que los síntomas característicos sean más numerosos. Las enfermedades locales también nos dan pocos síntomas, sin embargo, no debemos conformarnos con lo que el paciente nos comenta acerca de las molestias en la garganta o en el abdomen; es indispensable preguntar si ha habido cambios en su estado general, carácter, sueño, apetito, peso, libido, deseos o aversiones alimenticias, menstruación, etc., para tener al concepto de un ser humano enfermo y no solamente de un órgano afectado.

PARÁGRAFO n.º 177

Concepto clave: **Método para tratar las enfermedades defectivas.**

- Para tratar exitosamente los casos con sintomatología deficiente, lo correcto es hacer un síndrome mínimo de valor máximo, es decir, elegir el síntoma rector o los síntomas más característicos, hacerlos nítidos, jerarquizarlos, hacer su seriación miasmática y, en base a dichos criterios, seleccionar el remedio más semejante.

- Otro método (no muy recomendable ya que el médico deja de estudiar la materia médica, pero a veces necesario) es dar una dosis de sulphur a la 200ac en seco, con el objetivo de aclarar el cuadro, que este se defina y nos permita seleccionar los síntomas característicos para prescribir el remedio curativo.

PARÁGRAFO n.º 180

Concepto clave: **Aparición de síntomas accesorios o accidentales cuando se toma un medicamento parcialmente semejante al caso.**

- Al tomar un remedio parcialmente semejante, se puede provocar la aparición de síntomas accesorios, los cuales pertenecen tanto al medicamento como al enfermo, por la sencilla razón de que el uno sin el otro no podría existir.
- Por más susceptible que sea el enfermo, si no hay introducción de un medicamento en su organismo, no aparece ni se suscita ningún síntoma. Por lo tanto, los síntomas accesorios existen únicamente si el organismo y el remedio intervienen para su producción, perteneciendo, entonces, a ambos.
- Los síntomas accesorios pueden ser:

  1.- Síntomas latentes y antiguos.
  2.- Síntomas raramente experimentados.
  3.- Síntomas vagos e imprecisos que se intensificaron con el medicamento.
  4.- Síntomas nuevos.

- En términos generales, podemos concluir que las tres primeras categorías pertenecen más (pero no exclusivamente) al enfermo, ya que fueron suscitadas por el remedio. La última categoría pertenece más el medicamento.

PARÁGRAFO n.º 202

Concepto clave: **Conocimiento de la Supresión de la enfermedad sin el tratamiento integral del enfermo.**

- La idea fundamental es la supresión cuando se tratan únicamente las manifestaciones locales de la enfermedad interna. Cuando el médico hace desaparecer localmente y suprime la manifestación patológica en forma derivativa por procedimientos externos, no hace más que impedir y obstaculizar los esfuerzos de la fuerza vital para transferir al exterior en forma de enfermedad localizada el estado morboso interno (miasma) e impedir el daño interno a órganos vitales.
- Cuando se hace una supresión, el estado morboso constitucional pasa del estado de latencia al estado de actividad, y se desarrolla una enfermedad grave y de evolución tórpida.

PARÁGRAFO n.º 206

Concepto clave: **Examen del enfermo crónico en busca de la tendencia mórbida predominante o de la combinación de dos miasmas.**

- Si después de examinar al enfermo encontramos síntomas que corresponden más a un miasma, procedemos a tratarlo con el remedio homeomiasmático. Sin embargo, en la actualidad, es muy difícil encontrar un solo miasma en actividad, la mayoría de las veces se encuentran dos estados morbosos en actividad.
- Hahnemann recomienda tratar la psora, que es el miasma fundamental y la causa real de los otros dos. La psora siempre está presente en cualquier enfermedad. Cuando preguntamos los antecedentes personales patológicos es muy importante preguntar si ha tenido enfermedades venéreas recientes y dedicarse a tratarlas, evitando suprimirlas hasta donde sea posible para evitar complicaciones posteriores.

PARÁGRAFO n.º 210

Concepto clave: **Descripción y tratamiento de las Enfermedades mentales.**

- Desde este parágrafo hasta el n.º 230, Hahnemann hace la descripción y el tratamiento de las enfermedades mentales. Las clasifica dentro de las enfermedades defectivas u oligosintomáticas (en las que predomina un área afectada; en este caso, la mente). Reconoce que, en realidad, no constituyen una clase aparte y separada de las otras enfermedades.
- No existe ninguna enfermedad llamada somática o corporal donde no se puedan descubrir modificaciones constantes del estado psíquico del enfermo.
- En realidad, todas las enfermedades son psicosomáticas, puesto que en todas, aun en una simple gripe o cefalea, hay un mayor o menor componente del estado de ánimo. En un 80 % de los enfermos que vemos hay un componente o compromiso psíquico.
- El carácter del enfermo debe ser tomado como uno de los elementos más importantes en la totalidad, sin el cual no tenemos un cuadro fiel de la enfermedad para poder tratarla homeopáticamente con éxito.

PARÁGRAFO n.º 211

Concepto clave: **Importancia de los síntomas mentales como expresión de la totalidad sintomática y guía para elegir el medicamento.**

- En muchos parágrafos, Hahnemann resalta la importancia de los síntomas mentales como el nivel de organización que más define a un ser humano, ya que constituye su personalidad. Los síntomas mentales tienen, según su opinión, la mayor jerarquía, ya que expresan el aspecto más individual del paciente como una respuesta total del cuerpo ante la enfermedad. No hay ninguna percepción que el organismo registre en cuanto a dolor, temperatura, presión, agresiones físicas o químicas que no despierten una reacción emocional. Es importante que en todos los casos los tomemos en cuenta y les demos su justo valor, sin prejuiciar al paciente y sin inventar síntomas donde no los hay.

PARÁGRAFO n.º 214

Concepto clave: **Terapéutica de las enfermedades mentales.**

- La idea fundamental del parágrafo es el tratamiento de las enfermedades mentales. Hahnemann insiste en que el tratamiento de las enfermedades mentales o de origen emocional no presenta ninguna diferencia con el que se utiliza en cualquier otro tipo de padecimiento y la técnica (hoy existencial, síntomas característicos, la empatía, la nitidez de los síntomas, la jerarquización, trabajar con un síndrome mínimo de valor máximo, prescribir por el miasma predominante, y la repertorización) a emplear son exactamente los mismos en ambos casos: enfermedades somáticas y mentales.

PARÁGRAFO n.º 231

Concepto clave: **Conocimiento de las enfermedades periódicas y alternantes.**

- Siguiendo con la clasificación de las enfermedades, Hahnemann destaca otras que merecen un examen detallado, y estas son las enfermedades periódicas. En este parágrafo presenta dos nuevas clases de enfermedades, cuyo desarrollo no es constante ni ininterrumpido: las periódicas y las alternantes.
- Hace una subdivisión de las periódicas en febriles y afebriles. Las enfermedades periódicas son las que se presentan en forma de enfermedades estacionales, como las que ocurren en invierno: enfermedades de vías respiratorias altas; o como las que ocurren en verano: padecimientos gastrointestinales; ambas casi siempre presentan cuadros febriles.
- Hay otro tipo de enfermedades periódicas, como las reumáticas ocasionadas por la exposición brusca al clima húmedo que, generalmente, no cursan con fiebre.

Las enfermedades alternantes son síndromes que nunca coinciden, pero que siempre alternan en estrecha relación: Cuando está presente uno, está ausente y latente el otro. Dos de las características de síndromes alternantes son:

- 1.- Estados mórbidos de distinto género.

- 2.- Se suceden en épocas de irregular duración.
- Ejemplos: Miedo alternando con manía (belladona). Síntomas mentales alternando con síntomas físicos *(platina).* Afecciones religiosas alternando con excitación sexual (platina).
- Cefalea alternando con dolores articulares *(lycopodium).* Cefalea alternando con prolapso rectal (árnica). Asma bronquial alternando con síntomas de la piel *(psorinum).*

PARÁGRAFO n.º 245

Concepto clave: **Conocimiento del modo más conveniente del empleo de los medicamentos homeopáticos.**

- Llegamos al tercer punto en el ejercicio profesional del verdadero médico, que enuncia desde el parágrafo n.º 146 y cuyo contenido se refiere a la aplicación más apropiada de los remedios homeopáticos, con la finalidad de obtener la curación.
- Los dos cambios trascendentales que hizo Hahnemann en la 6.ª edición del Organon con respecto a las anteriores, fueron en el parágrafo n.º 270 (preparación de la escala cincuentamilesimal) y en los parágrafos n.º 246, 247 y 248. Se refiere a las formas de prescripción del simillimum en dosis únicas y en dejar actuar al remedio homeopático hasta que haya completado su efecto.
- Por otra parte, desarrolla el método plus y da las siguientes recomendaciones:
- 1.- El remedio debe disolverse en agua.
- 2.- El remedio debe ser repetido a intervalos que la experiencia enseñe que es más conveniente para acelerar la curación tanto como sea posible.
- 3.- El remedio debe ser dado variando el grado de dinamización de cada dosis con el fin de que cada dosis difiera ligeramente de la que le precede y de la que sigue; esto se logra sucusionando el remedio en forma progresiva antes de ingerirlo (20 veces, 25 veces, 30 veces, etc.), también se puede lograr diluyendo el remedio con algunas cucharadas soperas de agua.
- Este último punto fue establecido como medida preventiva para evitar las reacciones desagradables producidas por las dosis repetidas, a intervalos muy cortos y sin modificar la dinamización.

PARÁGRAFO n.º 247

Concepto clave: **Conocimiento de la repetición del medicamento homeopático.**

- Señala los inconvenientes producidos por la repetición de dosis no modificadas en su dinamización y a intervalos muy cortos. Evitar repetir la toma del remedio a un grado idéntico de dinamización, y menos aun varias veces seguidas, habiendo ya producido, la primera potencia del medicamento, la modificación de la fuerza vital que se esperaba de esa dosis, una segunda dosis del mismo remedio a la misma dinamización no actúa como la primera porque no encuentra ya en las mismas condiciones a la fuerza vital.
- La reacción vital ha sido satisfecha o desencadenada por la primera dosis en ese plano de dinamización. Cada plano energético o vibratorio del medicamento serviría a las necesidades de corrección o curación del mismo plano energético de la energía vital perturbada, necesidad que, una vez satisfecha, no requiere una nueva ingestión de la misma dinamización, sino de una ligeramente mayor para lograr la curación.

PARÁGRAFO n.º 249

Concepto clave: **Conducta a seguir con la aparición de síntomas nuevos después de la ingestión del medicamento.**

- Estos síntomas no pertenecen a los de la afección a curar. Hahnemann reconoce que, en este caso, el remedio no estuvo bien elegido, y aconseja lo siguiente:
- 1.- Si el cuadro sigue empeorando, dar un antídoto y posteriormente otro medicamento más adecuado (más semejante al cuadro).
- 2.- Si el cuadro no es tan serio, dar directamente el nuevo medicamento más semejante.
- Esta es una de las formas de evolución del caso después de la primera prescripción, y la manera de resolverlo con una segunda prescripción.

PARÁGRAFO n.º 253

Concepto clave: **Observaciones de la evolución de los síntomas mentales después de la primera prescripción.**

- Hahnemann sintetiza la importancia del estado psíquico del enfermo en la evolución de la enfermedad. Detalla las reacciones que se observan después de la primera prescripción y establece los criterios de mejoría y agravación que permiten evaluar adecuadamente la evolución del caso.
- Los síntomas de mejoría se exteriorizan esencialmente en las modificaciones positivas del estado psíquico del enfermo, este *se siente:*
- *1.- Más contento y tranquilo.*
- *2.- Más libre espiritualmente, más natural en su manera de ser.*
- *3.- Con un renacimiento de su coraje y optimismo.*
- La agravación aunque sea leve *se percibe:*
- *1.- En el estado psíquico y moral del enfermo.*
- *2.- En su conducta y sus acciones.*
- *3.- En sus gestos y actitudes.*
- *4.- En un estado de depresión y desaliento de intensidad variable.*
- *5.- En una acentuación de las características mentales negativas propias del paciente.*
- No son solo las modificaciones del estado psíquico las que sustentan los criterios de agravación y mejoría, sino también las producidas en todos los síntomas.

PARÁGRAFO n.º 254

Concepto clave: **Observaciones de las distintas reacciones terapéuticas por parte del médico después de la primera prescripción.**

- Aquí se exponen dos tipos nuevos de evolución después de la primera prescripción medicamentosa.
- 1.- Agravación con aparición de síntomas nuevos.
- 2.- Mejoría en todos los síntomas, sin síntomas nuevos.
- Diariamente nos encontramos en nuestra práctica clínica con las siguientes casos:

1. Pacientes que no saben si están mejor o peor por incapacidad en la autoobservación o por una gran inseguridad o indecisión para establecer en forma correcta lo que sienten. Hay que estimularlos a que lo hagan. Es importante que contacten con sus síntomas y nos describan lo que sienten.
2. Se niegan a decirlo, aunque interiormente se den cuenta de ello y lo acepten, existe el temor inconsciente de que, si dicen que están mejor, el médico se despreocupe por ellos y no les preste la atención debida.
3. Se niegan a aceptarlo en su interior. Niegan su mejoría a sí mismos, mecanismo ligado a una necesidad de autocastigo, de no curarse. Puede existir un remordimiento y una creencia de que no son merecedores de una mejoría y, en el fondo, quieren seguir enfermos.

PARÁGRAFO n.º 264

Concepto clave: **Método de preparación más adecuado de los medicamentos por parte del médico.**

- En nuestra época y por circunstancias prácticas, el médico homeópata ha debido delegar esa responsabilidad al personal que elabora los remedios en los laboratorios, confiando de que cumplan sus funciones a la perfección.
- Es importante elegir, de entre varios laboratorios, uno cuya eficacia y honestidad hayan sido comprobadas en innumerables casos de curación. De lo contrario, uno hace una buena toma del caso y confía en que el remedio prescrito inicie una reacción curativa en el paciente. Cuando no es así, significa que el remedio, a pesar de estar bien elegido, no es de buena calidad, lo cual es responsabilidad del laboratorio.
- Desde el parágrafo n.º 267 y hasta el n.º 272, Hahnemann describe las reglas de preparación de los remedios homeopáticos.

PARÁGRAFO n.º 276

Concepto clave: **Concepto de Posología o potencia mínima.**

- Cuando Hahnemann hablaba de una dosis muy fuerte, se refería a la cantidad de medicamento, es decir, a su estado molecular. Algunos hechos pueden ser perjudiciales aunque el remedio sea el apropiado homeopáticamente hablando:

- a) Cuando la toma es demasiado grande en volumen.
- b) Si el remedio es demasiado frecuentemente repetido. Para esto, tendríamos que elegir la potencia cincuentamilesimal que sí se puede repetir debido a que entra profundamente en el organismo, pero su duración es corta.
- Cuando el remedio se da a nivel molecular (tintura madre o en escala decimal) y se repite con demasiada frecuencia, se puede implantar en el organismo la enfermedad medicamentosa en forma más profunda por las dosis en estado crudo y más duradera por la repetición muy frecuente.
- En terapéutica alopática, los remedios se repiten con mucha frecuencia, porque al no ser curativos sino paliativos, la única manera de mantener sus efectos es repitiéndolos incesantemente.
- Cuando estamos en la transición de alópatas a homeópatas, se nos hace difícil creer que una sola dosis puede iniciar un proceso curativo, aunque no se repita constantemente.

PARÁGRAFO n.º 280

Concepto clave: **Criterio de las dinamizaciones en el tratamiento de las enfermedades crónicas y la agravación homeopática final.**

- En el tratamiento de las enfermedades crónicas, Hahnemann aconseja:
- a) Dar el medicamento en dinamizaciones progresivamente más elevadas (más diluidas) y de acción más profunda con los intervalos entre cada una de ellas que aconsejen la evolución y las circunstancias.
- b) Hasta que el enfermo, aunque se siente mejor en general, comienza a sentir algunos de los síntomas que lo trajeron a la consulta, es decir, cuando empiezan a retornar los síntomas primitivos.
- El retorno de los síntomas antiguos anuncia la proximidad de la curación y la terminación del tratamiento. Significa que son debidos a la acción medicamentosa sobre el principio vital o agravación medicamentosa.

PARÁGRAFO n.º 284

Concepto clave: **Conocimiento de las vías de administración de los medicamentos.**

- Descripción de las vías de administración de los medicamentos en el organismo.

1. Por la boca, colocando el medicamento en forma de glóbulos debajo de la lengua, penetrando el medicamento a través de las venas sublinguales.
2. Por el estómago, a través de su mucosa y bajo la forma de presentación líquida del medicamento por ingestión.
3. Por las vías respiratorias a través de sus mucosas utilizando la inhalación u olfacción.

   Por la piel en toda su extensión siempre que esté intacta, por medio de fricciones de líquido medicamentoso, cuidando de no ponerla en los sitios enfermos.

Las dos primeras son las más habitualmente utilizadas. La primera para las dosis únicas, y la segunda, para el método plus. El método de inhalación se prefiere sobre todo cuando, por la gravedad del caso, no está permeable la vía oral o existe el peligro de broncoaspiración. La vía tópica se recomienda cuando existe una enfermedad en la piel y se quiere acelerar el proceso curativo administrando, al mismo tiempo, el remedio por vía oral.

LA LÓGICA INTERNA DEL ORGANON

Cuando nos iniciamos en el estudio del Organon, nos parece difícil a primera vista la lectura de los parágrafos tal y como están escritos. Casi siempre este es el resultado de la primera leída. Conforme lo estudiamos una segunda o tercera vez, nos percatamos de que existen parágrafos más importantes que otros. Algunos parecen reiterar las ideas fundamentales de los primeros. No es sino hasta después de leerlo por quinta vez, cuando nos damos cuenta de que existe una lógica interna que no sigue precisamente la secuencia con la que fueron escritos.

Esta lógica obedece a puntos específicos que siguen un orden en el que se explica todo lo que un médico debe saber para aplicar correctamente la homeopatía. Si tomamos en cuenta el nacimiento de la Homeopatía en la época de su autor y en un medio ideológico tan rígido y tan caótico, en donde dominaba el modelo salud-enfermedad materialista y sus medios terapéuticos tan agresivos, resulta clara la necesidad de contar con una especie de manual de procedimientos para aplicar la doctrina y la clínica propia del modelo salud-enfermedad que sustenta la Homeopatía.

Entendiéndolo así, hay parágrafos que señalan cuál es la vocación del médico, el ideal terapéutico o los requisitos para ser un buen homeópata, la búsqueda del origen de las enfermedades, su naturaleza, su expresión mediante signos y síntomas; el rechazo al modelo ontogénico (de causa material), etc. Hay otros que parecería que no deberían estar después de los primeros, lo cual resulta confuso para el estudiante.

En síntesis, es más fácil aprender el Organon agrupándolo por temas específicos y con un desarrollo lógico, que intentar leerlo tal como está escrito. Esta propuesta no debe, en ningún sentido, alarmar a nadie. No le estamos faltando el respeto a Hahnemann, únicamente estamos proponiendo una forma más fácil de asimilar los parágrafos más importantes. Esto es precisamente lo que vamos a hacer, con el objeto de aprender los parágrafos claves por temas, de una manera un poco más lógica sin desvirtuarlo en absoluto, y no intentar hacerlo de memoria sin ningún orden, lo que resultaría tedioso y poco productivo.

Parágrafos agrupados por temas

I.- La postura ideológica del médico que aspira a ser homeópata.

- Vocación médica (Parágrafo n.º 1).

II.- Cómo debe ser la curación.

- Ideal terapéutico (Parágrafo n.º 2).

III.- Qué necesita el médico para ser un maestro en el Arte de curar.

- Requisitos para ser un buen médico homeópata (Parágrafo n.º 3).
- Las tres técnicas que el médico debe dominar para ser un maestro en el Arte de curar (Parágrafo n.º 71).

IV.- Qué debe buscar en las enfermedades y cómo prevenirlas.

- Búsqueda del origen de las enfermedades (Parágrafo n.º 5).
- Medicina preventiva, profilaxis de las enfermedades (Parágrafo n.º 4).

V.- Cuáles son los métodos terapéuticos para restablecer la salud.

- Los tres métodos terapéuticos para restablecer la salud: Homeopatía, enantiopatía y alopatía (Parágrafo n.º 21).
- Énfasis en la Homeopatía como único método curativo.

VI.- Marco teórico de la Homeopatía.

a) Con respecto al significado de los síntomas.

- Síntomas como expresión del desorden dinámico (Parágrafo n.º 6).
- Totalidad sintomática característica (Parágrafo n.º 7). La totalidad de los síntomas como única guía para la elección del medicamento (Parágrafo n.º 18).
- Conocimiento de los síntomas característicos: Predominantes o notables, Extraordinarios, Singulares y Peculiares (Parágrafo n.º 153).

b) Con respecto al vitalismo como fundamento teórico.

- Características de la fuerza vital (Parágrafo n.º 9).
- Papel de la fuerza vital en la expresión de las enfermedades (Parágrafo n.º 11).
- Naturaleza dinámica de la enfermedad y su curación (Parágrafo n.º 16).

c) Análisis del método Homeopático con respecto al Alopático.

- Análisis del método homeopático y reiteración de su capacidad terapéutica (Parágrafo n.º 61).

d) Crítica al modelo salud-enfermedad materialista.

- Concepto ontológico (material) de la enfermedad (Parágrafo n.º 13).
- Imposibilidad de combinar la Homeopatía y la alopatía (Parágrafo n.º 52).
- Análisis y crítica del método alopático (Parágrafo n.º 54).

e) Postura de la Homeopatía ortodoxa con respecto a la prescripción del medicamento.

- La administración del medicamento único (Parágrafo n.º 273).

f) Principios doctrinarios.

Experimentación pura.

- La capacidad terapéutica de una sustancia depende de su poder de alterar la salud experimentalmente (Parágrafo n.º 19).
- La experimentación pura como método seguro para conocer las propiedades terapéuticas de las sustancias (Parágrafo n.º 20).
- Poder patogenésico incondicional de los medicamentos homeopáticos y susceptibilidad individual (Parágrafo n.º 32).
- Método para realizar las patogenesias de los medicamentos (Parágrafo n.º 105).
- Condiciones esenciales para descubrir los efectos de las sustancias en el hombre sano (Parágrafo n.º 108).
- Observación de síntomas toxicológicos como fuente de conocimiento de las propiedades terapéuticas de las sustancias (Parágrafo n.º 110).
- Guía para la administración de sustancias de acuerdo a su concentración molecular o grado de dinamización en los experimentadores (Parágrafo n.º 121).
- Régimen que deberá seguir el sujeto durante la experimentación pura (Parágrafo n.º 125)
- Características ideales del sujeto de experimentación (Parágrafo n.º 126).
- Ventajas de tomar las sustancias dinamizadas a hacerlo en su estado molecular (Parágrafo n.º 128).

- Observaciones para determinar con exactitud las modificaciones del síntoma ante la influencia de los diversos factores (Parágrafo n.º 133).
- Sugerencias para no usar potencias muy bajas que produzcan síntomas de toxicidad (Parágrafo n.º 137).
- Características del informe del experimentador de la patogenesia (Parágrafo n.º 139).
- Ventajas de realizar la autoexperimentación de los remedios (Parágrafo n.º 141).
- **Ley de Semejantes.**
- Principio de Semejanza (Parágrafo n.º 26).
- **Fuerza vital.** Características de la fuerza vital (Parágrafo n.º 9).

Individualidad morbosa.

- Susceptibilidad a la enfermedad por la constitución morbosa heredada. individualidad morbosa y medicamentosa (Parágrafo n.º 31).
- Especificidad del medicamento con lo característico del padecimiento (Parágrafo n.º 118).
- Conocimiento de la idiosincrasia del individuo como factor que influye en la evolución del caso (Parágrafo n.º 117)
- Influencia de temperamento individual en la experimentación de la sustancia (Parágrafo n.º 136).

Individualidad medicamentosa.

- Poder patogenésico incondicional de los medicamentos homeopáticos y susceptibilidad individual (Parágrafo n.º 32).
- Acción primaria y secundaria de las drogas (Parágrafo n.º 63).
- Especificidad del medicamento con lo característico del padecimiento (Parágrafo n.º 118).
- Conocimiento de cómo se constituye la Materia médica (Parágrafo n.º 143).

Dosis mínima adecuada.

- Concepto de posología o potencia mínima (Parágrafo n.º 276).
- Conocimiento de la aplicación más apropiada de los medicamentos en el enfermo (parágrafo n.º 146)

Natura morborum medicatrix.

- La eliminación de los síntomas implica la extinción de la perturbación de la fuerza vital. Participación activa del organismo. (Parágrafo n.º 17).

Teoría de las enfermedades crónicas.

- Búsqueda del origen de las enfermedades (Parágrafo n.º 5).
- Relación entre las enfermedades crónicas y la alopatía (Parágrafo n.º 74).
- Conocimiento general de las verdaderas enfermedades —tendencias mórbidas o Miasmas— (Parágrafo n.º 78).
- Conocimiento de las tendencias mórbidas Sycosis y Syphilis (Parágrafo n.º 79).
- Conocimiento de la tendencia mórbida Psora (Parágrafo n.º 80).
- La causa real de todas las enfermedades (las tres tendencias mórbidas) (Parágrafo n.º 204).

VII.- Clasificación de las enfermedades.

a) Según el marco teórico de la Homeopatía.

- Conocimiento de la clasificación de las enfermedades agudas y crónicas (Parágrafo n.º 72).
- Conocimiento de la clasificación de las enfermedades traumáticas, indisposiciones, agudizaciones miasmáticas, esporádicas, epidémicas y miasmas agudos (Parágrafo n.º 73).
- Conocimiento de las falsas enfermedades —enfermedades crónicas aparentes— (Parágrafo n.º 75).

b) Según las enfermedades de la época de Hahnemann

- Conocimiento de las enfermedades epidémicas y esporádicas de carácter infeccioso (Parágrafo n.º 100).
- Conocimiento de las enfermedades periódicas y alternantes (Parágrafo n.º 231).
- Conocimiento de las fiebres intermitentes (Parágrafo n.º 235).

- Tratamiento de las fiebres intermitentes (Parágrafo n.º 236).

VIII.- Teoría del funcionamiento de la homeopatía.

- Principio de Semejanza. Teoría de la sustitución mórbida (Parágrafo n.º 26).
- Condiciones para la curación de dos enfermedades semejantes, siendo la artificial la más fuerte (Parágrafo n.º 34).
- Coincidencia en el organismo de dos enfermedades desemejantes; la más antigua es la más fuerte, la enfermedad nueva será rechazada (Parágrafo n.º 36).
- Coincidencia en el organismo de dos enfermedades desemejantes; la más reciente es más fuerte que la antigua; la suprime temporalmente y después reaparece la antigua (Parágrafo n.º 38).
- Coincidencia en el organismo de dos enfermedades desemejantes; la nueva se hace crónica, se une a la primera y forma una enfermedad incurable (Parágrafo n.º 40).
- Coincidencia en el organismo de dos enfermedades semejantes; la más fuerte desplaza a la más débil —teoría de la sustitución mórbida— (Parágrafo n.º 43).
- Curaciones con enfermedades naturales semejantes en forma aislada. Las realizadas con medicamentos tienen ventajas (Parágrafo n.º 51).

IX.- Clínica integral homeopática.

- Síntesis de la doctrina homeopática. Clínica y terapéutica en general (Parágrafo n.º 70).
- Condiciones indispensables del médico para una buena toma del caso (Parágrafo n.º 83).
- Metodología para realizar la toma del caso (Parágrafo n.º 84).
- Cómo deben interrogarse los síntomas para hacerlos característicos (Parágrafo n.º 86).
- Observaciones del médico después de la toma del caso y la estrategia terapéutica a seguir (Parágrafo n.º 90).
- Casos urgentes con mezcla de síntomas primitivos y síntomas modificados por el medicamento alopático (Parágrafo n.º 92).
- Cómo interrogar los síntomas etiológicos emocionales que apenan al enfermo (Parágrafo n.º 93).

- Conocimiento de la personalidad de los pacientes hipocondriacos (Parágrafo n.º 96).
- Personalidad de los pacientes que tienden a minimizar sus síntomas (Parágrafo n.º 97).
- Condiciones que el médico debe tener para tratar las enfermedades crónicas (Parágrafo n.º 98)
- Utilidad de la historia clínica como documento para prescribir un remedio y seguir la evolución del caso (Parágrafo n.º 104).
- Conocimiento de la agravación homeopática y lo que hay que hacer (Parágrafo n.º 155).
- Remedios parcialmente semejantes a los síntomas de la enfermedad (Parágrafo n.º 162).
- Uso de los remedios complementarios en las enfermedades crónicas (Parágrafo n.º 171).
- Conocimiento de las enfermedades defectivas (con pocos síntomas) (Parágrafo n.º 172).
- Método para tratar las enfermedades defectivas (Parágrafo n.º 177).
- Aparición de síntomas accesorios o accidentales cuando se toma un medicamento parcialmente semejante al caso (Parágrafo n.º 180).
- Definición y tratamiento de las enfermedades locales (Parágrafos del 185 al 201).
- Conocimiento de la supresión de la enfermedad sin el tratamiento integral del enfermo (Parágrafo n.º 202).
- El modo más conveniente del empleo de los medicamentos homeopáticos (Parágrafo n.º 245).
- Conocimiento de la repetición del medicamento homeopático (Parágrafo n.º 247)
- Conducta a seguir con la aparición de síntomas nuevos después de ingerir el medicamento (Parágrafo n.º 249).
- Observaciones después de la primera prescripción (Parágrafo n.º 254).
- Evitar tener medicamentos predilectos (Parágrafo n.º 257).

X.- **Tratamiento de las enfermedades crónicas.**

- Uso de los remedios complementarios en las enfermedades crónicas (Parágrafo n.º 171).
- Examen del enfermo crónico en busca de la tendencia mórbida predominante. Combinación de dos miasmas (Parágrafo n.º 206).

- Criterio de las dinamizaciones en el tratamiento de las enfermedades crónicas y la agravación homeopática final (Parágrafo n.º 280).

XI.- Tratamiento de las enfermedades mentales.

- Descripción y tratamiento de las enfermedades mentales (Parágrafo n.º 210).
- Importancia de los síntomas mentales como expresión de la totalidad sintomática y guía para elegir el medicamento (Parágrafo n.º 211).
- Observaciones de la evolución de los síntomas mentales después de la primera prescripción (Parágrafo n.º 253).

XII.- Farmacia homeopática.

- Método de preparación de los medicamentos por parte del médico (Parágrafo n.º 264).
- Reglas de preparación de los medicamentos homeopáticos (Parágrafos del 267 al 272).
- Conocimiento de las vías de administración de los medicamentos (Parágrafo n.º 284).

XIII.- Otros métodos terapéuticos distintos a la homeopatía.

- Crítica al uso terapéutico de la electricidad y el imán (Parágrafo n.º 286).
- Observaciones del uso terapéutico del magnetismo mineral (Parágrafo n.º 287).
- Uso terapéutico del magnetismo animal (Parágrafo n.º 288).
- El masaje como recurso terapéutico auxiliar de la Homeopatía (Parágrafo n.º 290).
- Los baños medicinales como recurso terapéutico auxiliar de la Homeopatía (Parágrafo n.º 291).

BIBLIOGRAFÍA

De Schepper, Luc, *Hahnemann Revisited. A textbook of classical homeopathy for the profesional*, Estados Unidos, Full of life publishing, Santa fe, 2000.

Hahnemann, Samuel, *Organon de la medicina*, México, Comentarios del Dr. David Flores Toledo, Instituto Politécnico Nacional, 2001.

Hahnemann, Samuel, *Organon de la medicina*, Argentina, Editorial Albatros, 1986.

Hahnemann, Samuel, *Enfermedades crónicas, doctrina y tratamiento homeopático*, Argentina, Editorial Albatros, 1986.

Hahnemann, Samuel, *Materia médica pura*, India, B. Jain Publishers, 1992.

Flores Toledo, David, *Iniciación a la homeopatía*, **México**, Porrúa, 1995.

Guajardo Bernal, Germán, *La Homeopatía y el método*, México, Talleres gráficos de Laredo, Mexicali Baja California, 2004.

Giampietro, Ernesto, *Doctrina y clínica avanzada en Homeopatía*, España, Editorial Dilema, 2003.

Kent James, Tyler, *Filosofía homeopática*, Argentina, Editorial Albatros, 1996.

Köhler, Gerhard, *Manual de Homeopatía fundamentos y aplicación*, España, Editorial Paidotribo, 1990.

López Martínez, Luz Marina, *Revisión de las notas el pie de página de la 6.ª edición del Organon de la Medicina*, Tesis, Colombia, 2015.

Morales Prado, Emilio, *Fundamentos de nosología homeopática*, España, Editorial Dilema, 2004.

Roberts, Herbert A., *Los principios y el arte de curar con la homeopatía*, Argentina, Editorial Albatros, 1983.

Sánchez Ortega, Proceso, *Apuntes sobre clínica integral hahnemanniana*, México, Biblioteca de Homeopatía de México AC, 2003.

Schmidt, Pierre, *Comentarios al Organon del Arte de Curar*. Traducción al castellano: Dra. Chus García Rodríguez, Revisión Dr. Sergio Portales Betancourt, 1989.

Vijnovsky, Bernardo, *Comentarios al Organon del arte de curar de Hahnemann*, Argentina, Edición personal del autor, 1981.

SEGUNDA PARTE

Estudio de la materia médica

Capítulo VII

Introducción al estudio de la materia médica

INTRODUCCIÓN

Desde su nacimiento, la Materia Médica ha sido un conocimiento difícil de aprender para los médicos que se inician en el estudio de la Homeopatía por varios motivos: en primer lugar, el lenguaje empleado en las patogenesias es producto de la experimentación pura de las sustancias. Los sujetos lo manifestaron como lo fueron sintiendo, sin emplear términos médicos sino, por el contrario, en un lenguaje sencillo, producto de sus sensaciones primarias.

En segundo lugar, el gran número de signos y síntomas reportados por los sujetos de experimentación. Para darnos una idea, *La materia médica pura* del Dr. Allen consta de 11 tomos. Resulta casi imposible querer aprender los medicamentos en su totalidad, ya que, como todos sabemos, el camino más corto para olvidar los medicamentos homeopáticos es precisamente intentando memorizarlos. Esto se debe a una sencilla razón: hay medicamentos que son muy semejantes y se requiere un verdadero diagnóstico diferencial para distinguir lo más característico de cada uno de ellos.

En tercer lugar, quizás el punto más controvertido es la fiabilidad de las fuentes de la materia médica. En las primeras materias médicas puras, la primera fuente fue la subjetividad de los experimentadores puros y la sagacidad y observación de los primeros médicos homeópatas como Hahnemann, Hering y Allen. Su método de obtención de síntomas era muy sencillo: se administraba al voluntario sano el medicamento diluido y dinamizado durante un tiempo no determinado y se observaban los síntomas funcionales (modificaciones de funciones consideradas normales), en un sentido del menos, del más o de la disfunción. Otra duda importante consiste en que, en muchos casos, no se indica la potencia a las que fueron administrados los medicamentos.

Tampoco existen reportes del número de sujetos en que se administró placebo para contrastar el efecto real de la sustancia. Los autores modernos que han intentado reproducir las patogenesias administrando las diluciones a voluntarios sanos, se han encontrado con que son pocos los síntomas clásicos descritos que se producen en el sujeto de experimentación en la actualidad, especialmente con las potencias altas. Son más fáciles de reproducir aquellos síntomas que se provocan con diluciones bajas.

A pesar de todos estos inconvenientes, la Materia Médica sigue siendo una referencia de primera mano para encontrar la individualidad medicamentosa (medicamento) que por el principio de Semejanza pueda cubrir y curar la individualidad morbosa (sujeto enfermo). Esto no quiere decir que no deban reexperimentarse los medicamentos policrestos, semipolicrestos y organotrópicos, sobre todo para verificar su comprobación experimental (signos y síntomas provocados), con controles (algunos sujetos con placebo en lugar del medicamento) lo que elevaría la credibilidad; además de continuar siendo efectiva clínicamente (casos curados o mejorados).

LOS DIFERENTES TIPOS DE MATERIA MÉDICA

MATERIA MÉDICA PURA

MATERIA MÉDICA PURA DE HAHNEMANN

La primera materia médica la escribió Hahnemann entre 1821 y 1833. Fue la base de todas las materias médicas que se escribieron posteriormente. La denominó pura debido a que fue experimentada en seres humanos relativamente sanos y no en animales. Es resultado de la experimentación pura de las sustancias, expresado en un lenguaje sencillo. En la redacción de la patogenesia, originalmente se anotaba cada síntoma en columna, uno debajo del otro.

El síntoma podía presentar en un paréntesis el nombre del experimentador o del director de la experimentación. En ocasiones, había que repetir cada síntoma con variantes menores según el experimentador, ocupando más espacio y dando como resultado textos muy voluminosos.

Originalmente, constaba de seis partes. Cada nueva edición fue ampliada con más medicamentos o síntomas. La versión en lengua inglesa la hizo el Dr. Hempel, la cual fue revisada y corregida por Dudgeon y Richard Hughes. Ediciones posteriores reúnen los seis tomos originales en dos volúmenes. Ha servido de modelo para todas las materias médicas posteriores por la seriedad con que fue escrita y la confiabilidad de sus fuentes.

MATERIA MÉDICA PURA DE ALLEN

Fue escrita entre 1874 y 1880. Consta de 11 tomos. Agrupa las numerosas patogenesias que aparecían en muchas revistas, boletines y *journals* de aquella época. Tiene la modalidad de que casi todos los fármacos que aparecen son de origen angloamericano. Es el producto de la minuciosidad y el rigor científico de Allen.

Posee una inmensa información acerca de los experimentadores, el origen de remedio, la clínica, las características botánicas, mineralógicas o zoológicas de los remedios. Afortunadamente, Allen escribió posteriormente una materia médica homeopática sintética a la que denominó *Handbook*, en la que resume la colosal información, pero conservando su minucioso estilo.

ENCICLOPEDIA DE LOS SÍNTOMAS GUÍAS DE LA MATERIA MÉDICA DE HERING

Fue escrita entre 1879 y 1891. Consta de 10 tomos. Conserva el formato de las materias médicas puras enciclopédicas o patogenesias clásicas, con síntoma bajo síntoma. Hering introduce un orden a la obra al separar el listado por regiones del cuerpo. Documenta la obra con una gran variedad de observaciones y confirmaciones clínicas, desde reportes en artículos y revistas hasta comentarios de los homeópatas más reconocidos de su época. Procura resaltar el valor de cada síntoma. Antes de estos, aparece un sistema de signos de mayor a menor importancia:

Dos rayas negras, una raya negra, dos rayas entrecortadas, una raya entrecortada. Un símbolo **0** para el cuadro nosológico (diagnóstico). Todo ello la hace una materia médica de gran valor en el consultorio. Al igual que Allen, posteriormente publicó un compendio de materia médica condensada.

Estas tres materias médicas puras establecieron las bases de las patogenesias. Sirvieron de modelo para las distintas materias médicas que se publicaron posteriormente. Se consideran clásicas dentro de la Homeopatía, ya que se deben al esfuerzo titánico de Hahnemann, Allen y Hering. Son indispensables cuando se quiere profundizar en el estudio de algún remedio.

EVOLUCIÓN DE LAS MATERIAS MÉDICAS

Debido a la inmensa cantidad de signos y síntomas consignados experimentalmente, al mayor grado de dificultad para aprenderlos, a la incorporación de un gran número de medicamentos a la Materia Médica y a las dificultades técnicas inherentes de la consulta de obras tan voluminosas, se hizo necesaria una evolución natural hacia distintos tipos de materias médicas que satisficieran, a su vez, distintos modos de aprender de homeópatas con mentes predominantemente sintéticas, descriptivas, narrativas o explicativas. Además de ser útiles en la Terapéutica y de ser obras de consulta en casos realmente difíciles en los que era indispensable hacer un diagnóstico medicamentoso diferencial muy fino, como es el caso de *La materia médica comparada*. La Materia Médica evolucionó con el transcurrir del tiempo y dio lugar a seis tipos de Materias Médicas:

- Materias Médicas sintéticas.
- Materias Médicas descriptivas.
- Materias Médicas narrativas.
- Materias Médicas explicativas.
- Materias Médicas terapéuticas.
- Materias Médicas comparadas.

MATERIAS MÉDICAS SINTÉTICAS

Surge ante la necesidad de sintetizar la información, ya que la materia médica pura es demasiado extensa. Se colocaron los síntomas a renglón seguido. Los síntomas se agruparon por regiones anatómicas. Se eliminaron las repeticiones de los síntomas por los diferentes experimentadores. El objetivo es tener el mayor número de información en el menor espacio posible, en contraste con las primeras materias médicas.

Ejemplos de materias médicas sintéticas

- Handbook de Allen.
- Materia médica condensada de Hering.
- Fundamentos de terapéutica homeopática de Nash.
- Materia médica de Boericke.
- Materia médica de Royal.
- Materia médica de Dewey.
- Materia médica de Eliud García Treviño.

MATERIAS MÉDICAS DESCRIPTIVAS

Ofrecen las mejores fuentes de información para la consulta clínica cotidiana. En ellas se omite toda referencia a la minucia experimental (horas, nombre del experimentador, etc.). Los síntomas se anotan a renglón seguido. Se evita repetir el mismo síntoma, con lo cual se logra una redacción más práctica y coherente. Se ahorra espacio, y aun con los grandes textos, no se necesitan más de 3 tomos. Se hace una descripción minuciosa del origen del medicamento, sus características generales, el lugar donde crece, las condiciones de su medio ambiente, los usos en la clínica, la relación con otros medicamentos, etc.

Ejemplos de materias médicas descriptivas

- Materia médica de Jahr.
- Diccionario Práctico de Materia Médica de Clarke.
- Materia médica de Lathoud.
- Materia médica de Chirón.
- Materia médica de Mure.
- Materia médica de Vijnovsky.

MATERIAS MÉDICAS NARRATIVAS

Es la forma de materia médica más apropiada para su estudio, tanto para el que se inicia en la Homeopatía como para el médico posgraduado que desea profundizar en la farmacodinamia. Se presenta en forma de relatos en los que el autor vierte su experiencia, ya que a lo largo de la narración se están resaltando constantemente los síntomas característicos. Si al médico homeópata le gustan las historias, esta es una materia médica adecuada para aprender de los relatos de los medicamentos.

Ejemplos de materia médicas narrativas

- Materia médica de Kent.
- Materia médica de Pierce.
- Materia médica de Farrington.
- Materia médica de Dunham.
- Materia médica de Nash.
- Homeopathic Drugs pictures de Margaret Tyler.
- Materia médica de Clarke.

MATERIAS MÉDICAS EXPLICATIVAS

Es la forma de materia médica en la que se trata de explicar el por qué de los síntomas de la experimentación. La razón por la cual la sustancia produjo los síntomas por su afinidad hacia los tejidos o su acción farmacodinámica al provocar la reacción individual del experimentador y, por consiguiente, del enfermo. Este tipo de texto se adapta mejor al médico que está en la etapa de transición del modelo mecanicista al vitalista y que gusta encontrar una explicación para todos los síntomas. La escuela francesa es el ejemplo, la mayor parte de sus autores prefieren la enseñanza en esta área con dicho tipo de textos.

Ejemplos de materias médicas explicativas

- Materia médica de Lathoud.
- Materia médica de Chirón.
- Materia médica de Charette.
- Materia médica de Vannier.

- Materia médica de Pérez.
- Materia médica de Jouanny.
- Materia médica de Blackwood.

MATERIAS MÉDICAS TERAPÉUTICAS

Es la forma de materia médica enfocada al tratamiento de las entidades nosológicas y su correspondencia con los remedios homeopáticos. Sus principales exponentes son los de la escuela francesa. Están diseñadas para buscar el remedio que más cubre la totalidad característica de la enfermedad en orden alfabético o por especialidades. Son textos prácticos, ya que tenemos a la mano una serie de síndromes y sus probables medicamentos; el peligro es que, si no tenemos buenas bases en el aprendizaje de los medicamentos, podemos caer en el error de descuidar al paciente y prescribir verdaderas recetas de cocina.

Ejemplos de materias médicas terapéuticas

- Materia médica de Vannier.
- Materia médica de Comet y Pinart.
- Materia médica de Jouanny.
- Materia médica de Cartier.
- Materia médica de Dewey.
- Materia médica de Johnson.

MATERIAS MÉDICAS COMPARADAS

Están enfocadas en la comparación de remedios de acción general y expresión patogenésica semejante. En la materia médica hay remedios que se parecen en gran medida, lo cual dificulta su aprendizaje. Sería el equivalente al diagnóstico diferencial de las enfermedades en la medicina interna. Este tipo de texto, es quizá uno de los más valiosos, debido a que en la práctica clínica diaria nos enfrentamos a casos muy difíciles en los que se requiere un diagnóstico diferencial medicamentoso muy fino porque algunos remedios tienen mucha semejanza con otros de acción semejante y es frecuente que nos equivoquemos. Esta materia médica es imprescindible.

Ejemplos de materia médicas comparadas.

- Materia médica de Farrington.
- Materia médica de Kent.
- Materia médica de Lathoud.
- Materia médica de Gross.
- Materia médica de Banerjea.
- Materia médica de Nash.
- Materia médica de Clarke.

CONCLUSIONES

Es importante aclarar varios puntos: no hay que impacientarse, el dominio de la materia médica se da con los años y con el estudio diario. No es posible aprenderse todos los medicamentos homeopáticos de memoria, ni tampoco es necesario comprar todos los textos de materias médicas. Lo que no podemos olvidar es conocerlas, y elegir para su estudio la que más se adapte al modo personal de aprender. Si tomamos en cuenta que algunos médicos no son homeópatas de carrera y están en el proceso de aprendizaje, es conveniente que inicien con una materia médica descriptiva y complementen su preparación con una narrativa y con una comparada, que es como llegar al punto de mayor dominio en el difícil camino del diagnóstico diferencial medicamentoso.

CÓMO ESTUDIAR LA MATERIA MÉDICA

El aprendizaje de los instrumentos terapéuticos para lograr la curación es prácticamente el 50 % del éxito en la homeopatía; la otra mitad corresponde a la Clínica integral. Sin embargo, la Materia Médica no es fácil de aprender, sobre todo para el médico que se inicia en su práctica. La esencia de la Materia Médica es la individualización; es encontrar el medicamento más semejante al padecimiento dentro de un número de medicamentos con acción general y síntomas parecidos al elegido.

Para lograr aprender lo más significativo o característico de los medicamentos, podemos hacer las siguientes sugerencias:

1.- Evite aprenderse los medicamentos de memoria. Es muy difícil debido al gran número de signos y síntomas reportados en las patogenesias. Más tardamos en aprendernos el medicamento para el examen de la asignatura que lo olvidaremos a los pocos días, y lo que es más crítico aún, no podremos recordarlo o lo confundimos con otro semejante en el momento de la Clínica.

2.- No trate de aprender la Materia Médica por recetas de cocina. Por la urgencia del número de pacientes que atendemos, en ocasiones creemos que sabernos los medicamentos por la afinidad con los síndromes resulta más fácil. Nos aprendemos Nux vómica porque es efectivo en el insomnio o en la constipación intestinal. Si revisamos los síntomas en el repertorio, encontramos que existen varios medicamentos efectivos en el tratamiento del insomnio y de la constipación intestinal, y no solamente Nux Vómica. Otro error en este método es que nos olvidamos de la persona por concentrarnos en el órgano enfermo. Tal medicamento es bueno en el insomnio o en la constipación intestinal, pero ¿de quién? (de la persona enferma).

3.- El mejor método es aprender los medicamentos por lo característico de ellos, por lo que los individualiza y los hace distinguirse de su acción general o síntomas principales de otros semejantes. Algunos autores clásicos lo conocen como: El trípode de Hering, El Genio del medicamento, la Imagen del remedio, las Señas particulares, etc.

EL APRENDIZAJE DE LA MATERIA MÉDICA POR LOS SÍNTOMAS CARACTERÍSTICOS Y LA IMAGEN DEL MEDICAMENTO

Supongamos que somos detectives y nos asignan un caso de robo a mano armada. Lo primero que pedimos es la filiación del sujeto, suponiendo que hubo testigos presenciales. Si nos dicen, por ejemplo, que el sospechoso es un individuo de sexo masculino, de aproximadamente 25 años, de pelo negro y complexión media que huyó del banco en un automóvil blanco con placas de la Ciudad de México, no nos aporta nada para identificarlo debido a que hay cientos de sujetos con una filiación semejante.

Si, en cambio, nos presentan el video de las cámaras que existen habitualmente en los bancos, y lo pasamos en cámara lenta para apreciarlo mejor, vemos sus señas particulares: El individuo lleva el pelo largo, usa lentes negro, tiene una cicatriz en la frente, barba crecida, lleva una chamarra azul a cuadros, cojea visiblemente del pie izquierdo, inclusive lo arrastra al caminar, y lleva unos tenis blancos. Resulta claro que con esta descripción será mucho más fácil localizarlo.

Lo mismo pasa al identificar el medicamento más semejante: los síntomas comunes no nos aportan gran información ya que no tienen modalidades, son vagos e indefinidos y los presentan la mayoría de los remedios; en cambio, los síntomas característicos que tienen muchas modalidades y que se presentan en pocos medicamentos son como las señas particulares y harán más sencillo el proceso de individualización, que es la piedra angular de la Homeopatía.

Parágrafo n.º 153

En la búsqueda del remedio homeopático específico, debemos tener en cuenta principal y únicamente los signos y síntomas notables o predominantes, extraordinarios, singulares y peculiares (característicos) porque estos son principalmente los que deben corresponder con los síntomas de la enfermedad, a fin de elegir el remedio curativo. Los síntomas más vagos e indefinidos no son importantes, ya que se observan en casi todas las drogas. Los síntomas restantes que se consignan son patogenésicos y no debemos darles demasiada importancia. Si estudiamos en la materia médica lo característico de los medicamentos, resultará más productivo que pretender aprenderla de memoria.

Predominantes o notables

Son los más relevantes o sobresalientes de la enfermedad. Los que complican o comprometen la vida del paciente. Se perciben con mucha claridad, impresionan al enfermo y constituyen el motivo de la consulta.

Síntomas extraordinarios

Son los que el enfermo no tiene habitualmente, pero ahora cursa con ellos. O ya los tenía y últimamente se han incrementado notablemente. También se denominan síntomas causales o etiológicos.

Síntomas singulares

Son síntomas raros, extraños e ilógicos, no tienen una explicación fisiopatológica conocida. Son contradictorios o inesperados. Los presentan muy pocos remedios de la materia médica. Se asocian a la individualidad medicamentosa.

Síntomas peculiares

Son los que revelan el modo individual de reaccionar ante los factores patógenos, la naturaleza del enfermo, tienen gran número de modalidades y se asocian a la individualidad morbosa.

Ejemplo:

Lo predominante de *arsenicum* es la gran debilidad y postración, el terrible temor a morir que se acentúa estando solo, la intensa inquietud y agitación y la pérdida de la esperanza en su curación.

Lo extraordinario es los trastornos por comer carnes o salchichas en mal estado.

Lo singular es la gran postración desproporcionada en relación a su enfermedad. Los dolores ardorosos mejorados por el calor.

Lo peculiar son las secreciones excoriantes y pútridas, los dolores ardorosos agravados entre la 1 y 3 a. m. mejorados con el calor y acompañados de una gran inquietud psicomotriz que mejora con el movimiento con temor a morir, lo cual se acentúa estando solo.

Es importante señalar que los síntomas característicos pueden tener varias cualidades. Un síntoma puede ser a la vez notable y extraordinario o singular y peculiar, o bien tener las cuatro cualidades. Esta característica lo hace ser un síntoma rector y constituye una guía importante en a elección del medicamento. Una vez que aprendemos lo característico del remedio, dominamos la imagen clínica que es lo más importante.

Síntomas patogenéticos

Además de los síntomas característicos, las materias médicas reportan síntomas patogenéticos secundarios; estos son síntomas propios de la sustancia a experimentar que se presentaron en la minoría de los sujetos de experimentación y que tienen poca importancia. Si ignoramos la forma como se constituye la Materia Médica, podemos caer en el error de querer aprendernos todos los síntomas. Los síntomas patogenéticos secundarios también ocupan espacio en los textos, es fundamental entender que son de menor importancia y no tenemos por qué distraernos en ellos. En orden jerárquico, los más importantes son los síntomas característicos. En la Materia Médica del Dr. Vijnovsky, tienen tres puntos y están subrayados, o tienen dos puntos. Los síntomas patogenéticos están escritos, tienen un punto sin ninguna señalización y son poco importantes.

Lo mismo sucede con los Repertorios: los síntomas más característicos están escritos en mayúscula, subrayados y son los más importantes (tienen valor de 4 o 5 según el repertorio), los menos importantes están escritos en letra cursiva (tienen valor de 3) y los no importantes están escritos en letra itálica, sin ningún distintivo.

La imagen del medicamento

Cuando nos iniciamos en el estudio de la Materia Médica, nos parece como si estuviéramos bajo una lluvia de datos que parecen no tener relación unos con otros. Son tantos que nos obligamos a aprendérnoslos solamente para pasar la asignatura. Craso error, ya que este mal aprendizaje se va a reflejar tarde o temprano en la consulta diaria.

Si comparamos el aprendizaje de un medicamento con un texto, una fotografía y una película en forma evolutiva, tenemos que en nuestro primer contacto con la Materia Médica nos enfrentamos al libro con tanta información escrita que fácilmente se nos puede olvidar. Si aprendemos a jerarquizarla con los síntomas característicos y los síntomas patogenéticos, y ahora la percibimos como si fuera una fotografía, es más difícil que se nos olvide. Y si después de jerarquizarla, además la aprendemos como una imagen, como si fuera un personaje con características propias, un biotipo, con un modo propio de pensar y reaccionar ante los estímulos del medio ambiente, con síntomas característicos mentales, generales y particulares, estaremos aprendiendo la Materia Médica como una película. Difícilmente la olvidaremos.

Precisamente, cuando estamos frente a un paciente, es así como debemos visualizar el medicamento: como una película, como una imagen en vivo que corresponda por semejanza al caso clínico que nos ocupa.

Elementos que constituyen la imagen del medicamento

- Condiciones causales o que favorecen la aparición de los síntomas.
- Tipo sensible o características somáticas y psíquicas del individuo enfermo.
- Síntomas característicos mentales, generales y particulares del sujeto.
- Sensaciones generales que acompañan a los síntomas principales (concomitantes).

Ejemplo:
Árnica montana
Remedio útil en trastornos por traumatismos en partes blandas agudos o crónicos; estados febriles que se acompañan de confusión mental y sensación de que está bien a pesar de estar grave. El tipo sensible son sujetos robustos, pletóricos de tipo sanguíneo, sedentarios y que han abusado del consumo de carnes rojas y bebidas alcohólicas. Tendencia al sangrado por fragilidad capilar. Dolores osteomusculares con sensación de magulladura agravada por el menor contacto.

ORDEN EN EL QUE SE PUEDEN ESTUDIAR LOS MEDICAMENTOS

El orden más lógico en el que se deben estudiar los medicamentos es el siguiente: medicamentos policrestos, semipolicrestos y organotrópicos, debido a las siguientes razones: el reino de procedencia, su profundidad de acción, el porcentaje de signos y síntomas expresados, resultado de su acción general sobre la mayor parte de la economía del sujeto de experimentación y la capacidad para modificar los estados mórbidos.

Los remedios homeopáticos se preparan a partir de sustancias que pertenecen a los cinco reinos de la naturaleza: vegetal, animal y mineral, humano (nosodes) y sintético (fármacos). Además, por ser de diferente naturaleza, tienen modos de acción también diferentes. Durante la experimentación pura que se ha realizado a través de muchos años, se ha comprobado que, según el origen de los medicamentos, cada uno tiene una manera de actuar muy particular (individualidad medicamentosa) en el hombre sano y este, a su vez, también tiene una manera muy particular de reaccionar (individualidad morbosa). De esta forma, se ha podido reconocer en cuanto a su acción, la siguiente clasificación:

MEDICAMENTO CONSTITUCIONAL

Es aquel que es capaz de modificar una constitución morbosa. Actúa muy ampliamente en la estructura de todo el organismo y en cada sistema orgánico, llegando a producir lesiones en los tejidos fundamentales. Forma prácticamente un modo de pensar, actuar y reaccionar (una personalidad).

Ejemplo:

- Calcárea carbónica.
- Lycopodium clavatum.
- Sulphur.
- Natrum muriaticum.
- Phosphorus.
- Silicea terra.
- Sepia officinalis.
- Pulsatilla nigricans.
- Nux vómica.

Existen opiniones divididas en cuanto a que pueden ser más los remedios constitucionales, habría que investigar más a fondo si los medicamentos propuestos cubren los síntomas característicos de las patologías de todo un ciclo de vida: infancia, pubertad, adolescencia, juventud, madurez y senectud, además de ser semejantes a una personalidad; no por sus síntomas repertoriales o de la materia médica, sino por su correspondencia con una Teoría de la Personalidad (Freud, Jung, Adler, Maslow, Rogers) o a trastornos de la personalidad clasificados en los textos contemporáneos de Psiquiatría (Como el DSM IV).

MEDICAMENTO PROFUNDO

Es aquel capaz de afectar uno o dos sistemas, de tal manera que puede provocar o poner en compromiso serio la vida, sin llegar a provocar lesiones, pero sí importantes compromisos funcionales. A esta categoría pertenecen los remedios policrestos no constitucionales y los semipolicrestos.

POLICRESTO

Es el remedio que en la experimentación pura ha provocado síntomas en casi todos los aparatos y sistemas, así como en la personalidad, actúa profundamente y es capaz de modificar una constitución morbosa, como en el caso de los medicamentos constitucionales Calcárea, Lycopodium o Sulphur.

SEMIPOLICRESTO

Es el remedio que en la experimentación pura ha provocado síntomas mentales, generales y particulares de menor profundidad y que no es capaz de modificar una constitución morbosa. Son más superficiales que los policrestos y frecuentemente les siguen como remedios complementarios o intercurrentes en la evolución del caso.

ORGANOTRÓPICO

Es el medicamento que tiene una afinidad por cierto tejido u órgano, es de acción más limitada, no posee síntomas mentales significativos o que nos orienten por sus características a prescribirlo. Son muy útiles sobre todo cuando existe una afección localizada a una zona anatómica o a un órgano. Tampoco modifican una constitución mórbida debido a lo limitado de su acción general y su uso predominante en procesos lesionales.

MÉTODO DE ESTUDIO DE LOS MEDICAMENTOS PROPUESTO POR EL AUTOR

I.- ELECCIÓN DE LAS MATERIAS MÉDICAS. TEXTOS RECOMENDADOS

Por supuesto, no existen materias médicas perfectas que incluyan todo lo que el médico desea saber, ni tampoco solamente los síntomas característicos. La mayoría tienen mucha información, de la cual debemos jerarquizar únicamente los síntomas más significativos (El genio del medicamento), el resto se refiere a los signos y síntomas patogenéticos (los propios de la sustancia) que son menos importantes. Ninguna Materia Médica es superior a las otras; pero si tomamos en cuenta que el médico está en etapa de formación, no es egresado de una escuela en donde se forman homeópatas, sino que aspira a ser especialista en Homeopatía y *no es un experto en la materia*, sugerimos las siguientes:

- **Lathoud** (Materia Médica descriptiva): Es quizá la Materia Médica ideal para los médicos que se inician en el estudio de la homeopatía, especialmente los que son egresados de una escuela alopática, debido al orden en el que está escrita: nombre, sinónimos, acción general del medicamento, características, síntomas mentales, generales y particulares. Su estructura facilita la familiarización con los términos de la materia médica. Es el texto de transición entre el modelo alopático (que requiere un orden y descripción de las cosas) y el homeopático, que es un lenguaje propio y a su vez extraño al aspirante a homeópata.
- **Vijnovsky** (Materia Médica descriptiva): Es una Materia Médica muy completa. Tiene la gran ventaja de que está jerarquizada: Los síntomas tienen valor de *** (siguiendo el modelo del repertorio), lo que facilita gráficamente la importancia de los síntomas. Por si fuera poco, además de la jerarquización, algunos síntomas están subrayados, lo que les da más importancia. Es una Materia Médica indispensable en la biblioteca del aspirante a homeópata.
- **Kent** (Materia Médica narrativa): Es útil, sobre todo cuando el estudiante ya ha asimilado el Lathoud y el Vijnovsky; es decir, cuando ya tiene un poco de experiencia. Debido a que es Narrativa, su naturaleza es la de contar historias, a través de relatos se van narrando los síntomas característicos una y otra vez hasta que llegamos a memorizarlos. Su lectura es muy amena y se hace más ligera, ya que no son únicamente datos que a veces olvidamos. Con el Kent, es más fácil aprenderse la imagen del medicamento.
- **Farrington** (Materia Médica comparada): Cuando ya tenemos más experiencia en su estudio, no puede faltar una excelente Materia Médica comparada que nos oriente en la prescripción de medicamentos de acción y características muy semejantes, sobre todo cuando tenemos un caso difícil y crónico en el que dudamos de elegir el medicamento, ya que existen otros que son muy parecidos. Podríamos decir que es como hacer el diagnóstico diferencial entre los

remedios; mientras que en las demás Materias Médicas aprendemos las bases, en la comparada tenemos que hacer un diagnóstico medicamentoso muy fino, dado el carácter del caso clínico difícil en el que no podemos fallar.

II.- PUNTOS CLAVES DE LA MATERIA MÉDICA

a) Nombre, sinónimos y reino de procedencia.

Los sinónimos de un medicamento son importantes debido a que se conocen con otros nombres además del botánico, sobre todo, al adquirirlos en otras regiones o países para prepararlos. El reino de procedencia (vegetal, animal, mineral, humano o sintético) determina su profundidad de acción y el tiempo de duración tanto experimental como terapéutico. Además nos orienta sobre cuál es la frecuencia de repetición más adecuada.

b) Acción general del medicamento

Es fundamental saber dónde actúa el medicamento, en qué órganos o tejidos se produjeron sus síntomas experimentales para determinar su utilidad terapéutica en el sujeto enfermo. No esperemos curar un caso donde está comprometido el sistema venoso o musculoesquelético si el medicamento no tiene una acción semejante.

c) Síntomas característicos

Resulta más fácil aprenderse los síntomas característicos que los síntomas comunes de los medicamentos. Los primeros corresponden a la imagen del medicamento; los segundos, a los patogenéticos secundarios. Hay que determinar en todos los medicamentos qué es lo Notable o Predominante (lo más crítico, grave o incapacitante del paciente; el motivo de la consulta), lo Extraordinario (los factores causales, los trastornos secundarios a determinado estímulo desencadenante), lo Singular (lo raro, extraño o paradójico del síntoma, lo que no se puede explicar lógicamente y presentan muy pocos medicamentos) y lo Peculiar (la reacción individual del sujeto, la síntesis de su modo personal de padecer, con todas sus modalidades).

Los síntomas patogenéticos secundarios, son poco importantes ya que los experimentaron un menos número de sujetos, tienen pocas modalidades y no nos orientan a ningún medicamento en especial; podría decirse que solamente ocupan espacio en los libros. No forman parte de la imagen del medicamento. Es recomendable no perder el tiempo intentando aprenderlos.

d) Imagen del medicamento

Los síntomas Mentales, Generales y Particulares pueden agruparse por las características que son común a todos ellos, y como consecuencia tendremos una imagen.

Ejemplo:

Árnica.

- Estupor: no tiene clara conciencia de su verdadero estado, no quiere contestar preguntas. Estado estuporoso en infecciones. Si se le pregunta, sale de su sopor brevemente y después de contestar, cae nuevamente en él. Delirio murmurante.
- Temor a ser golpeado: en las extremidades, en la cabeza, en tórax o abdomen.
- Dolores de magulladura a consecuencias de traumatismos en partes blandas: en extremidades, tórax o abdomen. En genitales externos de la mujer después del parto.
- Tendencia a las hemorragias: hemorragia cerebral, traumatismos oculares, hemorragia retiniana, epistaxis, consecuencias de traumatismos en la nariz, tos violenta y espasmódica con hemoptisis. Metrorragias poscoito.
- Tendencia a la equimosis al menor contacto: en extremidades, cabeza, tórax.

e) Clínica

Aunque la Homeopatía no funciona por recetas de cocina ni los medicamentos son siempre los mismos para todos los casos, es útil hacer un ejercicio mental de los posibles usos en la clínica, sobre todo para repasar las características del medicamento, siempre y cuando sea lo más semejante al cuadro nosológico, sin olvidar que nuestros objetivos terapéuticos (curar, controlar, regular, desensibilizar o paliar) estarán delineados por la fase evolutiva de la enfermedad (hiperaguda, aguda, subaguda, crónica y muy crónica) y su naturaleza: funcional u orgánica e irreversible.

MEDICAMENTOS POLICRESTOS

PRINCIPALES SÍNTOMAS CARACTERÍSTICOS

ACONITUM NAPELLUS.

Síntomas.	Mentales.	Generales.	Particulares.
Predominantes.	Terror a morir, presiente el momento de su muerte. Terrible ansiedad que acompaña a todos sus trastornos, agravada a la medianoche. Brusquedad, violencia y rapidez de la crisis.	Agravación hacia la medianoche, por el vino y los estimulantes. Mejoría: después de una transpiración caliente. Fiebre alta, seca con piel roja y caliente agravada a la medianoche.	Faringe: roja, seca, con sensación de adormecimiento y picazón. Pulso lleno, tenso y saltón. Sensación de calor ardiente en arterias. Palpitaciones bruscas y violentas acompañadas de ansiedad y temor a morir.
Extraordinarios.	Trastornos que sobrevienen a partir de un susto ya sea agudo o crónico: intenso miedo a morir, presiente el momento de su muerte.	Agravación: por el viento frío y seco. Trastornos agudos por haberse expuesto al aire frío y seco estando transpirando.	Neuralgia facial izquierda por exposición al aire frío y seco. Violentos cólicos lancinantes con hormigueo después de exposición al viento frío y seco. Falso crup después de exponerse al aire frío y seco

Singulares.	Presiente el momento de su muerte.	Desmayos al sentarse desde la posición de acost-ado.	Una mejilla roja y caliente y la otra pálida y fría. Se pone pálida al erguirse.
Peculiares.	Dolores intolerables con angustia, agitación y miedo a la muerte, agravados a la medianoche.	Trastornos inflamatorios agudos en su primera etapa. Hormigueos o adormecimientos acompañando a la mayoría de sus síntomas.	Violentos cólicos lancinantes con hormigueo en el abdomen después de exposición al viento frío y seco.

PRINCIPALES SÍNTOMAS CARACTERÍSTICOS.

ÁRNICA MONTANA.

Síntomas.	Mentales.	Generales.	Particulares.
Predominantes.	Temor a que se le acerquen por temor a que lo toquen. Prefiere estar solo. No quiere contestar preguntas debido a su estado estuporoso.	Principal remedio de traumatismos y contusiones de partes blandas acompañado de extravasaciones sanguíneas.	Traumatismos oculares con hemorragia retiniana.
Extraordinarios.	Trastornos por traumatismos craneales o fiebre elevada: Estupor, delirio murmurante, dice que se siente muy bien cuando en realidad está muy enfermo.	Consecuencias de traumatismos con incontinencia de esfínteres. Agravación: por el más ligero contacto, teme ser golpeado. Por el frío húmedo por el reposo.	Epistaxis, con-secuencias de traumatismos en la nariz, al sonarse y por esfuerzos. Consecuencias de golpes en la cabeza, conmo-ción cerebral, apoplejía.

Singulares.	Afirma que se siente muy bien cuando en realidad está muy enfermo. No tiene conciencia de su verdadero estado.	Cualquier cama o asiento sobre la que está acostada le parece dura.	Pupilas insensibles a la luz.
Peculiares.	Si se le pregunta, sale de su sopor brevemente y después de contestar, cae nuevamente en él. Delirio murmurante, se olvida de las palabras y de lo que va a decir mientras habla.	Sangrados de color rojo-azulado con sensación de tener todo el cuerpo golpeado.	Cara: rubicunda, congestionada, parálisis facial derecha. Asimetría facial por hemorragia cerebral. Las extremidades duelen como si estuvieran golpeadas.

PRINCIPALES SÍNTOMAS CARACTERÍSTICOS

ARSENICUM ALBUM.

Síntomas.	Mentales.	Generales.	Particulares.
Predominantes.	Intensa inquietud y agitación que lo obliga a cambiar constantemente de posición y de lugar, sobre todo después de medianoche. Pérdida de la esperanza en su curación.	Gran postración desproporcionada en relación a su enfermedad, de aparición repentina y acentuada por el menor esfuerzo. Agravación de 1.00 a 3.00 a. m. Secreciones excoriantes y pútridas.	Gastralgias quemantes mejoradas por bebidas calientes. Vómitos y diarrea simultáneos con miedo a morir, agravados entre la 1.00 y 3.00 a. m.

Extraordinarios.	Trastornos por personalidad obsesivo-compulsivo: excesivamente pulcro, no soporta ver las cosas fuera de su lugar. Trastornos por una enfermedad Terminal.	Agravación: por el frío; entre 1.00 y 3.00 a. m. , acostado del lado derecho, del lado afectado y con la cabeza baja.	Trastornos por comer carnes o salchichas en mal estado.
Singulares.	Sensación de que morirá por no tener remedio.	Dolores quemantes y ardientes mejorados con el calor. Gran postración desproporcionada en relación a su enfermedad.	Deseo de bebidas alcohólicas, de bebidas y comidas calientes.
Peculiares.	Agitación mental y física con debilidad y postración.	Sujetos debilitados, con poca energía vital y alternancia entre excitación y depresión.	Cara alargada, enflaquecida y pálida. Nariz afilada, piel fría y seca. Sensación de quemadura. Dolores ardorosos con mejoría de todos los síntomas por el calor.

PRINCIPALES SÍNTOMAS CARACTERÍSTICOS.

BELLADONA ATROPA.

Síntomas.	Mentales.	Generales.	Particulares.
Predominantes.	Delirio violento, rabioso acompañado de alucinaciones: cara roja, cabeza caliente y midriasis. Habla en forma incoherente e ininteligible, quiere escapar corriendo. Ve animales negros horribles.	Agravación: por el tacto, el ruido y las sacudidas, la luz y corrientes de aire, por las bebidas. Procesos inflamatorios agudos de aparición brusca y violenta con: cara roja, mirada brillante midriasis y latidos.	Cefalea pulsátil agravada por la menor sacudida. Midriasis con fotofobia, hemorragia retiniana y estrabismo. Cara roja caliente, amígdala derecha muy congestionada.
Extraordinarios.	Trastornos por fiebre elevada o abuso de drogas: Delirio violento y rabioso, alucinaciones, lenguaje incoherente.	Consecuencias de procesos inflamatorios febriles en el cerebro, pulmones, hígado y garganta.	Efectos o secuelas de la escarlatina.
Singulares.	Tiene miedo de ser envenenado. Se imagina estar soñando cuando está despierto.	Mejoría en una habitación caliente. Convulsiones con el aura como si un ratón le corriera por la piel.	Tos ferina con dolor punzante en abdomen antes de la crisis.
Peculiares.	Sentidos muy agudos, gran hipersensibilidad a la luz y objetos brillantes. Hace gestos ridículos o violentos.	Procesos agudos de aparición brusca y violenta con calor local, enrojecimiento, pulsaciones y dolores que aparecen y desaparecen bruscamente.	Irritación, ardor y sensación de estrechez al tragar. Gastralgias peor por sacudidas. Dolores abdominales punzantes que vienen y van rápidamente.

PRINCIPALES SÍNTOMAS CARACTERÍSTICOS.

BRYONIA ALBA.

Síntomas.	Mentales.	Generales.	Particulares.
Predominantes.	Impetuoso, impaciente, muy irritable. Quiere estar solo, no tolera la presencia de extraños.	Agravación por el movimiento, por el calor; mejoría por el reposo y las bebidas frías. Dolores agudos, punzantes, agravados por el movimiento.	Dolor punzante en tráquea peor al toser y moverse. Los dolores le cortan la respiración.
Extraordinarios.	Trastornos por cólera reprimida y dolores articulares: Impaciente, muy irritable, no tolera la presencia de extraños.	Trastornos en aparato músculo-esquelético agravados por el movimiento.	Artritis con dolores punzantes agravadas con el movimiento y mejoradas con la presión fuerte, provocados por cólera.
Singulares.	Piensa que está fuera de su casa y quiere irse a ella, que está haciendo negocios. Temor a la pobreza.	Mejoría por la presión fuerte y acostado del lado dolorido. Escalofríos después de un acceso de cólera.	Cólico hepático mejorado al acostarse del lado derecho.
Peculiares.	Aversión al movimiento. Monta en cólera por insignificancias.	Vértigo agravado por el movimiento. Sequedad de mucosas con deseos de agua fría.	Tos seca peor al entrar a una habitación caliente o al respirar hondo.

PRINCIPALES SÍNTOMAS CARACTERÍSTICOS

CALCÁREA CARBÓNICA.

Síntomas.	Mentales.	Generales.	Particulares.
Predominantes.	Temor a que la gente se de cuenta de su confusión. Miedo a perder la razón. Gran ansiedad por su salud. Dificultad para comprender y fijar la atención.	Se resfría con facilidad. Tendencia a las convulsiones por susto o vejaciones. Paciente friolento que se agota por el menor esfuerzo.	Siente la cabeza fría como el hielo. Eructos y regurgitaciones ácidas. Hipertrofia y ulceración de amígdalas. Ganglios duros e hipertrofiados.
Extraordinarios.	Trastornos de personalidad por evitación: tímido y reservado. Muy sensible a las malas noticias y a escuchar relatos de crueldades.	Agravación por el frío, por el trabajo intelectual y el físico.	Cefalea agravada con el esfuerzo físico o mental.
Singulares.	Al menor esfuerzo mental tiene congestiones en la cabeza.	Fiebre intermitente con transpiraciones parciales en sitios aislados de olor agrio. Apetito exagerado con adelgazamiento.	Mejora cuando está constipado. Siente la cabeza fría como el hielo. Eyaculación precoz seguida de vértigo y cefalea. Menstruaciones copiosas con pies fríos.
Peculiares.	Temor a morir. Sensación de frío en el interior del cuerpo.	Individuos de constitución obesa, de piel blanca y marcada tendencia a la apatía. Desarrollo neuromuscular lento.	Sudores profusos en la cabeza. Cálculos renales, pólipos en la Vejiga. Cierre tardío de las fontanelas. Dolor de garganta por cambios de tiempo.

PRINCIPALES SÍNTOMAS CARACTERÍSTICOS

CARBO VEGETABILIS.

Síntomas.	Mentales.	Generales.	Particulares.
Predominantes.	Torpeza mental, le cuesta trabajo pensar, comprender y concentrarse. Ansiedad en el crepúsculo y al cerrar los ojos.	Debilidad extrema con colapso, cuerpo frío y cianótico, sudor y aliento frío. Estado de colapso con sudores fríos.	Fascies hipocrática. Equimosis, secreciones ofensivas y pútridas. Disnea y deseos de que lo abaniquen. Dedos de manos y pies cianóticos.
Extraordinarios.	Trastornos por hipoxia cerebral de origen respiratorio: torpeza mental, dificultad para concentrarse, indiferencia.	Consecuencias de diarreas, hemorragias o pérdida de líquidos orgánicos. Se agrava después de comer alimentos grasos.	Afonía por esfuerzos agravada al anochecer y por el aire frío. Opresión el en pecho que mejora eructando.
Singulares.	Está indiferente a todo, aún si es algo agradable. Ansiedad en el crepúsculo y al cerrar los ojos.	Sensación de ardor interno y frío externo. Debilidad brusca por el menor esfuerzo.	Cuerpo frío con gran flatulencia especialmente en la parte superior del abdomen. Constricción cefálica con sensación de casco. Úlceras crónicas indolentes con secreción ofensiva.

Peculiares.	Temor a la oscuridad, se asusta fácilmente y tiene visiones horribles. Le molesta la presencia de extraños.	Mala circulación con tendencia a la gangrena y a las hemorragias pasivas. Lentitud física y mental por hipoxia.	Cara hipocrática con sudores fríos y expresión ansiosa. Sangrado fácil de encías las cuales están como esponjosas.

PRINCIPALES SÍNTOMAS CARACTERÍSTICOS

CHAMOMILLA MATRICARIA.

Síntomas.	Mentales.	Generales.	Particulares.
Predominantes.	Es sumamente irritable y violento cuando le preguntan, durante la dentición y si es adulto, durante el parto. Aversión a que lo toquen. Niño caprichoso, terco y obstinado.	Hipersensibilidad aumentada al dolor. Es útil en niños en período de la dentición.	Oídos muy sensibles al aire libre y al ruido. Dolores intolerables que lo hacen gritar y ponerse violento.
Extraordinarios.	Trastornos por dentición y dolor: Niños con accesos de cólera, y cólicos abdominales o menstruales. Adulto violento e irritable.	Consecuencias del uso prolongado de narcóticos. Agravación por la cólera, el calor y las odontalgias. Convulsiones por cólera.	Trastornos digestivos por cólera. Congestión cefálica después de un acceso de cólera.

Singulares.	Se tranquiliza cuando lo alzan en brazos y lo pasean de manera enérgica.	Dolores agravados por el calor, acompañados de adormecimiento y mejorados por la ingestión de café.	En procesos febriles, una mejilla pálida y fría y la otra roja y caliente. Dolor facial con adormecimiento acompañado de irritabilidad. Sensación de alargamiento de los dientes.
Peculiares.	Excesiva sensibilidad a los dolores, se pone frenético y grita. Desea todo lo que ve pero lo rechaza en cuanto se lo dan.	Los ataques de dolor terminan frecuentemente en desfallecimiento.	Heces como espinacas o huevos revueltos, calientes y fétidas.

PRINCIPALES SÍNTOMAS CARACTERÍSTICOS

CHINA OFFICINALIS.

Síntomas.	Mentales.	Generales.	Particulares.
Predominantes.	Está cansado y aburrido de la vida, tiene deseos de morir pero le falta valor. Apatía e indolencia con tendencia a estar siempre sentado.	Trastornos por pérdida de líquidos vitales. Agravación periódica cada 3 o 4 días.	Embotamiento y sensación de vacío en la cabeza por aturdimiento.
Extraordinarios.	Trastornos por pérdida de líquidos vitales: Aturdido al despertar, apatía e indolencia. Cansado de la vida.	Trastornos por pérdida de líquidos vitales, especialmente hemorragias. Trastornos posteriores al paludismo.	Cefalea después de un esfuerzo mental. Cara pálida con marcadas ojeras azuladas después de una hemorragia.

Singulares.	Claridad mental nocturna hasta las 2.00 a. m. en la cual hace planes y se muestra optimista. Ansiedad de mañana, al despertar y de noche; antes de los escalofríos.	Es muy sensible al tacto pero se mejora con la palpación fuerte.	Eructos y flatulencias sin mejoría. Apetito excesivo de noche con gran adelgazamiento.
Peculiares.	Depresión y debilidad después de pérdida de sangre.	Sujetos debilitados por grandes fiebres o que han sufrido pérdida de líquidos vitales.	Flatulencia extrema, distensión abdominal posprandial con eructos que no lo alivian.

PRINCIPALES SÍNTOMAS CARACTERÍSTICOS

DULCAMARA.

Síntomas.	**Mentales.**	**Generales.**	**Particulares.**
Predominantes.	Gran impaciencia e inquietud con agitación mental. Siempre apurado colérico e impulsivo.	Agravación por humedad, frío y tiempo lluvioso. Excesiva secreción de las mucosas con ganglios hipertrofiados por exposición al frío y humedad.	Costras gruesas que sangran fácilmente y producen prurito por exponerse al frío húmedo.
Extraordinarios.	Trastornos provocados por dolores reumáticos: Gran impaciencia, cólera, caprichoso e impulsivo.	Se agrava por sentarse o pisar pisos fríos, húmedos o mojarse.	Cara pálida con erupciones húmedas en las mejillas por aire frío y húmedo.

Singulares.	Desea diferentes cosas pero las rechaza en cuanto las obtiene, tendencia a rezongar de todo. No encuentra la palabra apropiada, se le olvida lo que va a decir.	Secreciones fétidas provocadas por el frío y la humedad.	Cefalea sorda con sensación de frío en la nuca. Disuria por mojarse con agua fría; orina turbia y fétida.
Peculiares.	Irritable, muy friolento y sensible a los cambios de temperatura.	Pacientes de constitución obesa y piel fría que se resfrían fácilmente por humedad y frío. Enfermedades de la piel, glándulas y mucosas con aumento considerable de sus secreciones.	Padecimientos articulares agudos y crónicos con dolores agravados por tiempo húmedo y frío.

PRINCIPALES SÍNTOMAS CARACTERÍSTICOS

HEPAR SULPHUR.

Síntomas.	Mentales.	Generales.	Particulares.
Predominantes.	Hipersensible, irritable y colérico. Impulsos y deseos de matar por la menor ofensa.	Agravación por el aire frío y la menor corriente de aire, por el menor contacto de las partes dolorosas. Tendencia general a la supuración alrededor de cuerpos extraños.	Cuero cabelludo sensible y doloroso, sudores fríos. Dolor como astillas en la vejiga con secreción purulenta.

Extraordinarios.	Trastornos ocasionados por extrema sensibilidad al dolor y contacto con aire frío: Colérico, deseos de matar por la menor ofensa.	Trastornos por el abuso del mercurio.	Bronquitis crónica, traqueítis dolorosa por exposición al aire frío.
Singulares.	Aversión a sus propios amigos o a la gente que le rodea. Se irrita por la causa más insignificante. Piromaniaco, tendencia a tirar cosas al fuego.	Sensación de astillas o espinas en los tejidos. Sensación de corriente de aire en la parte enferma. Las secreciones y excreciones tienen olor a queso rancio. Transpiración general por el menor esfuerzo.	Faringe con hipertrofia crónica de amígdalas con dolores como por una espina de pescado.
Peculiares.	Hipersensibilidad psíquica y física al dolor y al tacto, al más ligero contacto con la piel.	Procesos supurativos de cualquier parte del organismo.	Párpados inflamados con abundante secreción de pus y de olor a queso rancio. Leucorrea fétida con olor a queso rancio.

PRINCIPALES SÍNTOMAS CARACTERÍSTICOS

HYOSCIAMUS NIGER.

Síntomas.	Mentales.	Generales.	Particulares.
Predominantes.	Delirio murmurante de tono bajo entrecortado seguido de estupor. Locuacidad, salta de un tema a otro. Delirio con celos y desconfianza.	Contracciones, espasmos musculares y convulsiones.	Deseo sexual violento, se desnuda y exhibe sus genitales.
Extraordinarios.	Trastornos por Psicosis reactiva breve: locuacidad, delirio terrible provocado por celos, con deseos de matar.	Trastornos por amor no correspondido.	Movimientos espasmódicos de los ojos. Estrabismo a consecuencia de afecciones cerebrales.
Singulares.	Quiere estar desnudo y exhibir sus genitales, manía erótica y ninfomanía. Tiene movimientos carfológicos.	Convulsiones en niños causados por susto o por parásitos intestinales.	Sensación de tener el cerebro suelto como agua que chapotea. Constricción de la garganta, peor por líquidos.
Peculiares.	Alucinaciones visuales; quiere agarrar cosas imaginarias. Se escapa corriendo por las calles con mucha agresividad.	Agravación por excitación nerviosa con inconciencia, caída y estupor.	Sacudidas espasmódicas de los músculos faciales.

PRINCIPALES SÍNTOMAS CARACTERÍSTICOS.

IPECACUANA.

Síntomas.	Mentales.	Generales.	Particulares.
Predominantes.	Muy irritable, tendencia a encolerizarse, insatisfecho consigo mismo, despreciativo.	La náusea intensa acompaña a la mayoría de sus síntomas. Hemorragia abundante de color rojo vivo por cualquier orificio del cuerpo, acompañada de náusea y disnea.	Náusea constante por todos los alimentos con vómitos que no las mejoran. Tos espasmódica, incesante acompañada de intensa disnea y náuseas.
Extraordinarios.	Trastornos por cólera reprimida, gran ansiedad durante la náusea, la disnea y los estados febriles.	Agravación en forma periódica, durante el invierno, por tiempo seco y movimiento.	Neuralgia orbitaria con dolor triturante por cólera reprimida con náuseas persistentes.
Singulares.	Sujetos irritables con náuseas persistentes y violentos vómitos que no las alivian.	Náuseas persistentes que no se alivian con el vómito. Convulsiones por vejación o cólera reprimida.	Náusea constante por todos los alimentos con vómitos que no las mejoran. Amenaza de aborto.
Peculiares.	Sopor después de vomitar con lengua sin saburra, completamente limpia y roja.	Todos los trastornos se acompañan de náuseas violentas que no mejoran con el vómito.	Menstruaciones muy adelantadas y copiosas acompañadas de debilidad, escalofríos y náuseas intensas.

PRINCIPALES SÍNTOMAS CARACTERÍSTICOS.

LACHESIS TRIGONOCEPHALUS.

Síntomas.	Mentales.	Generales.	Particulares.
Predominantes.	Marcada desconfianza hacia sí misma y hacia los que ama. Intensos celos absurdos e inaguantables. Excesiva locuacidad especialmente al anochecer. Alcohólicos crónicos que no toleran ropa apretada en el cuello.	Sensación de latido y pulsaciones dolorosas en arterias y regiones afectadas. Muy sensible al tacto.	Extrema sensibilidad a la constricción especialmente en el cuello. Hemorragia cerebral que aparece durante el sueño. Amígdala izquierda color púrpura. Dolor punzante muy intenso que va del ovario izquierdo al derecho.
Extraordinarios.	Trastornos por personalidad paranoide: excesiva desconfianza y Celos exagerados.	Se agrava después de dormir. Trastornos que aparecen en la Menopausia, (bochornos)	Calor en vértex durante la menopausia.
Singulares.	Mentalmente está peor en la mañana al despertar. Cree que su cuerpo se desintegra o que está hechizado.	Agravación por el sueño, no puede dormirse porque la respiración se detiene. Tendencia a las hemorragias de sangre muy oscura que no coagula.	Lengua hinchada la cual mueve con dificultad. Garganta con sensación de cuerpo extraño que no mejora al tragar.
Peculiares.	Confusión mental. Ve personas muertas, delirium tremens. Mujeres en la etapa del climaterio, hipersensibles y locuaces.	Alternancia entre excitación y depresión. Ulceraciones superficiales de fondo sucio que sangran fácilmente; tendencia a la gangrena.	Deseos sexuales aumentados, ninfomanía y tendencia a la masturbación.

PRINCIPALES SÍNTOMAS CARACTERÍSTICOS.

LYCOPODIUM CLAVATUM.

Síntomas.	Mentales.	Generales.	Particulares.
Predominantes.	Falta de confianza en sí mismo que compensa por medio del orgullo, la arrogancia y la altanería. Tiene una alta opinión de si mismo. Es dictatorial con sus subordinados y amable con sus superiores.	Agravación de 16 a 20 h Agravación por comer ostras. No tolera la ropa ceñida especialmente en el epigastrio. Deseo intenso de dulces.	Cefalea peor de 16 a 20 h, agravada por el calor. Digestión lenta, flatulencia excesiva principalmente en hipogastrio.
Extraordinarios.	Trastornos por personalidad narcisista: Extrema irritabilidad cuando lo contradicen.	Tendencia marcada a las afecciones del hígado por su mal carácter.	Dolor renal agravado de 16 a 20 h del lado derecho.
Singulares.	Temor a las multitudes y a lugares cerrados. Irritable al despertar. Contesta son sílabas equivocadas.	Senectud precoz, parece más viejo de lo que es. Adelgazamiento de arriba hacia abajo especialmente en el cuello. Parte superior del cuerpo delgada y la inferior gruesa y fofa.	Hemiopía vertical, ve solamente la mitad izquierda de las cosas. Hambre canina con saciedad fácil. Aversión al coito con impotencia sexual, pene frío y relajado.
Peculiares.	Es muy exigente consigo mismo y con los demás. Es cobarde y teme a las responsabilidades Memoria escasa para las palabras y la ortografía.	Individuos de inteligencia viva pero de desarrollo muscular débil. Arrugas prematuras y marcadas.	Erecciones incompletas o ausentes con deseo sexual disminuido.

PRINCIPALES SÍNTOMAS CARACTERÍSTICOS.

MERCURIUS VIVUS.

Síntomas.	Mentales.	Generales.	Particulares.
Predominantes.	Deseos de matar a otros y a sí mismo, se agrava con la mínima ofensa. Despreciativo, insultante y siempre descontento de todo.	Hipersensibilidad a temperaturas extremas. Se agrava por frío o calor exagerado. Tendencia destructiva de los tejidos, supuración y ulceración.	Blefaritis, párpados rojos, hinchados con secreción verde-amarillenta y fétida. Otalgia quemante, peor de noche, con secreción verde-amarillenta y fétida.
Extraordinarios.	Trastornos por personalidad sociopática: salvajismo con deseos de matar a otros y a sí mismo, se agrava con la mínima ofensa.	Se agrava por la transpiración.	Dolores óseos agravados en la noche, con hinchazón y supuración de ganglios linfáticos.
Singulares.	No reconoce a sus parientes o a su propia casa. Memoria débil, se olvida de los que ha dicho. Aversión a los miembros de su familia y a todas las personas.	Sudores copiosos por la noche que no lo mejoran. Ulceraciones superficiales que no cicatrizan.	Ausencia de deseo sexual.
Peculiares.	Agresividad y tendencia criminal, considera a cada persona como su enemigo. Está cansado de la vida con remordimiento y tendencia suicida.	Olor fétido de los sudores, heces, secreciones nasales, bronquiales y oídos. Temblores, enfermedad de Parkinson.	Erupciones sangrantes, quemantes con prurito peor de noche y por el calor.

PRINCIPALES SÍNTOMAS CARACTERÍSTICOS

NUX VOMICA.

Síntomas.	Mentales.	Generales.	Particulares.
Predominantes.	Sumamente irritable, iracundo y colérico. Cuando se pone fuera de sí, agrede física o verbalmente rompiendo objetos o golpeando a sus agresores con deseos de matar.	Exagerada hipersensibilidad estímulos atmosféricos y sensoriales: a la luz, música, ruido, dolor (pudiendo llegar al desmayo), a los olores.	Náuseas agravadas por la mañana. Gastralgias con sensación de calambres. Indigestión por abuso de drogas, esfuerzos mentales.
Extraordinarios.	Trastornos por personalidad obsesivo-compulsiva: hiperactivo en su trabajo y actividades: proyectos interminables. Se agrava por la contradicción.	Trastornos por exceso de trabajo intelectual, consumo de estimulantes o medicamentos.	Cefalea terebrante después de ingerir bebidas alcohólicas.
Singulares.	Extremadamente activo, se agota excesivamente por sus preocupaciones profesionales.	Irritable, iracundo y colérico, después de comer, con la fiebre. Deseos de bebidas alcohólicas y estimulantes.	Constipación con deseos frecuentes e ineficaces para evacuar. Si hace esfuerzos para vomitar, tiene contracciones en sentido inverso.
Peculiares.	Se ofende fácilmente y es muy resentido, discutidor y obstinado.	Agravación: por la mañana al despertar, después de comer. Por esfuerzos mentales, por el café, alcohol y estimulantes, por medicamentos alopáticos.	Irritabilidad del colon por abuso de laxantes y hábitos sedentarios.

PRINCIPALES SÍNTOMAS CARACTERÍSTICOS

PHOSPHORO.

Síntomas.	Mentales.	Generales.	Particulares.
Predominantes.	Miedo a las enfermedades y a morir; a estar solamente y a las tormentas. Hipersexualidad. Ansiedad por su salud en forma permanente (hipocondriasis). Tiene gran deseo de compañía.	Se agrava por el ejercicio físico o mental, en la noche, al quedarse solamente y por las tormentas. Ardores generalizados mejorados por el frío.	Vértigo por pérdida de fluidos y esfuerzos mentales, mejorados por aplicaciones frías.
Extraordinarios.	Trastornos por personalidad hipocondriaca: Miedo a las enfermedades y a morir; a estar solamente y a las tormentas.	Se agrava por el ejercicio físico o mental, en la noche, al quedarse solamente y por las tormentas. Ardores generalizados mejorados por el frío.	Dolor ardoroso en ojos agravado por esfuerzos visuales, mejorados por aplicaciones frías.
Singulares.	Tiene miedo de que algo va a pasarle. Siente el miedo salir del estómago.	Hay un gran agotamiento por el menor esfuerzo. Debilidad extrema después del coito.	Ve un halo verde alrededor de los objetos. Sed de grandes cantidades de agua fría que son vomitadas apenas se calientan en el estómago.
Peculiares.	Es muy sentimental, se compadece y sufre por el dolor ajeno. Le cuesta trabajo pensar, entender y concentrarse.	Tendencia a las hemorragias, abundantes y repetidas.	Violentas gastralgias ardientes mejoradas por bebidas frías.

PRINCIPALES SÍNTOMAS CARACTERÍSTICOS.

PULSATILLA NIGRICANS.

Síntomas.	Mentales.	Generales.	Particulares.
Predominantes.	Suave, dócil y sumisa, tímida y afectuosa con necesidad constante de mimos. No puede hablar de sus síntomas sin llorar. Temperamento variable o alternante.	Agravación por el calor, en una habitación caliente. Neuralgias en sitios variables. Estado catarral de las mucosas con secreción amarillo-verdosa espesa no excoriante.	Diarrea con evacuaciones extremadamente variables. Várices con venas azules e hinchadas.
Extraordinarios.	Trastornos por personalidad dependiente: sensación de abandono, tristeza y llanto fácil, el cual mejora cuando la consuelan y al aire libre.	Trastornos por malos tratos con inclinación marcada a la tristeza, llora por todo y busca el consuelo.	Conjuntivitis aguda con secreción amarillenta o verde espesa no excoriante después de rubéola o escarlatina. Trastornos gástricos por ingestión de grasas y helados
Singulares.	Sensación de estar abandonada y ser menospreciada. Temor a la oscuridad y de noche.	Se agrava con el reposo y después de haberse mojado los pies. Ausencia de sed durante la fiebre. Escalofríos e intolerancia al calor en forma alternada.	Congestión cefálica que mejora caminando lentamente.
Peculiares.	Es sumamente tímida y se ruboriza fácilmente. Indecisa con falta de confianza en sí misma.	Síntomas variables, no hay dos dolores o evacuaciones iguales. Congestión venosa con aspecto violáceo de los tejidos.	Sensación de pulsaciones o latidos en todo el cuerpo. Flujo vaginal espeso, verde amarillento no excoriante.

PRINCIPALES SÍNTOMAS CARACTERÍSTICOS

RHUS TOXICODENDRON.

Síntomas.	Mentales.	Generales.	Particulares.
Predominantes.	Intensa sensación de inquietud interna y externa agravada de noche que se manifiesta por constantes cambios de posición.	Desea estar en continuo movimiento, el cambio de sitio lo mejora psíquica y físicamente. Dolores como si se hubiera luxado acompañados de rigidez y mejorados por el movimiento.	Dolor lumbar como si estuviera dislocado con rigidez intensa mejorada con el movimiento.
Extraordinarios.	Trastornos físicos y mentales por dolores articulares: Inquietud psicomotriz, deseos de moverse.	Agravación por la humedad y el reposo y en la medianoche; mejoría por el movimiento. Consecuencias agudas o crónicas de esfuerzos desacostumbrados de músculos o tendones.	Afecciones de espalda después de levantar objetos pesados.
Singulares.	Tiene miedo de la gente y a que lo envenenen.	Dolores como si se hubiera luxado acompañados de rigidez y mejorados por el movimiento.	Dolor como de magulladura en articulación temporo-mandi- bular mejorado con el movimiento. Vesículas dolorosas y ardientes mejoradas con el calor.
Peculiares.	Mejora su estado físico y mental caminando al aire libre.	Deseos irresistibles de moverse o cambiar de posición. Dolores como de luxación, acompañados de rigidez.	Erisipela con vesículas con líquido amarillento y sensación de pinchazos.

PRINCIPALES SÍNTOMAS CARACTERÍSTICOS.

SEPIA OFFICINALIS.

Síntomas.	Mentales.	Generales.	Particulares.
Predominantes.	Indiferencia afectiva a sus seres queridos, a su esposo; a todo lo placentero. Aversión al esposo, se siente mejor estando sola.	Oleadas de calor como si la salpicaran con agua caliente. Manchas marrones o amarillas en el vientre y tórax.	Manchas marrones en frente, sobre la raíz de la nariz y en mejillas. Prolapso uterino con incontinencia urinaria.
Extraordinarios.	Trastornos por el climaterio: indiferencia, aversión al esposo, irritabilidad, insatisfacción.	Agravación después del coito. Trastornos por el climaterio.	Cistitis frecuentes por relajación de los ligamentos uterinos.
Singulares.	Indiferencia afectiva a sus seres queridos, a su esposo; a todo lo placentero. Aversión al esposo, se siente mejor estando sola. Se agrava con el consuelo y está feliz durante una tormenta. Se siente mejor cuando está muy ocupada.	Agravación después del coito. Mejoría por el ejercicio violento.	Cefaleas punzantes con sensación de bochornos que mejoran caminando rápido.
Peculiares.	Se concentra con dificultad, está como aturdida.	Bochornos con congestiones viscerales con sensación de aturdimiento y fatiga.	Dolores opresivos como de tironeo en el útero hacia abajo, que mejora cerrando las piernas.

PRINCIPALES SÍNTOMAS CARACTERÍSTICOS

SILICEA TERRA.

Síntomas.	Mentales.	Generales.	Particulares.
Predominantes.	Es profundamente inseguro, carece de confianza en sí mismo. Demasiado condescendiente y sumiso, le falta firmeza a su carácter.	Se agrava por destaparse la parte afectada, por el frío y humedad; mejoría por el calor y por arroparse. Tendencia a las fistulas y osteomielitis.	Cabeza grande con fontanelas abiertas y que cierra tardíamente; hidrocefalia. Caries de huesos nasales; sinusitis aguda y crónica con secreción purulenta y fétida.
Extraordinarios.	Trastornos por personalidad autoderrotista: se anticipa a los acontecimientos que le exigen aptitudes que el no cree tener. Siente que vale menos que los demás.	Trastornos por la supresión de sudores y las vacunas.	Cefalea por enfriarse los pies y por corrientes de aire.
Singulares.	Ansiedad por el futuro. Demasiado condescendiente y sumiso, aún cuando lo hagan enojar.	Disminución del poder nervioso para reaccionar con falta de calor vital, siempre tiene frío. El niño tiene aversión a la leche materna. Promueve la expulsión de cuerpos extraños.	Sudores copiosos y agrios. Apetito aumentado con adelgazamiento.
Peculiares.	Nervioso, irritable y con agotamiento mental crónico. La indecisión le impide emprender proyectos.	Es uno de los principales remedios de la supuración. Se agrava por el frío y humedad.	Abscesos retroauriculares, otoños media supurada crónica con otorrea caseosa y fétida.

PRINCIPALES SÍNTOMAS CARACTERÍSTICOS.

SULPHUR.

Síntomas.	Mentales.	Generales.	Particulares.
Predominantes.	Absorto en especulaciones filosóficas; ideas grandiosas. Teorizaciones sin finalidad y sin respuestas. Tiene una alta opinión de si mismo, es altanero y arrogante.	Piel sucia y arrugada, propensa a las erupciones crónicas y muy pruriginosas.	Cabello graso y maloliente; prurito imperioso con ardor intenso.
Extraordinarios.	Trastornos por personalidad esquizoide: aislamiento, antisocial, egoísta, ideas grandiosas que no lleva a la práctica.	Agravación por el calor en general y cuando está de pie mucho tiempo; cuando se baña.	Erupciones en piel agravadas por el calor y el rascado.
Singulares.	Desprecio por los hechos de la vida que no considera importantes. Indiferente a las cosas externas y a su aspecto personal.	Todas sus secreciones huelen mal a pesar de lavarse. Necesidad de destaparse los pies.	Sensación de vacío en el epigastrio con sensación de desfallecimiento. Diarrea imperiosa que lo despierta a las 5.00 a. m.
Peculiares.	Egoísta, indolente y perezoso, aversión al trabajo físico por ocuparse de sus teorizaciones.	Sensación de quemadura en todo el cuerpo; orificios rojos y congestivos.	Borde inferior del párpado muy congestionado y rojo con ardor intenso mejorado con el frío.

PRINCIPALES SÍNTOMAS CARACTERÍSTICOS

VERATRUM ALBUM.

Síntomas.	Mentales.	Generales.	Particulares.
Predominantes.	Megalómano, ambición desmedida por conseguir una posición social y económica privilegiada. Egoísta, muy altanero y despreciativo. Delirio violento con ideas mesiánicas.	Estado de colapso con enfriamiento intenso, cianosis y postración rápida. Sudores fríos.	Náusea, vómito y diarrea con cara pálida y sudores fríos en la frente.
Extraordinarios.	Trastornos por ambición desmedida: egoísta, altanero y despreciativo; insatisfecho.	Colapso después de vómitos o evacuaciones diarreicas con gran postración.	Dolores calambroideos como descarga eléctrica en extremidades por pérdida de líquidos vitales
Singulares.	Su ambición se incrementa entre más tiene. A pesar de su posición, se encuentra insatisfecho con lo que ha hecho.	Postración y colapso desproporcionados en relación a la causa. Sensación como si tuviera agua helada en las venas.	Sensación como si tuviera hielo en el vértex o en el occipucio.
Peculiares.	Mentiroso, cruel, con marcada tendencia a calumniar. Critica a todos y a todo. Su alegría de vivir está anulada por su ambición. Cree que es cristo y que está en el cielo hablando con Dios.	Sudores fríos, viscosos y copiosos en todo el cuerpo. Pérdida rápida de fuerzas con sudor frío, aliento frío y cianosis.	Miembros helados con uñas de manos y pies cianóticos.

MEDICAMENTOS SEMIPOLICRESTOS

PRINCIPALES SÍNTOMAS CARACTERÍSTICOS.

ANTIMONIO CRUDO.

Síntomas.	Mentales.	Generales.	Particulares.
Predominantes.	Carácter áspero, irascible y gruñón. Si es niño, no tolera que se le toque ni que se le mire.	Se agrava después de comer mucho. Sopor continuo todo el día y especialmente después de comer.	Lengua cubierta con una saburra blanca y gruesa, estómago sin apetito. Sensación de pesadez abdominal.
Extraordinarios.	Trastornos por amor no correspondido: Muy sentimental sobre todo cuando camina bajo la luz de la luna.	La menstruación intensifica el sentimentalismo en las mujeres. El baño frío lo agrava. Trastornos por la ingestión de alimentos ácidos.	Cefalea punzante en vértex posterior a trastornos digestivos. Dolores abdominales cólicos con plenitud, agravados después de comer.
Singulares.	Cansancio de la vida, no quiere seguir viviendo, ha perdido el interés en todo. Pensamientos suicidas que lo hacen salir de la cama.	La luz de la luna agrava su estado general. Aversión y miedo al baño en general.	El solamente pensar en alimentos, provoca náusea y vómito. Alternancia entre constipación y diarrea.
Peculiares.	Nunca está conforme, se irrita por la menor atención; no quiere hablar ni que le hablen, Misántropo.	Se agota en tiempo caluroso. Trastornos digestivos y diarrea matinal.	Costras amarillentas en mentón y mejillas. Uñas quebradizas y callos dolorosos.

PRINCIPALES SÍNTOMAS CARACTERÍSTICOS

ANTIMONIO TARTÁRICO.

Síntomas.	Mentales.	Generales.	Particulares.
Predominantes.	Si el paciente es niño, quiere que lo alcen lo cual lo mejora. Estado de confusión y somnolencia después de un ataque de tos.	Gran postración con marcada somnolencia, peor por la tos. Enfermedades respiratorias con cianosis de labios y uñas.	Vértigo y confusión seguidos de postración, después de un ataque de tos. Náuseas con gran esfuerzo para vomitar, después de toser.
Extraordinarios.	Trastornos después de un ataque de tos: Estado de confusión y somnolencia.	Gran postración con marcada somnolencia, peor por la tos. Estado de asfixia por inmersión en el agua	Vértigo y confusión seguidos de postración, después de un ataque de tos.
Singulares.	No quiere que lo toquen o le hablen excepto para cargarlo. El niño tose cada vez que se irrita.	Convulsiones cuando no brotan las erupciones, sobre todo en la viruela o varicela.	Cefalea como si tuviera una banda en la frente. Vértigo al cerrar los ojos o levantar la cabeza de la almohada.
Peculiares.	Malhumorado, se irrita con mucha facilidad. Llanto lastimero antes y durante la tos, musita y delira suavemente.	Enfermedades respiratorias con cianosis de labios y uñas. Debe estar sentado por la asfixia, porque si o se cae por la gran postración.	Inflamación catarral de la mucosa respiratoria con secreción viscosa y transparente.

PRINCIPALES SÍNTOMAS CARACTERÍSTICOS

APIS MELLIFICA.

Síntomas.	Mentales.	Generales.	Particulares.
Predominantes.	Confusión, torpeza, dificultad en coordinar los movimientos. Suspicacia con miedo de ser envenenado.	Los síntomas van de derecha a izquierda y de arriba hacia abajo. Dolores punzantes como pinchazos, con sensación de magulladura y mucha sensibilidad.	Cefalea pulsátil con sensación de calor. Párpados o conjuntiva roja y edematosa.
Extraordinarios.	Trastornos emocionales consecutivos a intoxicación por veneno de abeja: torpeza mental, confusión, suspicacia, miedo a ser envenenado.	Agravación por el calor, todo lo que es caliente molesta al paciente.	Disuria con dolores aguijoneantes, orina escasa con albuminuria, por afecciones renales.
Singulares.	Triste, descorazonado y melancólico, llora y se desespera sin saber porqué. Todo le es indiferente, aún lo que podría alegrarlo.	Se agrava después de dormir. Ausencia de sed sobre todo durante la fiebre.	Sed durante el escalofrío. Ojos abotagados con lagrimeo excoriante. La úvula cuelga como una bolsa llena de agua.
Peculiares.	Gritos agudos y repentinos en procesos meningo-encefálicos. El niño grita durmiendo. Está como ausente, como en un sueño.	Se agrava por el tacto y la presión. Edemas localizados o generalizados con aspecto ceroso; pálido o rosado.	Dolores ardientes como pinchazos, amígdalas y garganta de color rojo brillante.

PRINCIPALES SÍNTOMAS CARACTERÍSTICOS

AURUM METALLICUM.

Síntomas.	Mentales.	Generales.	Particulares.
Predominantes.	Irresistible inclinación al suicidio ya que la vida es para él una carga. Marcado sentimiento de culpa con la idea de que ha descuidado sus obligaciones.	Tendencia a la destrucción de los huesos, hipertrofia e induración dolorosa de las glándulas. Dolores óseos terebrantes agravados en la noche.	Cefalea terebrante con rostro enrojecido y oleadas de calor. Cardiomegalia, palpitaciones violentas, esclerosis de la aorta.
Extraordinarios.	Trastornos crónicos por amor no correspondido o remordimiento: deseos de suicidio.	Agravación cuando se acuerda de su estado depresivo.	Hepatomegalia con hígado hipertrofiado y duro por abuso de bebidas alcohólicas.
Singulares.	Piensa que es diferente a todos. Está sentado y silencioso alterna el llanto con las risas.	Deseo de bebidas alcohólicas y drogas.	Hemiopia: ve solamente la mitad inferior de los objetos.
Peculiares.	Tristeza y desesperación, ve todo sombrío, llora y se lamenta. Es violento, colérico y con arrebatos de ira.	Personas de temperamento sanguíneo, con oleadas de calor.	Caries del hueso mastoides, otorrea crónica con secreción verde y fétida.

PRINCIPALES SÍNTOMAS CARACTERÍSTICOS.

BARYTA CARBÓNICA.

Síntomas.	Mentales.	Generales.	Particulares.
Predominantes.	Oligofrenia, deficiencia mental, los niños no progresan en el sentido intelectual. Parece estúpido, muy lento en comprender. No puede aprender porque su memoria es muy deficiente.	Muy sensible al frío, gran tendencia a resfriarse; falta de calor vital. Adenopatías principalmente en ganglios de la región cervical, parotídea, submaxilar e inguinal.	Opacidad de la córnea. Hipertrofia crónica de amígdalas y de ganglios mesentéricos.
Extraordinarios.	Trastornos por déficit de irrigación en arterias cerebrales: retraso en el desarrollo lentitud mental, dificultad para aprender.	Agravación por la humedad y el frío. Trastornos por la presencia de extraños.	Dificultad para hablar por dificultad parética de la lengua (mas frecuente en ancianos).
Singulares.	Espíritu infantil, se comporta como si tuviera menor edad a la cronológica.	Agravación por la compañía, pensando en sus síntomas.	Visión: como si tuviera un velo de gasa ante sus ojos. Sensación de cuerpo extraño voluminoso al tragar que puede impedir la deglución.
Peculiares.	Excesivamente tímidos, los niños se tapan la cara por temor al médico. Memoria escasa, olvida lo que va a hacer o lo que acaba de hacer.	Tendencia al crecimiento e induración de las glándulas. Reblandecimientos vasculares y dilataciones (aneurismas).	Disminución de la libido, hipertrofia de próstata y testículos. Esterilidad, atrofia de los ovarios.

PRINCIPALES SÍNTOMAS CARACTERÍSTICOS

BERBERIS VULGARIS.

Síntomas.	Mentales.	Generales.	Particulares.
Predominantes.	Indiferencia, apatía con postración de la memoria. Cansancio de la vida	Dolores pinchantes, ardientes y lancinantes que cambian constantemente de lugar.	Dolor de magulladura con rigidez y entumecimiento en la región lumbar. Cara con tinte anémico y fatigado, ojos con grandes ojeras oscuras.
Extraordinarios.	Trastornos por afecciones renales y hepáticas: Indiferencia, apatía, postración con debilidad de memoria.	Los dolores se agravan estando de pie o por el ejercicio.	Dolores cortantes, desgarrantes en el riñón izquierdo por la presencia de litos.
Singulares.	Los objetos le parecen más grandes de los que son. Alucinaciones en el crepúsculo. Ansiedad con gran miedo y tendencia a asustarse.	Dolores que cambian constantemente de lugar con irradiaciones en todos los sentidos.	Sensación de burbujeo en la región renal izquierda como si brotara agua. Cefalea desgarrante con sensación de que la cabeza fuese más grande.
Peculiares.	Melancolía con tendencia al llanto, no quiere conversar.	Estados reumáticos y gotosos con trastornos hepáticos y urinarios.	Dolor punzante en el lóbulo hepático izquierdo, agudo y penetrante. Orina turbia con sedimento color ladrillo.

PRINCIPALES SÍNTOMAS CARACTERÍSTICOS

CALCÁREA PHOSPHORICA.

Síntomas.	Mentales.	Generales.	Particulares.
Predominantes.	Dificultad en niños para concentrarse y aprender. Siente más sus trastornos cuando piensa en ellos.	Dolores ardorosos en las suturas, peor por el frío húmedo. Formación lenta del callo óseo en las suturas. Dolores de crecimiento, niños anémicos con extremidades frías.	Cefalea ardorosa en suturas agravada con los esfuerzos mentales. Los huesos se vuelven blandos, delgados y quebradizos.
Extraordinarios.	Trastornos por crecimiento acelerado: se agrava con los esfuerzos mentales, dificultad para concentrarse.	Agravación en los períodos de crecimiento, por los esfuerzos mentales.	Abundantes depósitos de fosfatos en la orina por trastornos en el metabolismo óseo.
Singulares.	Aversión al trabajo intelectual. Inquietud con intensos deseos de viajar, quiere in a alguna parte, va de un lado a otro. Siente más sus trastornos cuando piensa en ellos.	Fontanelas y suturas que permanecen abiertas demasiado tiempo. Retardo en la aparición de los caracteres sexuales secundarios.	El niño come sin cesar y vomita lo que ha tomado. Fístula del ano que alterna con síntomas pulmonares. Excitación sexual durante la lactancia.
Peculiares.	Los esfuerzos mentales lo agotan y lo hacen perder la confianza en sí mismo. Memoria débil.	Retardo en la deambulación del niño con ligero retraso mental.	Dentición tardía, se hacen caries fácilmente, dientes sensibles al masticar. Hipertrofia crónica de anginas con dolor ardoroso.

PRINCIPALES SÍNTOMAS CARACTERÍSTICOS

CANTHARIS VESICATORIA.

Síntomas.	Mentales.	Generales.	Particulares.
Predominantes.	Impetuosos deseos sexuales; lascivia. El contenido de su plática versa sobre temas sexuales. Delirio rabioso, salvaje con gran excitación.	Se agrava antes, durante y después de orinar.	Dolores ardientes y cortantes en el tracto urinario. Deseo sexual exasperado con dolor cortante de ovario izquierdo.
Extraordinarios.	Trastornos por perversión sexual: deseo sexual aumentado, lascivia.	Trastornos por padecimientos agudos del aparato genitourinario con dolores cortantes. Agravación al ver objetos brillantes y cuando se le acercan.	Disuria y semen sanguinolento por excesos sexuales.
Singulares.	Gritos violentos y quejidos alternando con ladridos como un perro.	Sensación de punzadas de fuera hacia adentro. Espasmos tetánicos que lo hacen doblarse hacia delante o atrás.	Orina sangrante que cae gota a gota. Priapismo con violento deseo del coito.
Peculiares.	Gran irritabilidad, insulta a los que se le acercan.	Procesos inflamatorios de desarrollo rápido y con tendencia a la destrucción.	Orofaringe muy roja con vesículas y sensación de quemadura. Piel con dolores ardorosos como si la tuviera en carne viva, mejorado con aplicaciones frías.

PRINCIPALES SÍNTOMAS CARACTERÍSTICOS

CAUSTICUM.

Síntomas.	Mentales.	Generales.	Particulares.
Predominantes.	Humor melancólico y triste, pesimista, se inclina a ver la vida de forma catastrófica.	Parálisis gradual con frío en la parte afectada. Dolores con sensación de estar en carne viva.	Parálisis facial a frigore. Neuralgia facial derecha seguida de parálisis.
Extraordinarios.	Consecuencias de depresiones crónicas: Los esfuerzos mentales lo agravan. Ve el mundo de color gris.	Trastornos reumáticos agravados por tiempo seco y despejado; mejorados por tiempo húmedo.	Parálisis facial por exposición al viento frío y seco. Parálisis vesical por exposición al viento frío y seco.
Singulares.	Temor a morir y a la oscuridad, durante el crepúsculo y cuando está solo. Personas reservadas con poca inclinación al matrimonio.	Trastornos reumáticos agravados por tiempo seco y despejado; mejorados por tiempo húmedo.	Vista turbia con sensación de tener un velo. Acortamiento de ligamentos periarticulares.
Peculiares.	Está triste día y noche; llora muy fácilmente. Compasivo, siente en sí las desgracias de los demás.	Enfermedades reumáticas con predominio de rigidez por acortamiento de tendones.	Sordera por parálisis del nervio auditivo. Parálisis laríngea con dolores como en carne viva.

PRINCIPALES SÍNTOMAS CARACTERÍSTICOS

CICUTA VIROSA.

Síntomas.	Mentales.	Generales.	Particulares.
Predominantes.	Comportamiento infantil; baila y hace gestos como un bufón. Aversión a la presencia de extraños. Después de una crisis convulsiva siente como si estuviera en un sitio extraño y no reconoce a nadie.	Agravación por traumatismos craneanos, por las sacudidas y los ruidos fuertes, en la noche, durmiendo. Por un susto.	Estremecimientos musculares, temblores convulsiones violentas con contorsiones y opistótonos. El menor contacto o ruido las hace recomenzar.
Extraordinarios.	Trastornos por miedo: le provoca convulsiones; tiene temor a todo cualquier ruido lo sobresalta.	Convulsiones causadas por traumatismos craneanos, provocadas y agravadas por el mínimo contacto o sacudida.	Trastornos por contusiones cerebrales.
Singulares.	Tiene aversión a la compañía, desea la soledad y rehúye de la gente. Todo le parece extraño, confunde el presente con el pasado.	Después de una crisis: convulsiones extremadamente violentas provocadas por el mínimo estímulo.	Cefalea como si el cerebro se bamboleara al caminar. Crisis convulsivas cuando está dormido.
Peculiares.	Es dócil y amable entre los períodos convulsivos, compasivo. Después de una crisis convulsiva siente como si estuviera en un sitio extraño y no reconoce a nadie.	El paciente gime, gesticula y hace movimientos raros.	Cuero cabelludo con costras gruesas y amarillas con secreción melicérica.

PRINCIPALES SÍNTOMAS CARACTERÍSTICOS

CHELIDONIUM MAJUS.

Síntomas.	Mentales.	Generales.	Particulares.
Predominantes.	Aversión al trabajo físico y mental especialmente después de comer. Se siente perseguido por un olor nauseabundo, fecaloide.	Gran letargo general e indisposición para moverse. Afecciones y síntomas que predominan en el lado derecho. Comer mejora los síntomas mentales.	Eructos con olor fecaloide, dolor sordo constante en el ángulo inferior de la escápula derecha. Afecciones crónicas de hígado y vías biliares. Deseos constantes de leche caliente.
Extraordinarios.	Trastornos por afecciones hepáticas: Aversión al trabajo físico y mental.	Agravación: acostándose del lado derecho.	Cara con ictericia marcada y de aspecto enfermizo por trastornos hepáticos.
Singulares.	Ansiedad de conciencia, como si fuera culpable de un crimen. Desesperación por obtener la salvación de su alma. Se siente perseguido por un olor fecaloide.	Se siente cansado al menor ejercicio. Deseos constantes de leche caliente.	Eructos con olor fecaloide, Lientería: heces muy fétidas con alimentos no digeridos.
Peculiares.	Todo en él es lento: los movimientos, la marcha y las palabras. Aversión a la conversación.	Comer mejora los síntomas mentales. Personas adelgazadas, propensas a afecciones hepáticas y biliares con ictericia marcada.	Cefalea parietal desgarrante que se irradia a la región retroauricular y a la escápula derecha. Esclerótica muy amarilla con escozor en los párpados.

PRINCIPALES SÍNTOMAS CARACTERÍSTICOS

COFFEA CRUDA.

Síntomas.	Mentales.	Generales.	Particulares.
Predominantes.	Facultades intelectuales avivadas, sensación de bienestar exagerado, euforia. Pierde el control de sus emociones, se desmaya fácilmente.	Dolores insoportables que lo llevan a la desesperación y las lágrimas; agitación psicomotriz con gran angustia. No tiene sueño y se mueve sin cesar: su cerebro está lleno de ideas.	Taquicardia, palpitaciones violentas después de una alegría excesiva o de una noche con insomnio.
Extraordinarios.	Trastornos por excitación mental o noticias agradables; actividad desacostumbrada mental y física, euforia.	Agravación por emociones excesivas: insomnio. Consecuencias de noticias alegres que despiertan la euforia y los síntomas orgánicos.	Dolor de cabeza violento agravado por el ruido, los olores, o las emociones intensas.
Singulares.	Excitación mental, irritabilidad y humor extremadamente variable.	Oye con gran claridad los ruidos mas leves y lejanos.	Odontalgia con dolores punzantes e intolerables mejorada por conservar agua fría en la boca.
Peculiares.	Está lleno de pensamientos y por esta causa no duerme; todos los sentidos se agudizan.	Insomnio: todos sus sentidos están hiperagudizados.	Odontalgias con dolores punzantes s intolerables. Neuralgia dorsal con dolores insoportables, agravados por las emociones fuertes.

PRINCIPALES SÍNTOMAS CARACTERÍSTICOS

COLOCINTHIS.

Síntomas.	Mentales.	Generales.	Particulares.
Predominantes.	Extremadamente irritable, todo lo toma a mal. Se ofende fácilmente, muy impaciente, tira las cosas que tiene a su alcance.	Dolores extremadamente violentos que arrancan gritos en el enfermo. Sensación de tener la parta afectada ligada con un alambre.	Neuralgia facial izquierda con dolores desgarrantes y la sensación de tener un alambre caliente.
Extraordinarios.	Trastornos por indignación o cólera reprimida, por ser despreciado o humillado.	Agravación por la cólera, indignación y vejación.	Dolores calambroideos como si el estómago estuviera apretado por un alambre, provocados por cólera reprimida.
Singulares.	Accesos de berrinches y caprichos si no obtiene lo que desea.	Dolores desgarrantes con sensación de ser apretado con un alambre, con mejoría por la flexión de las partes afectadas. A pesar de la gran agitación por los dolores, el paciente se siente débil.	Neuralgia facial izquierda con la sensación de tener un alambre caliente. Menstruación con dolores calambroideos que mejoran con la flexión.
Peculiares.	Accesos de cólera violenta acompañados de dolores calambroideos y neuralgias.	Dolores desgarrantes con sensación de ser apretado con un alambre, con mejoría por la flexión de las partes afectadas.	Ciática izquierda con dolores calambroideos, agravados por la extensión, mejorados por la flexión y seguidos de entumecimiento.

PRINCIPALES SÍNTOMAS CARACTERÍSTICOS

CONIUM MACULATUM.

Síntomas.	Mentales.	Generales.	Particulares.
Predominantes.	Deterioro mental progresivo con incapacidad para la actividad mental.	Parálisis progresiva ascendente precedida de convulsiones y vértigo.	Escurrimiento intermitente de orina, hipertrofia de próstata. Senos pesados, duros y dolorosos.
Extraordinarios.	Trastornos por abstinencia o abusos sexuales: Gran depresión, lentitud mental, indiferencia.	Trastornos provocados por el celibato: temblores, debilidad física, mental y postración.	Induración de glándulas mamarias por golpes con sensación de pesadez dolorosa.
Singulares.	De carácter lento, apático e indolente, nada le interesa, todo le es indiferente. Aversión al trabajo físico y mental. Aversión a la gente, misantropía.	Traumatismos en glándulas o partes blandas con mejoría por dejar colgado el miembro afectado.	Vértigo al girar la cabeza del lado derecho, que mejora al cerrar los ojos. Las evacuaciones parecen frías. Eyaculación involuntaria con pensamientos sexuales en presencia de una mujer.
Peculiares.	Su memoria está disminuida especialmente para recordar fechas.	Hipertrofia e induración de glándulas las cuales están duras a consecuencias de golpes.	Eyaculación seguida de gran debilidad y tristeza. Dolores a lo largo de la columna; debilidad muscular progresiva.

PRINCIPALES SÍNTOMAS CARACTERÍSTICOS.

DROSERA ROTUNDIFOLIA.

Síntomas.	Mentales.	Generales.	Particulares.
Predominantes.	Delirio de persecución, ansiedad, angustia e inquietud continua. Impulsos suicidas con deseos de arrojarse al agua.	La tos se agrava cuando habla y se ríe; cuando vomita. Dolores espasmódicos y constrictivos en vientre, hipocondrios, garganta, laringe y tórax.	Tos espasmódica al atardecer y de noche, en ataques seguidos y respiración sibilante, como el canto del gallo
Extraordinarios.	Trastornos por paranoia con delirio de persecución, desconfiado y suspicaz.	Trastornos por tuberculosis pulmonar: tos espasmódica y hemoptisis.	Tos característica a consecuencia de tos ferina (*bordetela pertussis*).
Singulares.	Muy desconfiado y suspicaz, como si todos fueran sus enemigos. Impulsos suicidas con deseos de arrojarse al agua.	Dolores mordientes en las articulaciones y los huesos largos agravados por el reposo.	Pérdida del apetito alternando con hambre canina, dolor como de garra en el epigastrio. Tos violenta y emetizante, casi no tiene tiempo de respirar cuando se inicia otro ataque.
Peculiares.	Ansiedad y temor estando solo, sobre todo al anochecer y al despertarse de noche.	Tendencia a las hemorragias por nariz, boca, estómago, heces y expectoración.	Durante el ataque de tos la cara se pone color violeta. Ruido característico como el canto del gallo

PRINCIPALES SÍNTOMAS CARACTERÍSTICOS

FERRUM METALLICUM.

Síntomas.	Mentales.	Generales.	Particulares.
Predominantes.	Sumamente irritable, por la contradicción y por los ruidos, aún siendo mínimos.	Mucosas anormalmente pálidas. Enrojece por la menor emoción. Siempre están fatigados, sus músculos se ponen flácidos y relajados. Debilidad general con palpitaciones y pérdida de peso.	Palidez de conjuntivas y labios; enrojece fácilmente al menor esfuerzo o emoción. Epistaxis frecuentes al agacharse.
Extraordinarios.	Trastornos por anemia: Depresión consecutiva a pérdida de líquidos vitales.	Trastornos por hemorragias: anemia en personas jóvenes. Se agrava por movimientos rápidos y bruscos y por el ruido.	Se agrava antes, durante y después de la menstruación. Palpitaciones provocadas por cualquier emoción.
Singulares.	Ansiedad por la más leve causa. Siente como si hubiera cometido un crimen, sentimientos de culpa con latidos en el epigastrio.	Congestiones sanguíneas en cara y en vísceras por la menor emoción, ejercicio o esfuerzo.	Mejillas sonrosadas con labios pálidos. Hambre canina alternando con pérdida de apetito.
Peculiares.	Presagios sombríos con gran preocupación por su familia. Pensamientos constantes de muerte y miedo a la apoplejía.	Relajación de la capa muscular de los vasos sanguíneos. Predisposición a irregularidad en la distribución de la sangre: hiperemia o palidez extrema.	Mejillas coloreadas al rojo vivo, cefalea congestiva martillante agravada con el movimiento rápido y mejorada caminando lentamente.

PRINCIPALES SÍNTOMAS CARACTERÍSTICOS

FLUORIC ACID.

Síntomas.	Mentales.	Generales.	Particulares.
Predominantes.	Indiferencia hacia sus seres queridos, no le interesa hablar con ellos. Aversión a su familia: padres, hermanos y cónyuges. Hombres que necesitan cambiar constantemente de pareja.	Sensación de quemadura al anochecer. Gran calor que parece desprenderse del cuerpo. Los pies le queman y los saca de la cama. Agravación por el calor; desea el aire libre.	Músculos de la cara en constante movimiento, dolores espasmódicos en huesos faciales.
Extraordinarios.	Trastornos por destrucción en el sistema nervioso: Marcada pérdida de la memoria: olvida nombres y fechas, al hablar y escribir.	Trastornos por aumento exagerado del metabolismo de los músculos: calor quemante, y procesos destructivos en venas.	Metabolismo muscular aumentado con gran generación de calor por procesos destructivos.
Singulares.	Indiferencia hacia sus seres queridos. Aversión a su familia: padres, hermanos y cónyuges. Hombres que necesitan cambiar constantemente de pareja.	Sensación de quemadura al anochecer. Gran calor que parece desprenderse del cuerpo. Los pies le queman y los saca de la cama. Jóvenes con aspecto de viejos.	Transpiración excoriante de manos y pies. Úlceras varicosas crónicas de bordes inflamados que no duelen.
Peculiares.	Marcada pérdida de la memoria, se olvida de casi todo: ocupaciones, fechas, nombres, al decir las palabras y al escribir.	Afecciones de los huesos, necrosis ósea con secreción purulenta y excoriante. Dolores terebrantes nocturnos.	Caries de los huesos del oído y el mastoides con secreción purulenta y excoriante agravada con el calor.

PRINCIPALES SÍNTOMAS CARACTERÍSTICOS

GELSEMIUM.

Síntomas.	Mentales.	Generales.	Particulares.
Predominantes.	Sobreexcitación emocional después de un susto o un estado intenso de ansiedad. Trastornos por anticipación: los exámenes, las citas o los viajes, aunque aún no sucedan.	Completa postración del sistema muscular con parálisis motora y temblores.	Midriasis por parálisis del primer par craneal, ptosis de párpados.
Extraordinarios.	Trastornos por neurosis de ansiedad: miedo a los exámenes, las citas o los viajes, aunque aún no sucedan. Los esfuerzos mentales lo agravan.	Trastornos por excitación brusca o emociones violentas: miedo o malas noticias: diarrea por ansiedad.	Disfagia por parálisis de los músculos faríngeos. Diarrea por miedo o excitación emocional. Afonía por parálisis de las cuerdas vocales.
Singulares.	Intenso estado de ansiedad que mejora con una micción profusa.	Mejoría de los temblores musculares después de una micción profusa. Falta de coordinación muscular: los músculos se rehúsan a obedecer.	Ojos con anisocoria: una pupila dilatada y la otra contraída. Diplopia: visión doble.
Peculiares.	Entorpecimiento mental, no quiere que le hablen. Tiene pereza para hablar y pensar.	Sensación de laxitud y debilidad general; gran fatiga en todo el cuerpo, los miembros se sienten pesados.	Cefalea congestiva acompañada de gran debilidad y temblores mejorados por el reposo y la micción profusa.

PRINCIPALES SÍNTOMAS CARACTERÍSTICOS.

GRAPHITES.

Síntomas.	Mentales.	Generales.	Particulares.
Predominantes.	Gran timidez y vacilación, incapaz de tomar una decisión Muy sensible a la música, lo entristece y llega a hacerlo llorar.	Gran intolerancia al frío; también se agrava por el calor. Está indicado en mujeres con tendencia a la obesidad, y de aspecto masculino.	Erupción húmeda en la cabeza, melicérica, pruriginosa y fétida. Oídos con erupciones características retroauriculares.
Extraordinarios.	Trastornos por penas: triste, abatido, tiene sensaciones y presentimientos de muerte y temor a que le pase algo.	Se agrava por la supresión de erupciones, por rascarse y por la ingestión de grasas.	Trastornos por humor triste y abatido: debilidad sexual con eyaculación precoz; o el coito termina sin eyaculación.
Singulares.	Llora sin razón aparente o por una pequeñez y se siente mejor después. Ansiedad por su salvación. Se siente amenazado por una desgracia.	Mujeres obesas con antecedentes de menstruaciones que comenzaron tardíamente o con períodos de amenorrea.	Abrir los ojos le produce estornudos. Extrema fotofobia a la luz diurna. Las letras se ven dobles al leer y escribir. Constipación intestinal crónica sin deseos de evacuar.
Peculiares.	Triste, abatido y descorazonado, piensa en la muerte. Inquieto cuando está sentado en su trabajo, inquietud ansiosa de noche.	Mujeres con tendencia a la obesidad, pálidas, constipadas y friolentas.	Cara con erupciones húmedas características alrededor de la nariz, boca y mentón.

PRINCIPALES SÍNTOMAS CARACTERÍSTICOS

IGNATIA AMARA.

Síntomas.	Mentales.	Generales.	Particulares.
Predominantes.	Pena silenciosa por un amor no correspondido o por la pérdida reciente de un ser amado. Humor alternante y variable, bromas y risas cambian a tristeza con gran derramamiento de lágrimas.	Se agrava por penas, emociones u olores intensos; el café y el tabaco. Convulsiones por susto con espasmos histéricos.	Cefalea como si tuviera un clavo de dentro hacia fuera. Cara con temblor convulsivo en músculos de párpados y labios.
Extraordinarios.	Trastornos por depresión reactiva breve: Llanto con duelo y disposición a apenarse en silencio. Por personalidad histérica: alternancia de llanto y risas, humor muy variable	Se agrava por penas, emociones u olores intensos; el café y el tabaco. Convulsiones por susto con espasmos histéricos.	Sensación como si una bola le subiera del estómago a la garganta después de una pena o contrariedad.
Singulares.	El consuelo la agrava y la irrita. Suspira involuntariamente.	Característica paradojal, contradictoria y variable de los síntomas.	Sensación de tapón en la garganta cuando no deglute. Cefalea como si tuviera un clavo de dentro hacia fuera.
Peculiares.	Humor alternante y variable, bromas y risas cambian a tristeza con gran derramamiento de lágrimas. Estados histéricos con desmayos que sobrevienen con cualquier excitación.	Sus dolores no se localizan netamente, es extremadamente sensible en lo moral. Hipersensibilidad al dolor.	Deseos de suspirar hondo. Sensación de constricción espasmódica en el tórax.

PRINCIPALES SÍNTOMAS CARACTERÍSTICOS

IODUM METALLICUM.

Síntomas.	Mentales.	Generales.	Particulares.
Predominantes.	Está constantemente agitado e inquieto, no puede quedarse quieto en un sitio, Necesita moverse.	Adelgazamiento general con cara alargada, piel seca y amarillenta. Gran debilidad, el menor movimiento produce sudoración. Intolerancia al calor.	Exoftalmos con movimientos constantes de los globos oculares. Hipertrofia de glándula tiroides.
Extraordinarios.	Trastornos por hipertiroidismo: gran inquietud psicomotriz, deseos de moverse, Irritable y con accesos bruscos de violencia.	Se agrava con el calor, en una habitación caliente. Trastornos por ayuno: irritabilidad y temblor distal.	Apetito excesivo agravado en períodos de ayuno. Cefalea congestiva con sensación de cinta apretada agravada por el calor.
Singulares.	Está profundamente angustiado cuando está en reposo.	Adelgaza a pesar de tener un apetito feroz. Gran debilidad, el menor movimiento produce sudoración.	Leucorrea crónica y corrosiva la cual le mancha la ropa interior de color azul.
Peculiares.	Excesiva excitabilidad mental con gran susceptibilidad. Se ofende fácilmente.	Hipertrofia de tiroides, ovarios, testículos y mamas. Extraordinario y progresivo adelgazamiento del paciente.	Oídos con sensibilidad exagerada a los ruidos; tinnitus.

PRINCIPALES SÍNTOMAS CARACTERÍSTICOS

KALI BICHROMICUM.

Síntomas.	Mentales.	Generales.	Particulares.
Predominantes.	Taciturno, misántropo y muy irritable lo cual alterna con depresión. No presta atención cuando le hablan.	Dolores ardorosos y vivos que aparecen y desaparecen bruscamente, erráticos, corren de un lado a otro. Afecciones de las mucosas con secreción verde-amarillenta muy adherente. Ulceras en sacabocados.	Ojos con secreción muco-purulenta verde-amarillenta y muy adherente.
Extraordinarios.	Trastornos por dolores ardorosos y vivos en articulaciones: irritabilidad y falta de atención.	Personas obesas con predisposición a padecer catarros por el frío, con moco adherente, viscoso y úlceras en sacabocados.	Cefalea supraorbitaria lancinante agravada por trastornos digestivos.
Singulares.	Aversión al trabajo físico y mental; siente que la ansiedad le sale del pecho. Se le desvanecen los pensamientos.	Sensación de gran debilidad y fatiga cuando el dolor ha pasado. Dolores agudos y lancinantes, bien localizados que cambian fácilmente de lugar	Vértigo al levantarse de su asiento. Sensación como si tuviera un cabello en la parte posterior de la lengua.
Peculiares.	No presta atención cuando le hablan. Memoria escasa.	Afecciones de las mucosas con secreción verde-amarillenta y muy adherente. Ulceras en sacabocados.	Faringe con ulceraciones como hechas con molde.

PRINCIPALES SÍNTOMAS CARACTERÍSTICOS

KALI CARBONICUM.

Síntomas.	Mentales.	Generales.	Particulares.
Predominantes.	Todo lo siente en el estómago: el miedo, la ansiedad y malas noticias. Humor variable, muy susceptible e irritable.	Marcada tendencia a la obesidad y retención de líquidos. Dolores punzantes, lancinantes que saltan de un lugar a otro. Agravación de las 2.00 a las 3.00 a. m.	Crisis asmática agravada entre las 2.00 y las 3.00 a. m aliviada inclinándose hacia delante con los codos sobre las rodillas. Todo lo que come parece convertirse en gas.
Extraordinarios.	Trastornos por sustos, ruidos, durmiendo y cuando lo tocan: Siente el miedo salir del estómago.	Agravación por el frío con gran tendencia a enfriarse, por el menor contacto. Muy sensible a cambios atmosféricos.	Cefalea, irritabilidad, náuseas y eructos agrios después de comer.
Singulares.	No puede tolerar que lo toquen, especialmente los pies, ya que lo sobresalta. Todo lo siente en el estómago: el miedo, y malas noticias. Indiferencia asociada a gran debilidad corporal.	Torpeza mental con hipersensibilidad física. Dolores lancinantes que saltan de un lugar a otro, independientes de los movimientos.	Cara edematizada, párpados superiores hinchados, sobre todo en el ángulo interno.
Peculiares.	Temor de estar solo, de morir, a las enfermedades y al futuro. Descorazonado y deprimido.	Tendencia a la hidropesía, gran debilidad e hipersensibilidad. Enfermos debilitados con debilidad de músculos y ligamentos articulares.	Asma con crisis agravada entre las 2.00 y las 3.00 a. m. aliviada inclinándose hacia delante con los codos sobre las rodillas.

PRINCIPALES SÍNTOMAS CARACTERÍSTICOS

LEDUM PALUSTRE.

Síntomas.	Mentales.	Generales.	Particulares.
Predominantes.	Malhumorado y con tendencia a la ira, está molesto por sus dolores reumáticos.	Dolores punzantes, desgarrantes, principalmente en pequeñas articulaciones. Tendencia a la formación de tofos.	Extravasación sanguínea en la órbita, Ojo de cotorra equimosis de ojo y párpado. Edema gotoso del primer ortejo con piel marmórea y violácea.
Extraordinarios.	Trastornos por dolores reumáticos intensos: mal humor, deseos de estar sólo, irritabilidad y deseos de venganza	Se agrava con el movimiento, de noche y por el calor de la cama. Trastornos por picadura de mosquito: edema, prurito y dolor punzante en piel.	Trastornos por traumatismo en órbita: Ojo de cotorra
Singulares.	Descontento en forma continua, odia a sus compañeros. Deseos de venganza, evita la compañía de la gente.	Los dolores reumáticos van de abajo hacia arriba y se alivian por poner los pies en agua fría. La herida se pone fría al tacto aunque el paciente no la sienta fría.	Cuando aparece el sedimento rojizo en la orina, los dolores reumáticos se agravan. Dolores desgarrantes mejorados por meter las piernas en agua fría.
Peculiares.	Malhumorado y con tendencia a la ira, está molesto por sus dolores reumáticos.	Los dolores cambian de sitio bruscamente y van de abajo hacia arriba. Principal remedio para las picaduras de insecto o heridas punzantes por arma.	Edema gotoso del primer ortejo con piel marmórea y violácea.

PRINCIPALES SÍNTOMAS CARACTERÍSTICOS

MAGNESIA CARBÓNICA.

Síntomas.	Mentales.	Generales.	Particulares.
Predominantes.	Irritabilidad marcada en niños, alternancia entre malhumor y tristeza. Muy sensible al menor contacto, se sobresalta por ruidos o si lo tocan.	Dolores agudos, constrictivos. Punzantes, como relámpagos que siguen los trayectos nerviosos especialmente en el lado izquierdo.	Dolores como relámpagos muy violentos en el lado izquierdo de la cara. Diarrea acuosa verde y espumosa como charco de ranas.
Extraordinarios.	Trastornos por hipersensibilidad al dolor y al tacto: tiene aversión a que lo toquen. Se sobresalta y se irrita con mucha facilidad.	Trastornos por predisposición tuberculínica: emaciación, marasmo, niños que no progresan a pesar de los alimentos y medicinas.	Calambres severos en las pantorrillas agravados de noche.
Singulares.	Miedo todo el día como si fuera a tener un accidente y que desaparece al acostarse. Ansiedad con sudores agrios todo el día	Tiene un olor agrio en todo el cuerpo, especialmente en niños. Deseo aumentado por leche y carne, los cuales no digiere.	Se resfría antes de la menstruación. Aversión a los vegetales.
Peculiares.	Inquietud, angustia y miedo con temblores, sobre todo en las manos. Muy sensible al menor contacto, se sobresalta por ruidos o si lo tocan.	Sujetos pálidos, ojerosos con olor agrio en todo el cuerpo. Es muy sensible al tiempo frío con aversión a destaparse.	Tos con cosquilleo y expectoración acuosa y salada. Esputos con sangre; tendencia a la tuberculosis.

PRINCIPALES SÍNTOMAS CARACTERÍSTICOS

MEDORRHINUM.

Síntomas.	Mentales.	Generales.	Particulares.
Predominantes.	Vive apurado siempre precipitado con mucha anticipación. Memoria muy deficiente, se olvida de lo que acaba de decir, tiene dificultad para expresar sus síntomas.	Afecciones crónicas de la pelvis por una infección gonorreica. Antecedentes personales o hereditarios de blenorragia.	Dolores reumáticos con sensación de rigidez y derrame en las pequeñas articulaciones.
Extraordinarios.	Efectos constitucionales de la blenorragia mal tratada y suprimida: memoria deficiente, confusión y precipitación al hacer las cosas.	Trastornos debidos al Miasma sycósico: descargas profusas y acres que causan prurito y olores como de pescado en el cuerpo.	Flujo vaginal crónico y característico con olor a pescado por blenorragia.
Singulares.	Lo que hizo hace un rato parece que lo hizo hace una semana. Le parece que todos se mueven muy despacio. Se olvida de lo que acaba de decir, dificultad para expresar sus síntomas.	Niños pálidos de talla baja y mentalmente deficientes, de padres con blenorragia. Mejoría de sus síntomas acostado sobre el vientre en posición mahometana.	Intenso cólico menstrual que mejora en posición mahometana. Solamente puede evacuar inclinándose mucho hacia atrás.
Peculiares.	Se equivoca al hablar o al escribir, confunde el presente con el pasado y pierde el hilo de la conversación.	Antecedentes personales o hereditarios de blenorragia. Deseo insaciable de bebidas alcohólicas, de dulces y de sal.	Diarrea después de la supresión de una blenorragia. Descarga gonorreica aguda o crónica con hipertrofia de próstata.

PRINCIPALES SÍNTOMAS CARACTERÍSTICOS

NATRUM CARBONICUM.

Síntomas.	Mentales.	Generales.	Particulares.
Predominantes.	Es incapaz de pensar, se confunde, está como aturdido, memoria débil. Hipersensible a la música la cual agrava sus síntomas mentales.	Sujetos de temperamento leucoflemático con aversión por el trabajo físico y mental. Dolores reumáticos agravados por cambios de temperatura.	Cefalea por el menor ejercicio mental o por exposición al sol. Gran inestabilidad articular con sensación de debilidad y retracción de los tendones.
Extraordinarios.	Trastornos por depresión crónica: está muy débil y es incapaz de pensar, se confunde y está como aturdido.	Dolores reumáticos agravados por cambios de temperatura. Agravación por transgredir su dieta habitual.	Vértigo agravado por los esfuerzos mentales.
Singulares.	Aversión a ciertas personas o a su pareja, o a algunos miembros de su familia. Rehúye de la compañía hasta de sus amigos más íntimos. La música lo agrava y puede llegar a ideas de suicidio.	Marcada debilidad que se acentúa o aparece por el menor esfuerzo físico o mental. Se mejora rascándose la nariz o los oídos.	Sensación de que su cabeza es demasiado grande. Sensación de que los órganos de la pelvis presionasen hacia abajo.
Peculiares.	Deprimido triste y melancólico lo cual se agrava con la música, durante las tormentas y cuando trasgrede su dieta habitual.	Individuos de espaldas encorvadas agravados por exponerse al sol y después de comer.	Hambre voraz sobre todo a las 11 y 17 horas con sensación de vacío en el estómago. Dispepsia crónica.

PRINCIPALES SÍNTOMAS CARACTERÍSTICOS

NATRUM MURIATICUM.

Síntomas.	Mentales.	Generales.	Particulares.
Predominantes.	Profunda pena, tristeza o aflicción silenciosa crónica. Profundo resentimiento hacia las personas causantes de sus problemas.	Periodicidad en la aparición de sus síntomas. Secreciones mucosas transparentes como clara de huevo o bien, sequedad de las mucosas. Deseos de sal y alimentos salados.	Cara terrosa, pálida, salpicada de granos de acné, de aspecto sucio. Ojos fácilmente irritados, trastornos de la vista; visión turbia al leer.
Extraordinarios.	Trastornos por depresión crónica con mortificación: duelo interminable por decepciones, frustraciones, ira o un amor no correspondido.	Gente anémica o caquéctica por pérdida de fluidos vitales.	Trastornos por anomalías en el metabolismo de los líquidos: sequedad crónica de la vagina.
Singulares.	Tiene deseos de llora pero no puede. Le molesta el consuelo. Aversión a la compañía.	Individuos que adelgazan aún comiendo bien, especialmente en el cuello. Se agotan por el menor esfuerzo físico o mental. Se agrava al borde del mar.	Cefalea crónica como si mil martillos pequeños le golpearan el cerebro. No puede orinar en presencia de extraños.
Peculiares.	Ideas fijas y persistentes del pasado que lo atrapan, llorando al recordarlo. Olvida las palabras a causa de sus pensamientos desagradables del pasado.	Abatimiento especialmente en la mañana, se agotan por el menor esfuerzo físico o mental. Estado de profunda depresión.	Salivación profusa, acuosa y salada. Constipación intestinal crónica; fisura anal.

PRINCIPALES SÍNTOMAS CARACTERÍSTICOS

NITRIC ACID.

Síntomas.	Mentales.	Generales.	Particulares.
Predominantes.	Gran postración mental, indiferente a todo, cansancio de la vida, intenso odio a las personas que lo han ofendido. Es muy rencoroso y tiene deseos de vengarse.	Sujetos desvitalizados por enfermedades crónicas. Dolores punzantes como astillas, royentes, aparecen y desaparecen bruscamente.	Cabeza con erupciones en el cuerpo cabelludo que sangran fácilmente con dolores como astillas.
Extraordinarios.	Trastornos por rencor crónico: muy irritable cuando le hablan o lo quieren consolar, insatisfecho de todos y de todo.	Tendencia a la malignización. Se agrava por el frío: se enfría fácilmente, por el contacto y las sacudidas en las partes afectadas.	Ulceraciones de vulva y cuello uterino que sangran fácilmente y se malignizan.
Singulares.	Ideas de suicidio simultáneamente con miedo a morir.	Ulceras crónicas en la unión de piel y mucosas, con secreción excoriante y fétida que sangra fácilmente.	Olor en la orina como a caballo Cefalalgia con sensación de venda comprimiendo la cabeza. Deseos de cosas inverosímiles.
Peculiares.	Gran ansiedad por su salud con miedo a morir, acentuada al anochecer o durante el insomnio. Gran temor a las enfermedades.	Úlceras en mucosas con secreción excoriante y fétida que sangran fácilmente.	Dolores agudos en garganta como provocados por astillas con ulceraciones que sangran fácilmente.

PRINCIPALES SÍNTOMAS CARACTERÍSTICOS

PETROLEUM.

Síntomas.	Mentales.	Generales.	Particulares.
Predominantes.	Le cuesta trabajo concentrarse, debilidad marcada de memoria. Confusión mental, peor caminando al aire libre, no sabe donde está o se pierde en calles bien conocidas.	Agravación por cambios de tiempo y erupciones suprimidas, por el contacto con la ropa.	Hambre devoradora con dolor y sensación de vacío en el epigastrio, se debe levantar de noche a comer.
Extraordinarios.	Trastornos por padecimientos psiquiátricos: cree que su muerte está próxima, que es doble, que una persona está acostada al lado de él.	Mareo por pasear en carros trenes o barcos.	Trastornos por humedad en genitales femeninos: prurito y erupciones eccematosas en labios mayores.
Singulares.	Durante el sueño o el delirio se imagina que una persona está acostada al lado de él. Piensa que una de sus piernas es doble y que esta se mueve sin su voluntad.	Erupciones en placas localizadas en pliegues, cuero cabelludo, cara y genitales mejoradas por el calor.	Sensación de frío en lugares localizados: en estómago y corazón. Erupción en cuero cabelludo con sensación como si un viento frío le soplara.
Peculiares.	Se equivoca al querer encontrar o ubicar lugares.	Personas delgadas y esbeltas con piel seca y agrietada que supura a la menor herida, prurito noche con costras gruesas que arden y pican	Piel seca, áspera agrietada sobre todo en palmas de manos y alrededor de las uñas.

PRINCIPALES SÍNTOMAS CARACTERÍSTICOS

PHOSPHORIC ACID.

Síntomas.	**Mentales.**	**Generales.**	**Particulares.**
Predominantes.	Le cuesta trabajo concentrarse, aversión a pensar. Memoria escasa, se olvida de las palabras cuando habla.	Agotamiento por sobreesfuerzo exigido a un órgano. Debilidad física y mental. Shock post-traumático.	Cara pálida, terrosa, ojos hundidos y aspecto agotado. Orina cargada de fosfatos. Disminución de la potencia sexual.
Extraordinarios.	Trastornos por stress agudo o crónico, mortificación o excesos sexuales: apatía, indiferencia, dificultad para concentrarse.	Agotamiento por excesos sexuales, emociones o estrés.	Cefalea tirante agravada después de excesos sexuales.
Singulares.	Desinterés por todo lo que pasa a su alrededor.	Dolores ardientes y desgarrantes como si le rasparan con un cuchillo el periostio.	Diarrea crónica, indolora y no agotante. Muchos síntomas mejoran cuando la diarrea aparece.
Peculiares.	Profundo agotamiento nervioso seguido de gran debilidad, indiferencia y apatía.	Personas fuertes que se han debilitado física y mentalmente a consecuencias de problemas emocionales, pérdida de líquidos vitales y excesos sexuales.	Gran deseo de lecha fría, dispepsia crónica, distensión abdominal, borborigmos y flatulencias.

PRINCIPALES SÍNTOMAS CARACTERÍSTICOS

PLATINA METALLICA.

Síntomas.	Mentales.	Generales.	Particulares.
Predominantes.	Arrogante orgullosa y altanera, mira de arriba y en forma despectiva. Tiene una alta opinión de sí misma y desprecia a los demás.	Se agrava por la humillación o vejación y durante la menstruación.	Excesos sexuales, masturbación compulsiva, tendencia a la ninfomanía y a la homosexualidad femenina.
Extraordinarios.	Trastornos por ambiciones frustradas, por desprecio o vejación: descontenta de todo, caprichosa y mandona.	Trastornos por humillación o vejación: cólico ovárico, dismenorrea; prolapso de útero, pólipos uterinos.	Trastornos por afecciones en genitales: vagina hipersensible, dolores en región ovárica izquierda por hemorragia uterina.
Singulares.	Cuando se enferma y tiene fiebre, ve los objetos más pequeños de los que son en realidad.	Se agrava cuando descansa, sentándose. Dolores calambroideos opresivos de dentro hacia fuera.	Sensación de entumecimiento o banda apretada alrededor del cráneo. Genitales externos sumamente sensibles al tacto, pero con excesivo deseo sexual.
Peculiares.	Juzga a todos como si fueran inferiores a ella. A todo le encuentra defectos y siempre está descontenta de todos.	Sensación de compresión alrededor de las partes afectadas acompañadas de adormecimiento.	Cara pálida con tufaradas de calor y entumecimiento en hueso malar. Neuralgia facial con entumecimiento.

PRINCIPALES SÍNTOMAS CARACTERÍSTICOS

PSORINUM.

Síntomas.	Mentales.	Generales.	Particulares.
Predominantes.	Desesperación de origen físico: no le ve fin a la enfermedad. Depresión, profundo sentimiento de fracaso ante la vida, se siente abandonado y desamparado.	Niños pálidos enfermizos con piel grasosa y múltiples padecimientos dermatológicos en los que predominan las pústulas sangrantes y pruriginosas.	Nariz con fiebre del heno que aparece en forma periódica con secreción característica. Cara grasosa de aspecto sucio, sobre todo en la frente.
Extraordinarios.	Trastornos por sarna: impaciencia, sufre por los padecimientos de la piel; especialmente por el prurito.	Trastornos por hipersensibilidad al frío y a la presencia del ácaro *sarcoptes scabei*: prurito agravado en la noche que lo hace rascarse hasta provocar sangrado. Agravación por el tacto y la presión.	Cefalea martillante, pulsátil, periódica, agravada por esfuerzos mentales y cambios de tiempo.
Singulares.	Sentimiento de culpa que le provoca ansiedad por la salvación de su alma. Se siente desacostumbradamente bien antes de una crisis.	Individuos sucios, con olor corporal fétido aún después de bañarse. Falta de reacción a toda terapéutica medicamentosa o psicológica.	Ve manchas negras antes de la cefalea, visión turbia y fotofobia.
Peculiares.	Desaliento y pesimismo que lo hace ver todo negro. Piensa en que fallará en todos los proyectos que emprenda.	Gran hipersensibilidad al frío, falta de calor vital con tendencia a resfriarse. Se agrava por el tacto, la presión y el rascado.	Piel malsana, con toda clase de erupciones pruriginosas.

PRINCIPALES SÍNTOMAS CARACTERÍSTICOS

SPIGELIA ANTIHELMIA.

Síntomas.	Mentales.	Generales.	Particulares.
Predominantes.	Temor a objetos puntiagudos, alfileres y agujas.	Se agrava por el contacto de las partes afectadas, por el movimiento y sacudidas, en forma periódica y con la salida del sol.	Palpitaciones tan violentas que se pueden ver los latidos del corazón a través de la ropa.
Extraordinarios.	Trastornos por padecimientos cardíacos y neuralgias: temor a objetos puntiagudos, tristeza con tendencia al suicidio.	Se agrava por el contacto de las partes afectadas, por el movimiento y sacudidas, en forma periódica y con la salida del sol.	Odontalgia desgarrante agravada cuando el sol está en lo más alto.
Singulares.	Ansiedad por el futuro, está sentado como perdido en sus pensamientos.	Neuralgias con sensación de tener un alambre al rojo vivo en las partes afectadas. Mejoría de sus síntomas al ponerse el sol.	Palpitaciones tan violentas que se pueden ver los latidos del corazón a través de la ropa.
Peculiares.	Dificultad para pensar, es incapaz de realizar un trabajo intelectual.	Se agrava por el contacto de las partes afectadas, por la salida del sol, con el tiempo frío y lluvioso, se mejora cuando se pone el sol.	Neuralgia del trigémino izquierdo con dolores lancinantes como si tuviera un alambre al rojo vivo.

PRINCIPALES SÍNTOMAS CARACTERÍSTICOS

SPONGIA TOSTA.

Síntomas.	Mentales.	Generales.	Particulares.
Predominantes.	Cardiópatas que tienen miedo de morir ahogados. Miedo a las enfermedades y a perder la razón.	Se agrava en la noche, los accesos de sofocación lo despiertan y lo angustian.	Ansiedad con dolor en la región precordial acompañada de disnea. Cardiopatías valvulares de origen reumático.
Extraordinarios.	Trastornos por cardiopatías: Ansiedad después de medianoche, angustia con palpitaciones y miedo de morir ahogado.	Afecciones valvulares del corazón: angustia, desesperación y respiración difícil; agotamiento y pesadez del cuerpo.	Disnea agravada al ascender escaleras por asma cardiaca y bronquial.
Singulares.	Alternancia entre hilaridad y tristeza profunda.	Agotamiento y pesadez del cuerpo; con un ligero ejercicio debe acostarse. Cardiópatas que se mejoran al acostarse del lado izquierdo.	Bochornos en cara y pecho al menor ejercicio con necesidad de acostarse.
Peculiares.	Miedo al futuro, gran ansiedad, como si tuviera un mal presentimiento; labilidad emocional.	Hipertrofia a induración de glándula tiroides, testículos, ovarios y ganglios linfáticos.	Sensación de ahogo en el pecho con disnea, angustia y miedo a la muerte. Palpitaciones bruscas y violentas.

PRINCIPALES SÍNTOMAS CARACTERÍSTICOS

STAPHYSAGRIA.

Síntomas.	Mentales.	Generales.	Particulares.
Predominantes.	Excitable, fácilmente irritable pero rara vez deja estallar su cólera. Debilitado por emociones enervantes o penas.	Se agrava por cólera reprimida, indignación o humillación; por excesos sexuales (onanismo).	Dientes que ennegrecen y se caen a pedazos; caries en la raíz de los dientes.
Extraordinarios.	Trastornos por cólera reprimida o vejación: se ofende fácilmente, muy sensible a la crítica, queda tembloroso y muy agotado.	Trastornos por cólera reprimida o vejación: vejiga irritable, migraña y cólicos en abdomen, útero y dolores musculares.	Diarrea provocada por indignación o cólera reprimida.
Singulares.	Indiferencia y abatimiento después de cólera o vejación. Si es humillado, tiene demasiada dignidad para responder y se reprime.	Se agrava por el coito. Cistitis cuando se ven obligadas a tener un coito no deseado, lo cual resulta una humillación de su dignidad.	Sensación como si tuviera en la frente una bola pesada. Sensación de tener el estómago suspendido en el vacío.
Peculiares.	Hipersensibilidad exagerada moral y físico. Sus sentidos están exageradamente sensibles.	Principal medicamento de las heridas punzocortantes (acelera su curación).	Cistitis de las recién casadas. Gran excitación sexual, hipersensibilidad de los genitales externos.

PRINCIPALES SÍNTOMAS CARACTERÍSTICOS

SULPHURIC ACID.

Síntomas.	Mentales.	Generales.	Particulares.
Predominantes.	Gran apuro, precipitación y urgencia en los movimientos, cuando camina y come. Irritabilidad agravada al despertar, aversión a la conversación.	Se agrava por el tacto, la presión y las temperaturas extremas.	Cara pálida y enfermiza, adelgazada y con expresión de sufrimiento. Ojos con quemosis, ardor y lagrimeo excoriante.
Extraordinarios.	Trastornos por alcoholismo crónico: deseos de bebidas alcohólicas, siempre apresurados y posteriormente postrados. Sensación de frío y relajamiento del estómago.	Se agrava por ingerir bebidas alcohólicas. Se agrava por discrasias sanguíneas: hemorragias pasivas de sangre oscura y fluida que sale de cualquier orificio del cuerpo.	Mucosa faríngea con ulceraciones con tendencia a ulcerarse por ingestión crónica de bebidas alcohólicas.
Singulares.	Siente como si todo debiera hacerse rápidamente.	Agotamiento con temblor interno y desproporcionado con la gravedad de su afección.	Sensación como si el cerebro bailara en la cabeza.
Peculiares.	Gran postración con sensación de temblor interno y de estar siempre apresurado. Cansancio de la vida, todo le fastidia.	Temblor en alcohólicos crónicos. Gran debilidad y postración. Importante remedio en traumatismos de huesos, partes blandas y glándulas.	Reglas adelantadas, metrorragias con leucorrea sanguinolenta y excoriante. Úlceras varicosas con sangre negra y fluida que no coagula.

PRINCIPALES SÍNTOMAS CARACTERÍSTICOS

SYPHILINUM.

Síntomas.	Mentales.	Generales.	Particulares.
Predominantes.	Aplanamiento afectivo y cansancio de la vida. Se encoleriza fácilmente y llega a actos de violencia. Terror a la llegada de la noche: sus sufrimientos se agravan.	Individuo de aspecto cruel y autoritario. Tendencia a padecer úlceras en mucosas que se extienden y profundizan. Gran descarga corrosiva y fétida en las mucosas.	Oftalmía del recién nacido con secreción purulenta y fétida. Flujo extremadamente abundante, corrosivo y fétido agravado de noche.
Extraordinarios.	Trastornos por personalidad sociopática: violento c iracundo, tendencia a autodestruirse con drogas y alcohol. Temerario: hace actos violentos que lo distinguen de los demás.	Trastornos por secuelas de sífilis venérea; nariz en silla de montar, asimetría facial, dientes en sierra y padecimientos en sistema nervioso central.	Chancro duro en pene y glande con bordes elevados y adenopatía inguinal posterior a padecer sífilis venérea.
Singulares.	Siente como si fuera a perder la razón o a quedarse paralizado. Memoria escasa: no puede recordar los nombres de personas conocidas.	Tendencia a autodestruirse con drogas y alcohol. Los dolores se agravan desde el crepúsculo hasta el amanecer.	Niños con caída de cabello y cierre tardío en las fontanelas. Dolores terebrantes y excavantes agravados de noche.
Peculiares.	Deseos de matar a la menor ofensa, aversión a la compañía. Odio por la gente.	Se agrava en la noche: el estado mental y los dolores óseos los cuales son persistentes y profundos.	Cara con eczema escamoso y muy pruriginoso agravado en la noche.

PRINCIPALES SÍNTOMAS CARACTERÍSTICOS

THUJA OCCIDENTALIS.

Síntomas.	Mentales.	Generales.	Particulares.
Predominantes.	Piensa que es doble, que está dividido en 2 y no sabe cuál es él. Tiene miedo a que lo toquen porque cree que es frágil	Es el medicamento que antidotiza las manifestaciones del miasma sycósico. Hiperproducción de los tejidos en piel y mucosas.	Tendencia al reumatismo con engrosamiento de las articulaciones. Piel malsana con nevus y excrecencias en forma de coliflor.
Extraordinarios.	Trastornos por padecimientos psiquiátricos: Cree que su cuerpo esta hecho de vidrio o de cristal, que es frágil y quebradizo. Que tiene animales o algo vivo que se mueve en el vientre.	Se agrava por una gonorrea suprimida, por las vacunas y por cauterizarse las verrugas.	Diarrea crónica cuyo origen es una vacunación. Excrecencias verrugosas en vagina y periné por infección causada por el virus del papiloma.
Singulares.	Pensamientos alucinatorios: cree que su cuerpo esta hecho de vidrio, que es frágil y quebradizo. Piensa que oye un llanto dentro del vientre.	Dolores raspantes en las glándulas como si las hubieran cortado a pedazos.	Cree que está embarazada. Sujeto corpulento de pelvis ancha, voluminosa y piernas delgadas.
Peculiares.	Cree estar bajo un poder sobrehumano. Que su alma y su cuerpo están separados. Delirio de persecución.	Se agrava por la humedad, de noche y por el calor de la cama; periódicamente y a la luz de la luna.	Ano fisurado y rodeado de condilomas. Vegetaciones lisas detrás del glande, gonorrea suprimida complicada con reumatismo.

PRINCIPALES SÍNTOMAS CARACTERÍSTICOS

TUBERCULINUM.

Síntomas.	Mentales.	Generales.	Particulares.
Predominantes.	Marcados deseos de viajar, no puede quedarse mucho tiempo en un mismo lugar. Temperamento muy variable, miedo a los perros y temor como si fuera a pasarle algo.	Se agrava por el frío húmedo, baño frío y frío en general; al despertar. Sujetos con antecedentes familiares o personales de tuberculosis.	Cefalea crónica, cada 7 o 14 días con cara pálida y enfermiza. Secreción nasal espesa y amarillenta con olor a queso en mal estado.
Extraordinarios.	Trastornos por padecer tuberculosis: miedo al despertar, ansiedad y dificultad para comprender. agotamiento mental crónico, temperamento muy variable.	Trastornos por clima frío: Se resfría con gran facilidad, no termina un resfrío cuando ya comienza otro.	Coriza crónica de repetición agravada con el aire húmedo. Tos por enfriarse o por bebidas frías con expectoración espesa y amarillenta.
Singulares.	Se ofende fácilmente, es muy susceptible, al grado de golpearse la cabeza contra la pared.	Gran necesidad de tener puertas y ventanas abiertas. Adelgazamiento progresivo y rápido a pesar de que come mucho.	La mujer tiene leche aunque no esté embarazada.
Peculiares.	Marcada irritabilidad al despertar y agravada en la mañana. Temperamento alternante: es alegre y feliz o melancólico y quejumbroso.	Dolores cambiantes y erráticos. Gran debilidad con sudores agravados en la noche.	Lesiones cavitarias pulmonares especialmente en pulmón izquierdo.

BIBLIOGRAFÍA

Allen, H.C., *Key notes reordenados y clasificados con medicamentos sobresalientes de la materia médica y nosodes intestinales*, India, B. Jain publishers, 2000.

Ancarola, Ricardo, *Materia médica homeopática jerarquizada*, España, Miraguano ediciones, 1996.

Charrete, *Materia médica explicada*, México, Botas, 1947.

Chiron, Paul, *Elementos de materia médica homeopática*, México, Editorial Olmedo, 1987.

Clarke, John Henry, *Diccionario de materia médica práctica en 3 tomos*, India, B. Jain publishers, 1988.

Demarque, Denis, *Cómo estudiar la materia médica*, México, Editorial talleres de Litoarte, 1987.

Farrington, Harvey, *Materia médica clínica*, India, B. Jain publishers, 1996.

Guajardo Bernal, Germán, *El estudio de la farmacodinamia homeopática (desde la perspectiva hahnemanniana-kentiana)*, México, Instituto Politécnico Nacional, 1988.

Guajardo Bernal Germán, *Posología homeopática de la escuela hahnemanniana- kentiana*, México, Instituto Politécnico Nacional, 1996.

Guajardo Bernal, Germán, *Posología homeopática*, México, Talleres de impresiones gráficas de Baja California, 2002.

Hahnemann, Samuel, Materia médica pura. India, B. Jain publishers, 1992.

Jahr, G.H.G., *Medicina homeopática*, India, B. Jain publishers, 1987.

Kent James, Tyler, *Materia médica homeopática*, Argentina, Editorial Albatros, 1987.

Kumar Banerjea, Subrata, *Synoptic memorizer of materia medica*, v. I y II, India. B. Jain Publisher, 1992.

Lathoud, *Materia médica homeopática*, Argentina, Editorial Albatros, 1981.

Nash, E.B., *Fundamentos de terapéutica homeopática*, Argentina, El Ateneo, 1984.

PHATAK, S.R., *Materia médica de medicinas homeopáticas*, India, B. Jain publishers, 1994.

VANNIER, León, *Materia médica homeopática*. México. Porrúa, 1986.

VIJNOVSKY, Bernardo, *Síntomas claves de la materia médica*, Argentina, Editorial Albatros, 1989.

VIJNOVSKY, Bernardo, *Tratado de materia médica en 3 tomos*, Argentina, Edición del autor, 1978.

VON LIPPE, Adolph, *Key notes and red line symptoms of the materia medica*, India, Editorial B. Jain publishers, 1990.

Made in United States
Orlando, FL
04 November 2026

90209468R00420